Anton Bucher

Geiz, Trägheit, Neid & Co. in Therapie und Seelsorge

Psychologie der 7 Todsünden

Anton Bucher

Geiz, Trägheit, Neid & Co. in Therapie und Seelsorge

Psychologie der 7 Todsünden

Mit 12 Abbildungen und 6 Tabellen

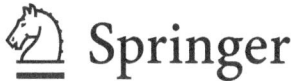 Springer

Univ. Prof. Dr. Anton Bucher
Universitätsplatz 1
5020 Salzburg
Österreich
www.uni-salzburg.at
antona.bucher@sbg.ac.at

ISBN   978-3-642-04906-4   Springer-Verlag Berlin Heidelberg New York

Bibliografische Information der Deutschen Nationalbibliothek
Die Deutsche Nationalbibliothek verzeichnet diese Publikation in der Deutschen Nationalbibliografie;
detaillierte bibliografische Daten sind im Internet über http://dnb.d-nb.de abrufbar.

SpringerMedizin
Springer-Verlag GmbH
ein Unternehmen von Springer Science+Business Media
springer.de

© Springer-Verlag Berlin Heidelberg 2012

Planung: Monika Radecki, Heidelberg
Projektmanagement: Sigrid Janke, Heidelberg
Lektorat: Barbara Buchter, Freiburg
Layout und Umschlaggestaltung: deblik Berlin
Einbandabbildung: © Abstractus Designus/fotolia.com
Abbildungen: Crest Premedia Solutions (P) Ltd., Pune, India
Satz: Crest Premedia Solutions (P) Ltd., Pune, India

SPIN: 12631223

Gedruckt auf säurefreiem Papier   2126 – 5 4 3 2 1 0

Vorwort

Sind die Sieben Todsünden für die Psychologie bedeutsam? Erstmals zusammengestellt wurden sie um 400 n. Chr. von frühkirchlichen Mönchen, die am Morgen oft von Lust erregt und nach dem Mittag vom Dämon der Trägheit heimgesucht wurden. Überliefert hat sie, oft verbunden mit der Drohung von Höllenstrafen, eine Kirche, deren Zeit zu Ende geht – zumindest im säkularen Mitteleuropa. Theologen schrieben selber, »Todsünde« sei ein »Auslaufmodell« (Schockenhoff 1992, S. 41). Soll sich moderne Psychologie mit verstaubten Lasterkatalogen, an denen zölibatäre Männer herumschrieben, überhaupt beschäftigen? Ich meine: Sie soll es!

Denn die Sieben Todsünden betreffen uns am eigenen Leib, in unseren stärksten Motiven, Triebkräften und verschwiegensten Wünschen. Sie sind »der Kern dessen, was wir sind« (Schimmel 1997, S. 5). So beispielsweise die Völlerei: Sie betrifft uns intimst – unsere Zunge und den Gaumen, das Essen. Alles, wonach uns gelüstet und mehr als unser Organismus braucht – weil es ja so gut schmeckt. Und der Zorn! Wir haben ihn nicht wie einen Gedanken, den man weglegen kann. Wenn die Röte ins Gesicht steigt und die Stirnadern schwellen, *sind* wir Zorn. Oder Neid: Er zieht die Gedärme zusammen. Und erst die Wollust, die bis in die feinsten Nervenfasern gespürt werden kann, stark wie Heroin. Die Gier zeigt sich immer wieder an den Finanzmärkten: Broker mit geweiteten Pupillen, gleichzeitig in zwei Handys sprechend, die dann erschrocken die Hände vor den offenen Mund halten, wenn die Kurse purzeln. Gerade in einer »narzißtischen Kultur« (Lasch 1995) kann das Inventar der Sieben Todsünden dazu beitragen, »die tragische Entfremdung des modernen Menschen besser zu verstehen« (Nauta 2008, S. 588).

Als der Autor erzählte, an einer »Psychologie der Sieben Todsünden« zu schreiben, zeigten sich alle Gesprächspartner interessiert. Warum? Möglicherweise, weil Wollust, Völlerei, Gier und oblomowsche Trägheit mehr faszinieren als Treue, Diät, Großzügigkeit und bürgerlicher Fleiß. Vielleicht möchten viele – zumindest gelegentlich – ein kleiner Todsünder sein, alle in fetter Sauce schwimmenden Spezialitäten verschlingen, von denen der Arzt wegen der Cholesterinwerte abgeraten hat. Oder mit dem Partner im Bett tun bzw. ihm aufzwingen, wovon beim heimlichen Betrachten von XXX-Internetseiten nur geträumt wird. Oder mit emporgerecktem Kinn auf die anderen hinabschauen. Oder an der Börse so viel wie möglich abräumen und sehen, wie andere durch leere Finger schauen.

Die Thematik dürfte auch deswegen interessieren, weil viele Mitmenschen »Todsünden« selber *erlitten*: Wenn sich in einer Neidattacke der Magen übersäuert, weil der Nachbar, der nicht einmal einen Schulabschluss schaffte, mit einem neuen Cabrio vorfährt. Wenn sich der Pulsschlag beschleunigt, nachdem ein Mann gesehen hat, wie tief seine Frau einem Kollegen in die Augen schaute. Oder wenn, wegen Kleinigkeiten, immer wieder die Zornesröte ins Gesicht schießt, etwa weil der Ehemann die Zahnbürste nicht ins Glas stellte.

Beichtstühle werden kaum mehr aufgesucht – anders die psychotherapeutischen Praxen, wo Menschen ihre verschwiegenen Regungen ebenso offenlegen wie ihre (un)heimlichen Taten. Die klerikale Sündenlehre verlor heute weitgehend ihre Macht. Und doch blieben die Todsünden präsent. Sie sind keineswegs »fremdartig, ja abseitig« (Schulze 2008, S. 9), sondern »in« (Dyson 2006, S. 4 f.), auch wenn sie dem modernen Menschen kaum ein schlechtes Gewissen bereiten. »Geiz ist geil« – ein geflügeltes Wort! Der Film »Seven« von David Fincher, in dem der calvinistisch erzogene Serienkiller John Doe seine Opfer nach den Todsünden auswählt, lockte Millionen in die Kinos. Diese sahen, wie ein Vielfraß zum Platzen gebracht wurde; wie eine stolze Frau tot im Bett lag, nachdem ihr der Killer die Haut vom Gesicht gezogen und dieses irreparabel entstellt hatte, worauf sie sich vergiftete; aber auch, wie der zweite Detektiv, gespielt von Brad Pitt, im Zorn den Mörder, der ihn auf bestialische Weise provoziert hatte, erschießt.

Im Internet lassen sich unter www.deadlysins.com/shop/index.html (Stand: 15.04.2011) für elf Dollar T-Shirts mit den sieben »liebenswürdigen« Todsünden bestellen. Jeder User kann schnell herausfinden, für welche Todsünden er disponiert ist: indem er die 72 Fragen im »Seven Deadly Sins Quiz« durchgeht (www.4degreez.com/misc/seven_deadly_sins.html; zugegriffen: 15.04.2011) oder unter www.quizopolis.com/deadly_sins_quiz.php (zugegriffen: 15.04.2011) Fragen wie folgende mit »Ja« oder »Nein« beantwortet: »Ich hupe oft andere Automobilisten an«, »Wenn ich auf der Straße 100 Dollar fände, würde ich sie behalten.« Auch in eine deutschsprachige Fassung des Sieben-Todsünden-Quiz kann man sich einklinken, gemäß der der Autor bald zu Völlerei neigt, bald zur Wollust, bald zum Neid (www.7todsuenden.ch/; zugegriffen: 15.04.2011).

Kaum ein Bereich, für den nicht »Sieben Todsünden« aufgelistet wurden! So in der Klimadebatte (Kronberger 2006), der Hautpflege (gemäß Clearasil ist das Ausdrücken von Pickeln die schlimmste), beim Schachspiel (Rowson 2003), im Management (nach Glauser u. Bondt, 1999, ist die Jagd nach schnellem Erfolg desaströs), in der Liebe (Gratch 2005). Selbst »sieben Todsünden wider die Interessen von Fahrgästen der Deutschen Bundesbahn« wurden angeprangert: »Abbau von 10.000 km des Netzes« (Wolf 2005). Und innerhalb der Psychologie »sieben Sünden der evolutionären Psychologie«, insbesondere die, sich zu wenig mit den Gehirnprozessen niederer Säugetieren zu beschäftigen (Panksepp u. Panksepp 2000). Der Begriff »Sieben Todsünden« hat Zugkraft und weckt Interesse.

Auch zu den *klassischen* sieben Todsünden erscheinen regelmäßig Publikationen:
- Theologische und philosophische (Kleinberg 2008), so die bei Oxford University Press erscheinende Reihe »The seven deadly sins«, etwa Blackburn (2004), von dem man viel über »Lust« erfährt.

- Pastoraltheologisch beratende Veröffentlichungen, die oft zum Moralisieren neigen, so z. B. Backus (2000), der einen (nicht validierten) Fragebogen zu den Todsünden entwickelte und seinen Lesern mit einer höheren Punktezahl empfahl, sich einem Seelsorger anzuvertrauen. Oder Stafford (1994), der Ratschläge erteilt, wie man von den sieben Todsünden »geheilt« werden könne.
- Essayistisch-zeitkritische (Fairlie 2006; Hofmeister u. Bauerochse 2005), aus denen das brillante Buch »Wie uns der Teufel reitet« von Ernst (2006) herausragt, das psychologisch fundierte Ratschläge präsentiert, beispielsweise die Aufmerksamkeit auf das zu richten, was uns zu eigen ist, um nicht von Neid vergiftet zu werden (95). Oder Murmann (2007), ein Sammelband, in dem sich Prominente zu den Sieben Todsünden äußern, so Heide Simonis, Ministerpräsidentin von Schleswig-Holstein, zu Geiz, Kai Diekmann, Chefredakteur der Bild-Zeitung, zu Zorn.
- Sammlungen von literarischen Gestaltungen der Todsünden, so Graßmugg (2005), darin das Gedicht »Lustmord«, das mit den Worten endet: »Befreit schließe ich die Augen genieße meinen Lustmord«; oder das Hörbuch »Die 7 Todsünden« (Chrichton u. a. 2007), unter anderem mit einer Kurzgeschichte der Bestsellerautorin Joy Fielding zu »Trägheit«.
- Aber auch Bücher, die ein Loblied auf die Todsünden anstimmen, allen voran Savage (2002), der gegenüber den amerikanischen Moralpredigern einen »Liebesbrief an Thomas Jefferson, die amerikanische Freiheit und die amerikanischen Sünder« schrieb.
- Und nicht zuletzt (wenige) dezidiert wissenschaftliche Publikationen, so die des Neurobiologen Medina (2000), der darlegt, welche biologischen Prozesse in uns ablaufen, wenn wir Heißhunger verspüren und am liebsten vier Leberkässemmeln verschlängen. Oder der Soziologe Lyman (1989), der schlüssig ausführt, dass die Sieben Todsünden – wie alles – soziale Konstruktionen und als solche historisch kontingent und wandelbar sind.

Was aussteht, ist eine »Psychologie der Sieben Todsünden«, die *empirisch* fundiert ist und weniger Ratschläge erteilen und schon gar nicht »predigen« will, wie diese »Laster« zu überwinden seien oder wie sie sich für individuelles Glücksstreben kultivieren lassen, etwa Wollust oder Trägheit (Savage 2002). Was wissen wir wirklich über die Psychogenese von Stolz, Neid, Zorn oder Geiz? Wird die Entstehung von Letzterem gefördert, wenn Kleinkinder – wie von Freud (1973, S. 23 f.) angenommen – ihre Ausscheidungen zurückhalten und daraus »Lustgewinn beziehen«, was den analen Charakter befördere, der mit Geiz (auch Geld zurückhalten), Eigensinn, Pedanterie und Rachsucht einhergeht? Und stopfen sich Menschen mit Ferrero-Küsschen voll, wenn und weil sie frustriert sind und selber nicht (mehr) geküsst werden? Ist Neid – die einzige Todsünde, die nicht auch Spaß bereiten kann (Exline u. Zell 2008, S. 315) – eher weiblich, wovon Freud (1969, S. 564) aufgrund der Annahme des Penisneids überzeugt war, Wollust eher männlich? So sahen dies jedenfalls die von Capps (1989) zu den Todsünden befragten Nordamerikaner. Und ist es effizient, einem Menschen, dem schnell die Zornesröte ins Gesicht steigt, zu raten, sich Boxhandschuhe anzuziehen und auf einen Sandsack einzudreschen? Lässt sich Neidsüchtigen helfen, wenn ihnen empfohlen wird, sich mit Personen zu vergleichen, die noch weniger verdienen, einen rostigen Mazda fahren und mit einer molligeren Frau verheiratet sind?

Psychologisch besonders interessant ist die Frage: Warum entwickelten sich in der Evolution die Todsünden? Was macht es für die inklusive Fitness – das Überleben unserer eigenen Gene sowie der uns Nahestehenden – für einen Sinn, dass sich die Eingeweide zusammenziehen, wenn wir erfahren, dass der Arbeitskollege eine Gehaltserhöhung kriegt? Warum sind Menschen so beschaffen, dass sie zornige Flüche ausstoßen, wenn ihnen ein anderer den Parkplatz wegschnappt? Was war bzw. ist die adaptive Funktion, träge herumzuliegen?

Auf solche Fragen haben die meisten Menschen aufgrund persönlicher Erfahrungen Antworten parat. So mag eine Person eifersüchtige Frauen kennen, aber keinen Mann, der stets fragt: »Wo warst Du?« (Buss 2003) – Eifersucht wird als weiblich eingestuft! Aber sind solche Eindrücke generalisierbar? Dies zu prüfen ist Aufgabe einer *empirisch* fundierten »Psychologie der Sieben Todsünden«, die methodisch einwandfreie Studien zu Neid, Gier, Wollust etc. referiert. Sie ist nicht einer bestimmten psychologischen Richtung verpflichtet, wie etwa das Buch der Tiefenpsychologin Maguire (1996), die die sieben »dunklen Begleiter der Seele« in Jungianischen Kategorien deutet. Vielmehr werden mannigfaltige psychologische Paradigmen herangezogen, das kognitive ebenso wie das psychoanalytische, die Neuro- ebenso wie die Evolutionspsychologie.

Eine empirisch fundierte Psychologie der Sieben Todsünden scheint aus einem weiteren Grunde notwendig. Über Jahrhunderte hinweg wurde Menschen, Grässlichstes angedroht, falls sie Todsünden begingen, nicht nur im Jenseits, sondern auch in diesem Leben, beispielsweise Rückenmarkschwund, wenn sie der Lust nachgeben. Heute hingegen hat sich die Situation diametral geändert: Todsünden sind »in«. »Was früher als Laster bezeichnet wurde, ist spannend, zukunftsorientiert, anstrebenswert, dynamisch, modern« (Prisching 2007, S. 276). Aber: Ist Geiz wirklich geil? Gier »gut«? (Diamond 2009). Neid eine Motivationsspritze? Stolz dem Selbstwertgefühl förderlich? Erforderlich sind differenzierte, empirisch fundierte Aussagen zu den faktischen Effekten und Korrelaten der Todsünden.

Psychologie wird definiert als Wissenschaft vom menschlichen Verhalten und Erleben und der rückbezüglichen Erfahrung aus beidem, wobei dieses zunächst zu beschreiben, gegebenenfalls zu messen, sodann zu erklären ist, bestenfalls theoriegeleitet, aber stets empirisch fundiert (Zimbardo u. Gerrig 2008) – dies lässt sich auch auf Neid, Habgier, Jähzorn etc. beziehen. Bekanntermaßen wird Psychologie untergliedert: allgemeine, differentielle, klinische etc. In den Kapiteln zu den einzelnen Todsünden stehen denn auch:

- allgemeinpsychologische Ausführungen jeweils am Beginn: Was ist Neid? Das gleiche wie Eifersucht? etc.,
- gefolgt von differentialpsychologischen Aspekten: Gibt es die zornige oder lustbesessene Persönlichkeit? Sind Frauen neidischer?

■ Daran schließen sich entwicklungspsychologische Befunde: Wann tritt Stolz auf? Wie entwickelt sich Geiz? Von wann an verstehen Kinder »neidisch«?

■ Sodann evolutionspsychologische Einsichten, weil anzunehmen ist, dass alle ‚Todsünden‘ auch adaptive Funktionen erfüllten. Neid kann motivieren, in die Hände zu spucken, härter zu arbeiten, mehr zu verdienen, um sich auch einen Swimmingpool leisten zu können. Und: Ohne (Wol-)Lust wäre niemand da, der dieses Buch lesen könnte. Bei allen Todsünden ist also nach möglichen positiven Effekten zu fragen, beispielsweise bei Stolz die Erfahrung, dass kaum etwas Kinder stärker motiviert als zu hören: »Ich bin stolz auf dich!«

■ Abgeschlossen werden die Kapitel mit klinisch-therapeutischen Aspekten. Wie lässt sich Zorn, wenn unter ihm gelitten wird, dämpfen? Gibt es Strategien, um Geizige dazu zu bringen, auf dem Einzahlungsschein der Caritas eine zweistellige Zahl einzutragen?

Das Buch beginnt mit einem Kapitel zu den Sieben Todsünden im Allgemeinen. Es legt dar, dass die (alten) Texte über sie, verfasst von Philosophen, Theologen und Mönchen, die »Psychologie« des Menschlich-Abgründigen waren, bevor sich diese von der Philosophie emanzipierte. Je stärker die Todsündenlehre im Säkularisierungsprozess ihre bedrohliche Autorität einbüßte, umso anregender wurde sie für psychologisch-diagnostische Zwecke (Derckx 2003, S. 29). Sodann wird – psychologisch akzentuiert – die historische Entfaltung dieses Motivs skizziert.

Abgeschlossen wird das Kapitel mit den wenigen empirisch-psychologischen Studien zu den Sieben Todsünden. Speziell für dieses Buch hat der Autor mit seinem Team bei mehr als 370 Personen eine eigene Befragung (Salzburger Studie) durchgeführt. Welche Todsünde ist die verwerflichste, welche die harmloseste? Welche bedrängen die Menschen stark, welche weniger? Sind einige typisch weiblich, andere typisch männlich? Stufen religiöse Menschen die Todsünden negativer ein etc.?

Ein zentrales Ergebnis der Studie strukturiert das Buch. Es beginnt mit der am negativsten eingeschätzten Todsünde (Geiz/Habgier) und endet mit der als am harmlosesten beurteilten, der Wollust. Abbildung 1 präsentiert die absteigenden Mittelwerte, in der Punktwertspanne 5 (»sehr verwerflich«) bis 1 (»überhaupt nicht verwerflich«) (■ Abb. 1).

»In« ist Geiz in der Werbung, weniger im Bewusstsein unserer Zeitgenossen: 88 % halten ihn für verwerflich (s. ▶ Kap. 2). 79 % sagen dies vom Neid, der nicht auch Spaß bereiten kann (s. ▶ Kap. 3). Knapp zwei Drittel (63 %) verurteilen Völlerei – in einer Lebenswelt, die dem Schlankheitsideal verschrieben ist und zugleich epidemische Fettleibigkeit diagnostiziert, verständlich (s. ▶ Kap. 4). Stolz galt in Antike und frühem Mittelalter als ärgste Todsünde; für verwerflich halten ihn 64 % (s. ▶ Kap. 5). Zorn, das erste Wort in der abendländischen Dichtung zu Beginn der Illias, wird nicht einmal von der Hälfte der Befragten abgelehnt (46 %); gut ein Drittel legt sich nicht fest, knapp je-

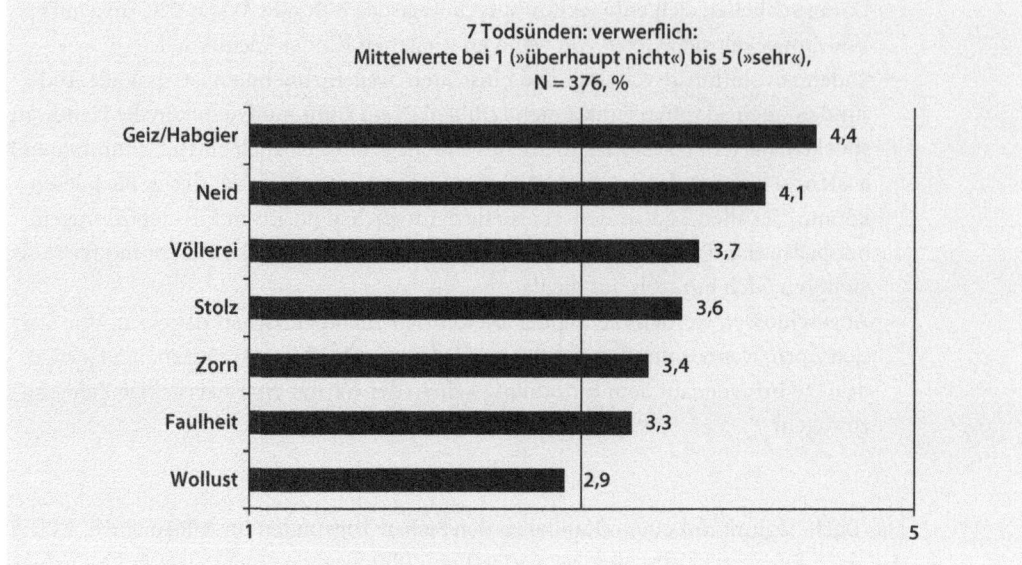

Abb. 1 Bewertung der Sieben Todsünden in der Salzburger Studie

der vierte sieht ihn positiv (s. ▶ Kap. 6). 44 % verurteilen Faulheit, die in der Sicht etlicher Zeitgenossen wahres Glück begünstigt (Axt u. Axt-Gadermann 2002; Wasserstein 2005), für andere dagegen ins Verderben führt – Preußenkönig Friedrich Wilhelm I. hatte sie sogar unter Strafe gestellt (Helmstetter 2002) (s. ▶ Kap. 7). Am wenigsten arg sei jene Todsünde, die frühere Generationen ängstigte, in der Hölle an den Genitalien versengt zu werden: Wollust. Sie ist für 31 % verwerflich, für 40 % nicht, 29 % legten sich nicht fest – die einzige Todsünde, deren Verwerflichkeit unter der theoretischen Mitte (M = 3) eingestuft wurde (s. ▶ Kap. 8).

Der Autor dankt so vielen, die an diesem Buch mithalfen, am meisten Frau Mag. Jensy Meindl für das Register, kritische Lektüre, konstruktive Anregungen und viel Motivation.

Der Autor

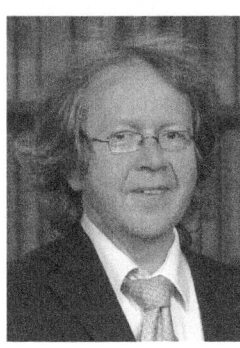

Prof. Mag. Dr. Anton A. Bucher
- geb. 1960 in Altbüron/Schweiz,
- o. Universitätsprofessor für Religionspädagogik an der Universität Salzburg,
- Fachbereichsleiter Praktische Theologie,
- Lehrbeauftragter an den Fachbereichen Erziehungswissenschaften und PsychologieUniversität Salzburg,
- verheiratet, 6 Kinder.

Werdegang:
- Studium der Theologie und Pädagogik Universität Fribourg,
- Promotion zum Dr. theol. und Habilitation im Fach Religionspädagogik Universität Mainz,
- Habilitation im Fach Erziehungswissenschaften Universität Fribourg.

Mitgliedschaften:
- Stellvertretender Vorsitzender der Arbeitsgemeinschaft katholischer ReligionspädagogInnen und KatechtikdozentInnen im deutschsprachigen Raum (AKRK),
- Mitglied der Internationalen Gesellschaft für Religionspsychologie,
- Arbeitsgemeinschaft Empirisch-Pädagogische Forschung,
- Vorsitzender des Kuratoriums der Internationalen Pädagogischen Werktagung.

Inhaltsverzeichnis

Die Sieben Todsünden

1.1 Sündenlehre von gestern, Psychologie des Abgründigen heute

»Sünde« gilt nicht als psychologischer Begriff, sondern als theologischer, aus dem »die Luft der Vergangenheit« entgegenwehe (Schulze 2008, S. 9). Nichtsdestoweniger wird »Sünde« nicht nur in Kirchen verwendet, wo sich Katholiken auf die Brust klopfen und als »sündig« bezeichnen, sondern auch in der Werbung: »Ein Apfel aus dem Vinschgau ist immer eine Sünde wert«, oder in der Bestsellerliteratur, gemäß der »Mein Mann … eine Sünde wert« ist (Haran u. Malsch 2006).

In gängigen Lexika der Psychologie (Peters 1997) findet sich »Sünde« nicht, wohl aber in religionspsychologischen Werken, die pathologisch übersteigertes Sündenbewusstsein abhandeln, oft verursacht durch tabuisierte Sexualität. Lämmermann (2006, S. 12) berichtet von einer jungen Katholikin, die freudlos und in beschämenden Schuldgefühlen dahinlebend, an Unterleibskrämpfen litt, weil ihr von Kindheit an eingehämmert wurde, Sex sei ein »unheimliches, schlafendes Tier, das man nicht wecken dürfe« (vgl. Hood 1992). Reischies (2007) legte dar, dass pathologischer Versündigungswahn in den letzten Jahrzehnten zurückging – der Plausibilitätsverlust der Kirche zeitigte auch günstige Effekte.

Wie wahr es auch ist, dass »Sünde« ein antiquierter Begriff ist, der an muffige Beichtstühle erinnert, in die kaum jemand hineinkniet – »Sünde« war, ist und bleibt psychologisch bedeutsam. Denn die Reflexion über die Sünden war die Psychologie der menschlichen Abgründe (teils zugleich Vergnügen), bevor 1879 Wundt in Leipzig sein Laboratorium eröffnete und die wissenschaftliche Psychologie begründete. Es wäre Hochmut, vorausgegangenen Generationen psychologische Kompetenz abzusprechen (Schimmel 1997, S. 5). Seit dem Auftreten des Cro-Magnon-Menschen vor 30.000 Jahren veränderte sich die Struktur des menschlichen Or-

ganismus und des Gehirns nicht (Eaton, Konner u. Shostak 1988).

Für »Psychologie« waren über tausende Jahre die Schamanen zuständig, später Philosophie und Theologie, welche ihrerseits von der Kirche dominiert waren, die das Monopol über die Sünden innehatte – und dies erfolgreich. »Die frühen Philosophen waren zugleich die frühen Psychologen und Anthropologen« (D'Arms u. Kerr 2008, S. 39). Über Neid dachte auch der Kirchenlehrer Basilius der Große (330–379) nach, für ihn »eine Ausgeburt der Dämonen, … ein Weg zur Hölle« (Kirchenväter, 1963, S. 562). Er predigte, der Skythe beneide nicht den Ägypter, sondern seinen Landsmann, und am ehesten den mit dem gleichen Beruf. Die moderne Psychologie des Neides (Smith 2008) bestätigte dies: Der Professor beneidet nicht den Rektor, sondern den Kollegen, der Drittmittel eingeworben hat, der Computerhändler den Konkurrenten nebenan, nicht Bill Gates (Alicke u. Zell 2008; Parrott 1991; Tesser 1991). Schon Aristoteles (1980, S. 117 bzw. 1388a) schrieb: »Verwandtes Blut versteht sich auch auf Neid und Hass.« Davon berichtet auch die Bibel: Hätte sich so giftiger Neid in Kain hineingefressen, wenn er gesehen hätte, wie Gott das Opfer eines Hohepriesters annahm und nicht das seines Bruders Abel? (Gen 4).

Viel mehr hat die moderne Psychologie des Neides nicht zutage gebracht (Caitlin et al. 2008). Im Gegenteil: Psychologie kann sich von der Weisheit der Vergangenheit bereichern und zu neuen Fragen inspirieren lassen. In ihrem Artikel über Strategien gegen Neid erwähnen Exline u. Zell (2008) spirituelle Faktoren nicht. Aber könnte es nicht sein, dass das spirituelle Trachten nach »ewigen und wahren Gütern« am nachhaltigsten davor bewahrt, neidisch zu werden? So der bereits erwähnte Basilius in seiner Predigt über »Vorbeugung gegen die Krankheit des Neides«, was neuerdings die Positiven Psychologen McCullough, Tsang u. Emmons (2002) bestätigen. Säkulare Psychologie, die die materialistische und hedonistische Ideologie einer narzisstischen Kultur nicht hinterfrage, könne »kein Heilmittel gegen Neid bereitstellen« (Schimmel 1997, S. 59).

Wie sehr spirituell-theologische Ausführungen zu den Todsünden psychologisch aufgeladen sind, zeigt sich auch an der Trägheit (acedia). Sie ist mehr als Faulheit oder Müßiggang. Schon Evagrios Pontikos (1972; 2007), ein frühchristlicher Eremit (345–399), beschrieb die »acedia«, die sich zum einen körperlich äußert: Schläfrigkeit, weiche Knie, trockene Kehle, Antriebslosigkeit (August 1990). Zum anderen psychisch: Langeweile, dass die Sonne stillzustehen scheint (Evagrios Pontikos 1972, S. 18), Unfähigkeit zu beten, zwanghafte unangenehme Gedanken, die den Mönch tiefer und tiefer ins Grübeln hinunterziehen – authentische Schilderungen heutiger »Depression« (Nolen-Hoeksema, Wisco u. Lyubomirsky 2008).

Beschrieben haben die Wüstenväter auch das Syndrom des hilflosen Helfers (Schmidbauer 1992): Mönche, die ihrer acedia entrinnen wollen, indem sie kranken Mitbrüdern eifrigst helfen, aber dies zu ihrer eigenen Befriedigung tun, die sie nicht erlangen (Crislip 2005, S. 152). Auch machten sie sich Gedanken zur Therapie: Wer in Trägheit abgesunken sei, solle sein Verhalten ändern, lange und inständig beten, sich regelmäßig körperlich betätigen. Zu Letzterem rieten auch die Autoren der psychiatrischen Studie »Smile«: Personen, die als klinisch depressiv diagnostiziert wurden, erfuhren die gleichen Verbesserungen ihres Befindens, wenn sie jeden Tag dreißig Minuten mit dem Rad gefahren waren (Blumenthal et al. 1999), wie solche, die Antidepressiva schluckten. Und nicht zuletzt riet Evagrios Pontikos (1972, S. 27), zwanghafte bedrückende Gedanken als falsch zu durchschauen – genau das intendiert die kognitive Therapie der Depression (Beck 2001).

Das erste Wort in der abendländischen Literatur, nämlich gleich zu Beginn der Illias, lautet »Zorn«, entfacht in Achilles, nachdem König Agamemnon befohlen hatte, die Konku-

bine Briseis müsse sein Zelt verlassen. Mit Zorn befassten sich auch die antiken Philosophen: Schimmel (1979, S. 320) zufolge dergestalt, dass die moderne Psychologie nicht nur viele ihrer Einsichten wieder erkennt, sondern »eine reiche Quelle von empirischen Beobachtungen, herausfordernden Hypothesen und einleuchtenden Behandlungstechniken findet«. Wenn ein Mensch im Zorn kocht, die Lippen fletschend und die Augen Hass versprühend, solle er sich – so Plutarch (1972) – im Spiegel betrachten: Er werde vor sich selber erschrecken und versuchen, ruhiger zu werden. Dass diese Intervention wirkt, bestätigten McCullough, Huntsinger u. Nay (1977): Sie zeigten einem Jugendlichen, der oft jähzornig aufbrauste, Videomitschnitte seines Verhaltens, was diesen besänftigte.

Von den »Alten« zu lernen, wären insbesondere physikografische Sichtweisen psychologischer Phänomene. Gibt es eine plastischere Beschreibung eines Menschen, der im Zorn aufbraust, als die des römischen Philosophen Seneca (2007, S. 7)? »Die Augen lodern und blitzen, das gesamte Gesicht ist stark gerötet …, die Lippen beben, die Zähne werden zusammengepresst, schaudernd stellen sich die Haare auf, der Atem geht stoßweise und zischend.«

Insgesamt: Es wäre Hochmut – auch eine Todsünde – früheren Generationen psychologisches Wissen über die menschlichen Abgründe, wie sie sich in den Sieben Todsünden symbolisch verdichten, abzusprechen. Warum aber kanonisierten sich gerade *sieben* Todsünden und nicht zehn oder zwölf?

1.2   Der Topos der Sieben Todsünden

1.2.1   Warum sieben Todsünden?

Diese Frage stellte sich auch der Gedächtnispsychologe Miller (1956). Nicht nur: Warum sieben Todsünden? Sondern auch: Warum sieben Weltwunder, sieben Noten der Musikskala, die sieben Töchter des Atlas in den Plejaden, sieben Sakramente, die sieben Zwerge und Geißlein, die sieben Siegel etc.? Die naheliegende Antwort ist der Hinweis auf die Symbolik der »jungfräulichen« Primzahl Sieben. In nahezu allen Kulturen steht sie für Universalität und »Ganzheit«, sei sie moralisch (sieben Tugenden), kosmologisch (sieben Sphären), zeitlich (sieben Wochentage), jenseitig (sieben Himmel) oder biografisch (die sieben Lebensalter) (Chevalier u. Gheerbrant 1982, S. 861).

Miller (1956) vermutete, die magische Faszination durch die Zahl Sieben könnte auch gedächtnispsychologisch bedingt sein. Unsere Fähigkeit, Informationen zu bearbeiten, gerät an Grenzen, wenn wir gleichzeitig mehr als sieben Informationseinheiten beurteilen. Miller (1956) spielte seinen Versuchspersonen Töne vor und bat sie einzuschätzen, ob sie sich hinsichtlich ihrer Höhe unterscheiden. Er fand, dass die meisten nach mehr als sechs Tönen verwirrt waren und diese nicht mehr auseinanderhalten konnten. Seine nächste Annahme war, dass bei visuellen Stimuli mehr unterschieden werden kann! Miller (1956, S. 85) fand: Dies ist nur bedingt der Fall. Wurden visuelle Stimuli ganz kurz gezeigt, erschöpfte sich die Diskriminierbarkeit nach acht Motiven, wurden sie länger präsentiert, steigerten sich einige Versuchsteilnehmer bis zu zwölf.

Nicht nur bei Urteilen über Sachverhalte (speziell vergleichende Differenzierung) fand Miller die Sieben als »magische Schwelle«, sondern auch bei den Behaltensleistungen des Kurzzeitgedächtnisses. Ein einfacher Versuch zeigt dies auf eindrucksvolle Weise: Betrachten Sie zwei Sekunden lang die folgenden Zeichen und merken Sie sich so viele wie möglich, schließen Sie dann die Augen und listen Sie auf, was Sie behalten haben:

vo.t?wbg7r5m2lc9yqönxa+b-sk

Die meisten Personen merken sich im Schnitt 7 ± 2 Zeichen. Daraus zog Miller (1956) den generellen Schluss, unsere simultane Informationsverarbeitungskompetenz sei auf Sieben plus/minus zwei »chunks« (bei Gedächtnisleistungen) bzw. »bits« (bei kognitiven Urteilen) begrenzt (vgl. Sauty u. Ozdemir 2003). Gibt es also gerade sieben Todsünden, damit wir uns diese auch (besser) merken können?

1.2.2 Zur Geschichte der Sieben Todsünden

Die Symbolik der »Sieben« begegnet im Zusammenhang mit Lastern in der babylonischen und persischen Zeit. Bloomfield (1952) vermutet, der Ursprung der Todsündenlehre liege im Motiv der vorgeburtlichen Seelenreise. Bevor die Seele in die Welt eintritt, müsse sie sieben Himmelssphären durchwandern. In jeder nehme sie einen guten Geist in sich auf, aber auch einen schlechten. Ein Nachhall findet sich beim Evangelisten Lukas, der schildert, wie Jesus aus Maria Magdalena *sieben* böse Geister austrieb (Lk 8,2; kursiv A.B.). Dezidiert aufgelistet werden sieben üble Geister im Testament der zwölf Patriarchen, einer apokryphen, nicht in die Bibel aufgenommenen Schrift. Vermutlich im zweiten Jahrhundert vor Christus entstanden, enthält sie die Abschiedsreden der zwölf Söhne Jakobs (Riessler 1984, S. 1151 f.). Der älteste, Ruben, erwähnt als Erstes Buhlerei, sodann Unersättlichkeit des Bauches, »der Geist des Streites in der Leber und der Galle« (Melancholie), als viertes Hoffahrt, schließlich Hochmut, Lüge und Unrecht.

Zahlreiche Autoren tradierten dieses Motiv, in je neuen symbolischen Bezügen, weiter. Der Verfasser des Corpus Hermeticum, Hermes Trismegistos (zwischen 100 und 300 n. Chr.), bezog die sieben Laster auf die sieben Planeten: Zorn auf Mars, Wollust auf Venus, Habgier auf Merkur (Bloomfield 1952, S. 49). Auch der Kirchenlehrer Tertullian (150-230) listete einen Lasterkatalog auf und verwendete als Erster den Begriff der »Todsünde«, an dem die Katholische Kirche bis heute festhält. Eine solche ziehe – so der Weltkatechismus aus dem Jahre 1992 (Nr. 1874) – »den ewigen Tod« nach sich. Einige frühchristliche Autoren listeten acht schwerwiegende Sünden auf, so Cyprian von Karthago (210-258).

Evagrios Pontikos (2007) gilt als Vater der klassischen Todsündenlehre (Bacht 1984), obschon er den Begriff »Todsünde« nicht verwendete, sondern von »schlechten Gedanken« sprach und damit das kognitive Paradigma der Psychologie vorwegnahm. Um 345 am Schwarzen Meer geboren, schloss er sich zunächst den Schülern des Origenes an, der einer der bedeutendsten griechischen Kirchenväter war. In der Mitte seines Lebens zog er sich als Eremit in die ägyptische Wüste zurück – damals eine Protestbewegung gegen das Establishment ähnlich wie die Hippies von 1968. Dort verfasste er seine spirituellen Schriften, auch die Aufzeichnungen »Über die acht Gedanken«. Der Titel signalisiert, dass es dem Eremiten, von seinen Zeitgenossen als hoch asketische Persönlichkeit verehrt, weniger um faktisch ausgeübte Laster ging, sondern vielmehr um die zu ihnen führenden Kognitionen. Freilich, viele Passagen sind heute schwer goutierbar und atmen leibfeindlichen Geist, beispielsweise: »Der Anblick einer Frau ist ein vergifteter Pfeil; er verwundet die Seele und senkt sein Gift hinein« (Evagrios Pontikos 2007, S. 37 f.).

Im Einzelnen prangerte der Mönch Fresssucht an, sodann Unzucht, die die »Seele verbrenne«, und von der man erst geheilt sei, wenn man leidenschaftslos an Frauen denken könne. Geldgier, auch bei Mönchen, sei »die Wurzel aller Übel«. Der Zorn, in dem der Mensch die Zähne fletsche: eine »wahnwitzige Leidenschaft«. Auch Kummer, die »Niedergeschlagenheit der Seele«, ist ein Laster, in dem der Mönch zur Kontemplation nicht mehr fähig sei. Ebenfalls nicht im Überdruss, dem er entfliehen könne, wenn er »ununterbrochen und kurzgefasst« bete. Die siebte Hauptversuchung ist eitle Ruhmsucht, vor der auch Mönche nicht gefeit seien. Abgeschlossen wird der Lasterkatalog mit dem Hochmut,

Tab. 1.1 Die Platonische Lehre der dreigeteilten Seele

Seelenteil nach Platon	Todsünden
Epiythymia (körperliche Begierde), lokalisiert im Bauch	Völlerei, Wollust, (Geld-) Gier
Thymos (Lebenskraft, Gemüt), lokalisiert in der Brust	Zorn, Kummer, Überdruss
Nous (Verstand), lokalisiert im Kopf	Ruhmsucht, Hochmut

»eine Geschwulst der Seele«, »voll von Eiter«. Hinter diesem Katalog steht die Platonische Lehre der dreigeteilten Seele (**Tab. 1.1**).

Wie andere frühchristliche Mönche dachte Evagrios Pontikos darüber nach, ob sich Todsünden Tageszeiten zuordnen lassen. Die Stunde der Wollust sei der frühe Morgen – verständlich, wenn viele Mönche am Morgen erigiert aufwachten. Der Dämon der Trägheit (August 1990, S. 179) falle den Mönch in der Mittagsstunde an, wenn die Sonne am Himmel stehen zu bleiben scheine und der Ermattete, dessen Blut in Magen und Gedärme herabgezogen wird, starr aus dem Fenster blicke – eine einprägsame Beschreibung der postsedativen Müdigkeit.

Johannes Cassian brachte die Todsünden nach Mitteleuropa. Um 360 südlich der Donaumündung geboren, pilgerte er als junger Priester nach Ägypten und wurde Schüler von Evagrios. Um 400 verließ er nach theologischen Streitigkeiten Ägypten und wurde von Johannes Chrysostomos, Kirchenlehrer und Bischof in Konstantinopel, nach Rom entsandt. Von dort zog er nach Marseille, um ein Männer- und Frauenkloster zu gründen. Aus Ägypten brachte Johannes Cassian nicht nur seine Mönchsregel mit, sondern auch die von Evagrios inspirierte Achtlasterlehre, die er in »Über die Heilmittel der acht Hauptlaster« systematisierte. Diese war anfänglich nur für Mönche bestimmt, wurde aber alsbald weit verbreitet und auch für Laien normativ. Er ist der

»Vater des Konzepts der Todsünden im Westen« (Bloomfield 1952, S. 72).

Aus acht werden sieben: Für die weitere Geschichte der Todsünden entscheidend wurde Papst Gregor der Große (540–604) (Stelzenberger 1933, S. 379–402). In seinem Kommentar zum biblischen Buch Hiob, »Moralia«, reduzierte er, von zahlensymbolischen Überlegungen geleitet, die acht Todsünden auf sieben. In einer Exegese zu Lk 7,36-50 (Maria von Magdala salbt Jesu die Füße) bezeichnet er die sieben aus ihr ausgetriebenen Geister »als Gesamtheit der Laster« (Gregor der Große 1998, S. 619). An den Beginn seiner Liste stellte er, der sich als Papst »Diener der Diener« nannte und so anreden ließ, den Hochmut. Dieser war schon für Augustinus (1978, S. 66) »der Anfang aller Sünde«, weil der stolze Mensch – wie die gefallenen Engel – sich von Gott abwende und sich gegen ihn auflehne (Sir 10,12). Stolz sei »Königin« und »Mutter« der weiteren Todsünden: Zorn, Neid, Habgier, Trägheit, Völlerei und Wollust. Die fünf Ersten bezeichnete er, wie schon Johann Cassian, als geistige Sünden, die beiden Letzten – sich den Bauch vollschlagen, der Wollust frönen – als fleischliche. Jede Todsünde hat Gregor dem Großen zufolge sieben Sprossen. Die Wollust: »Blindheit des Geistes, Verblendung, Unbeständigkeit, plötzliches Herabfallen, Selbstliebe, Müßiggang Gott gegenüber, Verzweiflung wegen der Vergänglichkeit« (Stelzenberger 1933, S. 384).

Der Kanon der Sieben Todsünden brauchte Zeit, um sich durchzusetzen. Die Bußbücher und Predigten des frühen Mittelalters warnen, auf Johannes Cassian rekurrierend, vor acht Hauptlastern (Stelzenberger 1933, S. 382). Aber allmählich etablierte sich die Siebenzahl, nicht nur aufgrund der Wirkung der »Moralia« von Gregor dem Großen, sondern auch aufgrund des Universalgelehrten Isidor von Sevilla (560–636), dessen Enzyklopädie im Mittelalter von den Mönchen eifrig abgeschrieben wurde (Bloomfield 1952, S. 77 f.). Wirkungsreich war Petrus Lombardus (1095–1160), gegen Ende seines

Lebens Bischof in Paris, das geistige Zentrum der damaligen Welt. Seine »Sentenzen« waren jahrzehntelang die theologische Autorität und listeten sieben Hauptlaster auf. Auch für Thomas von Aquin (1225–1274) galt die Rede von »sieben Hauptlastern« als »zutreffend« (Aquin 1985, S. 414; STh 2 II 119). Im Einzelnen benannte er »Hoffahrt, Geiz, Unkeuschheit, Neid, Gaumenlust, Zorn und Wirkscheu«. Diese Laster hätten, was motivationspsychologisch relevant ist, »erstbewegenden Charakter«. Sie seien die »Wurzeln« konkreter Verfehlungen und können psychologisch als »traits« (Neigungen) charakterisiert werden. Die »geistigen Sünden« hielt Thomas von Aquin (1985, S. 386; STh 2 II, 154, 3) für schwerwiegender als die fleischlichen, in denen sich der Mensch zu sehr seinem Körper zuwende, während er sich in den geistigen von Gott abkehre.

Die wirkungsreichste Gestaltung der sieben Todsünden verdanken wir Dante Alighieri (2007) in seinem zweiten Buch des weltliterarischen Klassikers »Die Göttliche Komödie« (romanhafte Nacherzählung: Seckinger 2006). In seiner Schilderung des Purgatoriums (Fegefeuer), das er sich als terrassenartigen Läuterungsberg imaginierte, reiht er die sieben Todsünden ähnlich wie Gregor der Große. Er beginnt mit den Qualen der Stolzen, die riesige Steine auf ihren Schultern tragen müssen, sodass sie ihr Angesicht nicht mehr hoffährtig erheben können. Auf der zweiten Terrasse werden die Neidischen geläutert, indem ihnen die Augen mit einem Eisendraht zugenäht werden – dass Neid eine Sünde des Auges ist und sich in scheelen, bösen Blicken zeigt, begegnet uns in vielen Kulturen (Lindholm 2008; Haubl 2001, S. 67 ff.). Auf der dritten Terrasse irren die Zornigen in saurem Rauch umher, sodass ihre Augen ätzend brennen und sie nichts sehen – Zorn macht blind. Die Trägen werden, 500 Jahre lang, auf der vierten Stufe geläutert, indem sie ständig und rastlos um den Berg herumrennen müssen. Wer in seinem Leben habgierig oder verschwenderisch war, muss auf der fünften Terrasse mit dem Gesicht nach unten liegen, kann sich nicht bewegen und nicht aufblicken, weil die Habgier das Trachten nach himmlischen Schätzen verwehrte. Auf der sechsten Terrasse leiden die Büßenden, die der Völlerei ergeben waren. Bis auf die Knochen abgemagert, müssen sie stets an einem Baum mit köstlichen Früchten vorbei, ohne diese erhaschen zu können. Im letzten Ring brennen die Wollüstigen, aber ohne dass ihnen ein Haar versengt wird: die Bewohner von Sodom und Gomorrha, Pasiphae aus der griechischen Mythologie, die in Liebe zu einem Stier entbrannte und den Minotauros gebar. Am Ende des Weges umfängt den Erzähler und seinen Begleiter Vergil ein traumlos tiefer Schlaf. Für die künstlerische Gestaltung der sieben Todsünden wurden die Darstellungen Dantes zum klassischen Vorbild. Erinnert sei an die Illustrationen von Botticelli, des britischen Künstlers John Flaxman (18. Jahrhundert), Joseph Anton Koch und Gustave Doré.

Aufgrund der vom 4. Laterankonzil im Jahre 1215 eingeführten jährlichen Beichtpflicht – empfehlenswerterweise vor Ostern (Denzinger 1991, Nr. 812) – wurde das Bewusstsein der Christen für ihre Sündhaftigkeit gesteigert. Die Todsünden kamen »endgültig im Alltag an« (Schulze 2008, S. 117). Das ausgehende Mittelalter, regelmäßig von epidemischen Ängsten heimgesucht – nicht nur vor Pest und Türken, sondern auch vor Höllenstrafen (Delumeau 1985) –, war ein guter Boden für Sünde im Allgemeinen und die Todsünden im Speziellen. Zusehends häufiger wurden sie künstlerisch gestaltet (Überblick: Jacob-Friesen 2007). Bekannt sind die Wandgemälde von Giotto in der Arena-Kapelle in Padua. Sie zeigen nicht alle klassischen Todsünden, sondern Zorn, Ungerechtigkeit, Untreue, Unbeständigkeit, Verrücktheit, Neid und Melancholie, Letztere als alte, an einem Strick aufgehängte Frau, deren Arme kraftlos herunterhängen. Die kreisförmige Darstellung von Hieronymus Bosch ist eine der bekanntesten. Sie zeigt die Völlerei als wanstigen Mann, der an einem mit Speisen überdeckten Tisch sitzt und in die Hähnchenkeule beißt. Der Neid ist ein scheel blickender Mann, der sieht, wie der Nachbar pralle Getreidesäcke in die Scheune trägt. Weite Verbreitung fanden, nach der Erfindung des Buchdruckes, Druckgrafiken zu den Todsünden. Auf einer davon ist die Wollust eine verführerische Frau mit wohlgeformtem Po, der Stolz eine hoch zu Ross sitzende Reiterin mit einer Tiara – eine kritische Anspielung auf den Hochmut des Papstes (Jacob-Friesen 2007, S. 69).

Im mittelalterlichen Denken war es üblich, symbolische Bezüge herzustellen, so beispielsweise zu Tieren, denen zum einen die Lebensalter zugeordnet wurden – das Knabenalter einem Zicklein, das Greisenalter dem Esel – zum anderen die Todsünden (Bloomfield 1952, S. 245ff). Die Trägheit reitet auf einem Esel daher, die Völlerei auf einem Schwein, die Wollust auf einem Ziegenbock. Das Kamel steht für Gier, der Wolf verkörpert Neid, der Löwe Zorn und der Hahn, stolz seinen Kopf in die Höhe reckend, die Hoffahrt.

Üblich war auch die Zuordnung der Todsünden zu den Wochentagen (Capps 1987, S. 12f). Am Sonntag bedrohe Stolz den Menschen, wenn er sich in der Liturgie Gott nicht unterwerfe. Der Tag des Neids sei der Montag, der des Zorns der Dienstag. Die Trägheit, speziell die spirituelle, bedrohe den Menschen am Mittwoch, weil er zeitlich am weitesten vom Sonntag entfernt ist. Wenn der Mensch seine Spiritualität verloren habe, sei er am Donnerstag gefährdet, nach Gütern zu gieren, und sich am Freitag, wenn er an sich zum Fasten verpflichtet wäre, der Völlerei hinzugeben. Wollust ist die Sünde des Samstags.

Gemäß der klassischen Moraltheologie sind die Sieben Todsünden weniger Handlungsmaterien, sondern Dispositionen: verwerfliche Neigungen (Scheule 2001, S. 26). Allein schon entsprechende Regungen erzeugten vielfach das lähmende Gefühl von Sündhaftigkeit. Der Grazer Moraltheologe Schaupp (2006) hält für die jüngere Kirchengeschichte fest: »Die Todsünde wurde zu einem Instrument der Disziplinierung; dadurch kam es auch zu einer Nivellierung der ‚wirklichen‘ Sünden.« Dies gilt nicht nur für die katholische Kirche, in deren Beichtstühlen seit dem Konzil von Trient (1545) die Gläubigen gefragt wurden, wie sie es mit ihren Wünschen und Begierden hielten, sondern auch für Strömungen innerhalb des Protestantismus. Auf niederländischen Küchenbildern des 17. Jahrhunderts, von calvinistischen Künstlern gemalt, kriechen Fliegen und Käfer auf den Speisen, Symbole des Teufels (Schulze 2008, S. 119). Das meiste, was den Menschen Spaß macht – sich den Bauch vollschlagen, in Lust erbeben, stolz den Kopf in die Höhe recken – bedeutet gemäß der Todsündenlehre: Schuld! Das faktische Christentum sei – so der jüdische Philosoph Kleinberg (2008, S. 10) in seinem Essay über die Todsünden – »Arznei gegen die Sünde. Tilge die Sünde, und das Christentum verliert seine raison d'être.« Es ist erschütternd, Beichterinnerungen zu lesen, die Männer und Frauen, um 1920 geboren, dem Kulturhistoriker Scheule (2001) anvertrauten: »In meinen kindlichen Sorgen um meine Sünden stand ich mit schlotternden Knien unter den Schulkindern vor dem Beichtstuhl« (ebd. 55). Bis auf den heutigen Tag beten die zahlenmäßig immer weniger werdenden katholischen Kirchgänger: »Durch meine Schuld, durch meine Schuld, durch meine große Schuld«.

Predigte die spätantike und mittelalterliche Kirche die Todsünden nur, um Menschen in lähmende Schuld zu treiben und sie gefügig zu machen, wie dies Schulze (2008) in seinem Buch über die sieben Feinde des schönen Lebens nahelegt? In seiner Rezension verwies Kaube (2006) darauf, Schulze (2008) habe nicht nur den Sündenkatalog, sondern die vormoderne Religiosität generell zu einem bösartigen Angriff auf die Menschen und ihre »harmlosen« Eigenschaften dämonisiert. Erfüllte die Warnung vor den Todsünden nicht auch eine stabilisierende Funktion, insbesondere die, das Überleben von Benachteiligten zu sichern? Wenn oft Hungers-nöte wüteten und viele mit leerem Magen schwer arbeiteten, war es sinnvoll, Mäßigung im Essen anzumahnen und auch durchzusetzen (Vaskovics 2007. 94). In einer Gesellschaft, in der nur Begüterte Kinder angemessen ernähren konnten – und bevor es Kondom und Pille gab –, war es naheliegend, vor- oder außereheliche Sexualität zu reglementieren. Und die Gier von wenigen verschärft nicht erst in heutiger Zeit die Ungleichverteilung. Im Interesse der Allgemeinheit musste im Mittelalter davor gewarnt werden. Kein Zufall, dass die Habsucht umso verwerflicher eingeschätzt wurde, je mehr das Handels- und Bankenwesen (einiger weniger) florierte (Geisen 2007, S. 140f), und zwar mit dem biblischen Verweis auf 1 Tim 6,10: Habgier sei die Wurzel aller Übel (Emmerich 2004, S. 7).

Eine weniger drohende Sicht der tödlichen Sieben setzte sich erst in der Neuzeit durch, gleichzeitig mit technischen, medizinischen Errungenschaften, die das Leben erleichterten und die Ressourcen (Nahrung) erhöhten. Die Humanwissenschaften, insbesondere die Psychologie, begannen sich von Philosophie und Theologie zu emanzipieren. Sie transformierten Todsünden in menschliche Bedürfnisse und rechtfertigten sie als »natürlich« (Lieblich 2008). Masturbation, wofür Unzählige zu verblöden und im Jenseits gefoltert zu werden glaubten, schlimmstenfalls mit feurigen Zangen an den Genitalien, wurde bei Freud (1969, S. 312) zu einer aufgrund der unvermeidlichen Libidostauung verständlichen »Perversion«. Selbst Mediziner raten, sich gelegentlich Lust zu verschaffen (s. ▶ Kap. 8.1). Fettleibigkeit gilt allenfalls in religiös-fundamentalistischen Zirkeln als Sünde gefräßiger Männer und Frauen (Gard u. Wright 1996), ansonsten gilt sie eher als Störungen des Leptin- und Melanocortinhaushaltes (Clément 2006). Und Zorn? Er sei »allgegenwärtig«, »ein universaler mörderischer Cocktail von Adrenalin, Kortisol und Testosteron«, eingeschrieben in den evolutionär ältesten Verhaltensmustern –

und damit zutiefst menschlich (Kleinberg 2008, S. 117).

In der Aufklärung und Säkularisierung wurden künstlerische Darstellungen der Todsünden seltener (Jacob-Friesen 2007, S. 82). Erst im 20. Jahrhundert werden sie wieder häufiger, jedoch losgelöst von kirchlichen Bezügen und nicht mehr mit Höllenstrafen drohend. Marc Chagall zeichnete die Gesichter der Sieben Todsünden oberhalb seines Selbstporträts, humorvoll und heiter (Jacob-Friesen 2007, S. 72), Salvador Dali als bunte und fantastische Gestalten, teils menschlich, teils tierhaft (Jacob-Friesen 2007, S. 46 f). Eher klassisch, aber voller zeitkritischer Bezüge sind die bekannten »Sieben Todsünden« von Otto Dix. Der auf dem krummen Rücken des Geizes (eine alte Frau) sitzende, gelb gekleidete Mann mit scheelem Blick (Neid) trägt einen Schnurrbart wie Hitler. Die Trägheit – von Dix als sensenschwingender Tod dargestellt (Tod des Herzens) – schreitet in SS-Uniform daher.

Aktuell begegnet uns das Motiv der Sieben Todsünden erotisch aufgeladen und werbend. Im neuen Bahnhof in Wels (Oberösterreich) lockt die Leuchtschrift »Sieben Todsünden« in eine Boutique mit Reizwäsche. Der Starfotograf Frank Nesslage (2006) veröffentliche einen Band mit erotischen Aufnahmen, gegliedert nach den Sieben Todsünden, »Invitation to Sin« betitelt. Auf dem Cover ist eine schwarzhaarige Mulattin zu sehen, nackt auf dem Boden liegend, die Zungenspitze zwischen prallen Lippen lockend, in den Händen einen grünen Apfel – darüber die namentlich aufgelisteten Todsünden »Stolz, Trägheit …«

Zusammenfassend kann gesagt werden: Die sieben Todsünden – die »Psychologie« des Menschlich-abgründigen vor der akademischen Psychologie – weisen eine mehr als dreitausendjährige Tradition auf. Diese beginnt in der babylonischen Dämonologie gut 1500 Jahre vor Christus. Im Lauf der Geschichte erfolgten Modifikationen. Der Wettstreit zwischen acht und sieben Hauptlastern ging zugunsten Letzterer

aus. Auch änderte sich die Wertung einzelner Todsünden. Stolz war im frühen Mittelalter das Laster schlechthin, weil die Kirche im Anspruch des Menschen, über sich selbst zu bestimmen, den ärgsten Feind erblicken musste (Bloomfield 1952, S. 93f). In einer illustrierten Fassung der »Psychomachia« – eine mittelalterliche Anleitung für tugendhaftes Leben – ist eine baumartige Darstellung der Todsünden zu sehen: Der Hochmut als Wurzel, aus der alle anderen Laster sprießen (Jacob-Friesen 2007, S. 54). Im Hochmittelalter hingegen trat die Verwerflichkeit der Habgier in den Vordergrund, Huizinga (2006) zufolge aufgrund der Intensivierung des Handels. Trägheit wurde umso stärker als Todsünde angeprangert, je mehr sich in der Moderne die protestantische Ethik durchsetzte (Weber 2006), die die Menschen antrieb, keine Minute ungenützt verstreichen zu lassen (Lyman 1989, S. 23). Davor warnten die Puritaner, weil der Müßiggänger von schwülen Fantasien angestachelt werde und leichter Versuchungen erliege. Die folgenschwerste Veränderung bewirkte die Psychologie: Sie transformierte die Todsünden in natürliche Bedürfnisse und begann sich dafür zu interessieren, wie Menschen den Todsünden gegenüber eingestellt sind (Lieblich 2008).

1.3 Psychologische Studien zu den Sieben Todsünden

Obschon die Todsünden eine jahrtausendelange Tradition aufweisen und voller Psychologie stecken, wurden zu ihnen nur wenige psychologische Studien durchgeführt. Ein Vorreiter war der Pastoralpsychologe Donald Capps (1987), der die Todsünden in das entwicklungspsychologische Phasenmodell von Erikson (2008) einfügte (▶ Abschn. 1.3.1). Gelegentlich wurde auch erfragt, für wie verwerflich Männer und Frauen die Todsünden einschätzen und unter welchen sie, wenn überhaupt, leiden (▶ Abschn. 1.3.2). Ab-

Hohes Alter								Melancholie
Erwachsene							Trägheit	
Junge Erwachsene						Wollust		
Jugendlicher					Stolz			
Schulkind				Neid				
Kind im Spielalter			Gier					
Kleinkind		Zorn						
Säugling	Völlerei							

▣ Abb. 1.1 Todsünden im Lebenslauf

schließend werden die Ergebnisse der Salzburger Studie des Autors dargestellt (▶ Abschn. 1.3.3).

1.3.1 Spekulative Studien

▪ **Todsünden im Lebenslauf**

Einer der ersten Psychologen, der die Todsünden für aktuell hielt, obschon das Sündenbewusstsein – von Kirchen pathogen gefördert – schrumpfte (Menninger 1973), war Donald Capps (1987) (▣ Abb. 1.1). Er würdigte sie als geeignete Checkliste, um eigene Schatten und Abgründe zu prüfen. Spekulativ bezog er sie auf die Lebensabschnitte, wobei er sich an den klassischen acht Phasen der Epigenese von Ich-Identität nach Erikson (2008) orientierte. Dies erforderte, eine zusätzliche Todsünde aufzunehmen: die Melancholie, wie sie auch in älteren Katalogen enthalten war, so bei Evagrios Pontikos (2007) (▶ Abschn. 1.2.2).

Die Entwicklungsaufgabe des Säuglingsalters besteht darin, Urvertrauen in die Welt aufzubauen. Stelle sich Ur-Misstrauen ein, versuche der Säugling, dieses durch unmäßige Nahrungs-

aufnahme zu bezwingen. Im zweiten Entwicklungsabschnitt gewinnt das Kleinkind bestenfalls Autonomie, indem es lernt, selber zu gehen, die Schließmuskeln zu beherrschen. Gelingt dies nicht, werde es beschämt und gerate, weil die Kontrolle verlierend, in Zorn (Capps 1987, S. 30). Um das vierte Lebensjahr steht die Entwicklungsaufgabe der Initiative an, speziell im Spiel, um lähmender Schuld zu entgehen, aber auch der Gier, für Capps (1987, S. 37) unrealistische Ambitionen, die den Menschen okkupieren. Neid stelle sich im Schulkindalter bzw. im Stadium »Werksinn versus Minderwertigkeitsgefühl« ein, wenn das Kind realisiert, weniger zu können als andere. Wenn dies motiviere, sich mehr anzustrengen, fördere Neid die Entwicklung.

Die psychodynamische Gefährdung im Jugendalter besteht darin, entweder eine tragfähige Ich-Identität zu verfehlen (Identitätsdiffusion) oder arrogant und stolz zu werden. Dies führt in soziale Isolation und erschwert es, die Entwicklungsaufgabe des sechsten Abschnitts zu bewältigen: intim zu werden. Die dortige Gefahr ist, den Partner als Objekt zu missbrauchen, sadistisch zu werden oder in eine Isolation à deux abzudriften. Dies erschwert im Erwachsenenalter, sich schöpferisch zu entfalten, Leben weiterzugeben und sich für das Allgemeinwohl einzusetzen. Wer das nicht schafft oder will, gerät in Trägheit oder Selbstabsorption, die um das Ego kreist: Sumpfbeet für depressive Verstimmungen im Alter, oft begleitet von existenziellem Ekel, wenn zurückgeblickt und beklagt wird, warum nicht alles anders verlaufen sei. Integere Personen hingegen akzeptieren das Leben, wie es war, und können ohne Fatalismus sagen: »Es war, wie es war, es ist, wie es ist!«, dankbar für das Schaffen, Leiden und die Freuden aller vorausgegangenen Generationen, ohne die wir nicht wären.

Diese lebensgeschichtliche Verortung der Todsünden ist spekulativ. Aber sie scheint, wie das Modell von Erikson (2008), plausibel (Conzen 1996). Wie in Kapitel 8 dargelegt, beginnt sich Wollust, etwa als pädophile Neigungen, in der Adoleszenz zu regen. Dass Langeweile und Trägheit, schon von den Wüstenvätern in die Nähe der Schwermut gerückt (Crislip 2005; Stanley 1986), in Depressionen münden können, ist evident. Und ebenfalls, dass übermäßige Nahrungsaufnahme in der frühen Kindheit Adipositas enorm begünstigt (Casper 2009).

1.3.2 Frühere empirische Studien

Empirische Studien, die sich explizit mit den Todsünden befassen, sind rar. Ein möglicher Grund ist, dass sich Psychologen – bis heute – wenig für Religiöses interessier(t)en. Eine der frühesten psychologischen Studien führte Opum (1967) durch, indem er 67 Personen befragte. Für am verwerflichsten hielten sie die Gier, gefolgt von Neid und Stolz, am harmlosesten wurden Völlerei und Trägheit beurteilt. Auffallend sind gendertypische Differenzen: Frauen halten Neid für schlimmer, ebenso Wollust, Männer hingegen Zorn und Völlerei.

Eine umfassendere Studie führte Backus (1969) durch. Er formulierte 280 Items, die beanspruchten, die Neigung zu den Todsünden zu erheben (Backus 2000, S. 217ff), und verwendete Skalen des MMPI (Minnesota Multiphasic Personality Inventory). Dieser Persönlichkeitstest wurde bisher weltweit am häufigsten eingesetzt (für Deutschland: Hathaway, McKinley u. Engel 2000), aber auch massiv kritisiert: schwache psychometrische Werte und mit 567 Items wenig ökonomisch (Hank u. Schwenkmezger 2003). Backus (1969) fand: Depressive neigen stärker zu Trägheit, aber weniger zu Wollust, Habgier und Stolz. Dies spricht für die These von Daly (2007), wonach die von Kirchenvätern beschriebene Trägheit dem entspricht, was Psychiatrie als Depression diagnostiziert. Personen mit psychotischer Neigung sind stolzer, geraten leichter in Zorn, sind habgieriger. Bei Alkoholikern hingegen, von Backus (1969) ebenfalls befragt, zeigte sich keine signifikante Neigung zu einer Todsünde, auch nicht zu Maßlosigkeit.

Die meisten Studien zu den Todsünden führte der bereits erwähnte Pastoralpsychologe Donald Capps (1989, 1992) (◘ Tab. 1.2) durch. In der ersten fragte er 259 Frauen und Männer in den USA: Welche Todsünden sind arg? Welche typisch männlich oder weiblich? Welche bedrängen oder verlocken? Anders als beim klassischen Kanon legte er den Befragten nicht sieben, sondern acht Todsünden vor, nachdem er diese in seiner Monografie »Deadly sins and saving virtues« auf die acht Stufen der Identitätsentwicklung nach Erikson (2008) bezogen hatte. Zusätzlich nahm er »Melancholie« auf.

Am schlimmsten ist, für Männer wie für Frauen, Melancholie, konkretisiert als »persönliche Verbitterung gegenüber dem Leben, hasserfüllter Ekel vor der Welt und den Mitmenschen«. Dieses Grauen, wie es Sartre (2002) in seinem psychologisch eindrücklichen Roman »Der Ekel« beschrieb, verdüstert aber nur bei einer Minderheit das eigene Leben. Die zweitschlimmste Sünde ist »Wollust«, definiert als

▣ Tab. 1.2 Studie zu den Todsünden nach Capps (1992)

Todsünden	Schlimmste Todsünden (erste und zweite Nennung)		Todsünden, mit denen sich Befragte am meisten identifizieren	
Männer/Frauen	**Männer**	**Frauen**	**Männer**	**Frauen**
Melancholie	50 %	53 %	5 %	4 %
Wollust	39 %	41 %	0 %	0 %
Zorn	37 %	35 %	11 %	8 %
Apathie (Trägheit)	20 %	24 %	18 %	7 %
Völlerei	20 %	15 %	12 %	24 %
Habgier	13 %	17 %	11 %	6 %
Stolz	14 %	8 %	24 %	18 %
Neid	4 %	7 %	18 %	33 %

»missbräuchliche und manipulative Einstellung gegenüber Personen des anderes Geschlechts, die als Objekte gesehen werden«. Möglicherweise ist diese harsche Definition der Grund, warum keiner der Befragten sich am stärksten mit dieser Todsünde identifizierte. In anderen Untersuchungen, in denen »Wollust« nicht präzisiert war, wurde diese nicht so negativ beurteilt.

Todsünden, die als besonders schlimm empfunden werden, werden selten als persönliche Probleme zugegeben. Diejenigen, unter denen die Befragten häufig leiden, werden als nicht so gravierend eingestuft, speziell Neid, für jede dritte Frau ein persönliches Problem, aber nur von jeder vierzehnten für schlimm gehalten. Erklären lässt sich dies mit der Theorie der kognitiven Dissonanz (Festinger 1978) bzw. des Selbstwertschutzes (Stahlberg et al. 1985).

In einer weiteren Studie befragte Capps (1992) 106 Kleriker. Wie schon die Laien, stuften auch sie die Melancholie als am gravierendsten ein (26 %), gefolgt von Apathie (16 %) und Wollust (15 %). Deutlich negativer als die Laien beurteilten sie den Stolz (14 % am tödlichsten), der ihnen persönlich besonders zu schaffen mache: 42 %, gefolgt von Neid (21 %) sowie Ärger und Zorn (19 %). Dass Kleriker dermaßen gegen Stolz an-

zukämpfen haben, könnte dadurch bedingt sein, dass dieser in der theologischen Tradition als schlimmste Todsünde galt, aber auch dadurch, dass sie öffentliche Ämter bekleiden und leichter in Versuchung geraten, sich überheblich zu fühlen, etwa aufgrund von Bewunderung (Capps 1992, S. 216). Capps u. Cole (2006) replizierten diese Studie und fanden bei Ministern der Presbytanerischen Kirche vergleichbare Ergebnisse: Am negativsten beurteilten sie die Melancholie, gefolgt von Zorn und Wollust; am harmlosesten seien Neid, Völlerei und Gier.

Weitere Studien in den USA führten zu anderen Ergebnissen als die von Capps (1989) sowie Capps u. Cole (2000), weil die Todsünden schlagwortartig zur Beurteilung vorgelegt und nicht definitorisch umschrieben wurden. Nachdem der Fernsehsender MTV im August 1993 ein »Special« zu den Sieben Todsünden ausgestrahlt hatte – Musikstars und Entertainer äußerten sich zu diesen und hielten sie übereinstimmend nicht für Laster –, konnte im Internet angeklickt werden, welcher »Todsünde« am meisten gefrönt werde (seven deadly sins 2009) (▣ Abb. 1.2).

Europäische Studien sind rarer. In den Niederlanden wollten Nauta u. Derckx (2007) in Erfahrung bringen, welche Persönlichkeitseigen-

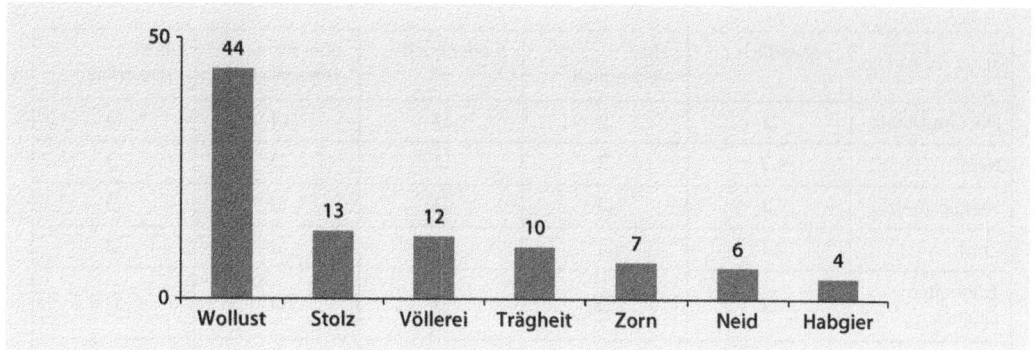

◘ Abb. 1.2 Häufigkeit der Sieben Todsünden im Alltag

schaften die Neigung zu den Todsünden am zuverlässigsten voraussagen, aber auch, wie diese mit dem Wohlbefinden zusammenhängen. Ist zufriedener, wer häufig der Wollust frönt? Unzufriedener, wer geizig ist? Dafür war die Neigung zu den Todsünden zu messen. Die Autoren entwickelten ein Instrument mit 32 Items, für jedes Laster vier, zu Stolz: »Ich durchblicke soziale Situationen besser als andere Leute«, Völlerei: »Ich esse sehr oft mehr als mir gut tut«, Wollust: »Oft absorbieren mich erotische Träume.« Ihre Stichprobe umfasst 501 Personen aus kirchlichen oder therapeutischen Settings. Eine Faktorenanalyse legte als robusteste Lösung eine mit zwei Faktoren nahe. Der erste bündelt Melancholie, Zorn und Neid (α = .74); Nauta u. Derckx (2007, S. 183) bezeichneten ihn als »Missbehagen«. Faktor 2 vereinigt »Wollust, Habgier und Stolz« (α = .74) und erhielt das Kürzel »Begehrlichkeit«.

Unter Bezugnahme auf Capps (1993) Buch »Das verarmte Selbst« prognostizierten die Autoren: Menschen, die narzisstisch strukturiert sind, sind anfälliger für die Todsünden. Diese Annahme ist traditionsreich, hielten doch schon die Kirchenväter den Stolz für den »Ursprung aller Sünden«– ein modernes psychologisches Synonym für arroganten Stolz ist »Narzissmus« (Schimmel 1997, S. 49f; Westen 1990). Dieser ist ein schwierig zu messendes Konstrukt, mit dem sich vor allem Psychoanalytiker befassten (Kohut 2007). Die von Nauta u. Derckx (2007)

◘ Tab. 1.3 Korrelation der Sieben Todsünden mit Narzissmus

Todsünden	Verdeckter Narzissmus	Offener Narzissmus
Begehrlichkeit (Wollust, Gier, Stolz)	r = .32	r = .16
Missbehagen (Zorn, Neid, Melancholie)	r = .63	r = –.13

verwendete Narzissmus-Skala differenziert zwischen »offenem« und »verdecktem Narzissmus«. Ersterer charakterisiere arrogante und manipulative Persönlichkeiten, die Items wie »Ich finde es leicht, andere dazu zu bringen, zu tun, was ich von ihnen will« bejahten. Verdeckter Narzissmus wurde operationalisiert mit Items wie: »Wenn ich von anderen anerkannt werde, fühle ich mich im Element.«

Nauta u. Derckx (2007, S. 183) konnten ihre Hypothesen bestätigen. Wer häufiger melancholisch, zornig und neidisch ist, ist mit seinem Leben weniger zufrieden (r = –.41). Wie erwartet, fielen auch die Korrelationen mit Narzissmus aus (◘ Tab. 1.3).

Eine Regressionsanalyse sicherte die Hypothese. Bei beiden Sündengruppen stellte sich Narzissmus als stärkster Prädiktor heraus, auch im Vergleich zu Variablen aus der Religion, die

	verwerflich	eher verwerflich	weder noch	eher nicht verwerflich	nicht verwerflich
Hochmut/Stolz	❏	❏	❏	❏	❏
Neid	❏	❏	❏	❏	❏
Habgier/Geiz	❏	❏	❏	❏	❏
Zorn	❏	❏	❏	❏	❏
Trägheit/ Faulheit	❏	❏	❏	❏	❏
Völlerei/ Maßlosigkeit	❏	❏	❏	❏	❏
Wollust	❏	❏	❏	❏	❏

◻ **Abb. 1.3**   Fragebogen zu den Sieben Todsünden

die Moralität der Niederländer nicht mehr so stark prägt wie früher (Nauta u. Derckx 2007, S. 185).

Die Autoren ziehen den Schluss: Es ist möglich, die Todsünden auf plausible Faktoren zu reduzieren und diese auf relevante Persönlichkeitseigenschaften zu beziehen. Stärker narzisstische Menschen sind nicht nur anfälliger für Melancholie, Zorn und Neid, sondern frönen häufiger der Wollust, können beim Knabbern weniger leicht aufhören, neigen dazu, auf andere herabzuschauen. Menschen hingegen, die eher zur Selbsttranszendenz neigen sowie dazu fähig sind, von sich selber abzusehen und sich engagiert anderem und anderen zuzuwenden, sind für die Todsünden weniger anfällig und seltener depressiv. Selbsttranszendenz ist einer der stärksten Schutzfaktoren gegen depressive Verstimmungen (Ellermann u. Reed 2001).

1.3.3 »Geiz ist nicht geil« – eine aktuelle Studie zu den sieben Todsünden

376 Personen, davon ein Drittel Männer, zwei Drittel Frauen – Letztere sind generell eher bereit, religionspsychologische Fragen zu beant-

worten – füllten einen umfangreichen Fragebogen (135 Items) aus, der u. a. folgende Items enthielt (◻ Abb. 1.3).

Zusätzlich beurteilten die Männer und Frauen, die durchschnittlich 33 Jahre alt waren (Standardabweichung 14 Jahre), die Todsünden darauf, ob sie schädlich seien, ob sie als angenehm empfunden werden, wie oft entsprechende Regungen verspürt und ob sie bekämpft werden (von »täglich« bis »nie«). Darüber hinaus enthielt der Fragebogen Items, die nach der Häufigkeit einschlägigen Verhaltens fragten: »Ich beneide andere Menschen« (von »sehr oft« = 5 bis »nie« = 1), »Ich esse über meinen Appetit hinaus«, »In Auseinandersetzungen muss ich mich beherrschen, um nicht laut zu werden«.

Und: Welche Todsünde ist die schlimmste, welche die harmloseste? (◻ Abb. 1.4)

Geiz, zumindest in der Werbung »geil«, wird mit Abstand für am schlimmsten befunden, gefolgt von Neid. Am harmlosesten seien Trägheit/Faulheit sowie Wollust, Letztere wird 15-mal so häufig als »am harmlosesten« eingeschätzt als »am schlimmsten«. Dem gegenüber wird die dritte fleischliche Sünde, Völlerei, in einem Zeitalter der Adipositas und des Schlankheitskultes verständlich, weniger harmlos eingeschätzt.

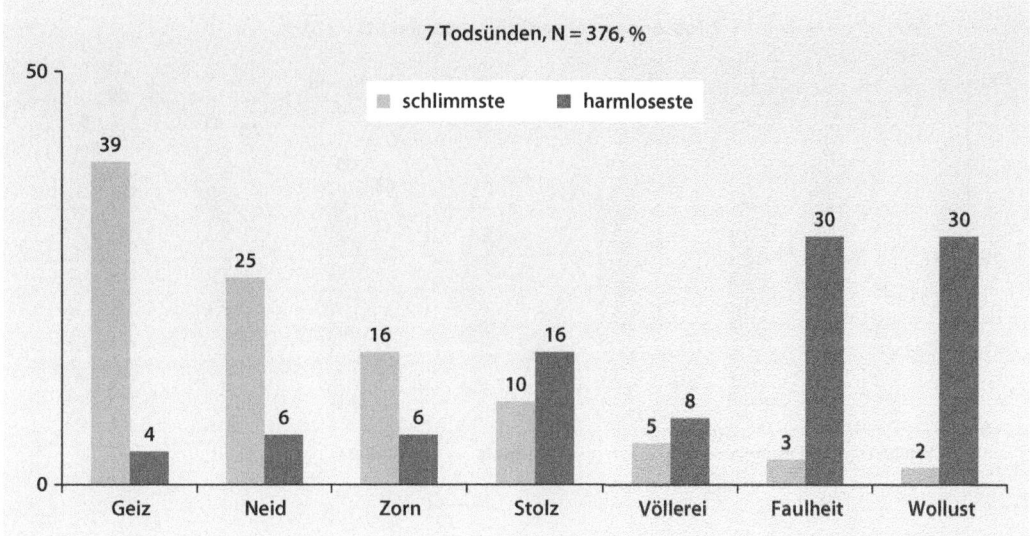

Abb. 1.4   Beurteilung der Sieben Todsünden

Wie schädlich werden die sieben Laster eingeschätzt, die gemäß jahrhundertelanger Tradition den Tod bringen würden? (□ Abb. 1.5)

Geiz wird fast dreimal so oft als verwerflich abgelehnt wie Wollust, er sei auch am schädlichsten. Die vergleichbaren Prozentwerte legen die Hypothese nahe: Todsünden werden für umso verwerflicher eingeschätzt, je schädlicher sie seien. Korrelationsanalysen bestätigen dies. Der Zusammenhang ist bei Wollust am markantesten ($r = .74$), bei Geiz am schwächsten ($r = .45$), gleichwohl hoch signifikant; bei den übrigen Sünden liegen die Koeffizienten um $r \sim .55$.

Die Tradition unterteilte die Todsünden in fleischliche und geistige. Thomas von Aquin (1985, S. 386) hielt Letztere für verwerflicher und nahm an, sie würden gemeinsam auftreten, ebenfalls die fleischlichen, weil eher zur Trägheit neige, wer sich auch den Bauch vollstopfe und lüsterne Fantasien entwickle. Lässt sich diese Struktur auch heute nachweisen? In der Tat! Unterzieht man die Einschätzungen der Sieben Todsünden (ob sie verwerflich oder schädlich seien, oft verspürt werden etc.) einer Faktorenanalyse, ergibt sich eine zweifaktorielle Struktur:

Auf den ersten Faktor fallen regelmäßig Völlerei, Trägheit und Wollust, auf den zweiten Neid, Geiz/Habgier und Stolz, abgeschwächt der Zorn.

Halten Frauen Wollust für verwerflicher als Männer, weil sie möglicherweise öfter Opfer sind (Vergewaltigung), Letztere hingegen den Neid, weil dieser ein weibliches Laster sei? Dies ist nicht der Fall. Bei keiner Todsünde zeigten sich gendertypische Unterschiede. Anders beim Alter: Je jünger die Befragten, desto weniger verwerflich seien die Todsünden. Bei Stolz ist die Differenz am ausgeprägtesten (bis 20 Jahre: 48 %, 60-jährige: 93 %), bei Zorn am niedrigsten (bis 20 Jahre: 44 %, 60-jährige: 76 %). Mit steigendem Alter werden einige Todsünden auch für schädlicher gehalten, am ausgeprägtesten Faulheit, sodann Wollust und Stolz. Geiz und Neid sind in allen Altersgruppen gleich negativ.

Wie oft verspüren die Befragten jene Regungen, die in den klassischen Todsündenkatalog eingingen (in Abb. 1.6 stehen die aufaddierten Prozentwerte von »täglich« und »wöchentlich«)? Und werden jene Todsünden häufiger bekämpft, die auch häufiger verspürt werden? (□ Abb. 1.6)

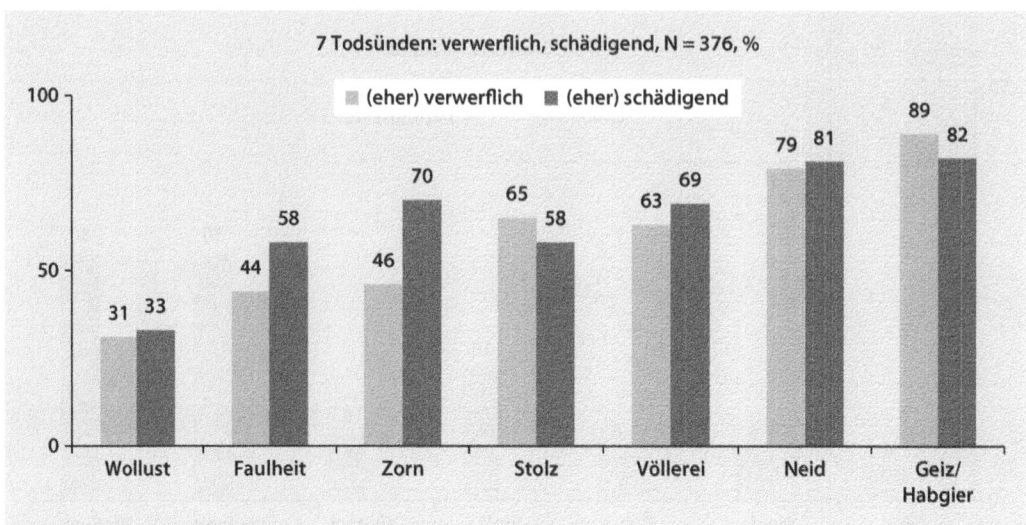

Abb. 1.5   Verwerfliche bzw. schädigende Todsünden

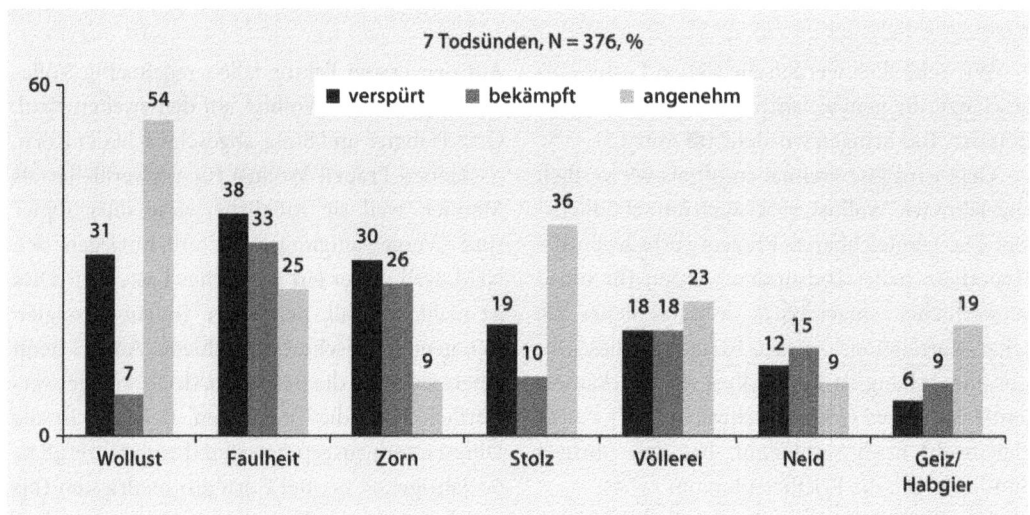

Abb. 1.6   Vorkommen der Sieben Todsünden im Alltag

Täglich/wöchentlich verspürt knapp ein Drittel Wollust (31 %), geringfügig häufiger Faulheit (38 %). Die besonders verwerflichen Todsünden (Geiz und Neid) regen sich dem gegenüber selten; entsprechend selten werden sie bekämpft, seltener jedenfalls als Faulheit und Zorn. Am wenigsten veränderungswürdig ist die Wollust, die in der Sicht der Befragten mit Abstand angenehmste Todsünde, gefolgt von Stolz,

der auch Freude bereiten kann, sodann Faulheit und Völlerei. Am unangenehmsten ist Neid, sodann der Zorn, der völlig in Beschlag nehmen kann. Knapp jeder Vierte gewinnt der Völlerei angenehme Seiten ab und jeder Fünfte dem Geiz, jene Todsünde, die am seltensten verspürt werde.

Drängt Neidgefühle häufiger zurück, wer regelmäßig von solchen gequält wird? Dies ist in der Tat der Fall (r = .52). Aber: Je angenehmer

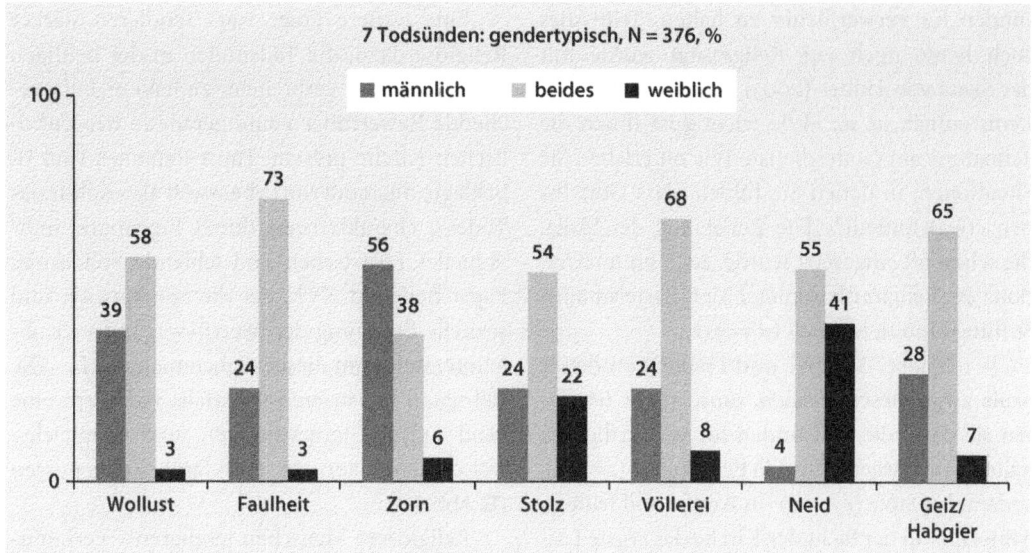

Abb. 1.7　Gendertypische Ausprägung der Sieben Todsünden

die Todsünden eingeschätzt werden, desto geringer wird der Zusammenhang mit der Unterdrückung: Bei Hochmut/Stolz beträgt der Koeffizient r = .22, bei Wollust r = .13, bei den übrigen liegt er dazwischen.

Geben Männer an, häufiger von Wollust gepackt zu werden als Frauen, und Letztere, häufiger neidisch zu sein? Wollust verspüren Männer in der Tat häufiger, nämlich »täglich« 24 % im Vergleich zu 4 % bei den Frauen. Auch neigen sie stärker zu Geiz: wöchentlich 12 %, Frauen 3 %. Auch Faulheit registrieren Frauen seltener: wöchentlich 34 %, Männer 45 %. Bei den weiteren Todsünden bestehen keine gendertypischen Unterschiede.

Haben ältere Menschen häufiger das Gefühl, faul und träge zu sein? Das Gegenteil ist der Fall: Gerade einmal 6 % der über 60-jährigen bekannte, diese »Todsünde« zumindest wöchentlich zu verspüren, die jüngsten (unter 20 Jahre) zu mehr als der Hälfte (64 %). Auch bei weiteren »Lastern« bestehen starke Alterseffekte, so bei Stolz, der sich bei 28 % der unter 20-jährigen wöchentlich regt, aber bloß bei 6 % der Ältesten. Auch bei Wollust zeigt sich dieses Bild: die Jüngsten

liegen bei 36 % wöchentlich, die Senioren hingegen bei 13 %; »nie« kreuzten Letztere zu 34 % an, die jüngsten zu 6 %. Auch die wirklich unangenehmen Todsünden – Neid und Geiz – werden von Jüngeren häufiger verspürt.

Capps (1989, 1992) fand, dass einige Todsünden für typisch weiblich gehalten werden (speziell Neid), andere für typisch männlich (Wollust und Zorn) (Abb. 1.7). Auch in der Stichprobe der Salzburger Studie zeigte sich der gleiche Trend, aber auch, dass die Einschätzung »sowohl als auch« überwiegt.

Als eher männlich werden Zorn, Wollust, Geiz, Faulheit und Völlerei eingestuft, eher weiblich einzig der Neid, er wird zehnmal häufiger für typisch weiblich gehalten. Sind es vor allem Männer, die Frauen stärkeren Neid unterstellen, und vor allem Frauen, die Männer als leichter erzürnbar wahrnehmen? Dies ist nicht der Fall. Dass beispielsweise Zorn »typisch männlich« ist, sehen Männer zu 59 % so, Frauen zu 57 %. Bei keiner Todsünde ergab sich diesbezüglich eine signifikante Genderdifferenz.

Traditionell religiösen Personen wird nachgesagt, sich eher sündig zu fühlen und die Todsünden für verwerflicher zu halten. Trifft dies auch heute noch zu? Religiosität wurde mit der Skala von Huber (2003) gemessen, die acht Items enthält, u. a.: »Wie wichtig ist Ihnen die Teilnahme am Gottesdienst? Wie oft erleben Sie Situationen, in denen Sie fühlen, dass Gott Ihnen etwas mitteilt?« Die Reliabilität der Skala, die schon oft eingesetzt wurde, auch im internationalen Religionsbarometer der Bertelsmann-Stiftung (2009), ist hoch (α = .91).

Je religiöser Männer und Frauen von dieser Skala ausgewiesen werden, umso mehr tendieren sie dazu, die Todsünden für verwerflich zu halten. Am ausgeprägtesten bei Wollust (r = .34), sodann bei Stolz (r = .24) (in Antike und frühem Mittelalter in der Sicht der Kirche das ärgste Laster), am geringsten sind die Zusammenhänge bei Faulheit (r = .14), sodann Zorn (r = .15), der in der antiken und biblischen Tradition auch Gott bzw. den Göttern zugeschrieben wurde (Grandjean et al. 2008).

Wenn die Religiositätsskala gedrittelt wird, zeigt sich: 36 % der Männer und Frauen sind unterdurchschnittlich religiös. Von diesen halten gerade einmal 18 % Wollust für verwerflich. Die durchschnittlich Religiösen (45 %) tun dies mit 31 % deutlich häufiger und diejenigen, die von der Existenz Gottes am stärksten überzeugt sind, am intensivsten sein Eingreifen ins Leben erfahren und von einem Weiterleben nach dem Tod am überzeugtesten sind (19 %), halten Wollust zu 57 % für verwerflich, dreimal so oft wie die kaum religiösen.

Verspüren Menschen die Regungen zu den Todsünden häufiger, wenn sie religiös sind? Diese Annahme könnte nahe liegen, denn die Kirche hielt die Menschen über Jahrhunderte hinweg für sündig und könnte für das »Verwerfliche« entsprechender Regungen stärker sensibilisiert haben. Doch dies ist bei keinem Laster der Fall, ausgenommen Wollust. Umgekehrt zeigte sich aber: Je religiöser die Männer und Frauen sind, desto seltener gaben sie an, solche Regungen zu verspüren (r = −.29).

Eine weitere Frage war: Tendieren stärker Religiöse dazu, die Todsünden in der heutigen Gesellschaft für verbreiteter zu halten? Entsprechende Bewertungen sind gerade in der katholischen Kirche präsent: Papst Johannes Paul II. beklagte die moderne Lebenswelt als »Kultur des Todes«, charakterisiert durch Eigennutz, individuelles Luststreben und fehlende Solidarität. Papst Benedikt XVI., der die Spontaneität und sexuelle Befreiung der 68er-Bewegung stets ablehnte, steht ihm diesbezüglich nicht nach. - Die Befragten registrieren jedenfalls vor allem eine Neid- und Giergesellschaft, und vergleichsweise wenig zornige und faule Zeitgenossen (◖ Abb. 1.8).

Religiösere Menschen tendieren – geringfügig stärker – dazu, zwei Todsünden für verbreiteter zu halten: Wollust und Stolz, zwei in der Kirche traditionell besonders geächtete Laster. Die kaum Religiösen meinen zu 20 %, Wollust sei »sehr verbreitet«, die sehr Religiösen doppelt so oft: 41 %. Die fünf restlichen Todsünden werden sowohl von regelmäßigen Kirchenbesuchern als auch Religionslosen als gleich verbreitet wahrgenommen.

Auch wenn Sünde ein »Relikt aus der Vergangenheit« sein sollte (Werner 1999, S. 8), ist ein entsprechendes Bewusstsein nach wie vor allgemein präsent, allerdings bei religiösen Menschen ausgeprägter als bei weniger oder nicht Religiösen (◖ Abb. 1.9).

Männer und Frauen, deren Religiositätswerte im oberen Drittel der Skala von Huber (2003) liegen, fühlen sich fünfmal häufiger »manchmal sündig« als jene, die kaum religiös sind. »Nie sündig« geben mehr als die Hälfte der Nicht-Religiösen, aber nur jeder Fünfte der überdurchschnittlich Religiösen an!

Ist glücklicher, wer selten die Regungen der Sieben Todsünden in sich spürt? Wie in den meisten glückspsychologischen Studien (Bucher 2009) beantworteten die Männer und Frauen die Frage »Wie oft sind Sie glücklich?« positiv: »sehr oft«: 33 %, »oft«: 43 %, »manchmal: 19 %, »selten/

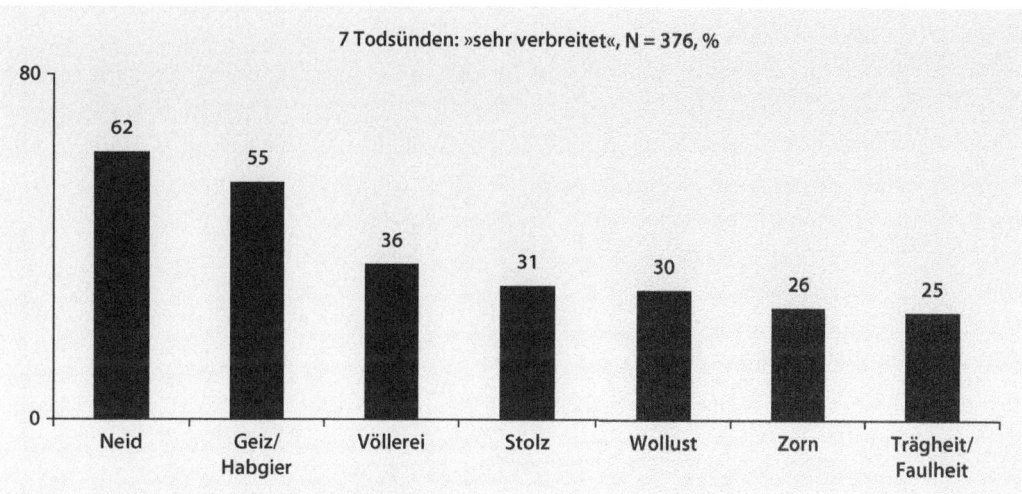

Abb. 1.8　Verbreitung der Sieben Todsünden

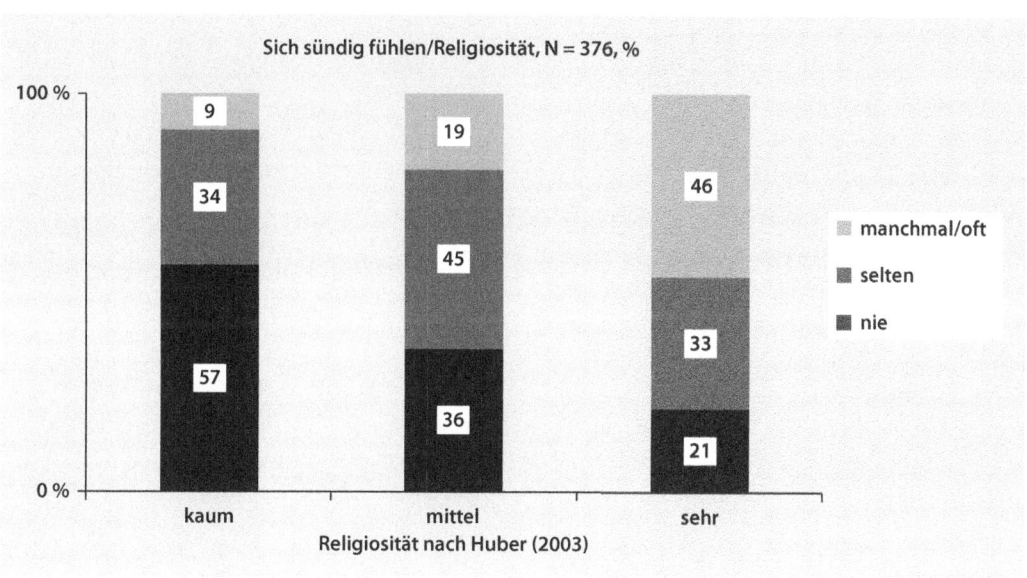

Abb. 1.9　Beziehung zwischen Religiosität und Sündenbewusstsein

nie« 5 %. Zu den Sieben Todsünden bestehen nur schwache, aber gleichwohl aufschlussreiche Zusammenhänge. Eine positive Korrelation bestand mit Stolz: »Überhaupt nie« verspüren diesen die selten Glücklichen zu 24 %, die stets Glücklichen zu 4 %. Ein schwach negativer Zusammenhang

$(r = -.13)$ besteht mit Neid: Die stets Glücklichen erleben diesen zu 7 % zumindest wöchentlich, die selten Glücklichen mehr als dreimal so oft: 24 %. Weitere statistische Analysen finden sich in den folgenden Kapiteln.

Geiz/Habgier

»Geiz ist geil« – davon ist das niederländische Ehepaar Van Veen u. Van Eeden (1995) überzeugt. Es pflegt einen Lebensstil, der an Sparsamkeit nicht zu überbieten ist. Wie verhindern, dass ein neues Paar Socken gekauft werden muss, wenn einer verloren ist? Indem eine ganze Menge gleicher Strümpfe erworben werden, die austauschbar sind. Wie Geld sparen bei der Körperpflege? Indem kalt geduscht wird – und selten dazu! Das Ehepaar, von hunderten Journalisten besucht, gründete die Zeitschrift »Vrekkenkrant«, eine »Zeitung für Geizhälse«, die von mehr und mehr Lesern abonniert wird. Auch in Österreich erscheint seit 2002 eine Geizhalszeitung. Sie will Verschuldeten zu Sparsamkeit verhelfen. Nicht etwa, indem sie Fertiggerichte bei Aldi kaufen, sondern indem sie am Wegrand Brennnesseln abreißen, die sich wie Spinat pürieren lassen und bestenfalls mit brauner Butter übergossen werden. Geiz – eine Todsünde? Oder für viele ein Weg, um in der Wohlstandsgesellschaft zu überleben?

Obschon Habgier eine starke Triebkraft im menschlichen Verhalten war und ist, in individuellen Biografien wie in der Weltgeschichte – »explizit« befasste sich damit die akademische Psychologie nur randständig. In Standardwerken wie Zimbardo u. Gerrig (2008) oder psychologischen Lexika (Peters 1997) kommt sie schlichtweg nicht vor, auch nicht »Geiz«, möglicherweise weil diese Begriffe moralistisch oder religiös aufgeladen sind. Jedoch begegnen Konstrukte, die diese klassische Sünde partiell, aber verharmlosend abdecken: »Materialismus« (Vargas u. Yoon 2006), »Macchiavellismus« (Henning u. Six 1977; Paulhus u. Williams 2002), »Kaufsucht« (Grüsser u. Thalemann 2006, S. 81–96), oft verbunden mit zwanghaftem Horten, dem »Messie-Syndrom« (Pritz et al. 2009), wenn Menschen sich von ihren Besitztümern nicht mehr trennen können, sodass sie ihre Wohnungen durchklettern müssen. Vor allem aufgrund der letzten, durch Gier ausgelösten Finanzkrise erfuhr diese klassische Todsünde wissenschaftliche Reputa-

tion (Tickle 2004). Zumal die Neuroökonomie (Zweig 2007) erlangte durch Medienberichte wie »Gier frisst Hirn« (Fischler 2008) oder »Für unser Hirn gilt: Geld = Sex = Drogen = Gier« (Dels 2008) Popularität.

Als Erstes ist Geiz konzeptuell und phänomenologisch zu erörtern, auch in Relation zu nahestehenden Konstrukten, speziell »Habgier«. In etlichen Darstellungen der Todsünden werden sie gemeinsam abgehandelt (Geisen 2007; Ernst 2006). Wie viele Menschen sind habgierig und geizig? Aber: Lassen sich diese Laster überhaupt valide messen? Welches sind psychologische Korrelate? – Damit befasst sich Abschnitt 2.2. Sodann wird gefragt, wann sich diese Haltungen im menschlichen Leben entwickeln. Schon auf dem Töpfchen aufgrund fragwürdiger Reinlichkeitserziehung (▶ Abschn. 2.3)? Was ist der mögliche (evolutionäre) Nutzen dessen, was zumindest in der Werbung »geil« ist bzw. was passiert im Gehirn, dass Menschen nicht anders können, als zu gieren (▶ Abschn. 2.4)? Abschnitt 2.5 fragt, ob und wie sich Geiz und Habgier zügeln lassen. Dadurch, dass das Memento mori bedacht wird: dass das letzte Hemd keine Taschen hat? Oder dadurch, dass sich Menschen immateriellen Werten zuwenden, beispielhaft spirituellen (Bucher 2007)? Oder indem sie Psychopharmaka wie Serotonin-Wiederaufnahmehemmer schlucken?

2.1   Gesichter von Geiz/Habgier

»Geiz« wurde salonfähig. In den Filialen der Supermarktkette »Mäc-Geiz« soll die knauserige Kundschaft »schottische Sparsamkeit« entdecken. Die Deutsche Telekom bot »Schottische Wochen« an. Viele Alltagsgespräche drehen sich darum: Wer ist clever genug, für wenig Geld so viel wie möglich zu kaufen, etwa bei ebay? So wenig wie möglich in die Wirtschaft hineingeben, aber so viel wie möglich aus ihr herausziehen, ist mehr als Sparsamkeit – das ist Geiz und

Habgier dazu (Geisen 2007, S. 137 u. 162). Die Grenzen zwischen Geiz und Sparsamkeit – eine klassische bürgerliche Sekundärtugend (Münch 1984) – sind fließend. Vor Jahren schritt ich mit einem Bekannten, als sparsam bekannt und mit Millionen auf seinen Konten, durch eine City und entdeckte ein antiquarisches Buch, das ich für 5 DM kaufte. Er fand dies unverantwortlich, ein junger Vater müsse sparen; ich fand dies geizig. Wo Sparsamkeit endet und Geiz beginnt, ist strittig und wird im Internet diskutiert (www.gutefrage.net/frage/wo-faengt-fuer-euch-geiz-an-und-hoert-sparsamkeit-auf-oder-gibt-es-da-einen-schmalen-weg-zwischen; Zugriff am 7.5.2011). Ein Chatter meinte, Geiz beginne dort, wo der Spaß am Leben aufhöre.

»Geiz« assoziierte nicht immer »geil«, was im althochdeutschen nicht nur »stark« und »stolz« bedeutete, sondern auch »üppig«. Klassische Schilderungen zeichnen das Gegenteil, so Molières Harpagon, der Geizhals, ein Theaterstück, das 1668 uraufgeführt wurde und beim Publikum durchfiel (Nitzsche 2003, S. 7). Die aufstrebenden Bürger, selber habgierig und geizig, fanden Harpagon wenig sympathisch: spindeldürr, eingefallene Wangen, farblos und kalt wie das Geld, das er nicht ausgab. Wurde »Geiz« personifiziert, dann um zu veranschaulichen, dass er einsam macht.

Etymologisch leitet sich »Geiz« vom althochdeutschen »Kit« her (Schmitthenner 1834). Darin steckt die Wurzel »Ki«: »begehren, begierig sein«. Ursprünglich waren »Geiz« und »Habgier« synonym, auch die »sinnliche gier … aufs essen oder fressen gerichtet« (Grimm u. Grimm 1984, Bd. 5, S. 2812 f.). Bis ins 18. Jahrhundert wurde »Geiz« breiter verwendet und meinte nebst dem »ängstlichen Festhalten am Gewonnenen« (ebd.) auch Gier und Habsucht (Geisen 2007, S. 161). Schiller bezeichnete Ruhmsucht als »des eitlen Ruhmes Geiz«.

Für eine Differenzierung von »Geiz« und »Habgier« votierte Kant (1960 IV, S. 565) in seiner Tugendlehre. Im Abschnitt »Vom Geize« schrieb er, nicht den »habsüchtigen Geiz« abzuhandeln, auch nicht den »kargen Geiz«, Knauserei und Rappenspalterei, sondern die Vernachlässigung der eigenen Bedürfnisse, für ihn eine Verletzung der Pflichten gegen sich selbst, ganz im Sinne des Sprichwortes: »Geitz thut ihm selbs kein gut.« (Grimm u. Grimm 1984, Bd. 5, S. 2815). »Viele Formen« des Geizes erörterte Aristoteles (1952, S. 132), speziell »Mangel im Geben und Übermaß im Nehmen«. Ersterer entspricht der Definition von Geiz, wie sie Schimmel (1997, S. 168) in seinem Buch über die Todsünden verwendete: Geiz als »Unfähigkeit oder fehlende Bereitschaft des Menschen, von seinem Besitz wieder zu lassen bzw. sein Geld auszugeben, ohne dass dies regelrecht schmerzt, ja verängstigt.«

Habgier hingegen – auch von Friedrich August Carus (1823, S. 330), einem romantischen Vorläufer der modernen Psychologie, von »Geiz« differenziert –, liegt vor, wenn Personen Besitz permanent *vermehren* wollen (oder müssen), auch wenn die lebensnotwendigen Bedürfnisse längst abgedeckt sind. Imelda Marcos, Gattin des 1986 gestürzten philippinischen Diktators, besaß mehr als 2000 Paare sündhaft teure Schuhe. Der Manager Klaus Esser erhielt von Mannesmann eine Abfindung von 30 Millionen Euro, aber prozessierte um Schmerzensgeld (Ernst 2006, S. 110).

Eine klassische Verkörperung von Habgier ist Midas, König von Makedonien, unermesslich reich und doch nicht zufrieden. Er wollte auch so weise werden wie Silenos, der Lehrer des Weingottes Dionysos, und nahm ihn gefangen, indem er einer Quelle Wein beimischte, woraus Silenos trank; in seinem Rausch konnte er überwältigt werden. Dionysos mochte auf seinen alten Lehrer nicht verzichten und anerbot Midas, ihm jeden Wunsch zu erfüllen, wenn er ihn freilasse. Midas' Wunsch war: Alles, was er berühre, möge zu Gold werden. Sogleich verhärteten sich in seinen Fingern die Trauben zu Gold. Kurz bevor er verhungerte, erlöste ihn Dionysos und ließ ihn im Fluss Paktolos baden, der zum goldreichsten Gewässer Kleinasiens wurde. Der Mythos zeigt: Gier schneidet vom Strom des Lebens ab. Sie kann tödlich wirken, nicht nur für den Gierigen selber, sondern – in einer globalisierten Wirtschaft – nur zu oft für Unschuldige. 85.000 Angestellte eines amerikanischen Bankkonsortiums, deren Manager aus persönlicher Gier die Bilanzen fälschten, verloren ihren Job (Ausman 2005).

Wer habgierig ist, ist zumeist auch geizig. Ernst (2006) charakterisierte Geiz als »kristalline, erstarrte, undynamisch gewordene Habgier«. Insofern macht(e) es Sinn, die beiden Laster in einer Todsünde zusammenzufassen. Dies tat schon Evagrios Pontikos (2007, S. 44 f.), als er Geldgier als »Wurzel aller Übel« brandmarkte und den »Vielbegüterten« bedauerte, weil er von Sorgen (Verlustängsten) gefesselt sei wie ein Hund an der Kette. Besitz kann nicht maximal vermehrt werden, wenn mit ihm freigiebig umgegangen wird in dem Sinne, in dem Aristoteles (1952, S. 128) Freigiebigkeit umschrieb: Geld den richtigen Leuten geben, in angemessenen Beträgen, zu geeigneten Anlässen und für den richtigen Zweck. Diese Tugend liege zwischen Verschwendungssucht und Geiz, wobei Letzterer ein »größeres Übel« sei.

»Gier« ist noch breiter definiert. Sie kann sich auf alles Erdenkbare richten: Ruhm; Spielen an Glücksspielautomaten, wobei Gier und Sucht verschmelzen und woran Schätzungen zufolge in der Bundesrepublik mehr als hunderttausend Mitbürger leiden (Grüsser u. Thalemann 2006, S. 120 f.). Auch nach Arbeit (Workholismus) können Menschen gierig werden, in den USA mehr als 5 % der Bevölkerung (ebd. S. 152). Und erst recht nach Sex und Wollust (s. ► Kap. 8) sowie Macht (Macchiavellismus: Wilson, Near u. Miller 1996). Zumeist mit materiell-finanzieller Gier gekoppelt, durchzieht Machtgier die Menschheitsgeschichte (Coblentz 1965). Ihretwegen versklavten die Römer Millionen Menschen, segelten die spanischen Konquistadoren über den Atlantik, um die Tempelschätze der Mayas und Inkas zu rauben, mussten Sklaven in den Silberminen zu Tausenden zugrunde gehen. Ihretwegen erfolgten die Pogrome an den Juden, wenn sich diese durch die im Mittelalter aufgezwungenen Bankengeschäfte Wohlstand erarbeitet hatten.

»Gier« und »Habgier« klingen altertümlich. Psychologen sprechen häufiger von »Oniomanie« bzw. »Kaufsucht« oder »zwanghaftem Kaufen« (Review: Black 2007), wenn noch mehr Schuhe über den Ladentisch gehen müssen, obschon die vor wenigen Tagen gekauften noch nicht ausgepackt sind. »Kaufsucht«, wie von Kraepelin (1909) schon zu Beginn des 20. Jahrhunderts beschrieben und aufgrund der Einkaufseskapaden von Jackie Kennedy Onassis in den 1970er Jahren oft in den Schlagzeilen, wird üblicherweise, unter Bezugnahme auf die Kriterien für Zwangs- und Impulskontrollstörungen (DSM IV 2001, S. 480), definiert als wiederholtes Kaufen von Sachen, die gar nicht benötigt werden, wozu sich die Betroffenen über einen längeren Zeitraum hinweg (länger als sechs Monate) regelrecht gezwungen fühlen (Grüsser u. Thalemann 2006, S. 82). Ihr Denken ist in einer Weise auf das Shoppen fixiert, dass sie in ihrem Alltag und in ihren Sozialbeziehungen beeinträchtigt sind (Black et al. 1998).

Obschon zusehends mehr Menschen unter zwanghaftem Kaufen leiden, existiert noch keine *spezifische* Diagnose. Zumeist wird dieses als nicht weiter spezifizierte Kontroll- bzw. Impulsstörung etikettiert (ICD 2009, F 65.9). Einen plausiblen, aber noch nicht allgemein anerkannten Diagnosevorschlag unterbreiten Mc Elroy et al. (1994): Häufige Obsession auf das Kaufen von Dingen, die an sich nicht benötigt werden, und die unwiderstehlich ist, vielfach in Schulden führt, Leiden verursacht und nicht nur in manischen Phasen auftritt.

Zwanghafte Käufer neigen auch zum zwanghaften Horten (Mueller et al. 2009), oft sogar so, dass sie sich in ihren Zimmern lieber nur noch eingeschränkt bewegen, anstatt die Dinge weg-

2.2 · Reichtum – oder seelische Armut? Korrelate und Effekte

25

2

zugeben – auch eine Form von Geiz (Steketee u. Frost 2003). Müller u. Zwaan (2004, S. 113) schildern den Fall der 52-jährigen Frau X, die sich täglich Kleider kaufen musste, obschon sie bereits mit über 50.000 Euro verschuldet war. Sie hortete 80 Sommer- und 90 Winterjacken, 200 Hosen und 500 Schuhe. Aufsehen erregten 1947 die Brüder Collyer, die zwar als leichte Sonderlinge galten, aber sozial gut integriert waren: Die Polizei fand in ihrem Haus ihre Leichen und zugleich 100 Tonnen Müll, den die beiden angesammelt hatten. Seitdem wird zwanghaftes Horten und Sammeln auch als »Brüder Collyer Syndrom« bezeichnet, häufiger jedoch – auch im deutschen Sprachraum – als »Messie-Syndrom«, wozu Pritz et al. (2009) an der Sigmund Freud Privatuniversität in Wien ein Messinstrument entwickelten, was zu den empirischen Erkenntnissen weiterleitet.

2.2 Reichtum – oder seelische Armut? Korrelate und Effekte

Sind Habgierige, die die heißesten Aktien an sich raffen, glücklich (Tuli 2006)? Oder im Gegenteil eher unglücklich, wie schon vom griechischen Philosoph Plutarch (1972) angenommen, weil man durch Gier nach Speis und Trank buchstäblich vollgestopft wird (es sei denn, man kitzelt sich mit einer Gänsefeder den Gaumen und erbricht, wie schon die alten Römer). Das Gleiche gilt für Übersättigung beim Sex, weil die Schleimhäute irgendwann wund werden und die Schwellkörper schlaff bleiben. Wie steht es mit der Gier nach Geld? Macht sie glücklich, weil es möglich ist, aus einer Million Euro zwei zu machen, oder zehn oder noch mehr? Und sind geizige Menschen einsamer? Werden Menschen dazu getrieben, permanent volle Einkaufstaschen nach Hause zu tragen, weil ihr Selbstwert beeinträchtigt ist (Dittmar u. Drury 2000)? Um solche Fragen zu klären, sind Geiz und Habgier zu messen.

2.2.1 Kann man Geiz und Habgier messen?

Dezidierte Skalen zu »Geiz« und »Habgier« ließen sich nicht auffinden. Verständlich, denn wer wird schon zu authentischen Angaben motiviert, wenn er gefragt wird: »Wie geizig sind Sie?« Jedoch existieren Skalen unter neutraleren Bezeichnungen, speziell »Materialismus« (Kasser u. Kanner 2003; Sinkovics u. Holzmüller 2001; Vargas u. Yoon 2006), sowie »extrinsische Motivation«, sofern diese auf Besitz ausgerichtet ist (Kasser u. Ryan 1996).

Ein oft eingesetztes Instrument entwickelte Belk (1984), das drei materialistische Phänomene auseinander hält:

- Besitzsucht (possessiveness), unter anderem mit Items wie: »Ich sorge mich, andere könnten mir mein Eigentum wegnehmen«.
- Fehlende Freigebigkeit (nongenerosity), Aristoteles (1952, S. 128) zufolge mit Geiz identisch, mit Items wie: »Ich leihe meine Sachen nicht gerne aus, auch nicht an meine Freunde«.
- Neid (ausführlicher s. ► Kap. 3), mit Items wie: »Mich stichelt es, wenn Freunde Dinge haben, die ich nicht besitze«.

Belk (1984) fand: Personen, denen ihr Besitz wichtig ist, sind weder glücklicher noch unglücklicher. Anders hingegen bei der Freigebigkeit: War diese stärker ausgeprägt, schätzten die Befragten ihr Leben als glücklicher ein. Damit bestätigte Belk, was schon Aristoteles (1952, S. 130) erkannte: Freigebige Menschen sind glücklicher, auch wenn sie nicht leicht reich werden. Neid hingegen, für den Philosoph Schopenhauer eine »giftige Kröte« (Decher 2006), korreliert negativ mit Lebenszufriedenheit und kann feindselig stimmen, aber auch in Depressionen hinunterziehen (s. ► Kap. 3). In weiteren Studien zeigte sich, dass Belks Materialismus-Skala nur unbefriedigende Reliabilitäten aufwies (Ryan u. Dziurawiec 2001, S. 187).

In einer früheren Studie differenzierte Belk (1982), inspiriert durch zwei Konstrukte der Psychoanalyse Freuds (1969), zwischen Besitzsucht und Kaufsucht. Letztere beziehe sich auf Objekte, die begehrt werden (Habgier); das psychoanalytische Korrelat sei »orale Fixierung« auf die nährende Brust. Erstere klammert sich an das angehäufte Eigentum. »Angehäuft« löst eine psychoanalytische Assoziation aus: Der Haufen, auf den der Teufel scheiße, wenn er am größten ist (Fenichel 1985, S. 110). Besitzsucht werde durch »anale Fixierung« verursacht. Wider Erwarten zeigte eine Faktorenanalyse, dass die für die beiden Strebungen formulierten Items auf ein- und denselben Faktor zu liegen kamen. Wer intensiv danach strebt, Dinge anzuschaffen, dem ist ebenso daran gelegen, sie auch zu behalten.

Im deutschen Sprachraum wiederholt eingesetzt wurde die – stärker soziologisch akzentuierte – Materialismusskala von Inglehart (1989). Er machte mit der These Furore, materialistische Werte würden zusehends durch postmaterialistische abgelöst. »Materialistische« Items lauten u. a.: »Wie wichtig ist der (politische) Kampf gegen steigende Preise?«, »Wie wichtig ist die Erhaltung hoher wirtschaftlicher Wachstumsraten?« Postmaterielle Items erfragen u. a.: »Wie sehr unterstützen Sie den Fortschritt hin zu einer Gesellschaft, in der Ideen mehr zählen als Geld?« Anders als von Inglehart (1989) prognostiziert, nahmen postmaterialistische Haltungen nicht zu, im Gegenteil! Prischnig (2006) beschrieb für die letzten Jahre »die Genese der zu kaufenden Welt«. Viele Zeitgenossen sähen die Welt als »Einkaufszentrum«, in dem alles zu haben ist. Einer der beliebtesten Ausflugsorte und Treffpunkte in Salzburg ist der Europark mit Dutzenden von glitzernden und lockenden Geschäften. In Österreich registrierte die Kammer für Arbeiter und Angestellte zwischen 1996 und 2008 einen deutlichen Rückgang an Postmaterialisten. Solche finden sich am ehesten unter höher Gebildeten, Spätachtundsechzigern und Singles (Kollmann u. Knautsch 2008, S. 17). Pralle Ein-

kaufstaschen sind wichtiger geworden als New-Age-Bücher.

Eine psychologisch akzentuierte »Materialismusskala« entwickelten Richins u. Dawason (1992). Sie besteht aus 18 Items: »Ich wäre glücklicher, wenn ich mehr besitzen würde«, oder – negativ formuliert und umzucodieren – »Üblicherweise kaufe ich nur, was ich gerade nötig habe«. Dieses Item assoziiert Kaufsucht. Weil diese Sucht für immer mehr Mitbürger zum Problem wird, wurde sie in den letzten Jahren intensiver analysiert (Reisch, Neuner u. Raab 2004), was es erforderlich macht, sie zu messen (Review: Manolis u. Roberts 2008; Grüsser u. Thalemann 2006, S. 217–220). Im angelsächsischen Raum häufig eingesetzt wird das Instrument von Faber u. O'Guinn (1992), aus sieben Items bestehend: »Ich kaufe mir Dinge, auch wenn ich sie nicht brauchen kann«, »An Tagen, an denen ich nichts kaufen kann, bin ich angespannt und nervös«. Die Skala ist verlässlich: $\alpha = .95$ (Manolis u. Roberts 2008, S. 557).

Das in der Bundesrepublik maßgebliche Instrument ist der »Hohenheimer Kaufsuchtindikator« (Reisch, Neuner u. Raab 2004): »Wenn ich durch die Innenstadt oder durch ein Kaufhaus gehe, fühle ich ein starkes Verlangen, etwas zu kaufen«, »Manchmal merke ich, dass etwas in mir mich dazu getrieben hat, shoppen zu gehen«. Die Items, auch im Internet einsehbar (Kollmann 2004, S. 27 f.), können auf einer vierpunktigen Skala von 1 (»trifft nicht zu«) bis 4 (»trifft zu«) beurteilt werden, sodass sich eine Punktwertspanne von 16 bis 64 ergibt. Wer einen Mittelwert von 32 bis 44 erreicht, wird als »deutlich« kaufsuchtgefährdet qualifiziert, ein Score zwischen 45 und 64 bedeute starke Gefährdung, wovon 2004 6 % der Österreicher und Österreicherinnen betroffen waren, Tendenz steigend.

Erarbeitet wurden auch Skalen zum zwanghaften Horten. Frost u. Gross (1993) präsentieren ein Instrument mit 22 Items und hoher Reliabilität. Die Wohnungen von Personen, die durch diese Skala als »Horter« ausgewiesen wurden,

2.2 · Reichtum – oder seelische Armut? Korrelate und Effekte

27

2

waren in der Tat mit Besitztümern vollgestopft. In späteren Studien überarbeiteten Frost, Steketee u. Grisham (2004) ihr Instrument und differenzierten drei Dimensionen:

- Wirrwarr (clutter): »Wie viel von Ihrer Wohnung ist aufgrund des angesammelten Wirrwarrs nur schwer zu begehen?«;
- Schwierigkeit, sich von Tand zu trennen: »Wie oft verzichten Sie darauf, sich von Besitztümern zu trennen, weil das zu stressig oder zeitaufwendig wäre?«;
- Zwanghaftes Anschaffen bzw. Kaufsucht: »Wie stark ist der Zwang, Dinge zu kaufen, von denen Sie wissen, dass Sie sie nie benötigen werden?«.

Die drei Dimensionen interkorrelieren erwartungsgemäß sehr hoch.

2.2.2 Wie viele Menschen sind geizig, habgierig, kaufsüchtig?

Aufgrund der Forschungslage, speziell des Fehlens dezidierter Geiz- oder Habgierskalen, lässt sich die Frage nur partiell beantworten. Die Zeitschrift Laura (2008) befragte mehr als 1000 Frauen zwischen 25 und 60 Jahren, ob ihre Männer zu knauserig seien: 37 % bejahten. Von diesen klagten 94 %, sie kämen in Sachen Luxus und Genuss zu kurz. 81 % beschwerten sich, ihr Mann würde sich kleinlich jeden Cent vorrechnen lassen. Frauen können Geiz als ebenso schlimm empfinden wie Fremdgehen.

Geringer fallen die Quoten aus, wenn die Menschen nach dem *eigenen* Geiz gefragt werden. Auch wenn Geiz »geil« sei: Zu ihm bekennen sich nur wenige. In der Salzburger Studie gaben 6 % an, »täglich/wöchentlich« Geiz oder Habgier zu verspüren. Auch fühlen sich nur die wenigsten gedrängt, dagegen anzukämpfen: 4 % »täglich«, ebenso viele »wöchentlich«, knapp zwei Drittel »selten/nie«. Die gendertypischen Differenzen sind gering. Aber: Je älter die

Männer und Frauen sind, desto seltener haben sie geizige und habgierige Regungen: Von den 20-jährigen verspüren nur 12 % solche überhaupt nie, die Senioren zu 60 %. Zu prüfen wäre, ob heutige Ältere, die als Kinder eher gemäß bürgerlichen Tugenden erzogen wurden, solche Regungen aufgrund sozialer Erwünschtheit zurückdrängen.

Präziser abschätzen lassen sich die Quoten von Kaufsucht und zwanghaftem Horten, populäre Äquivalente der Habgier. In der Salzburger Studie war zu beurteilen: »Wenn ich einen verlockenden Konsumartikel entdeckt habe, bin ich erst zufrieden, wenn ich ihn gekauft habe.« Jede/r siebte (13 %) erlebt dies »oft«, aber jede/r Vierte »nie«. Je älter die Befragten, desto weniger anfällig sind sie für solche Verlockungen, Männer wie Frauen. Wer angab, stärker unter Geiz/Habgier zu leiden, geht wahrscheinlicher in das entsprechende Geschäft ($r = .20$). Wer diese Todsünde für verwerflich hält, eher nicht ($r = -.22$) – Indizien, dass Geiz/Habgier und Kaufzwang aufeinander bezogen sind.

Die erste repräsentative Studie zu Kaufsucht führten in der Bundesrepublik, und zwar in den alten wie neuen Bundesländern, Scherhorn, Reisch u. Raab (1990) durch. Sie ermittelten eine Quote von 5 %, die zumindest in der Gefahr stehen, nicht mehr durch die City laufen zu können, ohne sich die Einkaufstaschen prall zu stopfen. In den alten Bundesländern waren mehr davon betroffen als in den neuen (1 %). Für die Validität der Daten spricht, dass die Mittelwerte der Kaufsüchtigen denjenigen entsprechen, die in einer Gruppe von Männern und Frauen zu Tage traten, die eine Selbsthilfegruppe aufgesucht hatten und eingehend interviewt wurden. Eine Frau in den Dreißigern: »Kaufen ist alles, was mir noch bleibt, wo ich mich noch lebendig fühle.« (Reisch, Neuner u. Raab 2004, S. 123).

Zehn Jahre später (2000) wurde die Studie in der Bundesrepublik mit mehr als 700 Personen wiederholt (Neuner, Raab u. Reisch 2005). Die Kaufsucht stieg markant, in den neuen Bundesländern, in denen sie während der Wiedervereinigung niedriger war und zwischenzeitlich die Supermärkte aufgebaut wurden, stärker. Jeder zwölfte Bundesbürger gilt als kaufsüchtig. Ebenso in der Alpenrepublik. Gemäß der ersten österreichischen Studie zu Kaufsuchtgefährdung (Kollmann 2004) waren es vor sechs Jahren 6 %, gemäß der fünften 10 % (Kollmann u. Kautsch 2008). Jugendliche und junge Erwachsene sind dreimal häufiger gefährdet, an einem Shop nicht mehr vorbeigehen zu können – ein Indiz, dass der Trend steigt.

Studien im angelsächsischen Raum führten zu ähnlichen Quoten. Faber u. O'Guinn (1992) gehen von 7 % akut gefährdeten Kaufsüchtigen aus. Koran et al. (2006) fanden in einer Telefonstichprobe (N = 2.513) 6 %. Nataraajan u. Goff (1991) legten weniger strenge Kriterien an – nur eine Standardabweichung über dem Mittelwert, und nicht zwei – und ermittelten 20 %, die zumindest in der Gefahr von Kaufsucht stehen. Gut gesichert ist, dass in unserer postmodernen Konsumkultur (Elliott 1994), in der Präsident Bush nach dem 11.9.2001 aufrief: »Go shopping!«, zusehends mehr Menschen exzessiv und oft über ihre Verhältnisse einkaufen, Frauen häufiger als Männer (Manolis u. Roberts 2008, S. 569). Mehr als 80 % der von Kaufsucht Betroffenen sind weiblich (Lejoyeux, McLoughlin u. Adès 2000, S. 132). Frauen schleppen häufiger Dinge heim, die sie attraktiver machen: Kleider, Lippenstifte, Kosmetika und Schmuck. Männer hingegen bevorzugen technische Geräte wie Sportartikel oder Autozubehör, von denen sie sich eine Steigerung des sozialen Status erhoffen (Dittmar, Beattrie u. Friese 1995).

Wie viele Menschen stopfen sich ihre Häuser mit Besitztümern voll, oft so, dass sie über Stapel von Büchern oder Haufen von Kleidern steigen müssen? Ermittelt wurden unterschiedliche Quoten. Steketee u. Frost (2003) berichten von einer Prävalenz zwischen 1 und 2 %, was sie aber selber für untertrieben halten. Mueller et al. (2009), die jüngst eine repräsentative Befragung

in der Bundesrepublik durchführten, kamen auf eine höhere Quote: 5 % seien in ihrem Leben beeinträchtigt, weil sie sich von ihrem Tand nicht trennen können. Die meisten von ihnen erfüllten auch die Kriterien von zwanghaftem Kaufen. Samuels et al. (2008) eruierten in einer Zufallsstichprobe von N = 742 ebenfalls 5 %, ältere Mitbürger sowie Männer häufiger.

Insgesamt ist festzuhalten: Kaufsucht und Horten – aktuelle Bezeichnungen für die klassischen Laster Habgier und Geiz – sind im Steigen begriffen und dies in den jüngeren Altersgruppen stärker (Kollmann u. Kautsch 2008). Als mögliche Erklärung bietet sich nicht nur an, dass wir in einer konsumistischen Lebenswelt leben, in der das Haben höher bewertet wird als das Sein (Fromm 1989 II, S. 269 f). Sondern auch: Defizite im Sein nötigen Menschen, diese durch Kauf- und Besitzsucht zu kompensieren: »Volle Taschen – leere Leben« (Wachtel 2003).

2.2.3　Habgierig und kaufsüchtig: Weil anderes fehlt?

Authentische Einblicke in Kauf- und Besitzsucht gewähren qualitative Studien (Eccles 2002; Ureta 2007). »Ich war deprimiert über mich selber. Und dachte, es könnte mir besser gehen. Und so ging ich aus und kaufte einen Haufen teure Kleider, kostspieliges Makeup und Parfum und weitere Dinge.« (Dittmar u. Drury 2000, S. 135). Diese Frau äußerte sich stellvertretend für viele, die exzessiv kaufen, um ihre niedergeschlagene Stimmung zu heben. Ein wiederholt nachgewiesenes Korrelat von Kauf- und Besitzsucht ist niedriger Selbstwert, sowohl gemäß bundesdeutschen Studien (Scherhorn 1990) als auch solchen im angelsächsischen Raum (Black 1996). Dass materialistische Einstellungen durch reduzierten Selbstwert begünstigt werden, wiesen Chaplin u. John (2005) in entwicklungspsychologischen Studien nach. Die stärksten materialistischen Präferenzen fanden sie in der frühen

2.2 · Reichtum – oder seelische Armut? Korrelate und Effekte

29   **2**

Adoleszenz. In diesem Alter zweifeln Jungen und Mädchen oft an sich selber und ihr Selbstwertgefühl ist gefährdet, bei vielen Mädchen dadurch, dass sie – anders als bei den Models – über den Hüften Polster ansetzen.

Miltenberger et al. (2003) suchten eine Stichprobe, die die Kriterien für zwanghaftes Kaufen erfüllte: Zwei Standardabweichungen über dem Mittelwert der Kaufsuchtskala von Faber u. O'Guinn (1992). In einfühlsamen Interviews wurden die Kaufsüchtigen – mehrheitlich Frauen – retrospektiv befragt, wie sie sich vor, während und nach dem Shoppen fühlten. Zusätzlich wurden sie gebeten, ihre Befindlichkeiten zu diesen drei Zeitpunkten im konkreten Alltag einzuschätzen. Beide Datenquellen (Retrospektion, synchron) erbrachten den gleichen Trend: Vor dem Shoppen fühlen sich mehr als 80 % niedergeschlagen, mehrheitlich auch angespannt und ängstlich, zur Hälfte gelangweilt. Dies ändert sich schlagartig, sobald die Frauen neue Kleider anprobieren, Schmuck befühlen, die Schnäppchen auf den Ladentisch legen: Mehr als 80 % sind erleichtert und glücklich, drei von vier euphorisch, gut die Hälfte beruhigt. Gelegentlich werden sexuelle Empfindungen berichtet (Schlosser et al. 1994). Aber schon wenige Stunden später verfliegen die positiven Emotionen. Es überwiegen Verstimmung, Selbstzweifel, Schuldgefühle, Ärger auf sich selbst. Den gleichen Verlauf wiesen Lejoyeux et al. (2007) bei mehr als 200 Frauen nach, die immer wieder Pariser Warenhäuser mit vollgestopften Taschen verließen. Daheim angekommen, fühlten sie sich elend. Mit exzessivem Shoppen gelingt es nur kurzfristig, seelische Mängel zu kompensieren. Materialistische Einstellungen und Verhaltensweisen sind dem psychischen Wohlbefinden – wie dutzendfach nachgewiesen – nicht förderlich (Ryan u. Dziurawiec 2001).

Menschen, die unter zwanghaftem Kaufen leiden, neigen häufiger zu depressiven Verstimmungen. Christenson et al. (1994) führten eine der differenziertesten psychiatrischen Komorbiditätsstudien durch. Die Hälfte der von ihnen untersuchten Personen, überwiegend Frauen, waren in ihrem Leben schon einmal klinisch depressiv. Gemäß einer ähnlichen Studie von Black et al. (1998) waren es sogar zwei Drittel. Gut gesichert ist, dass Menschen, die sich dazu getrieben fühlen, über ihre Bedürfnisse zu kaufen, häufiger unter Angststörungen leiden (Müller et al. 2004). Ebenso Menschen, die ihre »Beute« in ihren Zimmern stapeln, sodass diese nurmehr erschwert zu bewohnen sind. Zum einen beengen *soziale* Ängste, die inmitten der Haufen von Kleidern oder Schuhen zu menschenscheuer Isolation führen können (Samuels et al. 2002). Zum anderen sind es *trauernde* Ängste, wenn sich die Männer, und noch häufiger Frauen, von ihren Besitztümern trennen sollten (Frost u. Steketee 1998).

Geizige werden als schlank, ja spindeldürr imaginiert. Prototypisch ist der ausgemergelte Harpagon in Molières »Der Geizhals«. Die Realität ist oftmals anders: Kaufsüchtige werden auch wahrscheinlicher von Heißhunger gepackt und leiden häufiger an Essstörungen (Christenson et al. 1994), aber auch an Substanzmissbrauch, speziell Alkohol (Black et al. 1998). Jugendliche, bei denen sich Kaufsucht abzuzeichnen begann – oftmals wird diese virulent, wenn die erste Kreditkarte erworben wird –, rauchten und tranken mehr und praktizierten häufiger Sex (Roberts u. Tanner 2000). »Gier« ist zumeist nicht auf einen Aspekt begrenzt.

Zwanghaftes Kaufen und Horten geht vielfach einher mit weiteren Zwangshandlungen und höheren Ausprägungen auf der Yale-Brown-Skala zu Zwangsstörungen (Goodman et al. 1989), die auch im deutschen Sprachraum eingesetzt wurde (Gönner et al. 2009). Dies rechtfertigt es, Kaufsucht als Zwangsstörung zu bezeichnen, die gehäuft mit Borderline-Symptomen auftritt (Schlosser et al. 1994). Doch neigen Menschen mit bestimmten Persönlichkeitseigenschaften stärker dazu? Dies überprüften Sun, Wu u. Youn (2004) mit Hilfe der bekannten Big Five:

Neurotizismus, Extraversion, Offenheit für neue Erfahrungen, Liebenswürdigkeit und Gewissenhaftigkeit. Auch analysierten sie, ob »impulsives Kaufen« – definiert als plötzliches und unbeabsichtigtes Kaufen von Dingen, die nicht benötigt werden – und das chronische, zwanghafte Kaufen, die klassische »Oniomanie« (Kraepelin 1909), zusammenhängen. Dies ist in der Tat der Fall (r = .59). Impulsives Kaufen kann sich in chronischer Kaufsucht verfestigen, wenn bei Ersterem hinreichend Dopamin ausgeschüttet wurde und sich suchtähnliche Dispositionen bildeten (Zweig 2007, S. 75 f.). Die Big Five erklären zwanghaftes Kaufen besser als das impulsive, das oft durch situative Stimuli ausgelöst wird: Sonderangebote, Schaufenster, aber auch durch saisonale Faktoren: Weihnachten, Geburtstage (Schlosser et al. 1994). *Chronisches* Kaufen hingegen wird vor allem durch Neurotizismus begünstigt, emotionale Instabilität, Ängstlichkeit und Eifersuchtsneigung. Kaufsucht, mit stabilen bzw. schwer zu ändernden Persönlichkeitseigenschaften korrelierend, kann ausgesprochen therapieresistent sein (▶ Abschn. 2.5).

Auch das Messie-Syndrom tritt in der Regel nicht alleine auf. Es geht einher mit geringerer psychosozialer Funktionsfähigkeit (Frost et al. 2000), insbesondere Alkoholabhängigkeit (Wheaton et al. 2008). Eine mögliche Erklärung besagt, häufig Betrunkene würden ihre Sachen einfach stehen und liegen lassen, sodass das Messie-Syndrom eine Folge der Alkoholsucht ist. Nicht auszuschließen ist aber auch, dass beide Verhaltensstörungen auf eine grundlegendere Persönlichkeitsstörung zurückgehen. Samuels et al. (2002) fanden zudem: Personen, die ihre Wohnungen überfüllen, entwickeln häufiger Tics: Sich die Haut ritzen, Nägel kauen, Haare ausreißen (Trichothillomanie). Zwanghafte Horter leiden häufiger unter Gedächtnisstörungen und an Beeinträchtigungen des räumlichen Vorstellungsvermögens, auch tun sie sich schwerer, Entscheidungen zu treffen (Saxena 2008, S. 32 f.).

2.3   Wie entwickeln sich Geiz und Habgier?

2.3.1   Als Kleinkind die Exkremente, später das Geld?

Wie kommt es, dass Menschen stets an ihr Konto denken und dieses zu erhöhen trachten, billigste Zahnpasta kaufen und den Spendenbrief der Caritas wegschmeißen? Die Entwicklungspsychologie, die traditionelle (Remplein 1971) wie die aktuelle (Oerter u. Montada 2006), befasste sich kaum mit der Ätiologie von Geiz und Habgier, anders dagegen die Psychoanalyse (Review: Nikelly 2006).

Freud (1973, S. 25 f.) erklärte sich Geiz mit Beeinträchtigungen in der analen Phase. Personen, die übertrieben sparsam, darüber hinaus zumeist »eigensinnig« und von penibler Ordnungsliebe sind (»analer Charakter«, der auch Statistikern nachgesagt wird [Abraham 1971, S. 201]), hätten als Kleinkinder »verhältnismäßig lange gebraucht, bis sie der infantilen *incontinentia alvi* Herr geworden sind«. Auch später hätten sie immer wieder das Missgeschick nasser oder kotiger Hosen erlitten. Aus dem Zurückhalten der Exkremente hätten sie Lust bezogen. Im Verlauf des Erwachsenwerdens sublimiere dies dazu, nicht mehr den Schließmuskel verschlossen zu halten, sondern die Geldbörse. Retentionslust sei »das Modell allen Sparens« (Fenichel 1985, S. 110). Zwar sei ihm (Freud 1973, S. 27) »die innere Notwendigkeit dieses Zusammenhangs … nicht durchsichtig«. Aber Indizien fand er in der Umgangssprache, so in Redewendungen wie »Dukatenscheißer«. Schon die Babylonier hätten Gold als »Kot der Hölle« bezeichnet (ebd. S. 28). Personen mit analem Charakter würden ihr ursprüngliches Interesse an Kot – für Kinder »das erste Geschenk« an ihre Eltern (ebd. S. 129) – als »Geldinteresse« fortsetzen (Bornemann 1973). Freuds Schüler fanden zudem, Geizige litten öfters an Verstopfung, Verschwender an Diarrhöe

(Abraham 1971, S. 200). Empirisch hinreichend belegt haben sie dies nicht.

2.3.2 Zu wenig gesaugt?

Psychoanalytiker wie Karl Abraham (1971) oder Melanie Klein (2000) verorten den ontogenetischen Ursprung von Geiz und Habgier noch früher als Freud: In der oralen Phase, in der das Lustzentrum die Mundschleimhäute sind. Abraham (1971) vermutet, orale Beeinträchtigungen – unregelmäßig gestillt, zu früh entwöhnt – führten beim Säugling aktuell zu Angst und Frust, mittel- und langfristig zu Fixierung auf Oralität. Diese sei bei Essgierigen ebenso zu beobachten wie bei Liebhabern perverser Oralerotik (Abraham 1971, S. 215), insbesondere bei Alkoholikern, die eine Flasche nach der anderen zum Mund führen. Orale Fixierung sei auch das zwanghafte Festhalten an materiellen Besitztümern: Surrogate dessen, was im Säuglingsalter hätte Befriedigung verschaffen sollen (Nickelly 2006, S. 70). Ähnlich Melanie Klein (2000): Habgier könne unmittelbar nach der (verfrühten) Absetzung von der Mutterbrust einsetzen, wenn der Säugling diese nach wie vor begehre, aber zu Ersatzstücken greifen müsse; dies sei später Geld. Die Gier danach werde unbewusst aus kindlichen narzisstischen Allmachtsfantasien genährt.

Entscheidet sich an der Mutterbrust bzw. spätestens auf dem Töpfchen, ob Menschen geizig und habgierig werden? Belegt wird dies in der Regel mit Fallstudien. Abraham (1971, S. 191) schildert einen Geizling, der als Kleinkind orale Entbehrungen verkraften musste und als Erwachsener seine Ziegen fütterte, indem er ihnen die Grashalme einzeln hinhielt. Oder mit skurrilen Einzelfällen wie einem Bankdirektor, der seine Kinder anwies, lange mit der Darmentleerung zu warten, »damit die teure Nahrung bis zum äußersten ausgenützt werde« (Abraham 1971, S. 196).

Mehrfach wurde systematischer untersucht, ob anale Charakterzüge, speziell Geiz, und die Reinlichkeitserziehung zusammenhängen. Bereits 1957 befragte Beloff (1957) Mütter, ob sie mit ihren Kindern, wenn diese auf dem Töpfchen saßen, streng oder locker gewesen waren; auch erhoben sie bei Letzteren, die zwischenzeitlich groß geworden waren, anale Charaktereigenschaften. Die Korrelationen blieben im Zufallsbereich, ebenso in mehr als einem Dutzend weiterer Untersuchungen (Fisher u. Greenberg 1977). Als empirischer Beleg für die Herkunft des Geizes aus der analen Phase wird gelegentlich die Studie von Kline (1973) zitiert. Er erhob Analität mit einem projektiven Test, indem er 46 Personen zwölf Zeichnungen aus dem Leben der Hundefamilie Blacky zeigte, auch eine, wie der Hund sein Geschäft verrichtet. Wer darauf emotional heftig reagiert, verfüge über starke Analität. Zwischen dieser Reaktion und einer Skala mit Items wie »Führen Sie genau Buch über das Geld, das Sie ausgeben?« ließ sich eine Korrelation von $r = .40$ feststellen, was 16 % der Varianz erklärt, d. h. knauserige Sparsamkeit ist durch 84 % andere Faktoren bedingt. Gleichwohl interpretierte dies Kline (1973, S. 120) als Bestätigung von Freuds These, Geiz und Habgier wurzelten in analer Erotik. Die Frage ist jedoch: Hat er mit seinem Test wirklich Analität gemessen? Oder die Einstellung gegenüber kotenden Hunden?

Die klassisch psychoanalytische Erklärung von Geiz und Habgier ist empirisch nicht überzeugend bestätigt. Eltern, die in der Reinlichkeitserziehung forsch vorgehen, brauchen nicht zu befürchten, dass ihre Kinder Geizhälse werden, ebenfalls nicht, wenn die Säuglinge auf Brust oder Milchflasche warten mussten. Auch Neoanalytiker sind von dieser schleimhautfokussierten Ätiologie von Geiz abgerückt. Bezeichnend ist eine Fallstudie von Wachtel (2003). Sein Patient Stanley litt unter Geldgier und schilderte auf der Couch, wie sehr seine Mutter hohe Erwartungen an ihn richtete, aber seine emotionalen Bedürfnisse nicht stillte. Wie Menschen später solche Defizite auszugleichen versuchen, hänge vom gesellschaftlichen Umfeld ab. Wenn in diesem Filme wie »Wallstreet – Gier ist gut« als positiv dargestellt werden, sei es wahrscheinlicher, dass Menschen emotionale Deprivationen mit Habgier zu kompensieren suchen. Fraglich ist auch, ob die Entbehrungen in der Kindheit in der Tat so waren, wie sie rekonstruiert werden. Allein schon der Umstand, ob Bestandteile der Psychoanalyse bekannt sind oder nicht, wirkt sich auf die autobiografische Rekonstruktion aus (Granzow 1994).

2.3.3 Kompensieren für emotionale Entbehrungen

Biografische Studien mit Kaufsüchtigen erbrachten vergleichbare Erkenntnisse wie die psychoanalytische Kasuistik von Wachtel (2003) oder auch die von Waska (2003), bei dem sich die 40-jährige Nina auf die Couch legte, die unersättlich auf Konsum sowie auf ideale Partner aus war: Als Kind war sie emotional verwahrlost und sexuell missbraucht worden. Scherhorn, Reisch u. Raab (1995) ließen sich von 25 Personen, die als kaufsüchtig diagnostiziert wurden, aus ihrer Kindheit und von ihrer Erziehung erzählen. Mehrheitlich wurde ihnen in den Kinderjahren der verständliche Wunsch nach Liebe, Zuwendung und Zärtlichkeit nur wenig erfüllt. Stampften sie im Zorn auf den Boden, wurde dies harsch unterbunden. Viele erinnerten sich daran, dass ein harmonisches Familienleben vorgetäuscht werden musste. Nicht sein zu dürfen, wie man empfindet, untergräbt das Selbstwertgefühl bei Kindern stärker als bei Erwachsenen, die ihre Emotionen besser regulieren können. Wieder andere erzählten, wie personale Zuwendung durch Materielles ersetzt wurde: kein gemeinsames Spielen und Streicheln durchs Haar, dafür die neueste und kostspieligste Puppe.

Samuels et al. (2008) erfragten bei Hortern prägende Kindheitserinnerungen. Häufig beklagten sie das Fehlen von elementarer Sicherheit, manifestiert darin, dass sie Einbrüche erlebten – einige führten ihr zwanghaftes Sammeln direkt darauf zurück. Aber auch körperlich disziplinierende Erziehung, oft durch Eltern mit psychischen Störungen, kann eine Ursache sein: Manie, Depression, exzessives Trinken. Zwanghaftes Horten wäre dann ein verzweifelter Versuch, Sicherheit und emotionale Wärme zu erhalten.

Auch geizig-habgieriges Verhalten kann anerzogen und gelernt werden. Übermäßiges Horten, übrigens stark (zwischen 50 % und 85 %) hereditär determiniert (Saxena 2008, S. 31), sowie Kaufsucht treten in bestimmten Familien häufiger auf, desgleichen Begleitsymptome wie Substanzmissbrauch, Angststörungen und Depression (Black et al. 1998). Auch die Neoanalytikerin Nickelly (2006, S. 75) bevorzugt die lerntheoretische Erklärung gegenüber der klassisch psychoanalytischen Ätiologie (analer Charakter). Gier sei erlernt, auch wenn deren Wurzeln in der Kindheit lägen. Gefestigt werde sie durch positive Verstärker, speziell die Aktivierung des Erwartungs- und Belohnungssystems, worauf die evolutions- und neuropsychologische Erforschung von Gier ihren Fokus gerichtet hat, von der am ehesten Aufschlüsse über den evolutionären Nutzen dieser Todsünde zu erwarten sind.

2.4 Evolutionärer Nutzen von Geiz und Habgier

Der Autor sieht es jeden Sommer beim Flohmarkt des Lyons-Clubs: Schon mehr als eine Stunde bevor die Türen geöffnet werden, hinter denen auf vielen Tischen Kunst, Kitsch und Kram feil geboten wird, Porzellantassen ebenso wie alte Bügeleisen, drängeln die Leute in Scharen, überwiegend Frauen, die Brauen gehoben, viele mit weiten, noch leeren Einkaufstaschen. Auf die Frage, was in deren Gehirnen geschieht, könnte die Antwort lauten: dasselbe, was sich in den Gehirnen unserer Vorfahren abspielte, als sie sich auf einen Sammelzug begaben, um dann ihre Beute an sicheren Stellen, etwa Höhlen, zu horten. Der Biopsychologe Panksepp (1998) vermutet, unsere frühesten Vorfahren hätten vermutlich noch keinen Instinkt für Gier und Horten in unserem Sinne gekannt – außer dem in der Evolution tief verankerten Bestreben, jeweils der Erste zu sein (Spermium), wenn es um lebensnotwendige Ressourcen geht. Aber spätestens der Cro-Magnon-Mensch, der aufgrund eines leistungsfähigeren präfrontalen Kortex über einen differenzierteren Zeitbegriff verfügte und die Zukunft besser antizipieren konnte, habitualisierte systematisches Horten von Vorräten sowie die Gier danach, mehr zu besitzen als andere (zur Kulturgeschichte des Messie: Prandstetter 2009).

Mittlerweile lassen sich die neurophysiologischen Korrelate von Gier präzise beschreiben. Im Neuropsychologielabor der Standford University legte sich der Neuroökonom Zweig (2007) in den Magnetresonanztomografen von Dr. Knutson und ließ sich auf einem Bildschirm Symbole zeigen, die unterschiedlich hohe Gewinne (und Verluste) anzeigten, worauf er die richtigen Knöpfe zu betätigen hatte. Ehrlich schildert er, wie ihn das Kribbeln der Gier übermannte, bei Fünf-Dollar-Anzeigen stärker als bei einem, und bei Erfolg nach mehreren Pechsträhnen, weil er zu langsam gedrückt hatte, stärker als nach wiederholten Gewinnen.

Was registrierten Knutson et al. (2005) auf dem Bildschirm, wenn die Gier einen Menschen packt? Ein Feuerwerk im Nucleus accumbens, einem Teil des limbischen Systems, an der Rückseite des hinteren Teils des Frontallappens gelegen, gleich neben Thalamus und Nucleus caudatus, dessen Aktivität sich auch in sexueller Erwartung verstärkt (Breiter et al. 2001). Aktiviert wird das Erwartungs- und das Suchsystem, indem Dopamin ausgeschüttet wird, jener Botenstoff, der neugierig macht, die Aufmerksamkeit auf das erstrebte Ziel fokussiert und antreibt.

Die Neuronen feuern stärker, solange das Ziel noch nicht erreicht, die begehrte Speise noch nicht einverleibt, das erwartete Geld noch nicht gutgeschrieben ist. Der Neurowissenschaftler Hans Breiter sagte seinen dürstenden Probanden, die sich in den Magnetresonanztomografen gelegt hatten, sie würden einen Schluck Zuckerwasser erhalten, sobald sich über ihnen ein entsprechendes Symbol zeige (Breiter et al. 2001). Wenn dieses aufleuchtete, war die Tätigkeit im Nuccleus accumbens viel stärker als beim Kosten der Flüssigkeit. Das Gleiche passiert, wenn wir uns auf Schokolade freuen: Sobald die süßen Stücke auf der Zunge liegen, reduziert sich der Dopaminausstoß (O'Doherty, et al. 2002).

Die Empfindungen, die durch Dopamin ausgelöst werden, können stark, ja unwiderstehlich sein. Parkinsonpatienten, denen dopaminförderliche Medikamente verabreicht wurden, entwickelten den unwiderstehlichen Drang, um Geld zu spielen (Zweig 2007, S. 75) – der Inbegriff von Gier (Meyer u. Bachmann 2000). Sobald die Präparate abgesetzt wurden, verschwand die Spielgier, wie wenn ein Lichtschalter ausgeknipst worden wäre. Kokain bewirkt, dass das Gehirn reichlich und fünfzehn Mal schneller als normal Dopamin ausschüttet. Hans Breiter von der Harvard Medical School verglich die Gehirnaktivität von Kokainsüchtigen, die der nächsten Drogengabe entgegenfieberten, und von Personen, die finanzielle Spekulationen mit unerwarteten Gewinnchancen durchführten. Auf den Scans das gleiche Bild: massives Feuern im Nucleus accumbens! (Zweig 2007). Wird mit gewagten Spekulationen wiederholt hoher Gewinn eingefahren, kann Geld bzw. die Gier danach zur Droge werden. Die Broker suchen weniger das Ergebnis, sondern den Kick, die rauschhafte Erregung, in der Dopamin und Endorphine ausgeschüttet werden. Als durch die Finanzkrise viele Spekulanten, die zuvor jeden Tag Millionen verschoben hatten, ihren Job verloren, litten viele dergestalt unter Entzug, dass sie sich in Therapien begaben (Admin 2009). An den internationalen Finanzmärkten laufen in den Gehirnen die genau gleichen Prozesse ab wie bei unseren Vorfahren, als sie auf Beutezug gingen.

Möglicherweise hätte keine Evolution stattgefunden, wenn sich nicht das dopaminerge System entwickelt hätte, das sich zur Gier steigern kann. Anderenfalls wären unsere Ahnen in den Höhlen geblieben, wenig neugierig darauf, was es außerhalb zu entdecken gibt. Ohne Dopamin würde Geld im Sparstrumpf bleiben – und nicht in die Eskapaden der Spekulationen fließen. Allerdings übersieht diese Annahme einen anderen wichtigen Aspekt der Evolution: Diese wäre nie so weit gediehen, wenn die Menschen in Eigennutz verharrt wären und nicht reziproken Altruismus entwickelt hätten (Axelrode 2006). Mittel- und langfristig erweist es sich demnach als günstiger, nicht alles an sich zu reißen und zu horten, sondern anderen davon abzugeben. Das erhöht die Wahrscheinlichkeit, in der Not auch Unterstützung zu bekommen. Und: Während Geizige schwerlich Sympathien wecken, sind spendable Personen attraktiver, wodurch ihr Ansehen und ihr sozialer Status steigt, was also positive Auswirkungen hat. Das Motiv für Freigebigkeit ist deshalb auch nicht unbedingt Edelmut, was bereits mehrfach festgestellt wurde: »Trau keinem erhabenen Motiv, wenn sich nicht auch ein handfesteres finden lässt.« (Schmidt-Salomon 2009, S. 63; Uhl u. Voland 2002).

2.5 Wie von Geiz und Habgier wegkommen?

2.5.1 Memento mori – der Scrooge-Effekt

Wie lassen sich Geizlinge erweichen und dazu bewegen, ihre Geldbeutel spendefreudig zu öffnen? Über Jahrhunderte versuchten dies christliche Prediger, indem sie an Vergänglichkeit und Tod erinnerten und mit nekrophilen Bildern drohten: Motten und Rost, die die Schätze zerfressen (Mt 6,19), während die Gebeine der einstigen Besitzer verrotten; der reiche Prasser, im ewigen Höllenfeuer stöhnend, während Lazarus in den Armen von Abraham liegt (Lk 16,19 ff.).

Dass die Konfrontation mit dem Tod Geiz schwächen kann, schildert eine der bekanntesten Dichtungen von Charles Dickens (2002): »Eine Weihnachtsgeschichte«. Sie erzählt von Ebenezer Scrooge, einem alten grantigen Geizhals, der auch am Heiligen Abend kleinste Spenden für Hungernde entrüstet verweigert. Wie er in seine Wohnung kommt, begegnet ihm der Geist des verstorbenen Marley, der früher sein Geschäftspartner war. Weil er in seinem Leben rücksichtslos und geizig war, muss er an einer Kette umherirren. Er kündigt Scrooge an, drei weitere Geister würden ihn diese Nacht besuchen. Einer führt ihn zu einem Jungen, der vor Hunger todkrank ist, was in Scrooge Mitleid aufkeimen lässt. Und der dritte in Elendsquartiere und auf einen Friedhof, wo er dem Geizhals einen Grabstein zeigt. Entsetzt liest er auf diesem den Namen »Ebenezer Scrooge«. Darauf erwacht er als verwandelter Mensch, der am Christtag die Bettler von gestern freigiebig beschenkt, eine Einladung annimmt und Geschenke mitbringt, das Gehalt seines knapp gehaltenen Mitarbeiters Bob Cratchit erhöht.

Dieses Motiv wurde unzählige Male verfilmt und ging als »Scrooge-Effekt« in die Psychologie speziell des Geizes, der Gier sowie des Todesbewusstseins ein. Er besagt: Menschen werden, nachdem sie der Unentrinnbarkeit ihres Todes ins Auge blickten, spendabler und favorisieren stärker intrinsische Lebenseinstellungen, oft gemessen mit dem Aspirationsindex von Kasser und Ryan (1996), mit Items wie: »Ich will wissen und akzeptieren, wie ich wirklich bin«.

Aber ist nicht auch das Umgekehrte zu beobachten: dass Menschen ihre Habgier steigern, wenn sie vom Tode bedroht sind? Immer wieder geschah dies in den großen Menschheitskatastrophen, etwa der Pest, so in den Todesjahren 1346–1350, als ein Drittel der europäischen Bevölkerung dahingerafft wurde und Menschen Kleiderfetzen an sich rissen, in denen andere gestorben waren, so nachzulesen zu Beginn des »Decamerone« von Boccaccio.

Der Effekt von Todesgewissheit auf materialistische Einstellungen – Geiz und Habgier – ist ambivalent. Sie können reduziert werden, aber auch intensiviert. Gemäß der Terrormanagement-Theorie von Becker (1973) ist der am tiefsten sitzende Schrecken Angst vor dem Tod. Sie treibe den Menschen dazu, das Selbstwertgefühl zu steigern, aber auch, sich sekundäre Unsterblichkeit zu sichern, und zwar in Korrespondenz zu vorherrschenden kulturellen Werten. Da in einem kapitalistischen Umfeld Besitz einen hohen Stellenwert hat, liegt nahe: Wenn »Kapitalisten« mit dem Tod konfrontiert werden, neigen sie dazu, noch mehr am Geld zu haften – der Scrooge-Effekt greift nicht. Kasser u. Sheldon (2000) ließen eine Gruppe von Studenten einen Aufsatz über den Tod schreiben, eine zweite Gruppe zu einem emotional neutralen Thema. Anschließend wurden beide Gruppen gefragt, wie viel Geld sie in fünfzehn Jahren besitzen möchten, wie viel Eigentum, wie viel Zeit für Vergnügen. Jene, die an den Tod gedacht hatten, wünschten mehr Geld, häufiger ein Eigenheim, mehr Zeit für Genuss; in einem Planspiel, in dem um Eintrittskarten zu feilschen war, rafften sie mehr davon an sich.

Die Nahtodforschung hat jedoch dutzendfach belegt: Menschen, die ihren Körper auf dem OP-Tisch oder im Autowrack in Licht gehüllt gesehen hatten, ihr Leben wie im Zeitraffer an ihnen vorbeigleitend, waren fortan weniger materialistisch, dafür freigiebiger und gütiger (Atwater 2007; Ring u. Elsaesser-Valarino 2007). Dies inspirierte Cozzolino et al. (2004) zu Experimenten, in denen sie das Todesbewusstsein ihrer Probanden intensivierten. Sie ließen sie anschaulich imaginieren, nicht mehr aus einem brennenden Hochhaus flüchten zu können, mit Rauch in den Augen, und baten sie, schriftlich zu beantworten: »Welche Gedanken und Gefühle hätten Sie? Wie würden Sie Ihr Leben beschreiben?« Das simulierte Todesbewusstsein sollte Analogien mit der Nahtod-Erfahrung aufweisen. In der Tat zeigte sich: In den abschließenden Planspielen rafften diese Studenten weniger Eintrittskarten an sich, und zwar besonders dann, wenn sie zuvor schon weniger extrinsische Lebensmotive verfolgt hatten, die mit dem Aspirationsindex von Kasser u. Ryan (1996) gemessen wurde mit Items wie: »Ich will finanziell erfolgreich sein«, »Ich will, dass mich viele Leute kennen«. Bei weniger materialistisch eingestellten Probanden reduzierte Lebensbedrohung Habgier noch stärker.

2.5.2 Therapie von Geiz, Habgier und Kaufsucht

Ist es unbedingt erforderlich, mit dem Sensenmann zu drohen, um Habsucht zu schwächen, Geiz zu erweichen und dazu zu verhelfen, nicht mehr so viel Energie aufs Kaufen oder das Stapeln von Besitz zu richten? Bewähren sich nicht auch »weichere« Therapieverfahren? Auch wenn zusehends mehr Menschen unter Kaufsucht leiden, ist über die Effekte der therapeutischen Behandlung moderner Habgier nur wenig bekannt (Mitchell et al. 2006; Müller u. de Zwaan 2004). Bullock u. Koran (2003) referieren Studien, in denen Kaufsüchtigen Psychopharmaka verabreicht wurden, speziell Antidepressiva wie der Serotonin-Wiederaufnahmehemmer Fluoxetin (Prozac). Fallstudien bescheinigten positive Effekte, was verständlich ist, weil Menschen oft dann exzessiv einkaufen, wenn sie an geringem Selbstwert leiden bzw. depressiv sind. Koran et al. (2001) setzten bei 24 Männern und Frauen das Antidepressivum Citalopram ein und konstatierten eine Linderung der Kaufsucht – allerdings nur so lange, wie sie das Medikament regelmäßig einnahmen. Methodisch einwandfreie Doppel-Blindstudien (mit Placebo und Kontrollgruppe) führten zu ernüchternden Ergebnissen. Ninan et al. (2000) verabreichten ihren

Probanden teils ein Placebo, teils Fluvoxamin. *Beide* Gruppen konnten anschließend ihrem Kaufzwang leichter widerstehen – möglicherweise aufgrund flankierender Psychotherapie. Ob pharmakologische Interventionen von Kaufsucht nachhaltig befreien, ist noch nicht erwiesen (Grüsser u. Thalemann 2006, S. 258).

Ob Kaufzwang durch Psychotherapie behandelt werden kann, ist eine weitere Frage. Publiziert wurden dazu überwiegend Einzelfallstudien. Bongers (2000) schildert die verhaltenstherapeutische Behandlung eines Kaufsüchtigen, die leichte Besserung brachte. Eine größere Studie zu den Effekten von Kaufsuchttherapie führten Mitchell et al. (2006) durch. Bei 39 Frauen mit der Sucht, exzessiv einzukaufen – am häufigsten Kleider, Geschenke, Schuhe, Schmuck –, verringerte sich die Kaufsucht signifikant. An zwölf Sitzungen reflektierten sie die wirklichen Ursachen ihres Suchtverhaltens, stellten sich realistisch dessen Konsequenzen (Verschuldung, Zerrüttung der Sozialbeziehungen) und wurden mit Änderungsstrategien vertraut gemacht, beispielsweise Kreditkarte abgeben. Mehrheitlich resultierte daraus kognitive Umstrukturierung. Im Nachtest waren die Werte auf der Kaufsuchtskala von Faber u. O'Guinn (1992) niedriger. Als erfolgreich erwies sich auch das Selbsthilfeprogramm gegen Kaufsucht von Benson (2006), das Strategien der kognitiven Verhaltenstherapie mit Selbstbeobachtung und Selbstkontrolle kombiniert.

Auch im deutschen Sprachraum, in dem Kaufsucht in den letzten Jahrzehnten zunahm, begann die Erforschung von Therapieeffekten. Federführend ist die Abteilung für Psychosomatik und Psychotherapie an der Universitätsklinik Erlangen unter Astrid Müller. 60 Kaufsüchtige wurden einem intensiven Treatment zugeführt: Selbstbeobachtung, Verhaltensanalysen, Selbstkontrolltechniken (Kaufprotokolle), kognitive Umstrukturierung (Müller u. de Zwaan 2004, S. 117). Nach zwölf wöchentlichen Gruppensitzungen über 90 Minuten konnte jeder zweite

Teilnehmer nachhaltig davon befreit werden, sich durch exzessives Kaufen (kurzfristige) Erleichterung verschaffen zu müssen. Dies klappte umso mehr, wenn sie auch ihr sonstiges Verhalten änderten, z. B. häufiger Sport trieben oder sich mit Freunden trafen.

Lassen sich Menschen ferner davon heilen, ihre Wohnungen mit Krempel vollstopfen zu müssen? Gemäß dem Überblicksartikel von Saxena u. Maidment (2004) sind die therapeutischen Möglichkeiten realistisch zu sehen. Auch sei über Effekte einzelner Treatments wenig bekannt. Darüber hinaus wurde eine erhebliche genetische Disposition festgestellt (Zhang et al. 2002). Und: Wenn sich zwanghafte Horter in eine Therapie begeben, steigen mehr davon frühzeitig aus als bei anderen Beschwerden (Mataix-Cols et al. 2002).

Außerdem wurde untersucht, ob es die Pille gegen das Horten gibt. Winsberg et al. (1999) verabreichten 20 Personen mit dem Messie-Syndrom selektive Serotonin-Wiederaufnahmehemmer, die die Konzentration dieses Neurotransmitters in der Gewebeflüssigkeit des Gehirns erhöhen und auch antidepressive Wirkung zeitigen. Nur einem Einzigen fiel es fortan leichter, sich vom Krempel zu trennen. Steketee u. Frost (2000) arbeiteten kognitiv-verhaltenstherapeutisch und setzten bei vier Problemen von zwanghaften Hortern an: Defizite in der Informationsverarbeitung, beeinträchtigte emotionale Bindungen, Aufschieben (speziell Ausmisten) sowie irrige Annahmen über den Wert von Besitz. Nach neun Monaten gelang es den meisten, die Abfalltonnen zu füllen, und nach siebzehn Monaten waren bei fünf von sieben Messies die Wohnräume gut begehbar. Steketee u. Frost (2000) halten ihr Treatment für erfolgreich, räumen aber ein, es sei enorm aufwendig, vor allem zeitlich.

Saxena u. Maidment (2004) empfehlen ein Treatment, das radikal anmutet:
1. Ausmisten: Sie begaben sich zu den Klienten in deren Wohnung und assistierten ihnen

beim Hinaustragen von unnötigem Ballast, was diese anfänglich mit Angst und Pein erfüllte. Kognitive Interventionen linderten diese Angst: »Was könnte als schlimmstes geschehen, wenn du dieses Ding nicht mehr hast?« Die wiederholte Erfahrung, dass die Welt nicht zusammenbricht, erleichtere es schließlich, Unbenötigtes aus freien Stücken zu entsorgen.

2. Den Klienten helfen, ihre Wohnungen zu strukturieren: z. B. durch übersichtliche Ablageflächen etc. Zugleich musste verhindert werden, dass die befreiten Meter mit neuem Tand versperrt wurden, wofür sich ein Anschaffungstagebuch empfiehlt.

3. Alternative Verhaltensweisen, speziell klare zeitliche Strukturierung des Tages (rechtzeitig zu Bett gehen) sowie der Woche (Waschtage etc.), weil viele Horter unsäglich viel Zeit mit ihrem Krimskrams vertrödeln und Notwendiges aufschieben (Prokrastination).

Wie wirksam dies sein kann, belegen Saxena u. Maidment (2004) mit zwei Fotos. Die Wohnung von »Sally« vor dem Treatment: der Tisch unter dem Ramsch kaum zu erkennen, im ganzen Raum Schachteln und Stapel. Nach dem Treatment: auf dem Salontisch, der nun frei zu umschreiten war, befand sich nur eine Früchteschale.

Therapeutisch ist es auch möglich, Einstellungen zu verstärken, die vor Gier bewahren. Schon die frühchristlichen Wüstenväter rieten zu mehr Frömmigkeit und zur Hingabe an das Wesentliche (Göttliche), wofür sich heute der Begriff Spiritualität eingebürgert hat, die auch außerhalb von Kirchen gelebt werden kann (Bucher 2007). Menschen, die zu meditieren beginnen und achtsam zu leben versuchen, erfahren Reduktion von Habgier und Geiz, wodurch die Lebensqualität steigt (Burns 1994). Gandhi, einer der herausragendsten spirituellen Führer, hinterließ eine Brille, ein paar Sandalen, einen Kugelschreiber, einen Sari. Empirisch gut gesichert sind auch die Effekte von Strategien, um Dankbarkeit zu erleichtern und zu vertiefen (Emmons u. McCullough 2004), z. B. durch das Führen eines Dankbarkeitstagebuchs, was im Übrigen auch Glück begünstigt. Einer, der dies tat, schrieb: »Ich danke jeden Tag. Materiell geht es mir viel besser, seitdem ich frei von Gier bin.«

Neid

Nur wenig kann einen Autoliebhaber, der sich nur einen gebrauchten Golf leisten kann, mehr verdrießen als der Nachbar, der schon einen VW Phaeton besitzt und nun mit einem neuen Bugati Veyron vorfährt. Manchem ist die Lust an einer Party vergangen, wenn er, unauffällig am Rand stehend, sieht, wie sein Arbeitskollege, schlank und breitschulterig, von Frauenaugen angestrahlt wird. Wenig kann sich so vergiftend in die Seele einer Klavierschülerin fressen wie die Erfahrung, nur einen Anstandsapplaus zu erhalten und dann zu hören, wie einer Mitschülerin der Beifall entgegenbraust. In solchen Situationen können Menschen vor Neid erblassen oder grün werden, die Kehle schnürt sich zusammen, es »sticht und nagt in den Eingeweiden« (Ernst 2006, S. 71).

Kaum eine Todsünde ist in der bildenden Kunst grässlicher dargestellt worden: Von Giotti, in der Arenakapelle in Padua um das Jahr 1305, als altes Weib, das in prasselnden Flammen steht, einen Geldsack in der Linken (nur ganz vereinzelt wurde Neid als ausgemergelter Mann personifiziert [Haubl 2001, S. 119]). Aus ihrem Mund schlängelt sich statt der Zunge eine Viper, die ihre Giftzähne den neidischen Augen entgegenstreckt (Jacob-Friesen 2007, S. 67). Schopenhauer verglich Neid mit einer giftigen Kröte, die in finsteren Löchern lauert und aus diesen Gift spuckt (Decher 2006). Neid gilt zu Recht als Todsünde, weil sie den Tod bringen kann: Von Neid zerfressen, erschlug Kain seinen Bruder Abel.

Gleichwohl stand an der Wiege der Menschheit genau diese Emotion: Neidbewältigung ist der »Ursprung der Zivilisation« (Haubl 2001, S. 44), die vorangetrieben wurde, weil Völker andere um ihren Vorsprung in Technik und Wohlstand beneideten. Aus Neid wurden unzählige Kriege vom Zaun gebrochen und starben unzählige Juden in den Pogromen bis zum Holocaust (Glick 2002). Aber aus Neid verzehrten sich Menschen auch in Arbeit und brachten Entwicklung voran. Gleichwohl bekämpften viele Kulturen und Religionen Neid, weil er schädlich sei, auch für den Beneideten. Anders stellt sich dies heute oft in unserer Wohlstandsgesellschaft dar. Werbung provoziert Neid bewusst, so z. B. Wüstenrot mit dem Slogan: »Ihre Nachbarn: neidgelb, Ihr neuer Pool: azurblau, Ihre Finanzierung: wüstenrot!«

Neid ist eine Emotion, die in der Psychologie intensiver untersucht wurde als andere Todsünden (Smith 2008), obschon in einem Standardwerk der Emotionspsychologie konstatiert wurde, ihm sei »vergleichsweise spärlich Beachtung geschenkt (worden)« (Mummendey u. Schreiber 1983, S. 195). Zunächst wird Neid phänomenologisch beschrieben und definiert, auch in Abgrenzung von nahestehenden Begriffen: »Eifersucht«, »Schadenfreude« und »Missgunst« (▶ Abschn. 3.1). Sodann: Was wissen wir empirisch über Neid, seine Messbarkeit und Verbreitung – die schwer zu erfassen ist, denn wer gesteht schon gerne, neidisch zu sein (▶ Abschn. 3.2). Wie Neid entsteht, erörtert Abschnitt 3.3. Was er bewirkt, kommt in Abschnitt 3.4 zur Sprache, nämlich keineswegs nur ätzende Gefühle – er kann auch starke Motivation werden. Wie Neid, wenn er Leiden verursacht, zu lindern ist, schildert Abschnitt 3.5. In der Psychotherapie ist er allerdings ein Tabuthema (Kast 1996).

3.1   Was ist Neid?

3.1.1 Neid hat viele, aber kaum freundliche Gesichter

»Neid ist die Qual, wenn wir registrieren, dass andere Menschen Dinge, Güter oder Qualitäten besitzen, die wir selber nicht haben, aber unser eigen nennen möchten« (Schimmel 1997, S. 57 f.). Nicht immer hatte »Neid« diese negative Bedeutung. Im Althochdeutschen meinte er »Anstrengung, Eifer und Wetteifer«. Im Neuhochdeutschen erfolgte die Differenzierung zwischen »guoter« und »übeler nit« (Schoeck 1966,

S. 19). Letzerer ist jene gehässige, innerlich quälende und anstrengende Gesinnung, wenn wir anderen Erfolg oder Glück missgönnen und uns bedauern, damit nicht gesegnet zu sein (Grimm u. Grimm 1984, Bd 13, S. 550). Dass Neid nicht Lust bereiten kann, wissen viele Sprichwörter: »Der Neid frisst seinen eigenen Herrn«. »Neid ist sein eigen Henker.«

Dichter sahen im Neid eine »Natter«, die »giftigen Schwall« aushaucht (Wieland). Personifiziert wurde er nie behäbig, sondern dürr und hager, wovon das aus dem Deutschen weitgehend verschwundene Wort »Neidhager« herrührt. Visualisiert wurde er von Friedrich Schiller als »blass«, aber auch als »gelb« – wahrscheinlich aufgrund der Galle, die traditionell als Verursacher dieser verzehrenden Emotion angesehen wurde. Und »grün« ist Neid seit Shakespeare, der den Fähndrich Iago über Othello, als er vor Eifersucht raste, sprechen ließ: »Ein grünäugiges Monster« (aus Flam 2007, S. 105).

Neid zeigt verschiedene Gesichter (Haubl 2001). Wenngleich selten, kann er wohlwollend, freundlich sein, wenn ein Professor seinem Kollegen sagt: »Ich beneide Sie um Ihr phantastisches Buch«. Oder eine Frau zu ihrer Bekannten: »Ich beneide dich um deinen charmanten, großzügigen Mann«. Dies mag aufrichtig gemeint sein. Aber: Da in unserer Lebenswelt Neid geächtet ist – in einer Liste von 555 Persönlichkeitseigenschaften rangierte »neidisch« weit hinten auf Rang 425 (Anderson 1968) –, könnte die Vermutung des Neidforschers Foster (1972) zutreffen, dass solche Komplimente das Gegenteil sind: maskierter Ausdruck von missgünstigem Neid. Dies erkläre, warum vielen Menschen, wenn sie triefende Komplimente erhalten, nicht wohl ist (Parrott u. Rodriguez Mosquera 2008). Psychoanalytiker diskutieren die Möglichkeit, die Bewunderung eines Menschen könne ein Schutzfaktor sein, ihn nicht beneiden zu müssen. Etchegoyen (2003) exemplifiziert dies an Antonio Salieri, dem Zeitgenossen von Mozart, zu seinen Lebzeiten als Komponist durchaus erfolgreich, aber in Formans Mozartfilm so gezeichnet, dass die Bewunderung in stechenden Neid und schließlich Hass mutierte.

Neid ist häufiger feindselig und schädigend, eine nagende Emotion, die – so Kant (1960, VIII, S. 596) – »zur Tat ausschlägt«. Literarisch meisterhaft gestaltet wurde dieser schließlich mörderische Neid vom französischen Literaten Eugène Sue (1929). Er erzählt von Frederick, einem 16-jährigen Burschen, der mit seiner Mutter in kärglichsten Verhältnissen lebt. Eines Tages werden sie vom Hausarzt eingeladen, dessen Schloss zu besichtigen, durch dessen Prunkräume sie von hochnäsigen Angestellten geführt werden. Darauf beginnt sich Neid in ihn zu fressen, seine Mutter hätte diesen Komfort auch verdient. Aus Scham wagt er nicht, ihr seine quälenden Gefühle zu gestehen, bis er dahin getrieben wird, auf den Marquis ein Attentat auszuüben. Dass Menschen Neid als feindselig wahrnehmen, Neider als unsympathisch, zeigten in ihrer älteren Studie Silver u. Sabini (1978).

Neid kann sich feindselig gegen die eigene Psyche richten, wodurch er »depressiv-lähmend« wird. Der Neider muss sich eingestehen, benachteiligt oder minderwertig zu sein und über keine Mittel zu verfügen, seinen marginalen Status zu verbessern. Oft führt dies in Selbstmitleid, ins Jammern über das so ungerechte Schicksal, ins Grübeln (Nolen-Hoeksema, Wisco u. Lyubomirsky 2008) – schlimmstenfalls in Depression.

Haubl (2001) beschreibt ein weiteres Gesicht des Neides: den »empört-rechtenden«. Er tritt auf, wenn Personen überzeugt sind, die Privilegien, mit denen sich andere schmücken, seien moralisch nicht gerechtfertigt und nicht verdient (Leach 2008). Beispielsweise wenn ein Angestellter seinen Kollegen darum beneidet, in eine höhere Position befördert worden zu sein, obwohl dieser weniger qualifiziert ist, aber das richtige Parteibuch hatte. Diese Form des Neides verschwistert sich mit dem berechtigten, heiligen Zorn (s. ▶ Kap. 6). - Und nicht zuletzt kann Neid »ehrgeizig-stimulierend« sein, wenn er Personen motiviert, in die Hände zu spucken, um jenen Status zu erlangen, den der Beneidete innehat (Kets de Vries 1992).

Neid zeigt sich im Antlitz: Als der böse, scheele Blick (Maloney 1976; Haubl 2001, S. 67–72). »Invidia«, das lateinische Wort für »Neid«, leitet sich von »invidere« her: missgünstig betrachten. Der böse Blick, als Ausdruck von Neid, wird schon auf sumerischen Keilschrifttafeln erwähnt (Lindholm 2008, S. 238). Im antiken Griechenland zeigte er sich in den Augen der Götter, deren Neid töten konnte (Nusser 2006). Agamemnon ließ sich nach seiner Heimkehr aus Troja von Klytaimnestra überreden, einen Purpurteppich zu beschreiten, was die Götter herausfordere: »Trifft mich aus fernem Götteraug' nur nicht der Neid!« – wenig später verblutete er unter den Axthieben seiner Mörder.

In einfacheren Kulturen begegnet der böse Blick nach wie vor, vielerorts gefürchtet, weil er magischen Schaden bringe. Ungern gesehen wird der neidische Blick in der arabischen Welt, weil er das begehrte Gut und dessen Besitzer schädige. Neider werden gemieden (Gosh 1983). Valsiner (2007) berichtet, wie die Bewohner von Locorotondo, einer Stadt in Kalabrien, zwischen dem faszinierten und dem neidischen Blick unterscheiden – Letzterer lasse sich durch Amulette abwehren. In mexikanischen Dörfern war es üblich, dass die Bewohner alles versteckten, was Neid hervorrufen könnte. Beneidet zu werden, bringt nicht nur positive Empfindungen, etwa das Gefühl, kompetenter, attraktiver zu sein; es kann Unbehagen erzeugen, schlimmstenfalls Angst (Parrott u. Rodriguez Mosquera 2008). Eine mildere Form des scheelen Schauens ist der neugierige Blick, wovon Adolf Freiherr von Knigge, der seinen Zeitgenossen Anstand lehren wollte, abriet. Wer ausspäht, was der Nachbar zum Essen kauft, welche Möbel er hat, kann leicht als neidisch entlarvt werden. Und wer in einer Partnerschaft länger Personen des anderen Geschlechts nachschaut, kann Eifersucht hervorrufen.

3.1.2 Neid versus Eifersucht

In ihrem Buch über die Sieben Todsünden schrieb Maguire (1996) kein Kapitel über »Neid«, sondern über »Eifersucht«. Sind diese Emotionen identisch? Oder sind sie unterscheidbar (»diskret«), wie von etlichen Emotionspsychologen (Haslam u. Bernstein 1996; Hupka et al. 1986; Smith, Kim u. Parrott 1988) und Philosophen (Purshouse 2004) angenommen? Dafür sprechen weltliterarische Gestaltungen dieser Emotionen, etwa bei Shakespeare, wenn Cassius auf die Erfolge Caesars dermaßen neidisch ist, dass er sich wie ein »schmähliches Grab« vorkommt; oder Othello, der Mohr, der rasend vor Eifersucht Desdemona am Hals packt und ersticht.

Dass »Neid« und »Eifersucht« zu unterscheiden sind, legen Alltagssituationen nahe. Wenn eine Frau, während ihr Mann mit der Arbeitskollegin schon das zweite Mal tanzt, enger jetzt, unruhig wird und sich in einer Schrecksekunde ausmalt, er könnte sie betrügen, ja verlassen, ist dies Eifersucht. Wenn ein Mann, der es zu einer bescheidenen Eigentumswohnung gebracht hat, von einem Klassentreffen zurückfährt, bei dem er erfahren hat, dass seine Mitschüler Einfamilienhäuser bauten, sich bedauert und vom Leben ungerecht behandelt fühlet, ist dies »Neid«.

Gemäß mehreren Autoren (Neu 1980; Purshouse 2004, S. 185; Smith et al. 1999, S. 1008) ist für Neid konstitutiv, dass er sich auf zwei Personen(gruppen) bezieht, wobei eine sich der anderen gegenüber unterlegen und – aufgrund subjektiv eingeschätzter Ungerechtigkeit (Smith et al. 1994) – benachteiligt vorkommt und ihr gegenüber feindselige Gefühle entwickelt. Eifersucht hingegen erfordere – so die klassische Definition des Begründers der interpersonalen Psychotherapie, Harry Sullivan (1983) – drei Personen. In der ersten steigt der Blutdruck, weil sich ein für sie wichtiger Mensch einer dritten Person anheim- oder hingeben könnte oder dies schon getan hat. Eifersucht kommt vor allem in intimen Beziehungen vor, bei Frauen häufiger als bei Männern (Sagarin u. Guadagno 2004). Letztere erfahren dieses nagende Gefühl häufiger im beruflichen Konkurrenzkampf, z. B. wenn ein Angestellter bemerkt, dass der Chef nicht mehr bei ihm Rat holt, sondern bei einem anderen (Montada 1995). Ein Arzt wird eifersüchtig auf seinen Kollegen, wenn ein langjähriger Patient zu diesem in Behandlung geht. Aber ist Eifersucht wirklich triadisch? Ist jemand auf seinen Nachbarn eifersüchtig oder neidisch, weil dieser einen Swimming-Pool besitzt? Nach der geschilderten Differenzierung wäre das »Neid«, weil es sich um ein dyadisches Geschehen handelt. Oft sind die Übergänge aber auch fließend, etwa wenn eine Frau auf eine Kollegin eifersüchtig ist, weil diese an der Seite eines Mann geht, der ihr auch gefallen würde, aber ihren Blick noch nie erwiderte. Im angelsächsischen Sprachraum werden »envious« and »jealous« oft synonym gebraucht (Foster 1972, S. 167).

Die Relation »Neid – Eifersucht« ist komplex. Nebst der Anzahl Personen wird als Differenzierungsmöglichkeit die zeitliche Dimension diskutiert (Taylor 1989). Neid zielt in die Zukunft. Der Neider möchte so schnell wie möglich auch einen Swimming-Pool. Eifersucht hingegen bezieht sich auf die Fortsetzung oder die Wiederherstellung des Gewesenen. Eifersüchtige fürchten, den Geliebten zu verlieren (Foster 1972, S. 168), fühlen sich verraten, weil er/sie mit einem anderen essen ging, oder möchten sie/ihn wiedergewinnen. Eifersucht kann sich aber auch in die Vergangenheit richten, was Barnes (1988) in seinem Roman »Als sie mich noch nicht kannte« schildert. Graham Hendrick ist glücklich mit Anne, einer früheren Schauspielerin, verheiratet. Eines Tages sieht er, wie sie in einem Film eine Ehebrecherin mimte. Fortan imaginiert er sich zwanghaft ihr Vorleben und schnüffelt in ihren Tagebüchern.

Eine weitere Differenz: Eifersucht zu zeigen, wird eher akzeptiert (Kets de Vries 1992, S. 47). Wenn die Regenbogenpresse berichtet, wie die Frau eines Stars vor Eifersucht kocht, weil die-

ser mit einer Blondine händchenhaltend fotografiert wurde, nimmt daran niemand Anstoß, im Gegenteil! Ihr Verhalten wird gebilligt – so sehen es auch 25.000 dazu Befragte (Salovey u. Rodin 1988, S. 33). Anders hingegen, wenn berichtet würde: »X beneidet Y«. »Du bist ja nur neidisch« ist eine massive Geringschätzung, für den Betroffenen ein Totschlagargument.

Eifersucht ist komplex. Buunk (1997) unterscheidet drei Formen:

1. Reaktive Eifersucht, wenn eine Frau bemerkt, dass ihr Mann nicht in der Sitzung war, sondern im Stundenhotel.
2. Präventive Eifersucht, wenn Menschen verhindern wollen, dass ihre Partner bzw. Partnerinnen in die Nähe anderer kommen oder Männer ihre Frauen nicht allein ausgehen lassen.
3. Ängstliche Eifersucht, wenn Menschen permanent befürchten, sie könnten verlassen werden, irgendwann erscheine der Mann, in den sich die Partnerin verliebe etc. (ausführlicher: ▶ Abschn. 3.2.3).

3.1.3 Die lachende Schwester des Neides: Schadenfreude

Einer der ersten psychologischen Romane stammt von Karl Philipp Moritz (1986): »Anton Reiser«. Eindrücklich beschreibt er seine Kindheit, überstanden in einem »Haus der Unzufriedenheit, der Tränen und Klagen«, und vergiftet durch Neid, den er in der Schule durchlitt. Dort glänzte er anfänglich als Primus, bis ein neuer Mitschüler auftauchte, der Sohn eines Amtmannes, der ihn überflügelte. »Schwärzester Neid« nistete sich in seine Seele. Bis bekannt wurde, dass der Vater des Rivalen wegen Veruntreuung den Posten verlor und seinen Sohn, weil er das Schulgeld nicht mehr bezahlen konnte, aus der Lehranstalt abziehen musste. Anton Reiser konnte seine Freude nicht unterdrücken, obschon er wusste, dass er mit dem Kameraden Mitleid haben müsste.

Schadenfreude ist eine positiv erlebte Emotion, der in aller Regel Neid vorausgegangen ist, obschon die angemessene Reaktion Mitleid wäre. »Schadenfreude« ist ein deutsches Wort, das es geschafft hat, ein Lehnwort zu werden, nicht nur im Englischen, sondern auch in romanischen Sprachen sowie im Polnischen und Dänischen. Ist es also ein typisch deutsches Phänomen?

Auch Schopenhauer (1919, IV, S. 200) hielt dafür, Schadenfreude sei der Grausamkeit eng verwandt und trete dort auf, wo das Mitleid seine Stelle finden sollte. Neid, dem griechischen Historiker Herodot zufolge angeboren, sei »menschlich; Schadenfreude zu genießen teuflisch«. Man solle meiden, wer diese Niederträchtigkeit zeige. Kontrovers ist, ob Menschen auch Schadenfreude empfinden, ohne dass Neid vorausgegangen ist, beispielsweise wenn sie lesen, dass ein Prominenter, der nie zuvor beneidet wurde, ins Fettnäpfchen trat (ausführlicher: ▶ Abschn. 3.2.4).

3.1.4 Neid versus Missgunst

Herr X ist Prokurist und stolz auf seine Harley Davidson. Eines Tages fährt Herr Y, ein einfacher Angestellter, mit einer neuen Yamaha TDM 900 vor. Herr X freut sich nicht, im Gegenteil, sondern fragt sich, wie der sich das leisten kann. Die aufrichtige Emotion, die er empfindet, ist »Missgunst«. Vielfach wird sie von »etwas nicht gönnen« hergeleitet und als Synonym von Neid verwendet: »Neid ist ein gerichtetes, missgünstiges Gefühl« (Brockhaus). Gleichwohl lässt sich differenzieren: Während ein Neider das Objekt auch haben möchte, besitzt der Missgünstige dieses schon und gönnt es anderen nicht. Die Psychotherapeutin Schrupp (2006) erzählt, wie in einer Firma eine untergeordnete Mitarbeiterin mit einem attraktiven Mantel auftauchte. Ihre Kolleginnen, die selbst genug modische Mäntel in ihren Schränken haben, mäkelten herum, die-

ser Mantel werde schnell dreckig etc. Missgunst wird geschürt, wenn Personen aus unteren sozialen Schichten Statussymbole präsentieren, etwa einen Mercedes fahren.

3.2   Die Empirie des Neides

Wie viele Menschen sind neidisch? 1970 befragte Foster (1972, S. 166) Studenten. 50 % sagten, sie seien nie neidisch, 40 % gelegentlich und 10 % »sehr neidisch«. Dreißig Jahre später berichtete die Zeitschrift GEO über Neid: 50 % der befragten Leser seien »regelmäßig« neidisch, am häufigsten auf den Reichtum anderer, sodann auf deren Intelligenzquotienten. Wiederum einige Jahre später (2010): Von 2047 Bundesbürgern gaben 22 % an, Neid als flüchtiges Gefühl zu kennen, nur 6 % seien aus Neid unzufrieden, 4 % hätten den Beneideten schon schaden wollen (Paradisi 2010). Warum so unterschiedliche Quoten? Weil es schwer fällt, Neid zuzugeben, und es infolgedessen sehr schwierig ist, diese Emotion – in der Psychologie lange tabuisiert (Hopfensitz 2005) bzw. erst in frühen »Anfangsstufen« untersucht (Smith u. Kim 2007, S. 46) – zu messen.

3.2.1   Lässt sich Neid messen?

Smith et al. (1999) meinen ja, zumindest die Dispositionen dafür, obschon Neid jene Emotion ist, die Menschen am ehesten verschweigen, weil er ein Eingeständnis von Schwäche und Unterlegenheit ist. Sie legten 204 Studierenden 54 Items vor, die sie faktorenanalytisch und mit Trennschärfeberechnungen auf acht reduzierten, die mit α > .83 eine verlässliche Skala bilden:

1. Ich spüre jeden Tag Neid.
2. Es ist eine bittere Wahrheit, dass ich mich anderen gegenüber grundsätzlich minderwertig fühle.
3. Neidgefühle quälen mich beständig.

4. Es ist frustrierend zu sehen, dass andere so leicht Erfolg haben.
5. Was immer ich tue, beständig quält mich Neid.
6. Mir machen Gefühle der Unzulänglichkeit zu schaffen.
7. Irgendwie scheint es nicht fair, dass einige Leute alle Talente zu haben scheinen.
8. Um ehrlich zu sein: Ich missgönne meinen Nachbarn Erfolg.

Belk (1984) untersuchte Materialismus und entwickelte dafür eine Neidskala. Mit Items wie »Wenn Freunde Dinge besitzen, die ich mir nicht leisten kann, bedrückt mich dies«, erfragte auch er Neid direkt. Sind solche Daten valide? Wer gibt schon gerne zu, neidisch zu sein, etwa auf den Arbeitskollegen, dessen Bewerbung für die Prokura erfolgreich war, die eigene nicht? Dass Neidgefühle zumeist schamhaft verschwiegen oder verdeckt werden, mitunter unbewusst (Vidaillet 2008), ist gut gesichert (Smith u. Kim 2007). Hill u. Buss (2008) bieten eine evolutionspsychologische Erklärung: weil Neid das Eingeständnis von Unterlegenheit ist. Wird dies anderen offenbart, reduziert die Person ihre Wettbewerbsfähigkeit. Ein Angestellter, dem für eine Vorgesetztenfunktion ein anderer Mitarbeiter vorgezogen wird, sei gut beraten, sich souverän zu geben und Freude zu zeigen, nicht den bösen Blick zu werfen – in zahlreichen einfachen Kulturen Ausdruck von Neid (Alarcón, Foulks u. Vakkur 1998) – oder grimmig auf den Boden zu blicken wie Kain (Gen 4,5). 'Nur wenn er sich »mitfreut«, präsentiere er sich als ebenbürtig. Künftige Chancen für Beförderungen bleiben eher gewahrt.

»Beneiden Sie ihre Kollegin um ihre vollen Lippen und das ungefärbte blonde Haar?« So direkte Fragen verneinen viele, auch wenn sich Neid regt. Anders hingegen bei: »Domenika ist viel hübscher als Claudia. Schätzen Sie bitte ein, ob Claudia Domenika deswegen beneidet«. Auf diese – indirekte – Weise befragten in Frankreich Habimana u. Massé (2000) 786 Studierende. Sie fanden höhere Mittelwerte als bei: »Domenika ist hübscher als Sie. Sind Sie deswegen neidisch?« Die Verfasser ziehen den Schluss, die indirekte Erhebung von Neid bringe validere Daten.

Gold (1996) entwickelte eine Neidskala, die weder mit Eifersucht konfundiert sei, noch mit sozialer Erwünschtheit, weil diese dazu führe, Neid zu verbergen. Unterstützt von Studierenden sammelte er 64 Items, die faktoranalytisch und mit Hilfe von Experten auf 20 Stück reduziert wurden, u. a.: »Ich ärgere mich, wenn andere Erfolg haben«. Diese liegen auf einem Faktor. Die »York-Neid-Skala« hat eine hohe interne Konsistenz (α = .91). Zu sozialer Erwünschtheit besteht eine schwache negative Korrelation (r = –.27), d. h. die Angaben zu Neid sind kaum verzerrt durch Selbstmanagement der Befragten.

Neid lässt sich in Verteilungsspielen messen (Hopfensitz 2005). Angenommen, Sie erhalten 1000 € mit der Auflage, einen Teil davon einem fiktiven Mitspieler zu schenken. Wenn dieser die ihm zugestandene Summe annimmt, dürfen beide das Geld behalten. Wenn er seinen Anteil für zu knauserig hält und zurückweist, ist das Geld für beide verloren. Auf wie viel würden Sie verzichten? Neidische Personen können sich nur zu kleinen Quoten durchringen, erfahren dann aber, alles zu verlieren. Dies ist in der Regel der Fall, wenn das Angebot unter 20 % liegt. Missgunst kann sich auch im Empfänger regen: Wenn er dem anderen nicht gönnt, 70 % des Geldes zu behalten. Auf der Basis solcher Experimente kamen Fehr u. Schmidt (1999) auf eine Quote von 30 % neidischer Menschen. Zwei von drei sehen eine annähernd gleichwertige Teilung (40–50 %) als gerecht an.

Entwickelt wurden Messinstrumente auch für nahestehende Konstrukte, speziell Eifersucht (Pfeiffer u. Wong 1989). Mathes et al. (1982) maßen diese mit Items wie: »Die Vorstellung, dass X eine/n ander/n küsst, lässt mich die Wände hochgehen.« »Es würde mich nicht beunruhigen, wenn X mit einer andersgeschlechtlichen

Person flirtet« (negativ gepolt). Die Skala ist verlässlich (α = .92) und korreliert positiv mit geringem Selbstwert und Angst, insbesondere der, verlassen zu werden (Mathes et al. 1985). Differenziertere Eifersuchtswerte erbringt das Instrument von Buunk (1997). Items wie: »Wenn ihr Partner mit jemandem flirtet – sind Sie da sehr aufgebracht – gar nicht aufgebracht« erfragen reaktive Eifersucht. »Ich will nicht, dass mein Partner zu vielen Personen vom anderen Geschlecht begegnet!« ist eines der fünf Items zu präventiver Eifersucht. Und »Mich bekümmert, dass mein Partner sexuell an jemand anderem interessiert sein könnte« bezieht sich auf *ängstliche* Eifersucht.

Psychologen, die am evolutionären Paradigma orientiert sind (Easton, Schipper u. Shackelford 2007; Wiederman u. Kendall 1999), pflegen Eifersucht zu messen, indem Männer und Frauen zwei Szenarien zu beurteilen haben: »Ihr/e Partner/in hat leidenschaftlichen Sex mit einem/r anderen.« »Ihr/e Partner/in hat sich tief in eine/n andere/n verliebt«. Was stresst Sie mehr? Die Ergebnisse, evolutionspsychologisch wenig überraschend, sind in Abschnitt 3.2.3. nachzulesen.

3.2.2 Korrelate von Neid

Neid – eine Todsünde, die keinen Spaß macht? In der Tat! Gut gesichert sind negative Korrelationen mit Glück und Zufriedenheit. Milfont u. Gouveia (2009) erhoben bei brasilianischen Studierenden (N = 102) die Neigung zu Neid (Smith et al. 1999): Je stärker diese ausgeprägt ist, desto geringer ist die Lebenszufriedenheit (r = −.48) und desto weniger erleben sie Glück (r = −.33). Neidische Menschen trauern länger und weniger adaptiv, wenn sie einen schweren Verlust erleiden (Barr u. Cacciatore 2007). In mehreren Studien wiesen Smith et al. (1999) hochsignifikante Korrelationen zwischen Neiddisposition und Depressivität Beck (2001) nach (r = .60).

Neid gilt als typisch weiblich. 41 % der in der Salzburger Studie des Autors Befragten sehen dies so, aber nur 4 % assoziieren den scheelen Blick als typisch männlich. Sind Frauen wirklich neidischer? In der Salzburger Studie schätzten Männer und Frauen die Häufigkeit von »Ich beneide andere Menschen« gleich ein: »(sehr) oft« 6 bzw. 7 %. Männer tendieren jedoch häufiger dazu, »Schadenfreude« einzugestehen, wenn Prominente Pech haben: »(sehr)oft« 9 versus 2 % (p = .000) - woraus ersichtlich wird, dass die meisten Menschen nicht neidisch und voller Schadenfreude sind. Auch weitere Studien erbrachten keine auffälligen Geschlechtsunterschiede (Habimana u. Massé 2000; Gold 1996). Saad (2009) wies aber schlüssig nach, dass Neidauslöser gendertypisch variieren. »X hat eine ganz reine Haut« löst bei Frauen eher Neid aus. Männer hingegen zeigen eher ein grünes Gesicht bei: »X fährt einen teuren Sportwagen«. Auch die von Easton, Schipper u. Shackelford (2007) befragten Frauen gestanden eher ein, neidisch auf jüngere und attraktive Frauen zu sein, die Männer hingegen stärker bezüglich sozialem Status und materiellen Ressourcen.

Werden Menschen von der giftigen Kröte Neid seltener angesprungen, wenn sie älter werden? Es scheint so. Sowohl Habimana u. Massé (2000) als auch Gold (1996) konstatierten mit steigendem Alter einen Rückgang der Neiddisposition. Die Salzburger Studie des Autors konnte dies bestätigen: Zumindest »manchmal« neidisch sind die bis 30-Jährigen zu 53 %, Senioren zu 7 %. Möglicherweise haben ältere Personen eher das Gefühl, die wesentlichen Dinge (an-) geschafft zu haben und sich mit anderen vergleichen zu können. Denkbar ist auch: Die heutigen Ruheständler, in weniger Wohlstand aufgewachsen, wurden stärker sozialisiert, nicht neidisch zu sein bzw. Neid nicht zu zeigen (Kohorteneffekt).

Neid regt sich bei sozialen Vergleichen (Salovey 1991; Alicke u. Zell 2008), die wir permanent anstellen (Suls u. Wheeler 2000) und dabei jeweils abtasten, ob andere uns ähnlich sind oder nicht (Mussweiler 2003). Ist dies bei sozialem Status, Beruf, Alter etc. der Fall, beginnt Neid wahrscheinlicher zu nagen. Schon Aristoteles (1980, S. 96) erkannte: »Der Töpfer grollt dem Töpfer«, nicht aber dem König. Dass diese philosophische Einsicht zutrifft, belegten Schaubroeck u. Lam (2004). Sie erhoben in Arbeitsteams von Banken, wie ähnlich sich die Angestellten zu ihren Kollegen bezüglich Kompetenz, Leistung etc. einschätzten. Einige Monate später wurden etliche befördert. Jene, die leer ausgingen, wurden gefragt, ob und wie sehr sie die Aufgestiegenen beneiden. Dies taten sie umso stärker, je ähnlicher sie sich zu den Begünstigten positioniert hatten.

Angenommen, Ihnen ist völlig egal, was für einen Wagen Sie fahren – Hauptsache, er springt an. Würden Sie neidisch, wenn Ihr Nachbar mit einem neuen Jaguar vorfährt? Kaum. Neidisch werden wir in Bezug auf Dinge, die für unser Selbstwertgefühl wichtig sind (Tesser 1991; Salovey u. Rodin 1988). Wer sich als Schriftsteller profilieren möchte, wird nicht neidisch, wenn der Maturakollege ins nationale Fußballkader aufgenommen wird, sondern wenn einer einen Literaturpreis gewinnt. In der oben erwähnten Studie von Schaubroeck u. Lam (2004) über Neid auf Beförderte zeigte sich, dass dessen Ausmaß auch davon abhing, wie wichtig den Bankangestellten Karriere war.

War Diogenes, selbstgenügsam in seiner Tonne hausend, neidisch? Kaum! Als Alexander der Große ihn fragte, welchen Wunsch er ihm erfüllen solle, antwortete er: »Geh mir aus der Sonne!« – Im Angesicht des mächtigsten Mannes der Welt braucht es dazu ein starkes Selbstwertgefühl! Zahlreiche Studien belegen: Neidisch wird wahrscheinlicher derjenige, dessen Selbstwertgefühl, oft gemessen nach Rosenberg (1989), niedrig ist. Vecchio (2000) untersuchte Neid und Eifersucht am Arbeitsplatz, was die gesamte Lebenszufriedenheit drastisch reduzieren kann. Dafür entwickelte er eine spezielle Skala

mit Items wie: »Die meisten Mitarbeiter haben es besser als ich«, »Mein Vorgesetzter lobt die Leistungen anderer mehr als die meine« (Vecchio 1995). Neid korreliert zu r = −.64 mit Selbstwert, jedoch positiv mit Macchiavellismus, dem Streben nach Vorteil und Macht, gemessen mit der Skala von Christie u. Geis (1976), die auch folgendes Item enthält: »Enthülle niemandem deine wirklichen Beweggründe, solange es für dich nicht nützlich ist«. Auch weitere Psychologen belegten, dass ein schwaches Selbstwertgefühl für Neid anfällig macht, Barth (1988) von einem psychoanalytischen Vorverständnis aus, Gold (1996) sowie Smith et al. (1999) persönlichkeitspsychologisch.

Der Selbstwert eines Menschen hängt stark davon ab, ob er das Gefühl hat, Kontrolle ausüben zu können (Flammer 1990). Empirisch wurde wiederholt bestätigt: Menschen werden eher neidisch, wenn sie bezüglich des begehrten Objekts, der angestrebten Kompetenz wenig Kontrollmöglichkeiten realisieren. Testa u. Major (1990) baten Studierende zu einer Geschicklichkeitsaufgabe, in der man sie versagen ließ. Hernach wurden sie mit einer Person zusammengeführt, die diese bravurös gemeistert hatte. Sodann wurde eine erste Teilgruppe instruiert, es noch einmal zu versuchen: Aber die Chancen seien schwach (geringe Kontrolle); einer zweiten Gruppe wurden hohe Erfolgsaussichten zugesichert. Nach ihren Empfindungen gegenüber dem Erfolgreichen gefragt, artikulierte die erste Gruppe mehr Aversion und Neid, die zweite hingegen weniger, möglicherweise weil die Erfolgswartung das dopaminerge System aktiviert, was positive Emotionen auslöst.

Andere Studien jedoch zeigten, dass geringe Kontrollmöglichkeiten vor Neid schützen können: Wenn Menschen sich für ihren geringeren Status, ihre »Minderwertigkeit« nicht selber verantwortlich fühlen müssen (Smith et al. 1994, S. 710). Dies kann jedoch andererseits die Einschätzung begünstigen, die Welt sei ungerecht (Leach 2008). Dies tat, im Mozartfilm von Forman, Antonio Salieri, der mit Gott haderte, weil er ihm nicht so viel Talent geschenkt habe wie dem Schöpfer der kleinen Nachtmusik. Wenn Personen die Privilegien anderer auf objektive Ungerechtigkeit zurückführen, begünstigt dies das Gefühl des Ressentiments, das auch quälen kann, aber sich von Neid dadurch unterscheidet, dass es moralisch anerkannter ist (Feather u. Sherman 2002, S. 953).

Gold (1996) setzte Neid in Beziehung zu psychopathologischen Faktoren. Seine York-Neid-Skala (▶ Abschn. 3.2.1) korreliert mit dem psychischen Symptominventar von Derogatis (1983). Dieses misst Depressivität, Ängstlichkeit, Neigung zu Phobien sowie Neigung, psychische Anspannungen in körperlichen Symptomen auszudrücken, und Kompulsivität. Alle Symptome sind häufiger, wenn Personen zu Neid neigen (r ≈ .45). Gleichwohl rechtfertigt dies für Gold (1996) nicht den Schluss, Neid sei generell pathologisch. In milderen Formen sei er eine starke Motivation, die eigene Position zu verbessern und den sozialen Status zu erhöhen, sodass sich Neid – zumeist aus sozialen Aufwärtsvergleichen resultierend (Collins 1996) – erübrigt. Von den klassischen Big Five korreliert vor allem Neurotizismus mit Neid (McCrae u. Costa 1987).

3.2.3 Die Empirie der Eifersucht

»Eifersucht ist jene Leidenschaft, die mit Eifer sucht, was Leiden schafft«. In der Tat: Eine Frau, nach Mitternacht noch immer ohne Schlaf, wartet auf ihren Mann, der in einer Sitzung ist. Plötzlich erinnert sie sich, wie ihm seine zehn Jahre jüngere Sekretärin lange in die Augen schaute und die Brauen hob. Sie versucht die Bilder zu verdrängen, aber sie werden stärker, dramatisieren sich. Schon sieht sie ihren Mann bei der anderen Frau. Und ohne dass sie es zurückdrängen kann: In die Ungewissheit, wann er heimkommt und was er gerade tut, züngelt Wut, umso rasender, je mehr sie sich zu beschwichti-

gen versucht. Er kam bisher noch immer heim. Aber wenn nicht? Zur Wut gesellt sich Angst, verlassen zu werden, allein zu schlafen, als Verlassene mitleidsvoll betrachtet zu werden.

Ein Gefühlsmix aus einem Groschenroman? Nein. Eifersucht gilt zwar nicht als primäre bzw. angeborene Emotion – wie Furcht oder Glück (Izard 1994) – sondern als komplexe Emotion, weil sie aus mehreren Basisemotionen gespeist wird: Angst, Zorn und Wut, Niedergeschlagenheit und Ekel, den eine Frau empfinden kann, wenn sich ihr Mann zu ihr legen will, sie aber um seine Untreue weiß (Buunk et al. 1996, S. 359). Dass Eifersucht, wie Neid auch, komplex und heftig ist, belegten Parrott u. Smith (1993). Sie baten die Hälfte ihrer 150 Probanden, sich in eine Situation zu versetzen, in der sie heftigen Neid verspürten, und diese Episode und die dabei erlebten Gefühle zu beschreiben; die andere Hälfte imaginierte rasende Eifersucht. Die Neidischen akzentuierten stärker Missbehagen, das Verlangen nach dem beneideten Objekt, Minderwertigkeit und Feindseligkeit gegenüber den Privilegierten. Die Eifersüchtigen hingegen schilderten intensiver Misstrauen, Angst, Ungewissheit, das Gefühl, verraten worden zu sein. Vergleichbar stark erwähnten beide Gruppen die Irrationalität und Kleinlichkeit ihrer Gedanken sowie das Gefühl, unglücklich und hilflos zu sein. Emotionspsychologisch sei zwischen Neid und Eifersucht zu differenzieren, auch wenn fast 60 % der Eifersüchtigen auch Neid zugaben. Dass Neidische auch Eifersucht erlebten, war seltener (10 %).

Mehrfach gesichert ist, dass Eifersucht noch intensiver ist als Neid (Parrott u. Smith 1993; Haslam u. Bornstein 1996, S. 263), auch wenn unter diesem bitter gelitten werden kann. Aber noch quälender ist die Ungewissheit und Angst, wenn ein Mann nicht anders kann, als seine Frau immer wieder anzurufen, um zu prüfen, wo sie ist und was sie tut. Krankhafte Eifersucht korreliert mit Zwanghaftigkeit und verzehrt Zeit, gemäß Marazziti et al. (2003) mitunter mehr als acht Stunden pro Tag. Auch Neid kann in tödliche Gewalt münden, aber häufiger ist dies der Gipfel von Eifersucht, wobei morbid eifersüchtige Männer dreimal so häufig ihre (ehemalige) Partnerin töten wie umgekehrt (Easton u. Shackelford 2009).

Ob Frauen eifersüchtiger sind als Männer, wurde vielfältig untersucht (Sabini u. Green 2004; Sagarin u. Guadagno 2004). Werden Männer und Frauen direkt gefragt, ob und wie oft sie eifersüchtig seien, bleiben die Differenzen im Zufallsbereich (Salovey 1991; Buss 2004, S. 424). Aber Eifersucht kann unterschiedlich ausgelöst werden, beispielsweise, indem eine Frau die E-Mails ihres Gatten liest, in denen dieser seiner Sekretärin schrieb, sich in sie verliebt zu haben und alle ihre Wünsche erfüllen zu wollen. Oder wenn sich ein Mann imaginiert, wie seine Partnerin, die abends lange ausbleibt, das Sperma eines Fremden in sich aufnimmt. Seit den bekannten Büchern des Evolutionspsychologen Buss (2003; 2004) wird im ersten Fall von Eifersucht aufgrund »emotionaler Untreue« gesprochen, im zweiten aufgrund »sexueller Untreue«. Evolutionspsychologische Befunde legen nahe, dass Frauen, weil sie mehr Zeit und Energie in Schwangerschaft und Aufzucht investieren, stärker gestresst sind, wenn ihr Partner sein Herz (und sein Geld) bei einer anderen verliert. Männer hingegen, (unbewusst) daran interessiert, in die eigenen Gene und nicht in ein Kuckuckskind zu investieren, würden eher eifersüchtig, wenn ihre Partnerin sich einem One-Night-Stand hingibt. Die Quote der Kuckuckskinder wird aufgrund von Blutgruppen- und DNA-Werten auf knapp 10 % geschätzt (www.wien-konkret.at/soziales/kuckuckskinder/, Stand: 15.04.2011).

Diese gendertypischen Differenzen wurden mehrfach bestätigt. Buunk et al. (1996) baten, in den USA wie in Deutschland und den Niederlanden, Frauen und Männer, sich zu imaginieren, wie ihr Partner sich für eine andere Person zu interessieren beginnt. Sodann hatten sie zu entscheiden, was gravierender wäre: »Ihr/e Partner/in entwickelt eine tiefe emotionale Bindung an den/die andere/n. Ihr/e Partner/in hat mit dem/der anderen leidenschaftlichen Sex.« In allen Ländern hielten die Männer sexuelle Untreue für stressreicher, in den USA, von Puritanern begründet, stärker als in der Bundesrepublik und den Niederlanden.

Aber könnte nicht sein, dass Unterschiede geringer ausfallen, wenn Männer und Frauen sich nicht zwischen den Alternativen entscheiden müssen, sondern »beide« ankreuzen können? Lishner (2008) zeigte, dass bei dieser Antwortvorgabe 70 % der Männer und 62 % der Frauen beide Varianten gleich schlimm einschätzten, Letztere aber nur zu 5 % sexuelle Untreue als stressiger beurteilten, jedoch 33 % die emotionale. Dass auch in Zeiten der Pille Eifersucht evolutionäre Wurzeln hat und auf Fortpflanzung bezogen ist (bewusst oder nicht), zeigt sich daran, dass die geschilderten geschlechtstypischen Differenzen verschwinden, wenn Männer und Frauen mit dem Szenario konfrontiert werden, ihr/e Partner/in gehe eine gleichgeschlechtliche Beziehung ein: Sowohl Männer als auch Frauen wären weniger eifersüchtig (Sagarin et al. 2003).

Wer in einer sicheren Beziehung lebt, kann sich mit einem Eifersuchtsfragebogen leichter tun, als wer mit der Möglichkeit rechnen muss, der Partner könnte gerade jetzt ein fremdes T-Shirt ausziehen. Edlund (2006) griff diese Kritik an hypothetischen Studien auf und befragte Männer und Frauen, deren Partner sie *aktuell* betrogen. Bezüglich sexueller Eifersucht verzeichneten die faktisch betrogenen Männer einen Mittelwert von 4.6 (Punktwertspannbreite 1: »überhaupt nicht eifersüchtig« bis 7: »total eifersüchtig«), jene, die an hypothetische sexuelle Untreue dachten: 5.4, also deutlich stärker, möglicherweise aus psychohygienischen Motiven. Frauen, deren Partner fremd gingen, litten unter sexueller Untreue stark, aber noch mehr unter der emotionalen (M = 5.5), was auch mit psychophysiologischen Methoden (schnellere Herzfrequenz) nachgewiesen wurde (Harris

2003). Obschon es dem Selbstwertgefühl förderlich sein kann, in einem fremden Bett erwartet zu werden, löst Untreue auch Schuldgefühle aus, bei Frauen stärker wegen der emotionalen, bei Männern stärker wegen der sexuellen (Fisher et al. 2008).

Sind manche Menschen anfälliger für Eifersucht als andere? Flammt sie in temperamentvollen Männern und Frauen stärker auf? Das Gegenteil ist der Fall! Eifersucht, gemessen nach Mathes et al. (1982), korreliert negativ mit Selbstwert nach Rosenberg (1989) (Items wie »Ich habe viele positive Qualitäten«), ebenfalls negativ mit geringeren internen Kontrollüberzeugung (Cooley 2006). Wer überzeugt ist, sein Leben nur schwach im Griff zu haben, sondern von anderen abhängig zu sein, vom Schicksal gelenkt zu werden, tendiert stärker zu Eifersucht und wertschätzt sich selber weniger – ein gut gesicherter Befund (Parker et al. 2005). Menschen, die im Konkubinat leben, neigen mehr zu Eifersucht als Verheiratete, möglicherweise weil sie ihre Beziehung als weniger gut gesichert einschätzen, so Salovey u. Rodin (1988) auf der Basis von 25.000 Zuschriften zu Eifersucht. Am wenigsten anfällig für Eifersucht sind Geschiedene, möglicherweise weil sie diese schon öfters erlebt und überstanden haben.

Wie verhalten sich eifersüchtige Menschen? Die einen tauchen die Wohnung in romantisches Kerzenlicht und tragen Reizwäsche. Die anderen verheimlichen Sie. Eine Studie, die Buss (2003, S. 233) referiert, belegte Letzteres. Mehr als die Hälfte gestand, Eifersucht vor dem Partner zu verbergen. Eine mögliche Erklärung ist, dass das Zeigen von Eifersucht ein Eingeständnis von Unterlegenheit ist. Wer in Eifersucht ausrastet, gesteht damit, weniger begehrenswert und attraktiv zu sein als der/die Dritte. Ohnehin ist es keineswegs typisch, dass Eifersucht eine Frau zur Furie macht, tödlich wie Medea, bzw. einen Mann zum rasenden Othello. Salovey u. Rodin (1988) fragten 100 Personen, wie sie damit umgehen würden, wenn sich der Partner mit einer früheren Geliebten zu einem Abendessen trifft. Sie ermittelten zwei Strategien. Die erste bestärkt das »Selbstvertrauen«: sich keine Gedanken über mögliche Untreue machen, zuversichtlich sein. Die zweite betrifft die »Selbstbestätigung«: bewusst an die eigenen Vorzüge und Qualitäten denken, sich selber etwas Gutes tun.

Nicht immer gelingt es, Eifersucht darniederzuhalten. Eine mögliche Gegenstrategie ist, an einer Party mit anderen zu flirten, um Eifersucht zu erregen. Frauen tun dies häufiger als Männer und dies umso wahrscheinlicher, je stärker sie sich in der Partnerschaft engagieren (White 1980). Weniger Begehrenswerte investieren mehr in eine Beziehung und vollziehen bei nachhaltiger Untreue seltener die Trennung, weil sie eine geringere Chance verspüren, einen Partner zu finden (Shackelford u. Buss 1997).

Eifersüchtige sind wenig erpicht, an einem Rivalen positive Qualitäten zu sehen, sondern tendieren dazu, ihn in jenen Punkten schlecht zu machen, die ihren Partnern wichtig seien. Buss u. Dedden (1990) fragten Männer und Frauen, auf welche Persönlichkeitseigenschaften ihre Partner besonderen Wert legen. Anschließend sollten sie sich daran erinnern, wie sie das letzte Mal auf einen Dritten eifersüchtig waren und wie dessen Persönlichkeit beschaffen gewesen sei. Wer seiner Partnerin attestierte, Intelligenz und Bildung wertzuschätzen, hielt den Rivalen für oberflächlich und dumm. Gelegentlich äußern sich Eifersüchtige ihrem Partner gegenüber abschätzig über den/die Rivalin. Kritisiert eine Frau ihre Nebenbuhlerin als liederliche Schlampe, kann sie genau das Gegenteil bewirken, wenn ihr Mann gelegentlichem Sex in anderen Betten nicht abgeneigt ist (Buss 2003, S. 239).

Eifersucht, wie jeder sie einmal erleidet – Studien zufolge so stark, dass 38 % jemandem deswegen weh tun wollten (Buss 2003, S. 21) – ist grässlich. In der Evolution herangebildet, signalisiert sie Gefahr, speziell davor, dass eine Bindung zerbricht, der Betroffene alleine ist, nicht mehr mit Unterstützung oder sexueller Gemeinsamkeit rechnen kann. Eifersucht, zumal wenn sie provoziert wird, ist der inklusiven Fitness förderlich. Sie kann einen Mann motivieren, sich stärker um seine Partnerin zu bemühen, nachdem er gesehen hat, dass ein anderer bereit wäre, sie nach Hause zu nehmen. Auch Frauen, die eine Nebenbuhlerin wittern, engagieren sich stärker um ihren Partner. Nur wenig kann mehr beunruhigen, als registrieren zu müssen, dass der Partner nicht mehr eifersüchtig wird.

Eifersucht lässt sich als »Zeichen der Liebe« deuten (Buss 2003, S. 259). Dies gilt auch im sogenannten Wassermann-Zeitalter, in dem wir uns esoterischen Kreisen zufolge gerade befinden und dessen Protagonisten verkündet hatten, die neue Ära lasse nicht nur Gier und Gewalttätigkeit hinter sich, sondern auch Neid und Eifersucht. Experimentiert wurde dies, im Gefolge der 68er-Bewegung, in Kommunen, in denen die freie Liebe – »Polyamory« (Ravenscroft 2004) – mehrheitlich scheiterte (Buss 2001, S. 957). Es regte sich eben doch Eifersucht, wenn der Partner unter eine andere Decke schlüpfte. Genau gleich wie auf der Samoa-Insel, wo in den 1920er Jahren Margaret Mead (2001) ihre Feldforschungen über Jugend und Sexualität machte, um von dort das Evangelium der freien, eifersuchtslosen Liebe in die USA und nach Europa zu bringen. Was die Anthropologin, die in einem Hotel und nicht bei den Samoanern selber wohnte, nicht wissen konnte: Ihre Informanten gestanden später, nur Märchen erzählt zu haben. Auch auf dieser Insel der edlen Wilden kam es vor, dass Männer und Frauen, wenn Eifersucht sie packte, zum Buschmesser griffen (Buss 2001, S. 961).

3.2.4 Die Empirie der Schadenfreude

Wenn anderen Missgeschicke passieren, brechen wir oft in Gelächter aus. Sendungen wie »Pleiten, Pech und Pannen« verzeichnen hohe Einschaltquoten. Ein Youtube-Clip, noch und noch Missgeschicke zeigend – ein Stier schickt sich an, eine Kuh zu begatten, verliert sein Gleichgewicht, landet auf dem Rücken, strampelt mit allen Vieren nach oben – wurde hunderttausende Male angeklickt. Es kann enormes Vergnügen bereiten, zu sehen, wie andere Pech haben, auch wildfremde Menschen, die wir nie zuvor beneidet haben. In einer GfK-Umfrage von 2006 gaben 79 % der 2000 Befragten unumwunden zu, Schadenfreude zu erleben, die jüngeren häufiger (bis 20 Jahre: 95 %) als die Senioren (knapp die Hälfte) – »Volkssport Schadenfreude« titelte das Magazin Focus (21.8.2006).

Neigt der Mensch von Natur aus zu Schadenfreude? Oder ist es dafür nicht erforderlich, zuerst andere zu beneiden? Hareli u. Weiner (2002) untersuchten experimentell die Antezedenzen von Schadenfreude. Sie fanden, dass vor allem feindselige Gefühle gegen Personen dazu führen, sich an ihrem Unglück zu freuen, und weniger der Neid. Anders hingegen Van Dijk et al. (2006): Sie präsentierten ihren Versuchspersonen per PC-Bildschirm einen Kommilitonen, der sehr erfolgreich war und kurz davor stand, sein Studium abzuschließen und einen guten Job zu bekommen. Sodann beurteilten sie Items wie: »Ich wäre gerne in der Situation dieses Studenten« (Neid) oder »Ich mag diesen Kerl nicht leiden« (Feindseligkeit). Sodann ließen die Psychologen einen (fiktiven) Supervisor dieses akademischen Senkrechtstarters erzählen, wie er des Diebstahls eines Laptops überführt wurde und seine Karriere vermasselte. Van Dijk et al. (2006) fragten die Studenten nach ihrer Schadenfreude: »Ich kann mir ein Lächeln nicht verkneifen« etc. Nicht nur Feindseligkeit stellte sich als Prädiktor von Schadenfreude heraus, sondern auch Neid. Je stärker dieser war, bevor die Studierenden vom Pech des Erfolgreichen erfuhren, desto mehr freuten sie sich. Dies jedoch nur dann, wenn die beneidete Person vom gleichen Geschlecht war. Frauen beneiden ihresgleichen stärker, desgleichen die Männer. Dass Schadenfreude erst auftritt, wenn zuvor Neid verspürt wurde, zeigten weitere Studien (Powell, Smith u. Schurtz 2007; Smith et al. 1996)

Dass Neid und Schadenfreude eng verbunden sind, belegt die neuropsychologische Studie von Takahashi et al. (2009). Sie versetzten ihre Versuchspersonen in eine neidauslösende Situation und maßen mit funktionaler Magnetresonanztomografie die Gehirnaktivität. Diese war stärker im vorderen Cingulum, das zum limbischen System gehört und an der Verarbeitung von Konflikten beteiligt ist. Anschließend simulierten die Forscher eine Situation, in der ihre Versuchspersonen Schadenfreude empfanden. Stärker aktiv war das ventrale Striatum, in dem der Nuccleus accumbens liegt, das Dopamine ausschüttet und eine zentrale Komponente des beglückenden Belohnungssystems ist. Schadenfreude, sprichwörtlich die schönste Freude, aktiviert die gleichen Gehirnregionen wie freudige Erwartung. Das zentrale Ergebnis der Studie von Takahashi et al. (2009) aber war: Je stärker zuvor, im Neiderleben, das vordere Cingulum aktiviert wurde, desto aktiver war, in der Schadenfreude, das ventrale Striatum. Wurde den Studierenden das Missgeschick einer Person gezeigt, die nicht beneidet worden war, reagierte der für das Glückserleben zuständige Teil des limbischen Systems nicht.

Wirkliche, hämische Schadenfreude setzt Neid voraus. Anders hingegen das vergnügliche Schmunzeln, wenn ein Skifahrer nicht mehr bremsen kann und in einen Schneehaufen schlittert. Wirklich Schadenfreudige wünschen dem Pechvogel Hals- und Beinbruch – die meisten Betrachter solcher Videoclips, vergnüglich schmunzelnd, wären aber betroffen, wenn sich der Skifahrer verletzt hätte.

3.3 Wie Neid entsteht

3.3.1 Neid als selbstbewusste Emotion

Können Säuglinge neidisch sein? Dem Kirchenlehrer Augustinus (1950, S. 31) zufolge ja. Er beob- achtete einmal, wie eine Amme Zwillinge stillte, und sah, wie einer den anderen beiseite drängte – für den Kirchenlehrer, weil der Säugling, mit der Erbschuld behaftet, dem Milchbruder die Nahrung nicht gönnte und neidisch gewesen sei. Die Emotionspsychologie (Schmidt-Atzert 1996; LeDoux 2001) rechnet Neid jedoch nicht zu den angeborenen Emotionen (Izard 1994), sondern zu den »sekundären«. Diese entwickeln sich im zweiten Lebensjahr, wenn das Kind sich seiner selbst bewusst wird, ersichtlich daran, dass es sich, um den 18. Lebensmonat, im Spiegel selber erkennt (Rauh 2002, S. 204). Spätestens von da an kann es registrieren, dass ein anderes Subjekt sein Eigen nennt, worüber es selber auch verfügen möchte. Lewis (2007) zählt Neid zu den »selbstbewussten Emotionen«, die zur Voraussetzung haben, dass das Subjekt seinen eigenen Zustand evaluiert hat, was ab dem Ende des zweiten Lebensjahres möglich wird.

Wesentlich später scheinen Kinder die Begriffe »Neid« und »neidisch« zu verstehen. Ridgeway, Waters u. Kuczai (1985) fragten Eltern, ob ihre Kinder (zwischen 18 Monaten und 6 Jahren) ausgewählte Emotionswörter begreifen. Während den 18 Monatigen von 80 % der Mütter und Väter attestiert wurde, »glücklich« und »traurig« zu verstehen, tat dies bei »neidisch« niemand. Noch bei 5-Jährigen waren nur wenige Eltern überzeugt, sie wüssten, was »neidisch« ist.

Kinder können Emotionen erleben, lange bevor sie sich die Begriffe angeeignet haben, das gilt auch für »Neid«. Aber schon der Nestor der Entwicklungspsychologie, Wiliam Stern (1927, S. 473), war überzeugt, Neid sei eine vergleichsweise späte »nebenbuhlerische« Regung (kaum ab dem dritten Lebensjahr), die »beim normalen Kinde« nur als »Augenblickswallung« auftrete. Darin schwang Kritik an der Psychoanalyse mit, die sich mit dieser nagenden Emotion intensiver auseinandersetzte (Reviews: Ashwin 2000; Rosenblatt 1988).

3.3.2 Neid: ein angeborener destruktiver Trieb?

Die Psychoanalyse postulierte zum einen den »Penisneid« der Mädchen, an dessen »Bedeutsamkeit« für die weitere psychosexuelle Entwicklung der Frau »man nicht gut zweifeln« könne (Freud 1969, S. 556). Zum anderen: Neid sei, als oral- und analsadistischer Impuls, vom »Beginn des Lebens an aktiv« und angeboren – so Melanie Klein (2000, S. 283). Ihre Sicht des Neides entspricht der des Augustinus. Dies umso mehr, als beide die weibliche Brust vor Augen hatten, für Klein (2000, S. 288) das erste Liebesobjekt des Säuglings, der »Kern des Ichs« und anfänglich symbiotisch für ein »Teil des Ichs« gehalten. Auch wenn das Stillen beglücke, erfahre der Säugling unvermeidlich, dass die Brust nicht die seine ist, worauf sich primitiver Neid einstelle. Weil im Neid der aggressive Impuls stecke, »dieses Objekt der Begierde zu rauben oder zu zerstören« (ebd. S. 290), gehe der Säugling zu »sadistischen Angriffen auf die Mutterbrust« über, wolle diese gierig entleeren und das Innere der Mutter mit giftigen Exkrementen füllen (Klein 1985, S. 67), auch aus Rache, weil die Mama den »bösen« väterlichen Penis in sich aufnahm, wovon der Säugling eine »phylogenetische« Vorstellung habe (Klein 1985, S. 29). Dieses Bild des Kleinkindes ist wenig schmeichelhaft, sondern voll von Todestrieb (Freud 1969, S. 540). Faktisch projizierten Kleinianer aggressivste Regungen in Kinder, doch deren primäres Bedürfnis ist es, zu ihren Bezugspersonen Bindungen aufzubauen – und nicht, ihnen das Gesicht zu zerkratzen (Klein 1985, S. 25).

Auch Klein (2000) entging nicht, dass Säuglinge an der Mutterbrust »den Ausdruck einer seligen Befriedigung« zeigen können, »der sich später nach dem Erleben des Orgasmus wiederholen wird« (Freud 1969, S. 309). Die Analytikerin postulierte denn auch, die Brust könne ein gutes Objekt werden, woraus sich später die Fähigkeit zu Dankbarkeit und Freude entwickle,

was eine integrierte Persönlichkeit auszeichne. Gleichwohl hielt sie Neid für eine »destruktive Kraft«, die »von Beginn des Lebens an zum Tragen kommt« und in der Kindheit die Entstehung von Schuldgefühlen begünstigt, die ihrerseits Depressionen Vorschub leisten.

Sind Säuglinge neidisch? Die aktuelle Psychoanalyse tendiert zum Nein. Laverde-Rubio (2004) analysierte jahrelang Patienten, die an Neidgefühlen litten. So beispielsweise einen 35-jährigen Akademiker, dessen Schwester in der Kindheit verwöhnt worden war, während er stets schuften musste. Die Ätiologie seiner Depression liege in der Ungleichbehandlung durch den allmächtigen Vater, woraus Neid resultierte. Entwicklungspsychologisch setzt er voraus, dass das Kind der symbiotischen Phase entwachsen ist und, gegen Ende des zweiten Lebensjahres, seine Objektbeziehungen bewusst realisiert. Der südamerikanische Psychoanalytiker verneinte die Existenz eines Todestriebes ebenso wie die von angeborenen Neidimpulsen. Solche setzen vielmehr ein entsprechendes Wissen von sich selbst voraus, aber auch von sozialen Beziehungen, die Neid erzeugen, nämlich dann, wenn sie – zu Unrecht – »asymmetrisch« sind. Für prototypisch hält Laverde-Rubio (2004) die verzweifelte Situation von Kain (Gen 4). Verbissen bemühte er sich um die Anerkennung durch den allmächtigen Gott-Vater. Als er realisiert, dass dieser sein Opfer verschmäht, das seines Bruders aber annimmt, beginnt der Neid zu nagen und lodert zum Zorn auf. In diesem erschlägt er seinen Bruder und nimmt damit Rache an Gott, weil das Blut seines Lieblings in die Erde sickerte (Szondi 1978).

Dass Neid Selbstbewusstheit voraussetzt, zeigt eine der wenigen Beobachtungsstudien mit Kleinkindern (Frankel u. Sherik 1977). Kinder unter zwei Jahren würden jeweils den Besitz »neiden«, und nicht den Besitzer. Ihr »Neid« sei »Besitzgier«. Neid erfordere, sich selber sowie andere als eigenständige Subjekte wahrzunehmen. Dies setze bei den 2-Jährigen ein, wenn sie auf dem Spielplatz zu ihrer Mutter rennen, nachdem sie gesehen haben, dass diese sich mit anderen Kindern abgibt, um sich ihrer Zuwendung zu versichern. 3- bis 4-Jährige, die motorisch schon zu viel mehr fähig sind (z. B. auf einem Bein hüpfen, klettern), zeigten Neid, wenn andere Kinder Dinge tun, die sie selber gerne auch verrichten würden – und dies umso mehr, wenn die Rivalen bewundert werden. 5-jährige Jungen beneideten, möglicherweise aufgrund der psychoanalytischen Sichtweise der Forscher (Ödipuskomplex), starke und mächtige Männer wie ihre Väter, Mädchen hingegen Frauen, die schon Kinder geboren und ihren Haushalt im Griff haben. Normaler Neid sei in der frühen Kindheit der Persönlichkeitsentwicklung förderlich. Er korrigiere narzisstische Allmachtsfantasien in Richtung einer realistischen Sicht von sich selber. Auch motiviere er, sich zu steigern, anderen nachzueifern, sie zu übertreffen. Neid beflügelt den *agon*, den (spielerischen) Wettkampf, für Huizinga (1987) ein Entwicklungsmotor der Kultur.

3.3.3   Neidisch auf den Penis?

Irgendwann registrieren Mädchen, dass Jungen einen Penis haben. Für Freud (1969, S. 557) ist dies »ein Wendepunkt in der Entwicklung des Mädchens«. Kein Glied zu haben, erkläre sich das Mädchen damit, kastriert worden zu sein: Von der Mutter, die nicht erst in der ödipalen Phase seine Feindin sei. Nach dieser Entdeckung fühle es sich »schwer beeinträchtigt« und äußere den Wunsch, auch so etwas wie die Jungen zu haben. Es verfalle dem »Penisneid, der unvertilgbare Spuren in seiner Entwicklung und Charakterbildung« hinterlasse (ebd. S. 556). Er bewirke, »dass Neid und Eifersucht im Seelenleben der Frauen eine noch größere Rolle spielen als bei den Männern« (ebd.). Unbewusst wolle die Frau, deren Über-Ich ohnehin weniger entwickelt sei (S. 560), den Penisverlust durch ein

Kind kompensieren, weniger durch eine Tochter als vielmehr einen Sohn, weil nur das Verhältnis zu einem solchen »der Mutter uneingeschränkte Befriedigung (bringt)« (S. 563).

Psychoanalytiker versuchten, den Penisneid von Frauen empirisch zu belegen. Hall u. Van de Castle (1973) analysierten die Träume von 120 Studentinnen und Studenten im Hinblick darauf, ob sie symbolische Hinweise auf Kastrationskomplex und Penisneid enthielten. Ersterer wurde konstatiert, wenn im Traum ein phallusähnliches Gerät (Gewehr, Schaufel) nicht gebraucht werden konnte, Letzterer dann, wenn die Träumenden einen Penis oder ein Symbol dafür (z. B. Regenschirm) erwarben. Tatsächlich fielen die Träume der Studentinnen häufiger in die zweite Kategorie. Doch ob dies tatsächlich auf Penisneid hinweist, oder sich beispielsweise schlicht damit erklären lässt, dass Frauen häufiger shoppen bzw. dass sie – so die Psychoanalysekritiker Eysenck u. Wilson (1973, S. 203) – stärker »einen Penis in sich, aber nicht an sich wünschen«.

Sind Frauen generell neidischer (Burke 1998), weil sie insgeheim auch jenes Organ besitzen möchten, das Männern nicht immer gehorcht? Grundlegender noch ist die Frage: Beneiden Mädchen die Jungen überhaupt um ihr Genitale, für das sie später angeblich ein Surrogat in der Form eines Babys bekommen wollen (Freud 1969, S. 558)? Der Entwicklungspsychologe Trautner (1991, S. 369) fasste die gesicherten Erkenntnisse zur »Entwicklung der Geschlechtstypisierung« schon vor Jahren zusammen: Es gibt dafür keine empirischen Belege. Nicht nur, dass Mädchen viel früher als von der Psychoanalyse angenommen eine feste Geschlechtsidentität entwickeln, darüber hinaus machen sie diese weniger am Penis fest, um dessen sexuelle Möglichkeiten sie noch gar nicht wissen (McConaghy 1979), sondern an Merkmalen wie Haarlänge, Kleider, Stimmlage etc. Der Penisneid, in der Psychologie heftig umstritten, ist »schlichtweg falsch« (Haubl 2001, S. 173).

Aber könnten Mädchen nicht an einem Phallusneid leiden, also Neid auf patriarchale Privilegien, die der Phallus symbolisiert (Feldman u. De Paola 1994)? Dies behaupten feministische Kritiker der Psychoanalyse: »Man müsste also statt Penisneid den Begriff des Phallusneids einführen, welcher darauf hindeuten würde, dass das Mädchen den Penis als Symbol für die größere Freiheit und Macht des Knaben empfindet.« (Radonic 2003). Ob sich Mädchen in der Tat Jungen gegenüber minderwertig fühlen, ist fraglich. Wiederholt wurde nachgewiesen, dass sie schon früh auf ihre Geschlechtsidentität stolz sind (Trautner 1991).

Oder könnte es nicht umgekehrt sein? Was hätte Freud erwidert, wenn ihm gesagt worden wäre, Männer seien neidisch, weil sie keine Schamlippen, Klitoris und Vagina besitzen? Wie in der Psychoanalyse üblich, wird Vaginaneid (Ruitenbeek 1966, S. 133 f.) mit Einzelfällen belegt (Tarpley 1993): Männer, die Schwierigkeiten haben, die Erwartungen an die männliche Geschlechtsrolle zu erfüllen, sich fürchten, schlaff zu versagen, möchten lieber Vagina und Brüste besitzen. Da Neid oft in Feindseligkeit umschlage, entwickelten vaginaneidige Männer Frauenhass (Haubl 2001, S. 176).

»Dem männlichen Vaginaneid nahestehend ist der Gebärneid, das »dynamische Gegenstück des Penisneides«, das bei Freud »kaum Beachtung« fand (Berkel 2008, 40). Anders hingegen etliche seiner Schüler und Schülerinnen. Bruno Bettelheim (1982) erklärte sich den in vielen primitiven Gesellschaften nachweisbaren Brauch der »Couvade« – werdende Väter legen sich während der Niederkunft ihrer Frauen wie hilflose Babys hin und lassen sich von anderen Frauen versorgen – damit, dass sie so das emotionale Vakuum ausfüllen müssen, das sich aus der Unfähigkeit ergibt, Kinder zu gebären. Hilde Schmölzer (2005) präsentiert mythologische Motive, in denen sich männlicher Gebärneid manifestiere: Zeus, der aus seinem Haupt heraus die Athene gebar; der alttestamentliche Gott,

der keiner gebärenden Göttin mehr bedarf! Die vor allem von Männern betriebenen Innovationen in der Reproduktionstechnologie würden – letztlich neidbedingt – auf die »Abschaffung der Mutter« hinauslaufen. Wie viele Männer wirklich Gebärneid empfinden, ist empirisch ungeklärt und ohnedies schwierig zu erheben.

Ist Neid eine angeborene destruktive Regung? Entsteht Neid, weil Frauen keinen Penis haben? Dem Neidforscher Schoeck (1966, S. 80) zufolge ist der anatomische Unterschied jedenfalls zu gering, um die »ungleich größere Rolle des Neidens in der Gesamtexistenz des Menschen« zu erklären. Die klassischen psychoanalytischen Theorien zur Entstehung des Neides stellen nicht zufrieden und sind kaum zu überprüfen.

Ein weiteres psychoanalytisches Motiv ist der Neid von Müttern auf ihre Töchter, wenn sich bei diesen die Brüste zu wölben beginnen und sich Männer auf der Straße nach ihnen umdrehen (Gross 2002). Insofern sich das Unbehagen von Müttern weniger darauf richtet, ihre Töchter könnten ihnen den Partner wegnehmen, sei nicht von Eifersucht zu sprechen, sondern von Neid. Die Tochter werde nun erleben, was die Mutter vor Jahren auch beglückte: begehrt und geliebt werden. Untersucht hat dieses Phänomen, das an den »Elektrakomplex« erinnert – ein Begriff, den C. G. Jung prägte, um die übermäßige Bindung der Tochter an den Vater zu bezeichnen –, die österreichische Psychoanalytikerin Helene Deutsch (2000). Mütter heranwachsender Töchter müssten sich eingestehen, dass ihre sexuelle Blüte zu welken beginnt. Ihre Besorgnis, die Töchter könnten sittlich fallen – »Tu dies nicht, weil es gefährlich ist.« –, sei kaschierter Neid: »Erfreue dich nicht deiner Jugend, weil ich neidisch bin.« Apter (2008) befasste sich jahrelang mit der Beziehung zwischen Müttern und pubertierenden Töchtern und fand keine Indizien für Neid, wie sie von Rebecca Walker (2007) in ihrem Bestseller »Baby Love« jüngst popularisiert wurden. Vielmehr sorgten sich die Mütter aufrichtig, ihre Töchter könnten ausgenützt und so verwundet und verletzt werden.

3.3.4 Entwicklung von Eifersucht und Schadenfreude

Wann beginnt sich im Leben Eifersucht zu regen? Möglicherweise schon, wenn Erstgeborene registrieren, dass ein Geschwister in der Wiege liegt. Freud (1969, S. 209) hielt es für unvermeidlich, dass ein Kind dem nachgeborenen Geschwister gegenüber »eifersüchtigen Hass« entwickelt, im Wunsche gipfelnd, es möge sterben, weil es sich »entthront (fühlt), beraubt, in seinen Rechten geschädigt«, was auch Groll auf die Mutter auslöse. Möglicherweise ist dieses psychoanalytische Dogma biografisch bedingt: Freud war das älteste Kind und erlebte im Alter von anderthalb Jahren mit, dass der jüngere Bruder Julius verstarb.

Doch Eifersucht auf jüngere Geschwister ist nicht zwingend. Ob und wie stark sie auftritt, hängt vom Altersunterschied ab. In den Studien des Autors über Kindheitsglück (Bucher 2008) schilderten viele Jungen und Mädchen rührend, wie sehr es sie beglückte, ein jüngeres Geschwister zu bekommen. Eine 11-Jährige erzählte, sie habe mit 5 Jahren stundenlang an der Straße gewartet, bis die Eltern mit dem Brüderlein vorfuhren. Unwahrscheinlicher ist Eifersucht, wenn der Altersabstand geringer ist. Dies bestätigt eine der wenigen Beobachtungsstudien zur Entwicklung von Eifersucht. Masciuch u. Kienapple (1993) filmten, wie Kleinkinder reagieren, wenn sich ihre Mütter anderen Kindern zuwenden, indem sie diesen vorlesen. Vor dem ersten Geburtstag waren eifersüchtige Regungen (saures Gesicht, Weinen, auf den Schoß klettern, andere wegdrängen) höchst selten. Am häufigsten waren sie um anderthalb Jahre (wenn das Kind sich selber in einem Spiegel zu erkennen beginnt), um dann deutlich zurückzugehen. Dies schließt freilich nicht aus, dass auch ältere Kinder stark eifersüchtig werden können, wenn sie Bedrohliches registrieren, beispielsweise dass Geschwister oder andere tolle Geschenke bekommen. Masciuch u. Kienapple (1993) ziehen den Schluss, Kinder seien früher zu Eifersucht fähig als von Bers u. Rodin (1984) angenommen. Diese datierten deren Auftreten ins dritte Lebensjahr, weil erst jetzt die notwendigen sozialen Vergleiche möglich seien. Gewiss erfordert Eifersucht kognitive Fähigkeiten, im Experiment von Masciuch u. Kienapple (1993) die, Zuwendung der Mutter zu einem anderen Kind als Gefahrensignal zu sehen. Doch dies können Kinder früher, zeitgleich mit der Entwicklung von Selbstbewusstsein. Darüber hinaus hängt Eifersucht bei Kindern wie Erwachsenen davon ab, für wie wichtig die Bezugspersonen und deren Handlungen eingestuft werden.

Wie sich Eifersucht weiterentwickelt, hängt von zahlreichen Faktoren ab, so den frühen grundgelegten Bindungsstilen. Buunk (1997) fand, dass seine Probanden (N = 200) zu 55 % sicher gebunden waren. Diese wiesen auf den drei Varianten von Eifersucht (reaktiv, possessiv, ängstlich) geringere Werte auf als jene, die sich ängstlich an den Zipfel der Mutter klammerten (ängstlich-ambivalent: 21 %), sowie diejenigen, die Bindungen vermieden (24 %). Auch Levy, Kelly u. Jack (2006) eruierten Zusammenhänge zwischen Bindungsstilen und späterer Eifersucht. Sicher Gebundene geraten eher in Eifersucht aufgrund emotionaler Untreue (auch Männer), Unsichere hingegen wegen sexueller. Eine gute Prophylaxe für Eifersucht, speziell für pathologische (Marazziti et al. 2003), ist stabiler Selbstwert, der erzieherisch unterstützt werden kann (Bucher 2008). Erwiesen ist, dass traumatische Kindheitserfahrungen unsichere Bindungsstile im Erwachsenenalter begünstigen, vor allem den ängstlich-vermeidenden. Auch korrelieren sie positiv mit der Tendenz zu Untreue, was – bei anderen – Eifersucht hervorrufen kann (Yumbul et al. 2010).

Wann entwickelt sich nun Schadenfreude? Sind Kleinstkinder zu jener »antimoralischen Triebfeder« fähig, die Schopenhauer (1919, IV, S. 200) nicht für »menschlich«, sondern »teuflisch« hielt? Offensichtlich nicht. Bischof-Köhler (1989) konfrontierte mehr als hundert Kinder zwischen 15 und 21 Monaten mit Situationen wie Folgenden: einem Teddybären, mit dem die Versuchsleiterin spielte, brach der Arm ab; als sie essen wollte, zerbrach der Löffel. Mehrheitlich reagierten die Kinder empathisch, indem sie die Frau trösten oder ihren Teddybären reparieren wollten – dies zumal dann, wenn sie sich im Spiegel schon selber erkannten. Auch gemäß einer Studie von Holodynski (aus Maisch 2009) regt sich Schadenfreude spät. Kinder konnten heimlich ein Glas Apfelsaft gegen bitteren Zitronensaft austauschen und wurden beobachtet, wie sie reagierten, als die Hereingelegten ihren Mund sauer verzogen. Die 4-Jährigen wollten den Trinker sogar warnen, 5- und 6-Jährige zeigten ansatzweise Schadenfreude. Erst die 8-Jährigen kosteten den Streich mit sichtlichem Vergnügen. Schadenfreude erfordere soziale Beziehungen, in denen der Status wichtig geworden sei. Wie sie sich weiter entwickelt, hängt von ähnlichen Faktoren ab, die auch die Neiddisposition beeinflussen. Wenn es gelingt, ein stabiles und positives Selbstwertgefühl aufzubauen, desgleichen Empathie, bleibt sie niedrig.

3.4 Was Neid bewirkt

3.4.1 Neid kränkt

Die Deutsche Apothekenumschau wollte vor einigen Jahren wissen, was mit Mitbürgern geschieht, wenn sie Neid verspüren, wofür das GfK Marktforschungsinstitut 2000 Personen über 14 Jahre befragte (Haubl 2006). Diese schilderten nicht nur miese Stimmung, sondern zu 5 % auch körperliche Beschwerden, die, wenn sie länger anhalten, krank machen: Magenschmerzen,

Herzrasen, Schlafstörungen, ein lähmendes Gefühl der Ohnmacht, die verdrießliche Situation nicht verbessern zu können. Neuropsychologen stellten fest: Bei Versuchspersonen, die in einem Geschicklichkeitsspiel unterlagen und auf die Gewinner neidisch wurden, zeigte sich in jenen Gehirnregionen stärkere Aktivität, die auch Schmerzempfindungen auslösen, psychisch wie physisch: im dorsalen anterioren cingulären Kortex, der Inselrinde sowie im somatosensorischen Kortex (Gräbner 2009). Neid tut buchstäblich weh und wirkt direkt auf das Gehirn: Dendronen werden nachweislich zerstört, wie bei Dauerstress im Hippocampus.

In gleicher Weise geschädigt wird das Gehirn durch Depressivität (Rajkowska 2000). Wenig erstaunlich, dass Neid zu klinischen Depressionen führen kann. Medina (2000, S. 234 f.) schildert den Fall von Suzanne, einer erfolgreichen, glücklichen Frau. Nach ihrer Heirat wünscht sie sich Kinder, aber der Streifen des Schwangerschaftstestes verfärbt sich nicht. Sie beginnt ihre Freundinnen, die mit den Kinderwägen zum Spielplatz flanieren, zu beneiden, meidet sie, zieht sich zurück, auch von ihrem Mann, dem sie insgeheim anlastet, unfruchtbar zu sein. Sie hadert mit Gott, der ihr bisher Trost spendete, und empfindet ihr Schicksal als zutiefst ungerecht, bis sich suizidale Regungen aufdrängen, denen sie nach langem Ringen erliegt. Als neuropsychologisches Korrelat des Neides handelte Medina (2000) zu Recht die Depression ab, also das Gegenteil von Glück, gekennzeichnet dadurch, dass ein Mensch, in lähmendem Grübeln versunken oder von Neid durchwühlt, auch nicht mehr weinen kann (Fromm 1989 IV, S. 143).

Neid schädigt Menschen nicht nur direkt, sondern erzeugt auch eher Lebensumstände, die der Gesundheit abträglich sind (Smith u. Kim 2007, S. 58 f.). Dem Wohlbefinden besonders zuträglich ist soziale Einbettung. Notorische Neider sind unangenehme Zeitgenossen und werden gemieden (Silver u. Sabini 1978). Wenn sie als Missgünstlinge erlebt werden, die über die Beneideten untergriffige Gerüchte verbreiten, ist es unwahrscheinlicher, dass sie unterstützt werden (Wert u. Salovey 2004). Neiden macht einsam. Ganz anders die Dankbarkeit, das Gegenstück von Neid, die mit diesem massiv negativ korreliert (Mc Cullough, Emmons u. Tsang 2002). Menschen, die diese Tugend leben und andere spüren lassen können, erhalten bereitwilliger Unterstützung und warmes Feedback. Und: Der Gesundheit förderlich ist nicht nur, selber Zuwendung zu bekommen, sondern – ebenso sehr – solche zu geben, was die Lebensdauer verlängern kann (Brown et al. 2003). Dazu sind notorische Neider kaum bereit, im Gegenteil. Anstelle von Dankbarkeit und Sympathie entwickeln sie Feindseligkeit, ja Hass, der, wenn er lange genug lodert, die Anfälligkeit für Herzerkrankungen erhöht (Smith et al. 2004).

3.4.2   Neid erzeugt Feindseligkeit

Es geschah schon unzählige Male: Ein geschicktes Kind baut mit Holzklötzen einen fantastischen Turm. Sein Spielgefährte, weniger begabt, wird frustriert, weil seiner zusammenstürzt. Nachdem er das Prachtwerk scheel betrachtet hat, schlägt er zu, die Holzklötze poltern herab. Das angegriffene Kind schreit vor Wut, der »Übeltäter« kichert. Oder: Ein Mann, neidisch auf den teuren Wagen eines Mitarbeiters, streift dessen Seitentüre »unabsichtlich« mit einem spitzen Gegenstand und zieht einen Kratzer. Doch nicht nur Alltagsbeobachtungen zeigen, dass Neid feindselig ist. Auch ein flüchtiger Blick in die Geschichte macht deutlich, was aus Neid geschehen kann: gegen den triumphierenden Cäsar schmiedete der neidische Cassius ein Mordkomplett. Ebenfalls aus Neid wurden so viele Frauen der Hexerei bezichtigt (weitere Beispiele: Schoeck 1966). Empirisch ist die Feindseligkeit von Neid gut bestätigt. Gold (1996) ermittelte positive Zusammenhänge mit Feindseligkeit (r = .47). Zudem fand er, dass Neider

auch leichter verärgert sind und in Zorn geraten (r = .43), was in Aggressionen ausarten kann (Smith et al. 1994; Shaver et al. 1987).

Warum ergrimmen viele Menschen, wenn sie sehen, dass andere sich einen sportlicheren Wagen leisten können, nach einem Vortrag längeren Applaus erhalten? Warum können sie sich nicht mitfreuen? Diskutiert werden hierzu evolutionäre Faktoren (Hill u. Buss 2008). Wenn ein Individuum registriert, dass andere über mehr und bessere Ressourcen verfügen, kann das alarmierend für die eigene Fitness sein und dazu drängen, sich diese Vorteile auch zu verschaffen. Oder aber jene zu schädigen, die damit ausgestattet sind, bzw. sie schlimmstenfalls zu vernichten (Beck 1999). Die Feindseligkeit des Neides ist eine defensive Reaktion auf die Bedrohung des Selbstwerts (Smith 2004a). Wir haben das starke Verlangen, eine positive Sicht auf uns selbst aufrechtzuerhalten (Beach u. Tesser 2000). Wird sie beeinträchtigt, ist es simpel, jenen zu schaden, die beneidet werden, speziell dadurch, dass sie moralisch disqualifiziert oder ihre Vorzüge als unverdient abgewertet werden (Wills 1981). Neider verbreiten häufiger Gerüchte über andere (Wert u. Salovey 2004).

3.4.3   Neid lässt in die Hände spucken

Albert erfährt, dass sein Kollege Josef eine Gratifikation bekommen hat. Er gesteht sich ein, Neid zu empfinden, nimmt sich aber sogleich vor, seine Umsätze zu steigern und besser zu werden. Neid kann ein starker Motivator sein. »Nichts erregt unsere Ambitionen so sehr wie die Trompetenfanfaren zum Ruhme eines anderen«, sagte der spanische Philosoph Gratian (aus Kets de Vries 1992, S. 55). Menschen, die in ihrer Arbeit für sie ungünstige Aufwärtsvergleiche anstellen mussten, waren bestrebt, ihre Leistung zu steigern (Brown et al. 2007). Vorgesetzte können gezielt ehrgeizig-stimulierenden Neid provozieren, indem Tüchtige ausgezeichnet werden

– aber damit auch das Gegenteil bewirken: dass sich depressiv-lähmender Neid ausbreitet oder feindseliger, bis hin zu Sabotagen, wodurch die Produktivität enorm geschwächt wird (Dunn u. Schweitzer 2006).

Wann motiviert Neid? Dazu forschte der Niederländer Van de Ven (2009), der in mehreren Studien nachwies, dass es neben feindseligem Neid auch gutartigen Neid gibt (benign). Voraussetzung für diesen ist, dass die Besserstellung des Beneideten gerechtfertigt erscheint und dass er gemocht, ja bewundert wird. Der Effekt ist weniger, ihn zu verletzen oder zu hoffen, dass ihm ein Missgeschick widerfährt, als der Vorsatz: »Ich versuche verstärkt, eigene Ziele zu erreichen.« Auch belegte Van de Ven (2009), dass gutartiger Neid stärker motiviert als Bewunderung. In dieser kann der Mensch akzeptieren, die beneideten Fähigkeiten oder Vorzüge nicht zu erlangen. Anders hingegen, wenn das Ziel als erreichbar eingeschätzt wird: dann kann gutartiger Neid stärkste Motivation sein. Hat Neid also doch auch eine positive Seite? Die Neidforscher Smith u. Kim (2007, S. 47) wenden sich dagegen, in diesem Fall von »Neid« zu sprechen, weil dies dessen Wesen verdunkle. Doch Van de Ven (2009) zeigte auch, dass selbst gutartiger Neid – im Unterschied zu Bewunderung – nicht frei ist von negativen Affekten.

3.5 Neid und Eifersucht überwinden – aber wie?

3.5.1 Therapie gegen Neid

Neid ist allgegenwärtig, in Kinderzimmern, am Arbeitsplatz, in der Kirche (Herrmann 1976, S. 165 ff), in der trauten Nachbarschaft beim Blick auf den neuen Swimmingpool. Darüber hinaus leben wir in einer Psychotherapiegesellschaft mit mehreren hundert Richtungen. Aber eine dezidierte und evaluierte Neidtherapie ließ sich nicht finden. Für Verena Kast (1996, S. 121)

ist Neid in der Therapie ein Tabu. Die Neidforscher Exline u. Zell (2008, S. 315) attestieren, in diese Richtung sei noch kaum geforscht worden, obschon in vielen Chatrooms immer wieder gefragt wird: »Wie überwinde ich Neid?«

Befragt wurden Menschen jedoch, was sie tun, um Neid- und Eifersuchtsattacken zu bewältigen. Salovey u. Rodin (1988, S. 28 f.) ermittelten auf der Basis von 100 Studenten drei Strategien:
1. Eine unerschütterliche Haltung bewahren.
2. Positive Vergleiche anstellen (nach unten bzw. zu solchen, denen es noch schlechter geht) und dadurch sich selbst stärken.
3. Selektives Ignorieren, speziell sich einreden, dass das beneidete Objekt nicht so wichtig sei.

Diese Strategien entsprechen Ratschlägen, die Exline u. Zell (2008) aus anderen Therapien übernommen haben, um dieses nagende Gefühl zu vermindern. Neid deuten sie als Botschaft: a) dass der Neider etwas begehrt, b) ihm etwas fehlt und c) er getrennt (disconnected) sei. Bezüglich des Begehrens raten sie zur Selbstprüfung, welche Besitztümer und Ziele im Leben wirklich wichtig seien. Hier werden Techniken der Kognitiven Therapie empfohlen: »Garantiert ein Sportwagen oder Designerkleidung wirklich, Liebe und Sicherheit zu finden?« Ratsam sei auch, sich die Frage nach der Wichtigkeit bestimmter Objekte oder Privilegien angesichts von Vergänglichkeit und Tod zu stellen: »Was wünschen Sie als Inschrift auf Ihrem Grabstein?« Vieles, was Neid evozierte, relativiere sich damit drastisch. Neid signalisiere auch Defizite und Mängel. Eine erste Gegenstrategie: die Kontrolle zu übernehmen und eigene Kompetenzen zu steigern – oder zu lernen, jene Begrenzungen zu akzeptieren, die sich nicht ändern lassen.

Exline u. Zell (2008, S. 321) verweisen auf die in vielen Religionen empfohlene Demut. Sie wurde und wird oft als blinder Fatalismus missverstanden, kann aber inneren Frieden stärken, beglücken und für neue Erfahrungen öffnen

(Tangney 2000). Demut und das Eingestehen eigener Grenzen, ohne aber die Stärken zu verbergen, sei Weisheit. Auch soziale Abwärtsvergleiche können Neid mindern (Wills 1981): Wer den beförderten Kollegen beneidet, kann an jene denken, die auf der Straße stehen (Alicke u. Zell 2008). Neid vergiftet soziale Beziehungen und treibt Neidende auch dazu, sich schamhaft zurückzuziehen (Tangney u. Dearing 2002). Um dem entgegenzuwirken, wird geraten, sich beneideten Personen emotional zu nähern, etwa indem sie als schlafend imaginiert werden, oder als Kind, als Mensch, verletzbar wie wir alle.

Prophylaktisch gegen Neid wirkt die Stärkung von Tugenden, auf die die Positive Psychologie ihren Fokus gerichtet hat (Auhagen 2004). Insbesondere gilt dies für Dankbarkeit, das Gegenteil von Neid (Emmons u. Mc Cullough 2004). Menschen, die auch für die unscheinbaren Dinge des Alltags dankbar sind, werfen seltener missgünstige Blicke auf den neuen Sommergarten des Nachbarn. Mc Cullough, Emmons u. Tsang (2002) fanden zwischen Neiddisposition und Dankbarkeit eine Korrelation von $r = -.39$. Und Dankbarkeit kann geschult werden, beispielsweise durch das Führen eines Dankbarkeitstagebuches (Sheldon u. Lyubomirsky 2006), was Neidanfälligkeit senkt.

Es gibt Menschen, die auf andere neidisch sind, weil diese nicht nur bewundert, sondern auch beneidet werden. Andere hingegen empfinden es als unangenehm, ja bedrohlich, wenn sie beneidet werden, in kollektivistischen Kulturen sowie im mediterranen Raum stärker als in der Bundesrepublik oder den USA (Parrott u. Rodriguez Mosquerra 2008). Was tun, um nicht missgünstige Blicke auf sich zu ziehen? Exline u. Zell (2008, S. 326 f.) raten, nicht über eigene Stärken und Erfolge zu reden, sondern – im Gegenteil – Missgeschicke und Fehler einzugestehen, was aber die Gefahr in sich birgt, den eigenen Selbstwert zu ramponieren. Ebenfalls empfohlen wird, mit potentiellen Neidern gute Beziehungen zu pflegen, weil Sympathie die probateste Prophylaxe für Neid und Missgunst ist.

3.5.2 Therapie gegen Eifersucht

Zur Therapie von Eifersucht wurde, da diese in der Therapiepraxis häufiger vorkommt, mehr geforscht. Eine »Neidambulanz« ließ sich nicht auffinden, jedoch eine gegen Eifersucht, eingerichtet an der Uni-Klinik Innsbruck (Berthold 2009), nachdem im Jahre 1999 ein Eifersuchtsverbrechen Tirol erschütterte. Die Ambulanz sieht ihre primäre Aufgabe darin, die hinter pathologischer oder wahnhafter Eifersucht liegende Krankheit zu bestimmen. Ist es Alkoholismus, erfolgt die Überweisung an die Suchtabteilung, bei hirnorganischen Störungen in die Neurologie, bei gemäßigterer Eifersucht genügt oft Paartherapie. »Nach zehn Jahren Erfahrung können wir feststellten, dass in den meisten Fällen die Eifersucht gebessert werden kann.«

Vereinzelt wurden bei pathologischer Eifersucht Psychopharmaka eingesetzt – erfolgreich. Mortimer u. Gross (1991) verabreichten einer 34-jährigen Frau, die sich zwanghaft imaginierte, ihr Mann betrüge sie, 20 Milligram Fluoxetin pro Tag, worauf sie nach vier Wochen beteuerte: »Ich fühle mich wunderbar. Ich mag mich selbst – und alle«. Dennoch wird die medikamentöse Behandlung nicht generell empfohlen. Sie ist indiziert, wenn Eifersüchtige eindeutige Anzeichen einer psychischen Störung zeigen, typischerweise Wahn oder Zwanghaftigkeit.

Häufiger wird quälende Eifersucht kognitiv-verhaltenstherapeutisch behandelt (Crowe 1995; Merkle 2003). Der Psychologe Padmal De Silva (1997) schildert den Fall von Ehemann J., dessen Frau R. sich bestens mit den Arbeitskollegen sowie ihrem Chef verstand. Obschon er ihr kein Verhältnis unterstellte, ärgerte ihn mehr und mehr, dass sie dem Vorgesetzten Kaffee kochte und sich mit ihm unterhielt, aber auch, dass ihr die Herkunftsfamilie wichtiger sei als er. Als sich seine Eifersucht in Wut und einem körperlichen Übergriff entlud, entschloss sich das Paar zur Therapie. Dort einigten sie sich auf ein Zeitfenster: Eifersuchtsvorwürfe durften nur während einer halben Stunde erhoben und diskutiert werden. J. erkannte, dass sein Problem darin bestand, im Zorn aufzubrausen. Er erklärte sich mit Maßnahmen einverstanden, diesen zu kontrollieren, beispielsweise vor einer Antwort leise auf drei zu zählen (Deffenbacher 1996). Seine Frau reduzierte die Kontakte zu ihrer Herkunftsfamilie und suchte einen anderen Job. Nach vier Monaten war die Eifersucht so gemildert, dass sie ihre Ehe erträglich fortsetzen konnten.

Zu den Interventionen in einer Eifersuchtstherapie rechnet De Silva (1997):

- Kontrolle von Ärger, etwa indem vor einer Antwort tief durchgeatmet wird;
- Training von Selbstbewusstsein und Kommunikation;
- Desensibilisierung: Sich imaginieren oder beobachten, dass der Partner sich auf einer Party mit jemandem unterhält, und nichts weiter geschieht;
- die in der Behandlung von Zwangsstörungen gut bewährte Methode des Belichtens (exposure) und der Reaktions- oder Ritualvermeidung (response prevention), beispielsweise wenn ein Eifersüchtiger, der zwanghaft in der Handtasche seiner Frau wühlt, sich dies vorstellt, es dann aber unterlässt;
- Gedankenstopp sowie Ablenkung.

Bewährt hat sich auch ein Rollenwechsel. Es kann enormen Stress verursachen, stets gefragt zu werden: »Wo warst du?« (Buss 2003). Oft geraten auch Opfer von Eifersuchtsattacken in Zorn, weil ihren Beteuerungen nicht geglaubt wird, sie sich überwacht, ja verfolgt fühlen. Als Eifernder empathisch zu erleben, wie es ist, fast stündlich angerufen zu werden, kann heilsam sein (Crowe 1995). Bestenfalls gelingt es, Eifersucht therapeu-tisch auf ein erträgliches Maß zu reduzieren und neu zu deuten: als Zeichen der Liebe.

Wird es je eine neidfreie Gesellschaft geben? Eine solche ist zumindest denkbar. 1960 veröffentlichte der britische Schriftsteller Leslie Hartley (1987) seine utopische Gesellschaftssatire »Facial Justice«, sinngemäß »Gerechtigkeit der Gesichter«. Darin schildert er, satirisch auf die egalisierende Politik der Labour-Partei in den 50er Jahren des letzten Jahrhunderts anspielend, eine fiktive Gesellschaft nach dem Dritten Weltkrieg, aus der ein Diktator den Neid vollständig tilgen will. Neid kann sich regen, wenn eine Frau eine Dame mit einem hübscheren Gesicht sieht – nicht aber dann, wenn in speziellen Antlitzgleichmachungs-Zentren alle Gesichter chirurgisch auf ein Beta-Format zugeschnitten werden, die besonders hübschen Alpha-Gesichter entstellend, die hässlichen Gamma-Gesichter liftend. Wie verhindern, dass Menschen um ihre besonders schönen Kleider beneidet werden? Indem Sackleinwand zur universalen Kleidung wird. Diese Gesellschaft, in der sich trotz aller Reglementierungen immer wieder Nischen finden, in denen sich Neid regt, geht schließlich an Trägheit und Anarchie zugrunde. Es fehlt Neid als »produktives Gefühl« (Berg 2007), für den Soziologen und Neidforscher Schoeck (1966) Triebfeder der Kulturentwicklung, Ingrediens der Gesellschaft und »primäres Motiv«.

Völlerei

Wie bringt man sich am besten um? Erste Assoziationen sind Schlaftabletten, Strick, Revolver! Anders der Regisseur Marco Ferreri: Sein Film »Das große Fressen« schockierte 1973 die Kinobesucher, ließ etliche in Ohnmacht fallen und wurde in Irland verboten. Vier Freunde treffen sich darin mit Prostituierten, um in einem Pariser Vorstadthaus Suizid zu begehen – durch übermäßiges Fressen. Zu sehen sind gebratene Spanferkel, Torten, auch in Form von Brüsten, Würste, Früchte; überdeutlich zu hören sind Rülpser und Verdauungsgeräusche, bis die verstopfte Toilette des Hauses explodiert und dieses mit Exkrementen überschwemmt. Einer stirbt nach dem anderen, Ugo auf dem Küchentisch, während ihn eine Frau reibt und Philipp ihn mit Leberpastete füttert, welcher als Letzter zu Tode kommt, Pudding verzehrend und dann an die einzig überlebende Andrea sinkend.

»Das große Fressen« ist nicht das erste Kunstwerk zur Todsünde Völlerei. Buchstäblich vollgestopft haben sich die Teilnehmer am »Gastmahl des Trimalchio« von Petronius Arbiter (14–66 n. Chr.) – das »Urbild« der Völlerei (Ernst 2006, S. 20). Ein neureicher Emporkömmling lässt seine Freunde, mit denen er anfänglich Obszönes, später Philosophisches beredet, reichlichst bewirten. Sie verzehren zunächst gestopfte Hennen, ein bekränztes Schwein, Bratwürste, Vögel, Mangold, sodann Torten, überzogen mit spanischem Honig, zur Abwechslung Obst, und dann die Keule von einem jungen Bären, Käse, Weinsuppe, Schnecken und Austern, bis einige sich übergaben, um die Fresserei fortzusetzen.

»Gula« heißt das lateinische Wort für diese Todsünde. Gelegentlich wird es mit »Maßlosigkeit« übersetzt, ein Begriff, der breiter ist als »Völlerei«. Letztere ist ein neuhochdeutsches Wort, das zunächst, so von Martin Luther, auf übermäßiges Trinken bezogen wurde, später, in der Klassik, erweitert auf ein »üppiges Leben in rohem Genuß« (Grimm u. Grimm 1984, Bd 26, S. 642). Maßlos kann der Mensch im Arbeiten sein, im Joggen oder Bergsteigen, in der Religiosität (Bigotterie), im Einkaufen von Schuhen, beim Lesen über Todsünden. Das Kapitel begrenzt sich auf orale Maßlosigkeit. Auch Thomas von Aquin (1985), nicht der Schlankeste, sondern so beleibt, dass eine Rundung ins Pult gesägt werden musste, bezog »gula« auf »unmäßige Begierde im Essen und Trinken«, deren positiven Gegensätze »Mäßigung« (vernunftgelenktes Essen) und »Abstinenz« seien.

Sowohl an den römischen Gelagen als auch im Skandalfilm von Marco Ferreri – eine Ekel provozierende Kritik an unserer Überflussgesellschaft – zeigt sich: Völlerei und Wollust ziehen sich an, ebenfalls Trägheit, vom Heben des Glases und dem Biss in die Hähnchenkeule abgesehen. Auch in der Salzburger Studie des Autors zeigte sich: Wer Wollust verwerflich findet, tendiert dazu, auch Völlerei zu missbilligen (r = .46). Wer häufiger Wollust verspürt, gab öfters an, über den Appetit zu essen (r = .42). Seit der Antike gelten sie als die fleischlichen Sünden par excellence, die niedriger seien als die geistigen Laster, animalisch und tierisch.

Allerdings rügt die Bibel übermäßiges Essen kaum, ausgenommen den reichen Prasser, weil er Lazarus hungern ließ (Lk 16,19). Jesus selber setzte sich oft und gerne zu festlichen Gatsmählern: »ein Fresser und Säufer« (Mt 11,19). Im Judentum ist festliches Essen eine Mitzwa, eine gottgefällige Pflicht (Schimmel 1997, S. 148). Langbein (2007) schrieb ein Buch über vorzügliches Essen nach der Bibel. Häufiger warnt sie vor übermäßigem Trunk, wie ihm Noah erlag (Gen 9,21). Den »Helden im Weintrinken« wird »Wehe« entgegengerufen (Jes 5,22).

Zur Todsünde wurde Maßlosigkeit im Essen und Trinken erst bei den Wüstenvätern im vierten nachchristlichen Jahrhundert. Massiv verschärften sie die »orale Zensur« (Schulze 2008, S. 23; Prose 2003). Evagrios Pontikos (2007, S. 29 f.) rügte »Fresslust« als »erste Leidenschaft«. Sie halte vom Gebet ab, erzeuge Lüste und bewirke, dass »die dumpfe Verdauung der Speisen ... den Intellekt (verfinstert)«. Johannes Chrysostomos, Bischof in Konstantinopel, warnte vor dem Götzendienst des Bauches, der den ganzen Leib überschwemme (Kirchenväter 1963, I, S. 547). Gregor der Große hielt die Völlerei für »die Mutter der Lust, die schlechte Gedanken nährt und Askese behindert« (aus: Prose 2003, S. 9).

Solche Drohpredigten verhinderten nicht, dass gerade in Zentren des christlichen Lebens der Völlerei gefrönt wurde. Im Kloster Sankt Gallen tranken Mönche im Mittelalter täglich fünf Maß Bier – heute wären sie schwere Alkoholiker. In den reicheren Klöstern verzehrten die Nonnen und Mönche, selbst in der Fastenzeit, bis zu 6000 Kalorien (Schulze 2008, S. 25). Wenig erstaunlich, dass viele Mönche nicht als hagere Asketen mit hervortretenden Backenknochen dargestellt wurden, sondern als pausbackige Pummelige mit wabbeligem Doppelkinn.

Wo essen und trinken Menschen heute über ihre Bedürfnisse? Spontan fallen ein: Fastfood-Restaurants, wo übergewichtige 7-Jährige den Cheesburger in Mayonnaise-Ketchup tunken und kräftig zubeißen – mit ungünstigen Folgen für die Insulinresistenz, die Hauptursache von Diabetes Typ 2 (Pereira et al. 2005); der Speisesaal auf dem Kreuzfahrtschiff, wo mehrgängige Menüs aufgetragen werden; der Kühlschrank, zu nächtlicher Stunde geplündert, nicht selten von Frauen, die später wieder erbrechen (Munsch 2007). Noch nie konnten Menschen auf so viele Nahrungsmittel zurückgreifen und mussten so wenig dafür arbeiten, sich Koteletts zu kaufen. Zu viel fette – und unregelmäßige – Nahrung gilt als die Ursache für die enorme Zunahme von Adipositas (Haslam u. James 2005; Hill u. Peters 1998). Viele führen mehr Kalorien zu sich, als sie benötigen: ein 50-jähriger Mann, 70 Kilogramm schwer und 1,70 m groß, der überwiegend sitzende Tätigkeit verrichtet und pro Tag zwischen 30 und 60 Minuten Sport treibt, verbraucht 2480 Kilokalorien (zum Bedarf: www.BILLA.at/Kalorien; zugegriffen 15.04.2011).

Als Hauptgrund wird übermäßiges Essen erörtert, nicht nur die zu großen Portionen, die oft förmlich verschlungen werden, sondern auch das Essen zwischendurch, der unwiderstehliche Griff in die Chipstüte. Wenn die Joggingschuhe im Schrank bleiben, ist Fettleibigkeit unvermeidlich – sie gilt als Epidemie. Auch werden die klassischen Essstörungen skizziert (DSM IV, 2001, S. 620 f.), speziell zwanghafte Ess-Attacken, die nicht kompensiert werden, etwa durch selbstinduziertes Erbrechen: »Binge Eating Disorder« (Dingemans, van Hanswijck de Jonge u. van Furth 2005), ein Wort, das schon eingedeutscht ist (Munsch 2007) (▶ Abschn. 4.1). »Völlerei« assoziierte in der Tradition auch aber auch übermäßiges Trinken (▶ Abschn. 4.2). Abschließend kommt zur Sprache, was über die Effizienz von therapeutischen Maßnahmen bekannt ist, speziell bei übermäßigem Essen (▶ Abschn. 4.3).

4.1 Die Menschheit wird immer fetter

4.1.1 Ab wann sind wir fett?

Die Sabinerinnen, der Sage nach von den Römern geraubt, weil es ihnen an Frauen mangelte, waren vermutlich nicht ganz so »stark« wie jene prallbrüstigen Frauen, die Rubens im Jahre 1618 auf die Leinwand bannte. Die meisten unserer Vorfahren waren normalgewichtig oder, weil immer wieder hungernd, untergewichtig. Von Hunger haben wir heute keinen Begriff mehr. Ein wirklich Hungernder verkaufe für eine Krume Brot seine Mutter, so Elie Wiesel, der das KZ überlebte (aus: Bruch 1991, S. 23). Demgegenüber erfolgte in den letzten Jahrzehnten, obschon sich das Genom in so kurzer Zeit nicht veränderte (Eaton, Konner u. Shostak 1988), eine regelrechte Epidemie der Fettleibigkeit (Adipositas) (Sturm 2008; Herpertz, de Zwaan u. Zipfel 2008), die gar als »Seuche« oder »Volkskrankheit Nr. 1« bezeichnet wurde.

Von wann an gilt ein Mensch als fett? Dies variiert in verschiedenen Kulturen und Epochen. Die Spartaner untersuchten die jungen Leute einmal im Monat und zwangen jene, die Fettpolster angesetzt hatten, zu mehr Gymnastik. Die Römer hungerten ihre heranwachsenden Töchter aus, damit sie gertenschlank blieben (Bruch 1991, S. 33). Anders die Germanen: Bei ihnen galten Unmäßigkeit und ein hervorquellender Bauch als Stärke, auch bei den Frauen, die Wein und Bier aus 80 cm langen Trinkhörnern tranken (Demandt 2001, S. 52). Auch in Russland genießen Korpulente, speziell Männer, einen höheren Status. In afrikanischen Eingeborenengesellschaften ist es üblich, die heiratsfähigen Mädchen zu mästen. Als am attraktivsten gelten jene, deren Po sich am weitesten hinauswölbt und am meisten Fett angesetzt hat: Energie für Schwangerschaft und Stillen (Bruch 1991, S. 29). Auch in Europa galt Korpulenz als Beleg von Wohlstand, Ansehen und sexueller Attraktivität. Übergewichtige Frauen, wie noch von Renoir Ende des 19. Jahrhunderts gemalt, waren begehrt – in Zeiten, in denen viele hungerten, verständlich. Erst in den letzten Jahrzehnten wurde Fettleibigkeit mehr und mehr pathologisiert und definitiv zur »chronischen Krankheit« (Jeffcoate 1998, Östman, Britton u. Jonsson 2004). Entsprechend vermehrte sich die Anzahl von Untersuchungen: Zwischen 1964 und 1973 registrierte Jutel (2006) 73 medizinisch-psychologische Abhandlungen, in deren Titel »übergewichtig« aufschien, zwischen 1994 und 2003 dreizehn Mal mehr, nämlich 1112. 1992 wurde die Zeitschrift »Obesity Research« gegründet.

Als Maß für Fettleibigkeit gilt der BMI (Body-Mass-Index). Errechnet wird er, indem das Körpergewicht (in Kilogramm) durch die ins Quadrat gesetzte Körpergröße (in Metern) dividiert wird. Männer sind normalgewichtig, wenn dieser Index zwischen 20 und 25 liegt, Frauen bei 19 und 24. Ein Mann, 1,70 m groß und 70 kg schwer, erhält einen Index von 24,2; sein Idealgewicht liegt zwischen 57,8 (BMI = 20) und 72,2 kg (BMI = 25). Anders hingegen, wer als Frau 1,60 m groß ist und 100 kg wiegt; mit einem BMI von 39 gilt sie als stark übergewichtig und leidet an »morbider« Adipositas (Bochierii, Meana u. Fisher 2002). Am BMI wurde kritisiert, Körpergewicht sei nicht gleich Körpergewicht. Auf die Waage drücken können Muskelpakete ebenso wie Fettringe (Nevill et al. 2006). Dennoch hat sich dieses Maß weltweit durchgesetzt.

4.1.2   Es werden ihrer immer mehr

In den letzten Jahren stieg der BMI kontinuierlich an, in den USA von durchschnittlich 25 im Jahre 1970 auf 27,3 im Jahre 1994 (Cutler, Glaeser u. Shapiro 2003). Schon vor mehr als zehn Jahren belegten Prentice u. Jebb (1995) in ihrem Aufsatz mit dem bezeichnenden, auf die Todsünden rekurrierenden Titel »Fettleibigkeit in Großbritannien: Völlerei oder Trägheit«, dass sich zwischen 1985 und 1991 der Anteil der klinisch übergewichtigen Männer von 6 % auf 12 % verdoppelt hat, bei den Frauen von 8 % auf 16 %. Sie begründeten dies mit Änderungen in der Ernährung. Der tägliche Energiebedarf wurde um 1940 zu mehr als 50 % von Kohlenhydraten abgedeckt, zu 35 % durch Fett. Fünfzig Jahre später hatte sich die Fettmenge auf 45 % des täglichen Bedarfs erhöht, die der Kohlenhydrate auf die gleiche Quote gesenkt.

Die Angaben zu den Quoten der Übergewichtigen schwanken. Gemäß der Weltgesundheitsorganisation (WHO 1998) waren in den Industrienationen Ende des 20. Jahrhunderts knapp 20 % der Männer zu schwer (BMI ≥ 30), ebenso jede vierte Frau. Gut gesichert ist, dass mehr Amerikaner übergewichtig sind als Europäer, in den USA 30 % der Männer, 35 % der Frauen (Flegal et al. 2002; Stunkard 1996). Denn sie verspeisen mehr Snacks und fette Chips, Mitte der 1970er Jahre durchschnittlich 260 Kalorien zwischen den Mahlzeiten, Mitte der 1990er Jahre mehr als 500 (Cutler, Glaeser u. Shapiro 2003). In Europa unterscheiden sich die Quoten der Übergewichtigen beträchtlich. Rabin, Boehmer

u. Brownson (2006) analysierten repräsentative Daten aus 24 Nationen (Zeitraum 1996–2000) und fanden: Überdurchschnittlich viele Übergewichtige leben in Ungarn (20 %), sodann in weiteren Ostblockstaaten (Rumänien: 15 %), wohingegen die geringsten Quoten im Norden (Norwegen 6 % – ausgenommen Finnland: 12 %) sowie in Frankreich (7 %), Italien (7 %) und Portugal (9 %) nachgewiesen wurden. Mit 11 % rangiert die Bundesrepublik – gleichauf mit Österreich und der Schweiz – im Mittelfeld.

Auch in den Schwellen- und Entwicklungsländern steigt die Quote der Übergewichtigen, sofern sie die westliche Lebensweise übernehmen (Poston u. Foreyt 1999). Überdurchschnittlich beleibt sind Frauen in den postkommunistischen Ländern (Haslam u. James 2005, S. 1197). Weltweit gelten 250 Millionen Menschen als krankhaft übergewichtig, eine halbe Milliarde müsste beträchtlich abnehmen (Seidell 2000). Legen die Menschen weiterhin so viele Pfunde an, wird in 200 Jahren die Mehrheit in der Ersten Welt übergewichtig sein, so Foreyt u. Goodrick (1995) in ihrem Aufsatz »Der ultimative Triumph der Fettleibigkeit«.

In früheren Jahrhunderten waren allenfalls Reiche (und Gebildete) übergewichtig. Eine jüngere Studie mit repräsentativen Samples aus elf europäischen Ländern und den USA brachte erhebliche (Gewichts-)Unterschiede zwischen den Bildungsschichten zu Tage (Sturm 2008). Betrug der durchschnittliche BMI im Jahre 1986 bei wenig Gebildeten 25,5, so fünfzehn Jahre später knapp 28, was an der Grenze zum Übergewicht liegt. Der BMI der Gebildeten lag stets um zwei Punkte tiefer. In Gesellschaften, in denen Nahrungsmittel reichlich vorhanden und günstig zu kaufen sind, gilt: »Die Reichen sind schlank, die Armen dick« (Ernst 2006, S. 215). Am stärksten von Adipositas betroffen sind gemäß amerikanischen Längsschnittstudien Frauen in der sozialen Unterschicht, schwarze häufiger als weiße (Sobal u. Stunkard 1989). Dies fanden, im Rahmen einer nationalen Gesundheitsstudie in Australien (N = 26863), auch Brown u. Siapush (2007). Ein Drittel der Australier ist übergewichtig (BMI = 25–30), 16 % leiden an Adipositas (BMI > 30), Männer ebenso wie Frauen und dies umso wahrscheinlicher, je tiefer die soziale Schicht.

Besorgniserregend ist die Zunahme an Adipositas bei Kindern und Jugendlichen (Banzer u. Thiel 2007; Fitzgerald u. Davies 2007). Jedes zehnte Kind auf der Welt sei übergewichtig (Stettler 2004). Der amerikanische Pädiater Smith (2004) warnte vor einer »Epidemie«. Gemäß aktuellsten Schätzungen sind 20 % der amerikanischen Kinder übergewichtig, Mädchen häufiger. 70 % von ihnen werden auch als Erwachsene zu schwer sein (Pourhassan u. Najafabadi 2009). In den letzten 30 Jahren verdoppelte sich in Japan die Quote der schwergewichtigen Kinder, weil sie weniger Reis und mehr Hamburger essen (Poston u. Foreyt 1999, S. 203). Böhm (2001) analysierte Körpergröße und Gewicht der Kinder, die im Bundesland Brandenburg zwischen 1994 und 2000 eingeschult wurden. Die Adipositasprävalenz der Kinder habe sich »in der relativ kurzen Zeitspanne … deutlich erhöht«, in der Unterschicht dreimal so stark wie in den höheren Gesellschaftsschichten.

Dieser Trend ist umso besorgniserregender, als die Langzeitfolgen früher Fettleibigkeit fatal sein können. Nicht nur, dass die meisten übergewichtigen Kinder auch als Erwachsene zu schwer bleiben (Mossberg 1989), sondern weil diese auch wahrscheinlicher an Hypertonie leiden (McMurray et al. 1995) und an Diabetes erkranken, die Sims et al. (1973) schon vor Jahrzehnten als »diabesity« bezeichneten. Wer als Kind fettleibig wird, speziell zwischen dem fünften und siebten Lebensjahr – einer kritischen Phase (Danielzik et al. 2004, S. 1494) –, hat ein höheres Risiko, früh zu sterben (Dietz 1998). Übergewichtige Jugendliche erliegen mit doppelt so großer Wahrscheinlichkeit einer koronaren Herzkrankheit (Bibbins-Domingo et al. 2007).

4.1.3 Fettleibigkeit – genetisch oder durch Verhalten bedingt?

Werden immer mehr Menschen dicker, weil sie nicht aufhören können, in die Schale mit den Chips zu greifen, und sich nicht aufzuraffen vermögen, in die Laufschuhe zu schlüpfen, sondern eine sitzende Lebensweise pflegen, die in gesundheitlicher Hinsicht ebenso verheerend ist wie das Rauchen (Lees u. Booth 2004)? Traditionell galt Völlerei als Charakterfehler: »Die unmäßigen Menschen können sich nicht beherrschen. Darum geben sie ihren Trieben nach und werden unkeusch, trunksüchtig, schaden ihrer eigenen Gesundheit durch die Laster beim Essen, Trinken und Genießen.« – so ein Religionslehrbuch aus dem Jahre 1950 (Hüssler 1950, S. 306 f.). Oder ist es – was Übergewichtige entlastet –, weil ihr Leptin- und Melanocortinhaushalt gestört ist? In ultra-konservativen US-Kreise, die Gehorsam gegenüber Autoritäten hochhalten, die Todesstrafe befürworten und die Bibel wortwörtlich auslegen, gilt es als ausgemacht, dass Übergewichtige gefräßig, willensschwach und sündig sind (Crandall 1994). Verständlich, dass Menschen, die sich gegen die Diskriminierung fettleibiger Mitmenschen engagieren, genetische Erklärungen favorisieren (Crandall u. Schiffhauer 1998).

Was wissen wir über physiologische Ursachen von Fettleibigkeit (Clément 2006)? Studien mit eineiigen Zwillingen, die teils gemeinsam, teils getrennt aufgewachsen waren, förderten eine hohe Heritabilität zu Tage: 70 % der Faktoren sind erblich (Ravussin u. Bouchard 2000, S. 134)! Wu u. Suzuki (2006) referieren Studien aus den unterschiedlichsten Erdteilen. Stets zeigt sich: Übergewichtige Eltern, speziell Mütter (Danielzik et al. 2004), haben wahrscheinlicher zu schwere Kinder. Es ist schwierig auszumachen, ob die Ursachen genetisch bedingt sind oder ob gemeinsame Lebens-, speziell Essgewohnheiten bestehen, oder ob beides der Fall ist, was die Metaanalyse von Jacobi et al. (2004) nahelegt.

Gibt es also ein Fettgen? Die Balance zwischen Energiezufuhr und Energieverbrauch zu regulieren (wird auf Fett oder Glucose zurückgegriffen?) ist komplex und wird nicht nur von einem Gen geregelt (Bouchard 199; Comuzzie u. Allison 1998. Bouchard (1995, S. 48), international führender Adipositasforscher, sprach von um die 20 Genen, die Fettleibigkeit begünstigen können. Er vermutete, dass zahlreiche weitere gefunden werden. In der Tat berichten Yang, Kelly u. He (2007) von 127 möglichen Kandidaten.

Als biologische Verursacher von Fettleibigkeit sind vor allem Leptin sowie das Melanocortinsystem im Gespräch. Ersteres sorgte in den 1990er Jahren für Aufsehen, nachdem der Molekularbiologe Jeffrey Friedman ein Proteohormon entdeckt hatte, das den Appetit zügeln und die Verbrennung von Adipozyten (Fettzellen) auslösen kann. In der renommierten Zeitschrift »Nature« berichteten Montague et al. (1997) von zwei pakistanischen Mädchen, normalgewichtig, knapp 3,5 Kilogramm schwer geboren, die in erschreckender Weise zunahmen und schon als 10-jährige mehr als 80 Kilogramm wogen. Bei beiden wurde ein eklatanter Mangel an Leptin festgestellt, das die chemische Botschaft aussendet, das Essen einzustellen, und dafür sorgt, dass die Körperenergie nicht aus Glukose, sondern aus den Fettspeichern bezogen wird. Doch die Hoffnungen, mit Leptinzufuhr der Fettepidemie Herr zu werden, erfüllten sich nicht (Weinsier 1999). Vielmehr zeigte sich, dass Leptin seine positiven Funktionen vor allem bei Normalgewichtigen erfüllt, weniger bei Übergewichtigen. Wie Studien von Scarpace zeigten, gibt es jedoch eine Ausnahme: Wenn Übergewichtige, denen Leptin verabreicht wurde, sich intensiv körperlich betätigten, nahm dieses Hormon, das die Fettverbrennung veranlasst, seine Tätigkeit wieder auf (dazu: Morrison 2008). Allerdings erfordert dies, Trägheit – auch eine Todsünde – zu überwinden.

Aber: Sind primär Gene für die globale Fettepidemie verantwortlich? Poston u. Foreyt (1999) formulieren in ihrem gründlichen Übersichtsartikel: Nein! Gesellschaften, die von der Jagd und vom Sammeln leben, bringen nicht 20 oder 30 % Übergewichtige hervor (Hewitt 1997). Pima-Indianerinnen in Mexiko, die ihren traditionellen Lebensstil pflegen und Früchte sammeln, wiegen 60 kg, solche, die sich an das westliche Leben adaptierten und Pommes verschlingen: 90 kg. Entsprechend häufiger leiden sie an Diabetes (Ravussin et al. 1994). In einem Experiment in Australien fand man dasselbe Ergebnis: Aborigines lebten sieben Wochen lang traditionell (ohne Hamburger): Sie verloren 6 kg, die Blutzucker- und Blutfettwerte gingen zurück, ebenso der Blutdruck (Poston u. Foreyt 1999, S. 203).

Sammler und Jäger, die uns genetisch gleichen, verzehrten Früchte und Nüsse und, nach erfolgreicher Jagd, Fleisch und Knochenmark. Dem gegenüber verschlingt der Mensch des 21. Jahrhunderts viel größere Portionen, mitunter gigantische Steaks mit mehr als 1000 Kalorien (Fumento 1997), oder fettreiche Big-Macs. Mehr Kalorien und Fett aufzunehmen als zu verbrauchen, ist gleichbedeutend mit Völlerei.

Charakteristisch für die westliche Kultur ist der sitzende Lebensstil (Lees u. Booth 2004), vor dem PC wie am Lenkrad, besonders aber vor dem Fernseher. Menschen, die pro Woche 21 Stunden und länger fernsehen, setzen viermal wahrscheinlicher Übergewicht an als solche mit nur einer Stunde pro Tag (Gortmaker, Dietz u. Cheung 1990). Zwar boomt die Fitnessbranche und verspricht schlanke Linien. Aber der Sauerstoffverbrauch bei Aerobic oder Pilates ist niedriger als der von Jägern und Sammlern in indigenen Kulturen. Cordain, Gotshall u. Eaton (1997) errechneten: Unsere Vorfahren, eine Steinaxt in der Hand, benötigten für ein Kilogramm ihres Körpergewichts pro Tag 21 Kilokalorien, Büroangestellte, die zur Arbeit fahren und den Lift benutzen, 5 Kilokalorien – essen aber mehr.

4.1.4 Fressanfälle

Bevor die Folgen von Übergewicht zu erörtern sind, ist auf jene Essstörung einzugehen, die am ehesten der klassischen Völlerei entspricht: Binge-Eating, mittlerweile ein eingedeutschter Fachbegriff (Munsch 2007). Gertrud, eine Frau in den Vierzigern, kommt von einer Veranstaltung heim, an der sie auch schon gegessen hatte, aber sich beklommen fühlte. Ohnehin fühlte sie sich in letzter Zeit depressiv. Sie kann nicht anders, als den Kühlschrank zu öffnen, Butter auf die Brote, Käse und Speck drauf, und essen, essen.

Dieses Beispiel präsentiert die wesentlichen Komponenten von zwanghaftem Essen, das Menschen wie eine Attacke überfällt. Erstmals wurde es von Stunkard (1959) psychiatrisch untersucht. Binge-Eating-Störung ist ein Kandidat für das DSM IV (2001, S. 819 f.) und liegt vor, wenn:

- eine Person in einer bestimmten Zeit (z. B. halbe Stunde) viel mehr verschlingt als die Durchschnittsbevölkerung;
- die Kontrolle abhanden kommt, das Essen zum Fressen wird, nicht mehr zu stoppen ist;
- alleine und häufiger gegessen wird, auch wenn man nicht hungrig ist, bis zu blähendem Völlegefühl;
- sich nach der Ess-Attacke Ekel auf sich selber einstellt, Depression oder Schuld;
- und wenn sich dies, über mehr als sechs Monate hinweg, regelmäßig, mindestens zweimal die Woche wiederholt.

Von Bulimia nervosa (Fichter 2009) unterscheidet sich Binge-Eating insofern, als die Betroffenen ihren Heißhunger nicht kompensieren, nicht den Finger in den Rachen stecken, keine abführenden Mittel nehmen oder bis zur Erschöpfung joggen.

Wie viele Zeitgenossen, Frauen häufiger als Männer (vgl. aber Wappis 2005), überkommt immer wieder der Zwang, den Magen restlos zu füllen? Berichtet werden unterschiedliche Prävalenzen. Striegel-Moore u. Franko (2003) eruierten eine Quote von 0,7 bis 3 %, die aber unter Fettleibigen (BMI > 30) um das mehrfache höher ist. 30 % von übergewichtigen Italienerinnen, die mit professioneller Hilfe abnehmen wollen, gaben an, unter Ess-Attacken zu leiden (Dalle Grave et al. 2010). Zwanghaftes Essen kann zu Adipositas führen – muss es aber nicht. Fitzgibbon et al. (1998) fanden in einer Stichprobe von 351 Amerikanerinnen höhere Quoten, speziell unter den Hispanierinnen (6 %), ebenso Hudson et al. (2007) repräsentativ für die USA: 5 %. Stickney, Miltenberger u. Wolff (1999) erwähnen eine Studie, in der gar 45 % der Studentinnen gestanden, im letzten Monat mindestens eine Ess-Attacke erlitten zu haben. Die Epidemiologie von Binge-Eating ist somit noch nicht hinreichend ermittelt. Sie scheint der von Bulimia Nervosa zu entsprechen (3 %), ist aber niedriger als die der Magersucht (1 %) (Hoek 2006), die am häufigsten tödlich endet, Steinhausen (2002) zufolge in jedem vierten Fall. Noch »sündhafter« ist es, zu wenig zu essen. Um die 30 % aller Frauen greifen mitunter zu rigorosen Diäten, Abführmitteln und Pillen, um ihr Gewicht zumindest zu halten, wenn es nicht zu senken ist (Patrick 2002, S. 184).

Besser gesichert sind die Komorbiditäten und psychologischen Korrelate episodischer Völlerei. Menschen, die sich wohl fühlen und fähig sind, zu lieben und zu arbeiten (für Freud das Zeichen für psychische Gesundheit), überstopfen sich selten. Gemäß Fitzgibbon et al. (1998) werden Fress-Attacken zumal durch Depressivität (Beck 2001) begünstigt, stärker als durch einen höheren BMI, der primär die Folge ist. Krug (2004, S. 17 f.) referiert einschlägige Studien und resümiert, gut die Hälfte der Binge-Eater sei zumindest einmal in klinische Depression abgesunken (im Vergleich zu 12 % in der Normalbevölkerung). Nebst der Depressivität ist es Angst, speziell soziale, die dazu treiben kann, sich vollzustopfen. 45 % der zwanghaft Essenden

leiden an einem therapiebedürftigen Angstsyndrom (Swinbourne u. Touyz 2007). Wider Erwarten geringer ist unter ihnen die Quote jener, deren Impulskontrolle gestört ist: gut 20 % leiden auch an Kaufsucht (Krug 2004, S. 20). Und: Frauen mit Ess-Attacken favorisieren häufiger das Schlankheitsideal, was verständlich ist, weil sie ungewollt mehr auf die Waage bringen als die Durchschnittsbevölkerung (Fitzgibbon et al. 1998).

Die Antezedenzen von Ess-Attacken überraschen wenig. Aus der Kindheit erinnern Binge-Eater häufiger, gezüchtigt und/oder sexuell missbraucht worden zu sein (Wonderlich et al. 1997). In ihrer Längsschnittstudie fanden Sanci et al. (2008) ein viermal höheres Risiko, von Ess-Attacken überwältigt zu werden, wenn mehr als zwei sexuelle Übergriffe erinnert wurden. Pike et al. (2006) untersuchten weniger lang zurückliegende Vorkommnisse bei 250 Frauen mit Binge-Eating. Sie hatten in den beiden vorausgegangenen Jahren häufiger als eine Kontrollgruppe darunter gelitten, wegen ihres Gewichts oder Aussehens gehänselt worden zu sein. Auch hatten sie häufiger Veränderungen im sozialen Nahbereich zu bewältigen, Tod, Umzug und – besonders gravierend – das Ende einer intimen Beziehung: zu viele Kalorien als Ersatz für Streicheleinheiten? Und nicht zuletzt fühlten sie sich gestresster, privat wie bei der Arbeit. Einen zusätzlichen Auslöser eruierten Stickney, Miltenberger u. Wolff (1999): Langeweile. Sie befragten 16 Patientinnen retrospektiv, aber auch – was ihre Studie sehr originell macht – während dem »großen Fressen«, wenn dieses kurz unterbrochen wurde, um die Daten in den PC einzugeben. Mehrheitlich verschlangen die Frauen viel zu viel, wenn sie alleine waren und ihnen langweilig war. Das hastige Essen verschaffte Erleichterung. Kauend und schluckend verspürten sie weniger Langeweile, weniger Hunger, sie fühlten sich weniger besorgt und einsam, weniger verärgert, ängstlich und nervös – aber geringfügig mehr schuldig als vor dem Gang zum Kühlschrank.

Auch wenn es alles andere als gesund ist: Fress-Attacken aktivieren das Belohnungssystem, indem mehr euphorisierende Opioide in den Organismus gelangen, was auch bei Substanzmissbrauch der Fall ist (Mathes et al. 2009). Die Konvergenz mit Sucht erklärt, warum zwanghaft Essende immer wieder in die Schüsseln greifen *müssen*, um ihre Situation erträglicher zu machen. Diese wirkt wiederum als positive Verstärkung und verändert das dopaminerge System: Polymorphismus von DAT 1, das auch bei Kokainsüchtigen nachgewiesen wurde. Fortan können zwei Atemzüge voll vom Geruch der Bratensauce genügen, um die Kontrolle über das Essverhalten zu verlieren.

4.1.5 Die gesundheitlichen Folgen

Völlerei, deren Effekt – Fettleibigkeit – sich im Unterschied zu anderen Lastern nicht verbergen lässt, gilt nicht mehr als Todsünde, aber sie kann nach wie vor tödlich enden (Projetto 2004): in den USA pro Jahr bei mehr als 400.000 Personen (Mokdad et al. 2004). Flegal et al. (2005) hingegen schätzen mit 112.000 deutlich weniger (zu den methodischen Problemen solcher Statistiken: Solomon u. Manson 1997). Aber unabhängig von solchen Statistiken bleibt die Erkenntnis, dass es gesundheitsschädlich ist, auf Dauer mehr Energie zu sich zu nehmen als zu verbrauchen (Review: Lawrence u. Kopelman 2004). Zwar ist langfristiges übermäßiges Essen nicht direkt tödlich. Aber es geht einher mit den fünf häufigsten Todesursachen: kardiovaskuläre Erkrankungen, Krebs, Schlaganfall, Diabetes, Arteriosklerose. Wenn Sie normalgewichtig sind, stellen Sie sich vor: Sie tragen auf Brust und Bauch einen schweren Rucksack, einen auf dem Rücken, und um die Oberschenkel pumpelige Gewichte. Wenn Sie so eine Treppe hochsteigen, schlägt das Herz schneller, Schweiß perlt, das Atmen fällt schwer. So leben Übergewichtige Tag für Tag. Hinzu kommt, dass das Herz das Blut auch

in und durch die Fettmassen pumpen muss. Gemäß der Framingham-Herzstudie, in der mehr als 5000 Personen über 26 Jahre lang kardiologisch untersucht wurden, zeigte sich: Übergewichtige waren, auch nach Kontrolle anderer Risikofaktoren (z. B. Rauchen), mehr als um das doppelte gefährdeter, am Herzen ernsthaft zu erkranken (Hubert et al. 1983). Die amerikanische Kardiologenvereinigung hält das Körper(über-)gewicht für den stärksten – durch Änderungen im Lebensstil beeinflussbaren – Risikofaktor für Herzerkrankungen (Eckel 1997). Eine mit 300.000 Asiaten durchgeführte Studie zeigte: Jeder zusätzliche Punkt des BMI erhöht die Wahrscheinlichkeit um 8 %, dass das Herz ernsthaft geschädigt wird (James et al. 2004).

Herzerkrankungen treten häufiger auf bei Hypertonie, woran Normalgewichtige fünfmal seltener erkranken als Übergewichtige (Wolf et al. 1997). Bei 85 % der Bluthochdruckpatienten liegt der BMI über 25. Für das Kreislaufsystem pathogen ist das metabolische Syndrom, das durch zu viel Fett begünstigt wird und vorliegt, wenn drei der folgenden Beeinträchtigungen bestehen: starker Umfang von Hüften und/oder Unterleib, zu hoher Triglycerid- bzw. Cholesterolspiegel, zu hoher Nüchternglukosewert und Hypertonie. Gemäß repräsentativen Daten aus den USA sind 30 % davon betroffen – Tendenz steigend (Ford, Giles u. Dietz 2002).

Die Krankheit der Übergewichtigen ist Diabetes mellitus (Typ 2), bisher bei fünf Millionen Bundesbürgern diagnostiziert, wobei die Dunkelziffer erheblich sein dürfte (Olias 2007). Sie führt zu Hypertonie, oft Sehverlust (diabetische Retinopathie), schlimmstenfalls Erblindung sowie offenen Wunden an den Füßen. Bei Frauen tritt sie 28-mal wahrscheinlicher auf, wenn ihr BMI über 30 liegt (Colditz et al. 1995). 80 % aller Diabetes-Mellitus-Patienten sind übergewichtig (Pi-Sunyer 1993). Die Wahrscheinlichkeit, sich plötzlich müde zu fühlen, antriebslos und deprimiert zu sein – worauf der Arzt Insulinresistenz bzw. Zuckerkrankheit feststellt –, steigt fast exponentiell mit dem Körpergewicht, und dies umso eher, wenn dieses schon in jungen Jahren erhöht war, zumeist aufgrund von Ernährungsfehlern (Wannamethee u. Shaper 1999).

Fettleibigkeit begünstigt auch Karzinomerkrankungen, speziell in Brust, Darm, Speiseröhre und Prostata. Die WHO schätzt, jede zehnte tödliche Krebserkrankung sei auf Übergewicht zurückzuführen (Vainio u. Bianchini 2002). Die Gründe sind nur zum Teil geklärt. Darmkrebs scheint bei Übergewichtigen auch dadurch verursacht zu werden, dass zu viel Insulin ausgeschüttet wird (Hyperinsulismus). Brustkrebs könnte auf die bei Übergewichtigen abnormal hohe Konzentration von freien Östrogenen zurückzuführen sein. Letzteres scheint auch die bei beleibteren Frauen häufigeren Unregelmäßigkeiten im Monatszyklus zu verursachen, gelegentlich Infertilität, die zu 6 % durch Adipositas bedingt ist (Haslam u. James 2005, S. 1201). Übergewichtige Männer, vor allem an Bauch und Unterleib mit Fett bestückt, leiden häufiger an erektiler Dysfunktion (Esposito et al. 2004).

Übergewichtige Personen haben auch öfter Probleme mit dem Atmen, das die Essenz von Leben, Geist und Spiritualität ist (lateinisch »spiritus« = Atem, Geist). Nicht nur im Wachzustand, etwa beim Treppengehen, sondern mehr noch im Schlaf. Übersteigt der Umfang des Nackens bei Männern 43 cm, ist es wahrscheinlicher, dass im Schlaf ihr Atem aussetzt, bis zu 30 mal pro Nacht, zumeist nach einem tiefen Schnarcher, worauf zehn Sekunden unheimliche Ruhe herrschen kann (Young et al. 1993). Mögliche Folgen: Überdruck der Lungen, Herzbeschwerden sowie Unfälle am Tag, bedingt durch Schläfrigkeit.

Insgesamt kann festgehalten werden: Übermäßiges Essen, traditionell Völlerei genannt, kann gerade in einer Zeit des Überflusses als Todsünde gelten, weil sie die Lebenserwartung um sieben Jahre verkürzt, wenn dazu noch geraucht wird, sogar um 13 Jahre (Peeters et al. 2003).

4.1.6 Schlanke haben es auch sonst leichter

Übergewichtige haben nicht nur ein höheres Krankheitsrisiko. Benachteiligt sind sie auch sozial (ausgezeichneter Überblick: Puhl u. Heuer 2009). Zwar wies die große Studie von Carr u. Friedman (2006) keine Zusammenhänge zwischen BMI und der Qualität der Sozialbeziehungen nach, die von den Befragten (N = 3656) selber eingeschätzt wurde. Andere, teils raffinierte Studien erbrachten gegenläufige, nachdenklich stimmende Befunde.

Übergewichtige haben es schwerer, zu einem Date eingeladen zu werden. Smith et al. (2007) erfragten bei 238 Studenten die Bereitschaft, auf Kontaktanzeigen von Frauen zu reagieren, die unterschiedlich vorgestellt wurden: »fettleibig«, »übergewichtig«, »vollschlank«, »95 Kilogramm schwer«, »normalgewichtig«. Die zwei ersten Charakterisierungen erzeugten mehr Ablehnung als »vollschlank« und das Körpergewicht, von »normalgewichtig« ganz zu schweigen. Männer sind eher bereit, auf Kontaktanzeigen von Frauen einzugehen, die ein Drogenproblem hatten, als auf die von Übergewichtigen (Sitton u. Blanchard 1995).

Wer kaum Dates hat, erlebt auch weniger Flirts und Sex. Chen u. Brown (2005) zeigten 400 Studierenden sechs Fotos von möglichen Sexualpartnern. Am wenigsten begehrt war die übergewichtige Person. Selbst Menschen mit amputiertem Arm oder ersichtlicher Geisteskrankheit wurden ihr vorgezogen, sofern sie schlank waren. Die Männer lehnten eine korpulente Partnerin noch stärker ab als die Frauen einen Mann mit Bier- und Weißwurstbauch. Übergewichtige Frauen haben es am schwersten, einen Liebhaber zu finden.

Stereotype gegenüber übergewichtigen Mitmenschen fallen stärker aus, wenn angenommen wird, dass diese dafür selber verantwortlich seien (Puhl, Schwartz u. Brownell 2005), und wenn das Schlankheitsideal favorisiert wird, messbar mit der Skala von Heinberg, Thompson u. Stormer (1995). Klaczysnki, Goold u. Mudry (2004) erhoben bei 107 Jugendlichen die Faktoren Selbstwert (Rosenberg 1989), Einstellung gegenüber Fettleibigkeit und Schlankheitsideal. Die zuverlässigste Voraussage auf die Diskreditierung Fettleibiger ermöglicht die Überzeugung: Letztere sind an ihrem Erscheinungsbild selber schuld. Die Sozialpsychologen fanden aber auch: Jugendliche mit höherem Selbstwertgefühl und einem positiven Körperselbstbild neigen weniger zu Stereotypen über Fettleibigkeit und sind für Barbyschlankheit weniger anfällig.

Am intensivsten untersucht wurden die Nachteile von Fettleibigen am Arbeitsplatz. Angenommen, Sie dürften einen Sekretariatsposten besetzen und aus zwei Kandidatinnen auswählen, eine schlank, die Taille schmal, die Hüften ausladend; die zweite mit Kleidergröße XXXL. Mit hoher Wahrscheinlichkeit würden sie Erstere einstellen – und dies auch dann, wenn Sie beteuern, keine Vorurteile gegen Korpulente zu haben. Pingitore et al. (1994) zeigten 320 Studierenden fiktive Videoszenen, in denen sich Personen, einige übergewichtig, andere normal, um eine Stelle bewarben. Als die jungen Psychologen gebeten wurden, eine Wahl zu treffen, entschieden sie sich häufiger für die schlanke Person, auch wenn die Qualifikation gleichwertig oder niedriger war (34 % Varianz). Übergewichtige Frauen hatten es noch schwerer, einen Job zu bekommen (Morris 2006; vgl. die Metaanalyse von Roehling 1999). Bringt die angestrebte Arbeit häufige soziale Kontakte, sind Übergewichtige noch benachteiligter, weil ihnen tendenziell unterstellt wird, sie könnten bei den Kunden das Firmenimage schädigen (Chernov 2006).

Nachteilig kann auch sein, mit Fettleibigen in Verbindung gebracht zu werden. Hebl u. Mannix (2003) zeigten Studenten ein fiktives Bewerbungsverfahren, in dem noch zwei Personen im Rennen waren, in der ersten Variante eine schlanke neben einer behäbigen, in der zweiten zwei normalgewichtige. Die Chancen des schlanken

Bewerbers, der neben dem beleibten Konkurrenten saß, wurden negativer eingeschätzt, auch seine Qualifikation. Stigmatisierung von Fettleibigen färbt auf Normalgewichtige ab, wenn diese mit Ersteren in Beziehung stehen. Dieser Effekt der bloßen Nähe greift schon bei Kindern. Penny u. Haddock (2007) fragten 90 Grundschüler, ob sie gerne einen Freund hätten, der häufig mit dicken Kindern zusammen ist. Den Jungen machte dies weniger aus, nicht aber den Mädchen. Zudem fanden Penny u. Haddock (2007): Schon 5-Jährige favorisieren Freunde, die nicht übergewichtig sind.

Registrieren Arbeiter selber, wegen ihrer Pfunde benachteiligt zu sein, oder entwickeln sie Adaptions- und Copingstrategien, die ihnen diese verletzende Wahrnehmung ersparen? Die Ergebnisse sind widersprüchlich. Falkner et al. (1999) fragten 1228 Erwachsene, die an einer Längsschnittstudie zur Reduzierung von Übergewicht teilnahmen, ob sie im letzten Jahr diskriminiert worden seien. 2,4 % nannten den Arbeitgeber, 5,6 % Mitarbeiter. Am häufigsten schikaniert wurden sie von ihren Partnern (11.6 %). Zu differenzierten Ergebnissen gelangten Roehling, Roehling u. Pichler (2007), die die Angaben von 2838 Amerikanern analysierten. Zwar wurden im Job nur 4 % wegen ihres Gewichts diskriminiert. Aber bei den besonders Dicken (BMI ≥ 35) geschah dies viel häufiger: bei Frauen 22 %, bei Männern 12 %. Diskriminierung aufgrund anderer Merkmale (Religion, sexuelle Orientierung) war seltener. Die Autoren forderten daher, der Gesetzgeber müsse entschiedener gegen Benachteiligung am Arbeitsplatz aufgrund des Aussehens vorgehen.

Bestimmte Berufsgruppen neigen stärker zu negativen Stereotypen gegen Beleibte; eine davon sind – was nachdenklich stimmt – Ärzte. Foster et al. (2003) befragten 626 Mediziner: Mehr als die Hälfte hielt Fettleibige für ungeschickt, unattraktiv, hässlich. Ein Drittel unterstellte ihnen, willensschwach und faul zu sein. Damit bestätigten sich Ergebnisse von Frank (1993), der solche

Stereotype bei Medizinern fand, die auf Adipositas spezialisiert waren. Auch Krankenschwestern (N = 398) erklärten sich die Körperfülle ihrer Patienten zu 69 % damit, dass sie zu viel essen und sich zu wenig bewegen (Brown et al. 2007). Dass Professionelle im Fitnessbereich von Fettleibigen nicht die beste Meinung haben, erstaunt wenig (Hare et al. 2000). Sie pflegten einen sitzenden Lebensstil, würden unmäßig essen, seien willensschwach, unattraktiv und neigten zur Faulheit – was schon für die frühchristlichen Wüstenmönche eine Todsünde und die Schwester der Völlerei war.

Fettleibige werden in individualistischen Kulturen stärker stigmatisiert als in kollektivistischen. Dies belegte eine Studie in sechs Nationen (Australien, Indien, Polen, Türkei, USA, Venezuela). Crandall et al. (2001) verwendeten die Skala zur Antifettleibigkeit von Crandall (1994), welche drei Komponenten differenziert:

1. Abneigung (α = .81), Items wie: »Ich mag fette Leute nicht sonderlich«;
2. Furcht vor Fettleibigkeit, Items wie: »Etwas vom Schlimmsten, was mir passieren könnte: 25 Pfund zulegen«;
3. Willenskraft, Items wie: »Leute, die zu schwer sind, könnten einen Teil ihres Übergewichts verlieren, würden sie nur Sport treiben«.

Stereotype gegen Übergewichtige waren stärker, wenn der kulturelle Stellenwert von Schlankheit hoch eingeschätzt wurde, was in individualistischen Kontexten wie den USA stärker der Fall ist. Dass Fette für ihr Erscheinungsbild selber verantwortlich gemacht werden, ist in individualistischen Kulturen ebenfalls häufiger.

Sind Übergewichtige depressiver? Gemäß einer luciden Studie von Dierk et al. (2006) nur bedingt. In einer Stichprobe von 226 Übergewichtigen korreliert der BMI geringfügig mit negativen Affekten (r = .17), jedoch nicht mit Lebenszufriedenheit und positiven Affekten nach Watson, Clark u. Tellegen (1988). Die Autoren erklären sich dieses unerwartete Ergebnis mit Adaptionsprozessen sowie damit, das körperliche Erscheinungsbild werde im Alter weniger wichtig. Dass BMI und Depression nicht nennenswert korrelieren, fanden auch Carr, Friedman u. Jaffe (2007). Übergewicht wird vor allem dann zum Stress, wenn Menschen stigmatisiert, schlimmstenfalls verspottet werden.

4.2 Sich volllaufen lassen: Binge-Drinking

Völlerei wurde ursprünglich auf das Trinken bezogen. Die Bibel, in der zu lesen ist, der Wein erfreue des Menschen Herz (Ps 104, 15), warnt: »Berauscht euch nicht mit Wein, was ausschweifend macht!« (Eph 5,18), was aber viele Mönche und Priester nicht vom übermäßigen Alkoholkonsum abhielt. Aktuell ist es das Komasaufen, das Schlagzeilen macht, speziell unter Jugendlichen, gelegentlich sogar Kindern. Gemäß dem Jahrbuch Sucht (2010) mussten im Jahr 2008 in der Bundesrepublik 25.700 Heranwachsende ins Krankenhaus gefahren werden, weil sie im Rausch das Bewusstsein verloren hatten, dreimal mehr als im Jahre 2000. Auch unter Senioren nehmen schwere Alkoholvergiftungen zu, bis hin zum Stupor oder Koma.

Im Folgenden kann Alkoholismus unmöglich in allen psychologischen Facetten erörtert werden (Wiesbeck 2007, psychoanalytisch: Rost 2009). Untersucht wurden diese überwiegend an Jugendlichen und jungen Erwachsenen (Review: Ham u. Hope 2003). Denn Trinkerkarrieren beginnen in diesem Alter (Tucker, Orlando u. Ellickson 2003), in dem ohnehin mehr getrunken wird als in reiferen Jahren. Wir begrenzen uns auf schwerwiegende Formen, speziell Gamma-Alkoholismus, das unkontrollierte Rauschtrinken. »Binge-Drinking« diagnostizieren amerikanische Mediziner, wenn Männer zu einem Anlass mehr als fünf Drinks konsumieren, Frauen mindestens vier (Brewer et al. 2003).

Binge-Drinker, auch als Quartalssäufer bezeichnet, haben häufiger ein Alkoholproblem mit oft desaströsen Folgen (Wechsler et al. 2000). Weniger berücksichtigt wird der Delta-Alkoholismus, in dem der Trinker zwar die Alkoholmenge kontrolliert, aber nicht über zwei Tage abstinent bleiben kann (zu weiteren Differenzierungen: Epstein et al. 1995). Konkret wird untersucht: Wie viele trinken regelmäßig über ihren Durst (► Abschn. 4.2.1) Sind es eher deprimierte oder extravertierte Personen? (► Abschn. 4.2.2). Wie kommt es entwicklungspsychologisch dazu? (► Abschn. 4.2.3). Und welches sind die Folgen, mit Fokus auf den psychischen und weniger den allgemein bekannten körperlichen Beeinträchtigungen (► Abschn. 4.2.4)?

4.2.1 Wie viele trinken übermäßig?

»Ich trinke über den Durst hinaus« – ein Item des Fragebogens der Salzburger Studie (N = 379) –bedeutet Trinken bis zum Rausch. Auch wenn immer wieder behauptet wird, unsere Gesellschaft sei nicht nur sexualisiert, sondern auch alkoholisiert, widerfährt dies den Befragten selten: 24 % überhaupt »nie«, 32 % »selten«, ebenso vielen »manchmal«, 8 % »oft«, und 4 % »sehr oft«. Männer berauschen sich häufiger: »oft« 23 %, Frauen dagegen 7 %. Unter den Abstinenten sind 80 % Frauen. Je älter die Befragten, desto seltener der zu tiefe Blick ins Glas. Wer die Todsünde Völlerei für verwerflich hält, trinkt seltener über den Durst; wer angab, öfters Neigung zu Völlerei zu verspüren, häufiger.

Die gleichen Trends zeigten sich in viel größeren Samples. Okoro et al. (2004) interviewten per Telefon 230.021 Amerikaner. Knapp die Hälfte gab an, Alkohol zu trinken. Von diesen konsumierten im letzten Monat 11 % an mindestens drei Anlässen mehr als fünf Drinks (häufiges Binge-Drinking). Im Vergleich zu den selten Trinkenden (einmal im Monat) sind sie häufiger männlich (80 %), Singles, Raucher, jung. Naimi

et al. (2010) bestätigten diese Trends an 14.143 Exzessivtrinkern, die im Schnitt jeweils acht Gläser hinunterkippen, am häufigsten Bier. Höhere Quoten erbrachte ein Survey des US-Gesundheitsministeriums: 15 % (Miller et al. 2004), am häufigsten jüngere Männer. Entgegen der oft kolportierten Meinung, Binge-Drinking werde häufiger, ermittelten Serdula et al. (2004) an umfangreichen Samples (N zwischen 21969 und 57976), dass zwischen 1985 und 2000 der Anteil der abstinenten Amerikaner um 7 % anstieg (auf 52 %), und die Quote der Binge-Drinker von 17 auf 14 % sank.

Die lässt sich teilweise auf Europa übertragen. Gemäß dem EU-Alkoholbericht (Anderson u. Baumberg 2006, S. 77) trinken Europäer fast doppelt so viel reinen Alkohol wie die Amerikaner oder Asiaten. Trotz der gelegentlichen massenmedialen Berichterstattung, Europa sei ein Trinkkontinent, verringerte sich seit 1980 die Menge des jährlich getrunkenen Alkohols: 1975 waren es mehr als 16 Liter, um 2000 weniger als 13 Liter. Kuntsche, Rehm u. Gmel (2004) sichteten europäische Studien. Häufige Saufattacken eruierten sie in Polen, Irland und England, aber auch Dänemark und Norwegen. Einige dieser Länder (Norwegen) liegen aber bezüglich des pro Jahr getrunkenen reinen Alkohols unter dem EU-Durchschnitt, was so zu erklären ist, dass eher binge-mäßig und weniger regelmäßig getrunken wird, etwa das Viertel Roten zum Abendessen. Geringe Quoten von Binge-Drinkern leben in südlichen und östlichen Ländern, speziell Portugal, Griechenland und Rumänien, obschon hier Alkohol günstiger und das Trinken kulturell besser verankert ist (Room u. Mäkelä 2000). Insgesamt wird aber sowohl in Portugal als auch Rumänien überdurchschnittlich viel reiner Alkohol (> 17 Liter) getrunken, dies jedoch regelmäßig (Anderson u. Baumberg 2006, S. 77). Wie in den USA trinken auch in Europa mehr Männer exzessiv. Dabei trinken sie mehr als die weiblichen Quartalsäufer, bei denen weniger Cocktails zum gleichen Alkoholpegel und den gleichen Konsequenzen im Verhalten (Enthemmung) und der Gesundheit führen (Perkins 2002; Nolen-Hoeksema u. Hilt 2006).

Auch in Europa ist Komasaufen typisch jugendlich. Die höchste Quote von Binge-Drinkern findet sich in allen Ländern in der Altersspanne 18 bis 29 Jahre (Hemström, Leifman u. Ramstadt 2002: europäischer Alkoholsurvey). Auch in der Schweiz zeigt sich: Je älter die Männer sind, desto seltener trinken sie über den Durst (Gutjahr u. Gmel 2001). Für Jugendliche und junge Erwachsene bieten sich mehr gesellschaftliche Anlässe, an denen fünf oder sechs Drinks als normal empfunden werden, etwa Partys. Komasaufen bleibt aber auch für Erwachsene ein Problem. Der Geschäftsführer der Deutschen Hauptstelle für Suchtfragen, Raphael Gassmann, informierte, dass sich in der ersten Dekade des 21. Jahrhunderts die Quote der 80-Jährigen, die im Vollrausch hospitalisiert werden mussten, verdreifachte. Ein Fünftel aller Todesfälle zwischen 35 und 65 Jahren ist alkoholbedingt (Süddeutsche Zeitung 7.4.2010). Wie in den USA sind auch in Europa starke Trinker häufiger Raucher und Konsumenten von Marihuana (Kuntsche et al. 2002).

4.2.2 Psychologische Korrelate von Binge-Drinking

Wer ist eher gefährdet, fünf Drinks zu nehmen: Wer psychisch labil ist und Frust einstecken musste oder wer erwartet, durch den Alkoholkonsum gesprächig, charmant, ja sexy zu werden? In den letzten Jahren vermehrt untersucht wurden die subjektiven Erwartungen an Alkoholkonsum, die dessen Ausmaß besser prognostizieren als Persönlichkeitseigenschaften (Oei u. Morawska 2004). Von den Letzteren erklären zwei exzessives Trinken: Sensation seeking, die impulsive Suche nach neuen Reizen (Zuckerman 1994), sowie negative Affekte (Ham u. Hope 2003). Dass Extravertierte, die den Kick suchen,

häufiger und mehr trinken, wurde wiederholt festgestellt (Baer 2002). So motiviertes Trinken führt nicht zwingend zu schwerwiegenden Problemen (Ham u. Hope 2003, S. 727). Anders hingegen, wenn über den Durst getrunken wird, weil das Selbstwertgefühl beeinträchtigt ist, ängstliche Gedanken belasten oder Schüchternheit lähmt (Vollrath u. Torgerson 2002). Bei weiblichen Trinkern ist diese – problematischere – Konstellation häufiger (Lewis u. O'Neill 2000).

Für starkes Trinken erklärungskräftiger sind die damit verbundenen Erwartungen (Oei u. Morawska 2004). Diese unterscheiden sich erheblich, sind kulturell geprägt (weinfreudiges Portugal, abstinenter Islam) und werden in den USA mit dem Alkoholerwartungsfragebogen von Brown, Christiansen u. Goldman (1987) gemessen. Diese Erwartungen beeinflussen die Trinkmotive, sind aber mit diesen nicht identisch. Letztere entscheiden jeweils, ob zur Flasche gegriffen wird oder nicht. Erstere bestehen als subjektive Theorien unabhängig davon, ob eine Person trinkt oder nicht (Kuntsche et al. 2005). Wie stark sie wirken, demonstrierten in den 1970er Jahren Placeboexperimente: Männer und Frauen, überzeugt, Alkohol zu trinken, fühlten sich alsbald heiterer und gelöster – faktisch hatten sie reines Tonic-Wasser getrunken (Logue 1998, S. 340 f.).

Menschen, die beruflich stark beansprucht waren, erwarten sich von Bier oder Wein vor allem Entspannung – so Kuntsche, Delgrande Jordan u. Sidler (2005) repräsentativ für die Schweiz. Stärker als Reduktion von Spannungen sind jedoch erwartete positive Steigerungen. Collegestudenten erhoffen sich von Bier, Drinks und – seltener – Wein angenehme Stimmung und Anregung, speziell in Gesellschaft (Lewis u. O'Neill 2000). Die von Carey (1995) befragten Studenten verbinden mit Trinken mehr Attraktivität und sexuelle Steigerung (wobei zu viel Ethanol erektile Dysfunktion begünstigt). Sönmez et al. (2006) wiesen nach, dass griechische Studenten zu knapp 50 % im Frühlingsurlaub

Gelegenheitssex als Folge von Trinkexzessen erlebten, zumeist ohne Kondom – Studentinnen seltener. Junge Frauen werden häufiger von Angetrunkenen bedrängt, schlimmstenfalls vergewaltigt (Ullman, Karabatsos u. Koss 1998). Seltener ist, dass Studentinnen trinken, um nicht zu schüchtern zu sein, gelegentlich bis zu völliger Enthemmung und ungeschütztem Sex (Marlatt 1999). Wieder andere konsumieren – übermäßig – Alkohol, weil dies die Leistung steigere, kognitiv oder künstlerisch (Lewis u. O'Neill 2000). Diese trinken häufiger in den eigenen Wänden und werden eher abhängig.

Mehrheitlich sind die Erwartungen an Alkohol positiv. Ausgenommen sind jene, die sich von ihm miese Stimmung, ja Depression erwarten – gerade unter diesen sind mehr Problemtrinker (Wood et al. 1992), sowie jenen, die Alkohol zur Problembewältigung einsetzen. Jugendliche, welche trinken, um soziale Ängste zu reduzieren, schlittern doppelt so oft in ein Alkoholproblem wie jene, die eine Hebung ihrer Stimmung erwarten (Kushner, Abrams u. Borchardt 2000). Aber auch die, die zum Glas greifen, um Stress zu lindern (Rutledge u. Sher 2001), sind gefährdet, Alkoholiker zu werden. Metaanalysen zeigten, dass problematische Motive für Alkoholkonsum vergleichsweise selten sind (Kuntsche et al. 2005), in einer argentinischen Studie mit 355 Jugendlichen 12 %. Mehr als 80 % trinken, um (noch mehr) Spaß zu haben (Jerez u. Coviello 1998).

4.2.3 Wie kommt es zum Komasaufen?

Warum wachsen Kinder zu Jugendlichen heran, die fast jedes Wochenende »vorglühen« und gegen Mitternacht die Bar stürmen? Warum bleiben andere abstinent? Erörtert werden – nebst unterschiedlichen Trinkmotiven und Erwartungen – auch genetische Faktoren. Traditionell galt ein Besäufnis als Ausdruck eines willensschwachen Charakters, an den man appellieren könne:

»Hör doch auf zu trinken!« Dem gegenüber gehen Experten wie Gunter Schumann vom Zentralinstitut für Seelische Gesundheit in Mannheim davon aus, suchtmäßiges Trinken sei zur Hälfte genetisch festgelegt. Menschen, die das Gen CRHR1 haben, betrinken sich doppelt so häufig, zumal in Stresssituationen (Blomeyer et al. 2008). Freilich, ein einziges Gen kann Alkoholismus niemals vollumfänglich erklären. Aber dass mit einer genetischen Basis zu rechnen ist, belegen Studien, gemäß denen es viermal wahrscheinlicher ist, dass Kinder, vor allem Jungen, später auch übermäßig trinken, wenn dies die Eltern, speziell Väter getan haben (Logue 1998, S. 353 f.). In einer älteren physiologischen Studie zeigten Schuckit u. Rayses (1979), dass bei 20 Versuchspersonen, nachdem sie Alkohol tranken, das Acetaldehydniveau in der Leber signifikant höher war, wenn sie in der nahen Verwandtschaft einen Alkoholkranken hatten, als in der Kontrollgruppe ohne trinkende Angehörige. Für die genetische Komponente spricht auch, dass die meisten Asiaten nach nur wenig Alkohol das Flushing Syndrom zeigen: Hitze im Magen, Herzklopfen, Übelkeit. Aus diesem Grunde trinken sie weniger und werden seltener alkoholkrank (Eckey, Agarwal u. Goedde 1990). Neuerdings wurde der Effekt herausgearbeitet, den der Polymorphismus des Dopamin-Rezeptors D4 zeigt: Er steigert das Verlangen, übermäßig Alkohol zu trinken, der jeweils zur Ausschüttung von Dopamin führt, und birgt die Gefahr in sich, dass die Dosis erhöht werden muss, um die gleiche Wirkung zu erzielen (Vaughn et al. 2009).

Auch Umgebungsfaktoren entscheiden, ob Heranwachsende zum Saufen neigen, etwa das elterliche Modellverhalten. Gemäß der Übersicht von Ham u. Hope (2003, S. 746) ist dessen Effekt zwar positiv, aber nicht stark. Weitzman, Nelson u. Wechsler (2003) verglichen 1400 College-Studenten ohne Trinkeskapaden mit solchen, die diese regelmäßig durchlebten (N = 494): Die Eltern der Ersteren tranken zu 53 % Alkohol, die Eltern der Binge-Drinker zu zwei Dritteln. Dass

Eltern, die selber dem Wein zusprechen, unweigerlich trinkende Kinder haben, trifft nicht zu.

Entscheidender sind die Peers (Review: Borsari u. Carey 2001). Generell trifft zu: Wenn trinkende Modelle anwesend sind, steigt der Alkoholkonsum. Studierende wurden gebeten, Biersorten zu beurteilen. Wenn der Versuchsleiter häufig am Glas nippte, tranken die Versuchspersonen mehr (Logue 1998, S. 363). Studentinnen und Studenten konsumierten in Experimenten signifikant mehr (Borsari u. Carey 2001), wenn der Weinverkoster selbst ordentlich trank. Wenig erstaunlich, dass College-Studenten, die häufiger mit Kommilitonen Kontakt haben, die Bier oder Drinks mögen, wahrscheinlicher Binge-Drinker sind (Reis u. Riley 2000 bei N = 4960). Besonders gilt dies für Burschenschaften, die gemeinsames Saufen als Freundschaftsdienst zu deuten pflegen – ein enormer Risikofaktor für Abhängigkeit (DeSimone 2007). Nicht zu unterschätzen sind die Normen über akzeptables Trinken. Sind diese auf dem Campus locker und freizügig, trinken männliche und weibliche Studenten mehr (Perkins u. Wechsler 1996), ebenso dann, wenn leichter auf Alkohol zugegriffen werden kann, z. B. in Bars (Weitzman, Nelson u. Wechsler 2003).

In Rechnung zu stellen ist auch der Zeitpunkt der ersten Alkoholexzesse. Finden diese in jüngeren Jahren statt, werden Studierende wahrscheinlicher Binge-Drinker. 68 % der von Weitzman, Nelson u. Wechsler (2003) befragten stark trinkenden Studenten hatten schon früh einen heftigen Rausch erlebt, mehr als 20 % vor dem fünfzehnten Lebensjahr. Gerade der Wechsel auf den Campus kann Trinken intensivieren, da keine elterliche Kontrolle mehr besteht, dafür aber der Anreiz durch trinkende Kommilitonen (Schulenberg u. Maggs 2002). Dass sich immer mehr jüngere Jungen und Mädchen betrinken, ist besorgniserregend. Gemäß der österreichischen Tageszeitung Kurier (8.5.2007) waren die Hälfte der Alkoholopfer, die notärztlich versorgt werden mussten, unter 16 Jahren. Die meisten

von ihnen werden sich nicht das letzte Mal betrunken haben.

Ein Faktor, der vor Alkoholexzessen schützt, ist die religiös-kirchliche Bindung. Sie korreliert mit schwerem Trinken negativ. Die von Weitzman, Nelson u. Wechsler (2003) befragten Studierenden (N = 1894) sagten zu 54 %, Religiosität sei für sie wichtig, wenn sie moderat tranken, aber bloß zu 40 %, wenn sie Binge-Drinker waren. Religiosität wirkt stärker, wenn sie intrinsisch motiviert ist (Templin u. Martin 1999), insbesondere bei Frauen und Heterosexuellen, nicht jedoch bei sexuellen Minderheiten (Rostosky, Danner u. Riggle 2007). Ein Grund für die protektive Wirkung von Religionen besteht darin, dass sie exzessives Trinken verbieten. Auch begünstigen spirituelle Traditionen Erfahrungen der beglückenden Verbundenheit (Bucher 2007), wie sie auch von Alkohol erwartet werden.

4.2.4 Die Folgen: Angeblich harmloser, wenn viel getrunken

Die Folgen von übermäßigem Alkohol, episodisch oder regelmäßig, sind bekannt. Gemäß dem EU-Alkoholbericht (Anderson u. Baumberg 2006) sterben in Europa jährlich 195.000 Menschen unmittelbar an Folgen von Alkohol, etwa an Leberzirrhose: in Österreich 44 auf 100.000 Einwohner, in der Bundesrepublik 35. Alkohol ist damit nach Rauchen und Bluthochdruck die dritthäufigste Todesursache, gefolgt von Übergewicht und zu hohem Cholesterinwert. Jeder vierte Todesfall von Männern zwischen 15 und 29 Jahren ist auf Alkohol zurückzuführen, speziell im Straßenverkehr und durch Gewalt. Bei gleichaltrigen Frauen ist es jede zehnte Tote. Übermäßiges Trinken kann zu sechzig verschiedenen Krankheiten führen, vor allem in Leber, Magen-Darm, Lunge sowie Brustkrebs. Besonders erschreckend sind Neugeborene mit fetalem Alkoholsyndrom (Logue 1998, S. 392): Babies in schreiendem Entzug und mit verzögerter Gehirnreifung. Die in der EU durch übermäßiges Trinken verursachten Kosten beziffern Anderson u. Baumberg (2006) auf 125 Milliarden Euro. Die desaströsen Folgen sind zu evident, als dass sie weiter belegt werden müssten. Sie sollten aber positive Effekte von *moderatem* Alkoholkonsum nicht übersehen lassen; Peele u. Brodska (2000) bestehen auf einem »notwendigen Korrektiv«. »Moderat« ist (in den USA), wenn Männer sich zwei Drinks pro Tag genehmigen, Frauen einen.

Schon Kinder entwickeln subjektive Theorien, welche Folgen Alkohol zeitigt, abhängig von den elterlichen Modellen (Miller, Smith u. Goldman 1990). Wachsen sie bei Alkoholikern auf, beurteilen sie, wenn sie jünger sind, die Auswirkungen negativer (Zorn, Gewalt), aber zunehmend positiv, je älter sie werden (Hebung des Wohlbefindens), was zum Abusus prädestinieren kann (Wiers, Gunning u. Sergeant 1998). Psychologisch aufschlussreich ist, wie Menschen mit unterschiedlichen Trinkgewohnheiten die Folgen einschätzen. Sein Opa habe jeden Tag sechs Halbe Bier getrunken – und sei neunzig geworden, sagte ein Bekannter, wenn er, mehr als angesäuselt, auf gesundheitliche Folgen angesprochen wurde. Dass übermäßige Trinker die Schäden verharmlosen, ist gut gesichert (Crundall 1995). Ebenso, dass Männer und Frauen, eindeutig als Binge-Drinker diagnostiziert, sich selber mehrheitlich zu den harmlosen Gelegenheits- oder Partytrinkern zählen (White, Hill u. Segan 1997). Zu erklären ist dies mit der Theorie des Selbstwertschutzes. Menschen haben ein tiefsitzendes Bedürfnis, eine positive Sicht auf sich aufrechtzuerhalten, was aber erforderlich macht, dissonante Kognitionen abzuwehren oder umzudeuten (Festinger 1978). Exzessiv trinkende Studenten sind mehrheitlich überzeugt, ihre Kommilitonen würden mehr trinken (Ham u. Hope 2003, S. 744). Auch dies kann das Selbstbild beschönigen, enthebt aber vielfach nicht von der Notwendigkeit, das Völlereiverhalten therapeutisch anzugehen.

4.3 Therapie von Völlerei

Die Ratgeber, die Anleitungen geben, wie der Griff zur Flasche und das Greifen in die Schale mit den Chips unterlassen werden kann, sind nicht mehr zu überschauen. Geraten wird nicht nur, langsamer zu essen oder sich einer Flüssigproteindiät zu unterziehen – die 1978 zu 61 Todesfällen führte (Logue 1998, S. 320) –, sondern auch, sich medikamentös behandeln zu lassen oder sich gar einen Magenbypass legen zu lassen. Im Folgenden sind nur Studien berücksichtigt, in denen empirisch gesicherte Effekte von medikamentösen und/oder therapeutischen Interventionen nachgewiesen werden konnten.

4.3.1 Im Essen mäßigen

»Fasten!« hieß über Jahrhunderte der Appell an Menschen, die nicht anders konnten, als sich den Magen zu überfüllen. »Fresserei« galt als Charakterschwäche, unabhängig davon, ob physiologische oder psychologische Ursachen vorlagen, die kaum bekannt waren. Aktuell wird der Völlerei mannigfaltig zu Leibe gedrückt, am häufigsten kognitiv-verhaltenstherapeutisch (Reviews: Fairburn 2006; Munsch 2007), gelegentlich chirurgisch oder medikamentös (Stefano et al. 2008).

Topiramat wird gegen Epilepsie und Migräne eingesetzt und verhindert übermäßige Erregung der Nervenzellen. Verschrieben wird es auch gegen Ess-Attacken und um abzunehmen. McElroy et al. (2003) verabreichten 30 Übergewichtigen (BMI > 30) 14 Wochen lang 200 Milligramm, einer Kontrollgruppe ein Placebo. Während zu Beginn in beiden Gruppen pro Woche um die fünf Ess-Attacken auftraten, reduzierten sich diese nach drei Monaten auf knapp eine, wenn Topiramat eingenommen wurde, und auf drei beim Placebo. Während in der Kontrollgruppe das Körpergewicht konstant blieb, senkte sich dieses in der Experimentalgruppe um durchschnittlich 6 kg. Topiramat verbessert nicht nur das Essverhalten, sondern bewährt sich gegen Adipositas, dies umso mehr, als nur selten von Nebenwirkungen berichtet wurde (Parästhesien, Konzentrationsstörungen).

Gegen Ess-Attacken eingesetzt wird auch das Antidepressivum Fluoxetin. Die Effekte sind nicht einheitlich. Grilo, Masheb u. Wilson (2005) verglichen dessen Effekt mit einem Placebo (Süßstoff). Fluoxetin bewirkte bei 19 % eine Reduktion der Ess-Attacken, der Süßstoff bei 26 %. Arnold et al. (2002) verabreichten Fluoxetin an 23 übermäßige Esser und stellten fest, dass sich diese fortan zweimal die Woche überaßen, die Kontrollgruppe (Placebo) jedoch dreimal. In ihrer Metaanalyse fanden Stefano et al. (2008), die kurzfristige Verabreichung von Antidepressiva (weniger als acht Wochen) reduziere im Vergleich zu Placebo-Kontrollgruppen die Ess-Attacken. Doch die Reduktion des Körpergewichts ist minimal. Auch erlauben solche Studien keine Rückschlüsse auf die Nachhaltigkeit des pharmakologischen Treatments.

Anders hingegen psychologische Interventionen, oft an kognitiver Verhaltenstherapie orientiert (Munsch 2007), die sich bei Essstörungen am besten bewährte (Grilo, Masheb u. Wilson 2005, S. 309). Prototypisch ist die Krankheits- und Behandlungsgeschichte einer 38-jährigen Amerikanerin (Goldfein et al. 2000). Frau A, mit BMI = 39 schwer übergewichtig, alleinstehend, aber arbeitend, konnte, müde vom Job heimgekehrt, nicht anders, als zwei Hähnchen zu verschlingen, dazu Bratkartoffeln, Hamburger, Chips und eine Tafel Schokolade. In der Gruppentherapie begann sie, die an solchen Ess-Attacken seit ihrer Jugend litt, sich ihres Essverhaltens bewusst zu werden, indem sie ein Essenstagebuch führte – das sie oft am liebsten verbrannt hätte. Auch erlernte sie Verhaltenstechniken, um die Essensmenge zu reduzieren: die Gabel auf den Tisch legen und bewusst kauen, alles Essbare aus ihrem unmittelbaren Radius entfernen, stets 15 Minuten mit Essen warten, nachdem sich Appetit regte. Die Ess-Attacken wurden seltener.

Später befleißigte sie sich kognitiver Techniken, um problematische Überzeugungen zu tilgen, speziell die, ein schlechter Mensch zu sein, weil sie zu dick sei. Das Ziel war Selbstakzeptanz, auch der körperlichen Erscheinung. Während der anderthalbjährigen Therapie verlor sie zwar nur geringfügig Gewicht, aber es gelang ihr, sich im Essen zu kontrollieren – auch viel mehr Früchte und Gemüse zu essen – und dem Jojo-Effekt, wie er sich nach vielen Diäten einstellt, zu entgehen.

Mehr als ein halbes Dutzend kontrollierte Effektivitätsstudien bescheinigen, dass solche Therapien Ess-Attacken im Ausmaß von 70–90 % reduzieren (Review: Dingemans, van Hanswijck de Jonge u. van Furth 2005). Die Auswirkungen auf das Körpergewicht waren jedoch geringer. Oft werden verhaltenstherapeutische Maßnahmen mit Medikamenten kombiniert, was den Effekt aber nicht zwingend steigert. Grilo, Masheb u. Wilson (2005) registrierten eine 53 %ige Remission im Falle von kognitiver Verhaltenstherapie und Placebo, und eine von 58 %, wenn auch Fluoxetin verabreicht wurde.

Angewandt werden weitere Therapietechniken. Die interpersonale Therapie setzt nicht direkt beim Essverhalten an, sondern bei beeinträchtigten Sozialbeziehungen, die Essstörungen auslösen. Bearbeitet werden interpersonale Defizite (Einsamkeit), Rollenübergänge und -konflikte sowie Schuldgefühle. Eine mit 160 Übergewichtigen durchgeführte Doppelblindstudie zeigte, dass 60 % fortan nicht mehr den Kühlschrank plünderten (Wilfley et al. 2002) – ein gleich starker Effekt wie der von kognitiver Verhaltenstherapie.

Bewährt haben sich auch Achtsamkeitstechniken. Kristeller (2006) entwickelte ein Bewusstseinstraining fürs Essen. In neun Sitzungen erlernen die Teilnehmer, meditativ zu essen und auf Anzeichen von Sättigung zu achten. Bei der 56-jährigen Paige wirkte dies enorm. 130 kg schwer, hypertonisch, dreimal die Woche von Ess-Attacken übermannt, die sie schamhaft zu verbergen suchte und die ihren Cholesterinspiegel noch mehr nach oben trieben, gelang es ihr nach mehrmonatiger Übung, achtsam und weniger zu essen und die Sättigungssignale zu beachten. Ihr Körpergewicht reduzierte sich um 10 % (Kristeller 2006, S. 85). Ein Einzelfall? Eine kontrollierte Pilotstudie (Baer, Fischer u. Huss 2005), in der zehn übermäßige Esserinnen achtsam kauen lernten, zeigte deutliche Effekte. Während zuvor alle zwei Tage zugeschlagen wurde, so danach nur noch einmal die Woche. Der Mittelwert auf der Binge-Eating-Skala (Gormally et al. 1982) ging zurück.

Klassische Völlerei ist therapierbar. Nicht nur in professionellen Settings, sondern auch qua Selbsthilfe, sei es angeleitet von einem Therapeuten, sei es durch Lektüre – etwa »Ess-Attacken stoppen. Ein Selbsthilfeprogramm« von Fairburn (2006) – selber erlernt. Loeb et al. (2000) evaluierten die Effekte, die ermutigend sind. Angeleitete Selbsthilfe (Lynch et al. 2010) reduzierte die monatlichen Essanfälle von 20 auf 5, selbst instruierte von 19 auf 10.

Diese Erfolge dürfen nicht übersehen lassen, dass Therapien auch scheitern. Aber warum? Ricca et al. (2010) eruierten in einer Interventionsstudie mit 144 übergewichtigen Binge-Essern drei Faktoren der Therapieresistenz:

1. Übergewicht schon in der Kindheit, verursacht durch übermäßiges Essen, das sich habitualisiert hat.
2. Vorausgegangene Verabreichung von appetitzügelnden Amphetaminen, deren Absetzung zu Gewichtszunahmen führen kann.
3. »Emotionales Essen«, definiert als übermäßige Nahrungszufuhr aufgrund bedrückender Emotionen (Dingemans et al. 2009).

In letzterem Fall wäre induziert, die Stimmungslage zu heben, bevor die Ess-Attacken selber therapeutisch angegangen werden.

4.3.2 Von der Flasche wegkommen

Die schwerste Hürde in der Alkoholtherapie ist, sich einzugestehen, eine solche nötig zu haben. Rauschtrinker bagatellisieren nicht nur gesundheitliche Folgen, sondern auch ihr Trinken. 95 % der Abhängigen finden nicht den Weg ins Suchthilfesystem (Wienberg 2001). Einzugestehen, dass wir Alkohol gegenüber »machtlos« sind, ist die erste Stufe im zwölfstufigen Entwöhnungs- und Heilungsprogramm der Anonymen Alkoholiker (AADS 1989).

Was ist das Therapieziel? Favorisiert wird mehrheitlich völlige Trockenheit (Arend 1999). Denn bei Abstinenz setzen Selbstheilungsprozesse des Gehirns ein, insbesondere eine Verbesserung der Myelinstruktur, wodurch sich die kognitive Leistungsfähigkeit steigert, speziell das Gedächtnis (Harper 2009). Andere plädieren dafür, es sei schon viel erreicht, wenn Trinker sich im Griff haben und nach einem vorab festgelegten Plan trinken (Sobell u. Sobell 1978; Körkel 2002; zur Kontroverse: Körkel 2005). Therapieansätze für Alkoholismus, sei er chronisch oder episodisch-exzessiv, gibt es zuhauf (Review: Raistrick, Heather u. Godfrey 2006 mit Effektivitätsstudien). Wichtig ist, jede Therapie individuell zu gestalten (Logue 1998, S. 367 f.), obschon der typische Ablauf vorstrukturiert ist:

- Kontaktphase (zumeist über Hausarzt oder Beratungsstelle);
- Entgiftungsphase, oft stationär, ca. 10 Tage dauernd und mit unterschiedlich massiven Entzugserscheinungen, schlimmstenfalls über Schwitzen und Zittern hinaus bis zu Delirien mit lebensgefährlichen Kreislaufstörungen, was sich medikamentös abfedern lässt, speziell mit Benzodiazepinen;
- Entwöhnungsphase, in Suchtkliniken dann, wenn der Patient in seinem sozialen Umfeld nicht gestützt wird, sei es als Langzeit- oder Kurztherapie.

In der postakuten Rehabilitation werden vielfältige Techniken angewandt, in Kliniken regelmäßig in Gruppen (Kienast et al. 2007). Krankheitseinsicht und der Wille, vom Alkohol loszukommen, sind unabdingbar. Psychoedukation bemüht sich um Aufklärung über die Krankheit und deren Auswirkungen auf Körper, Psyche und soziales Umfeld. Induziert sind – wenn vom Trinken die Beziehungen beeinträchtigt wurden – auch paar- und familientherapeutische Maßnahmen. Ergo- und Arbeitstherapien können die Motorik verbessern, das Selbstwertgefühl erhöhen und die Arbeitsfähigkeit wiederherstellen oder erhöhen.

Wie wirksam sind Interventionen? Strittig war und ist, ob sehr kurzfristige Maßnahmen (z. B. zwanzigminütige Gespräche mit einem Allgemeinmediziner über die desaströsen Trinkfolgen) effizient sind. Moyer et al. (2002) präsentieren eine Metaanalyse von mehr als 50 Studien: Kurzinterventionen bewirken Mäßigung, wenn Männer und Frauen noch nicht stark abhängig sind. Wirksam ist auch kondensierte kognitive Verhaltenstherapie (drei Sitzungen), zumal bei Frauen, wenn die Abhängigkeit noch nicht fortgeschritten ist (Sanchez-Craig et al. 1989).

Zu den kurzfristigen Verfahren gehört das Motivationsinterview (Miller u. Rollnick 2002), das induziert ist, wenn Männer und Frauen unter dem Trinken leiden, eine Änderung für notwendig erachten, aber sich nicht aufraffen können. Anders als das Konfrontationsmodell, in dem der Trinker mit fatalen Folgen abgeschreckt wird (Leberverfettung, Delirium), setzen Miller u. Rollnick (2002) auf Empathie und Ressourcen der Patienten und unterstützen deren Selbstwirksamkeit. Dunn, Deroo u. Rivara (2001) analysierten 29 experimentelle Studien und fanden signifikante Effekte, vor allem eine höhere Bereitschaft, sich intensiverer Behandlung zu unterziehen. Thematisch nahestehend ist Motivationssteigerungstherapie in drei bis vier Sitzungen. In einer randomisierten Effektivitätsstudie in Neuseeland (N = 122) zeigten Sellman

et al. (2001), dass mittelschwere Trinker auch sechs Monate später seltener zum Glas griffen.

Erfolgversprechend scheint die Selbstmanagement-Therapie, wie sie Sadowski (2007) in seiner Dissertation »Der mündige Trinker« vorgestellt und in ihren Effekten überprüft hat. Angeleitet von einem Therapeuten soll der Patient seine Aufmerksamkeit auf Situationen richten, die exzessives Trinken auslösten, worauf Verhaltensvereinbarungen getroffen werden, um diese situativen Reize zu entschärfen. Unabdingbar sei, dass jeder Patient ein Modell seiner eigenen Störungsentwicklung erarbeitet und auch individuelle Selbststeuerungsmaßnahmen konkretisiert, beispielsweise Verbesserung der Partnerschaft oder der beruflichen Situation. Sadowski spricht von ermutigenden Effekten. Ein Jahr nach Behandlungsende waren zwei Drittel abstinent, etliche davon nach einem Rückfall – mehr als in üblicher stationärer Behandlung.

Weniger empfehlenswert ist die älteste verhaltenstherapeutische Maßnahme: Aversion (Logue 1998, S. 373), wenn auf Alkohol ein negativer Reiz folgt, Übelkeit und Brechreiz, was durch Disulfiram (Antabus) hervorgerufen zu werden pflegte. Raistrick, Heather u. Godfrey (2006, S. 111) raten entschieden von der Aversionstherapie ab, nicht nur, weil viele Patienten diese abbrechen, sondern auch weil Disulfiram zu Kreislaufkollaps und bedrohlichen Vergiftungen führen kann.

Gegen übermäßiges Trinken werden auch nicht direkte Therapiemaßnahmen gesetzt, beispielhaft die kognitiv-verhaltensmäßige Paar- oder Ehetherapie, weil viele Trinker entsprechende Probleme haben (O'Farrell 1993) und Familienangehörige unter Trinkeskapaden leiden. McCrady, Epstein u. Hirsch (1999) arbeiteten mit 90 Alkoholikern und ihren Frauen und fanden, dass von Ersteren nach sechs Monaten zwei Drittel abstinent waren. Gut bewährt hat sich das Training sozialer Fertigkeiten, speziell dafür, stressreiche Situationen – die häufig zur Flasche verleiten – besser zu meistern und nicht rückfällig zu werden (Larimer et al. 1999). Zu empfehlen ist auch gezielte Steigerung des Selbstwertes (Robson 1988) – Raistrick, Heather u. Godfrey (2006, S. 124) fanden in ihren Recherchen jedoch keine methodisch einwandfreie Effizienzstudie.

Um das Verlangen nach Alkohol in den Griff zu kriegen, werden auch alternative Maßnahmen angeboten, etwa Akupunktur. Bullock et al. (2002) führten mit 503 Alkoholkranken eine randomisierte Studie durch und fanden keine signifikanten Differenzen zwischen den Effekten von Akupunktur und dem Zwölf-Stufen-Programm. Da aber die Anonymen Alkoholiker (AA) beträchtliche Heilungsraten aufweisen (Metaanalyse: Tonigan, Toscova u. Miller 1996), kann auch den nach chinesischer Medizinweisheit gesetzten Nadeln Wirksamkeit nicht abgesprochen werden. Bei den Programmen der AA zeigten sich allerdings höhere Quoten von gänzlich trocken Bleibenden, möglicherweise aufgrund der in der Therapie starken Gruppenkohäsion (Longabaugh et al. 1998).

Auch in der Alkoholismustherapie werden Medikamente eingesetzt, zumeist flankierend. 1995 wurde in den USA Naltrexon zugelassen (in der Bundesrepublik am 1.8.2010), ein Opioidantagonist, der vor Rückfall bewahren soll. Entwöhnte, die regelmäßig Naltroxen einnahmen, griffen seltener wieder zur Flasche als solche mit einem Placebo (Volpicelli et al. 1997). Nicht alle Folgestudien bestätigten diesen Effekt (Review: Leavitt 2002), möglicherweise aufgrund starker Nebenwirkungen. Flankierend zu psychosozialen Maßnahmen bewährte sich Acamprosat: Entwöhnte, die dieses schluckten, blieben im Zeitraum eines Jahres doppelt so häufig trocken wie die Placebokontrollgruppe (Swift 1999).

Therapien gegen (Rausch-)Trinken, wie hier anskizziert, wirken. Aber nur dann, wenn die Betroffenen auch wollen.

Stolz/Hochmut

»Der Ursprung aller Sünden ist der Stolz«, schrieb Augustinus (Kirchenväter 1, 1963, S. 498). Aber warum? Weil der Stolze tue, was er wolle und sich nicht dem Willen Gottes beuge. Gregor der Große zählte »Stolz« – lateinisch: »superbia« – nicht zu den Sieben Todsünden, sondern nahm an, dass er diese geradezu gebäre (Baasten 1986). Ein stolzer Mensch gerate jäher in Zorn, wenn er realisiere, etwas nicht zu erhalten; er neige leichter zum Neid und meine es nicht nötig zu haben, sich zu engagieren (speziell spirituell: Trägheit). Auch nehme er sich rücksichtsloser das Recht heraus, habgierig zu sein, der Völlerei und Wollust zu frönen. Stolz sei die Sünde Satans gewesen, der als (noch) Engel seinen Thron über denjenigen Gottes stellen wollte (Jes 14,13). Fundamentalistische Christen sehen dies bis heute so. Die »Kinder des Stolzes«, ein »Grundübel« des Menschen: »Ehrgeiz, Eitelkeit, Spott, Neid, Ungeduld, Gleichgültigkeit, Schadenfreude« (Mühlhaus 2004). Entsprechend massiv sind gemäß Dante (2007, S. 189) die im ersten Felsenring des Fegefeuers vorgesehenen Strafen für die Stolzen: Auf ihr hochmütiges Genick werden schwere Steine geschultert, sodass der Oberkörper bis zu den Knien hinuntergedrückt ist und sie permanent auf den Boden und in den Staub blicken müssen, um zu erkennen, »dass wir nichts sind als Würmer« (ebd., S. 187). Ein Bild mit psychologischem Tiefgang: Narzissten können dermaßen auf sich selbst fixiert werden, dass sie niemanden und nichts anderes mehr sehen können.

Eine Kirche, der an »Schäfchen« lag (und liegt), musste im Stolz ihren Feind schlechthin erblicken. Mutter Kirche wollte und will noch immer brave Kinder (Bucher 1997), nicht solche, die den Kopf heben und selbstbewusst die Arme in die Hüften stemmen. Lieber sind vielen Kirchenmännern Gläubige, die die Schulter einziehen und auf den Boden blicken – körperlicher Ausdruck von Scham, der uns angeboren ist (Duerr 2002; Tracy u. Matsumo 2008). Wie wichtig der Kirche das Brechen des Stolzes war, zeigt sich in ihrer Geschichte noch und noch.

Jean Anouilhs Schauspiel »Jeanne oder die Lerche« schildert den Prozess gegen die geniale Johanna von Orleans. Der Inquisitor sagte ihr ins Gesicht: »Solange es einen einzigen Menschen gibt, dessen Stolz noch nicht gebrochen ist, schwebt die Idee der Kirche in Gefahr.« Er setzte den Feuertod der jungen Frau durch. Auch andere Religionen ächte(te)n den Stolz, so der Taoismus. Laotse schrieb um 600 v. Chr., wer sich selber glorifiziere, habe keine Verdienste. Wer auf sich stolz sei, habe nicht Bestand. Im Buddhismus gilt Stolz als eine der zehn Fesseln, die den Menschen an das vergängliche trügerische Samsara binden. Den Gläubigen wird geraten, sich ehrfurchtsvoll zu verbeugen, um sich vom Stolz zu reinigen (Rinpoche 1999).

Aber ist es sündhaft, wenn eine Mama, die lauscht, wie ihre Tochter bei der Klavieraufführung brilliert, tief einatmet und stolz ihre Brust dehnt? Ist es verwerflich, dass sich ein Bergsteiger auf die Schulter klopft, wenn er vom Großglockner herunterschaut? »Von allen Todsünden löst Stolz am wahrscheinlichsten eine Debatte aus, ob er überhaupt sündhaft ist« (Dyson 2006, S. 1). Schimmel (1997, S. 37) meint sogar, Stolz, in der biblisch-kirchlichen Tradition das Laster schlechthin, sei zur Tugend aufgestiegen.

Als positiv wurde Stolz schon vor Jahrtausenden gewürdigt, so von Aristoteles (1952, S. 138), obschon auch im antiken Griechenland geflissentlich erzählt wurde, Stolz sei verderblich. Ikarus schwang sich stolz in die Lüfte, bis die Sonne das Wachs der Federn schmolz und er ins Meer stürzte. Niobe brüstete sich der Göttin Latona gegenüber mit ihren vierzehn Kindern, worauf Apollo und Diana diese mit Pfeilen niederstrecken. In seiner Nikomachischen Ethik schrieb (Aristoteles 1952, S. 138 f.), Stolz, auch als »Großgesinntheit« bezeichnet, sei »der Schmuck der Tugenden«, sofern er nicht ins Extrem auswachse, die Prahlerei, die ebenso töricht wie anmaßend sei. Das andere Extrem: Feige und unterwürfige Ängstlichkeit, wenn sich der

Mensch seines Wertes für unwürdig erachte und sich schäme.

Bis vor kurzem vernachlässigte die Psychologie den »Stolz« (Lea u. Webley 1997, S. 324), obschon er die philosophisch-theologische Diskussion der Emotionen über Jahrtausende dominierte. Noch immer ist Stolz die am spärlichsten erforschte »selbstbewusste Emotion« (Gruenewald, Dickerson u. Kemeny 2007, S. 72). Psychologie fokussierte auf die dunkle Seite der menschlichen Natur: Depression, Angst, aber auch die negativen selbstbewussten Emotionen: Scham und Schuld. Im Standardwerk von Zimbardo u. Gerrig (2008) findet sich kein entsprechendes Stichwort, obschon wir uns stets zwischen dem Gefühl, die Herausforderungen zu bewältigen (Stolz), und Beschämung, weil wir versagen, hin- und herbewegen (Tracy u. Robins 2007). Psychologie müsse sich dieser Basisemotion, die sowohl ein Übel als auch Segen sei, vermehrt annehmen (Azar 2006).

Diese Arbeit hat begonnen. An der University of California machten sich Jessica Tracy und Richard Robins um eine empirische Psychologie des Stolzes verdient (Tracy u. Robins 2007 a, b, c; 2003; 2004). Stolz ist nicht nur phänomenologisch zu beschreiben, sondern auch von verwandten Konstrukten abzugrenzen: Hochmut, Arroganz, Narzissmus. Mehr noch ist er zu differenzieren: »Gesunder« oder angemessener Stolz, der unsere Brust schwellen lässt, wenn wir – oder uns Nahestehende – etwas selber geleistet haben. Und hybrider Stolz, der nicht auf selber Erarbeitetes verweisen kann (▶ Abschn. 5.1). Sodann wird auf authentischen Stolz eingegangen: Lässt er sich messen? Wie entwickelt er sich? Mit welchen Persönlichkeitseigenschaften geht er einher? Was bewirkt er – dass andere Bewunderung zollen oder die Nase rümpfen, Letzteres wiederum ein Anzeichen von Stolz? (▶ Abschn. 5.2) Anschließend wird der hybride oder pathologische Stolz ins Auge gefasst, speziell als Narzissmus (Hotchkiss 2003), aber auch als dünkelhaft-arrogante Überlegenheitsgefühle,

etwa über Andersgläubig, Fremde oder andere Ethnien. Hierher gehört auch bedenklicher Nationalstolz, der mit Ethnozentrismus und Autoritarismus einhergeht (Heyer u. Schmidt 2002; Cohrs et al. 2004) (▶ Abschn. 5.3). Abgeschlossen wird das Kapitel mit Strategien, wie man vom hohen Ross des arroganten Stolzes heruntersteigen kann, nicht um demütigst hinzuknien, sondern um anderen auf gleicher Augenhöhe zu begegnen (▶ Abschn. 5.4).

5.1   Das Wesen des Stolzes

5.1.1   Das Gesicht des Stolzes

Ist Menschen anzusehen, wenn sie stolz sind? Davon war Charles Darwin (2000) überzeugt. In seinem Klassiker »Der Ausdruck der Gemütsbewegungen bei den Menschen und den Tieren« legte er dar, von allen komplexen Emotionen werde Stolz am deutlichsten körperlich ausgedrückt. »Ein Stolzer zeigt seine Überlegenheit, indem er seinen Kopf und seinen Körper aufrecht hält. Er will sich so groß wie möglich präsentieren, sodass er von Stolz geschwollen und aufgebläht ist.«

Ob Stolz in Gesicht und Haltung erkannt wird, untersuchten Tracy u. Robins (2004). Sie baten Studierende, sich entweder stolz, glücklich oder überrascht zu fühlen, und sich fotografieren zu lassen. Anschließend wurden anderen Studierenden je zehn Porträts von stolzen, glücklichen und überraschten Gesichtern gezeigt, die diese entweder »Stolz«, »Glück« oder »Überraschung« zuzuordnen hatten. Stolze Porträts wurden zu 79 % richtig identifiziert, glückliche ebenfalls, überraschte zu 96 %. In einem zweiten Experiment wurden bloß die Porträts gezeigt und hatten die Probanden anzugeben, wie sich diese fühlen, ohne dass Emotionen genannt wurden: 64 % tippten bei den Stolzen richtig.

Wie blickt ein stolzer Mensch in die Welt? Tracy u. Robins (2007c) entwickelten ein differenziertes Kodiersystem. Der Stolze halte den Kopf leicht nach hinten, das Kinn 20 Grad gehoben, die Arme bald über die Hüften gestemmt, bald in die Höhe gestreckt, mit offener Handfläche (keine Waffe!) oder Fäusten (Stärke), gelegentlich dem Victory-Zeichen. Die Lippen sind geschlossen, aber seitwärts angehoben, die Schultern herausgestellt – ein breiter Oberkörper macht Männer attraktiver (Buss 2004, S. 170) –, der Unterleib ist leicht nach vorne gedrückt.

Tracy u. Robins (2004) ziehen zwei Schlüsse. Erstens: Stolz ist eine diskrete Emotion, die sich im Körperausdruck von nahe stehenden Emotionen unterscheiden lässt, speziell Glück. Zweitens: Stolz ist ein Produkt der Evolution und erfüllt die Funktion, Konkurrenten ohne Worte zu signalisieren, erfolgreich gewesen zu sein, wodurch der soziale Status steigt. Dass diese Gestik evolutionäre Wurzeln hat, wird an nichts deutlicher als an unseren genetischen Verwandten. Schimpansen recken den Kopf nach hinten und heben das Kinn, wenn sie einen Rivalen besiegt haben. Gorillas, die siegreich waren, strecken die Brust heraus, gelegentlich mit den Fäusten auf sie trommelnd. Belege für die Universalität dieser Emotion liefern interkulturelle Studien. Tracy u. Robins (2008) legten in Burkina Faso schriftlosen Eingeborenen, ohne bisherige Kontakte zur westlichen Kultur, Fotos von Menschen vor, die verschiedene Emotionen ausdrückten. 68 % identifizierten Stolz richtig. In einer weiteren Studie variierten Tracy u. Robins (2008) auf ihren Fotos die ethnische Zugehörigkeit der Personen. Ob Chinesen, Schwarzafrikaner oder Weiße: Wenn sie eine stolze Miene zeigten, wurde dies mehrheitlich richtig identifiziert, sowohl von afrikanischen Eingeborenen als auch von Studenten in Harvard. Stolz wurde noch treffsicherer erkannt, wenn Frauen ihn zeigten – möglicherweise, weil sie, in vielen Gesellschaften marginalisiert, seltener Anlass hatten, Stolz zu zeigen, wenn sie es doch taten, wurde es umso besser registriert.

Eine raffinierte Studie veröffentlichten Tracy u. Matsumoto (2008). An den paraolympischen Spielen beobachteten sie, wie Athleten körperlich reagierten, wenn sie verloren oder gewannen, speziell blind geborene. Auch wenn sie nie gesehen hatten, dass ein Judokämpfer Triumph zeigt, indem er den Kopf nach hinten reckt und die Arme ausgebreitet erhebt – sie zeigten genau diese Gebärden. Und dies unabhängig davon, ob sie im kollektivistischen China aufgewachsen waren oder in den individualistischen USA. Biologische Wurzeln haben auch die Gebärden der Scham. Blindgeborene senkten, wenn sie unterlegen waren, den Kopf und ließen, mit eingezogenen Schultern, die Arme hängen, egal aus welcher Kultur sie stammten. Eine kulturtypische Differenz zeigte sich jedoch bei den nicht blind geborenen Athleten: Waren diese in einer individualistischen Kultur aufgewachsen, zeigten sie nach einer Niederlage seltener Schamgebärden – erklärbar damit, dass sie stärker erzogen wurden, diese Gefühle nicht zu zeigen (Tracy u. Matsumoto 2008).

Insgesamt kann gesagt werden: Stolz – über Jahrhunderte der Inbegriff von Todsünde – hat evolutionäre Wurzeln, ist universal und zugleich kulturell determiniert, vor allem aber zutiefst menschlich.

5.1.2 Stolze Amerikaner, schamhaft demütige Chinesen?

Sind Amerikaner stolzer als Japaner oder Chinesen, die, in einer kollektivistischen Kultur sozialisiert, häufig demütig nicken? Es gibt empirische Indizien. Zwar heben Chinesen ihr Kinn ebenso wie Amerikaner, wenn Stolz ihre Brust schwellt. Aber sie tun dies bei anderen Anlässen und aus anderen Gründen. Stipek (1998) legte chinesischen und amerikanischen Studenten zwei Situationen vor: 1) Sie haben an einem Mannschaftswettbewerb teilgenommen, selber schlecht gespielt, aber ihr Team hat gewonnen. 2) Sie selber haben gut gespielt, aber Ihre Mannschaft verlor. Wie stolz fühlen Sie sich? Amerikaner knüpften ihren Stolz an eigene Leistungen, auch wenn die Gegner siegreich waren. Chinesen hingegen fühlten sich stolzer, wenn ihre Riege gewonnen hatte. Amerikaner befürworten stärker die erzieherische Maxime, Kinder sollten ermutigt werden, auf ihre Leistungen stolz zu sein. Chinesen hingegen favorisierten: »Kinder sollten darauf stolz sein, was sie für andere getan haben.«

Zu einem vergleichbaren Ergebnis kam die interkulturelle Emotionsstudie von Eid u. Diener (2001). Sie fragten Studierende in den USA, Australien, Taiwan und China, wie wünschenswert und angemessen vier positive Emotionen seien, darunter Stolz, desgleichen fünf negative, darunter Schuld. Schon die Qualifizierung von »Schuld« als negativ, »Stolz« als positiv zeigt die kulturelle Schlagseite von Emotionspsychologie. 83 % der Amerikaner finden Freude, Zuneigung, Zufriedenheit und Stolz grundsätzlich angemessen, aber nur 32 % der Taiwaner, und gar nur 9 % der Chinesen. Wer im Gespräch mit einer chinesischen Delegation stets das Kinn emporreckt, findet wenig Sympathie – auch wenn die Gäste freundlichst lächeln.

Die kulturelle Normierung von Emotionen, die bei Stolz ausgeprägter ist als bei Traurigkeit, die überall negativ empfunden wird, wirkt sich auf das Erleben aus. Menschen, die Stolz positiv einschätzen, erleben ihn häufiger und intensiver. Diesbezüglich bestehen auch beträchtliche Unterschiede zwischen den Niederlanden (individualistisch) und Spanien, einer traditionell stolzen Nation, die großen Wert auf Ehre legt. Die von Mosquera, Manstead u. Fisher (2000) befragten jungen Niederländer gaben an, häufiger anderen mitzuteilen, was sie stolz mache: primär Leistungen. Spanier kommunizieren seltener über Stolz und erleben diesen häufiger durch bzw. auf die ihnen Nahestehenden. Nur die Hälfte der spanischen 7-Jährigen wussten, was »stolz« ist, aber alle niederländischen Kinder in diesem Alter. Menschen in kollektivistischen Kulturen erleben häufiger Scham, was sie aber als angemessen, ja angenehm empfinden können (Goetz u. Keltner 2007, S. 164). In semantisch-lexikalischen Analysen fanden Li, Wang u. Fischer (2004) in China 113 Wörter für Scham, viel mehr als in den USA.

Tracy u. Robins (2007), Goetz u. Keltner (2007), Tracy u. Matsumoto (2008) und andere mehr argumentieren, Stolz sei universal. Dafür liefern sie überzeugende Belege. Blind geborene Chinesen zeigen spontan die gleichen Stolzgebärden wie amerikanische Studenten. Aber alle unsere evolutionären Mitgiften werden auch kulturell normiert, was Ekman (1992), den Spezialisten für universale Basisemotionen, bewog, seinen Ansatz als »neurokulturell« zu bezeichnen. Noch wichtiger ist die Differenzierung zwischen gerechtfertigtem Stolz und demjenigen, der keine Sympathien weckt – hochnäsiger Hybris.

5.1.3 Berechtigter oder hybrider Stolz

Sind Sie stolz, Deutscher zu sein? Ich unterstelle positiv: Nein, oder allenfalls in Maßen, etwa wenn die Nationalelf gewonnen hat und Sie die Daumen drückten. Wären Sie es doch – etwa gegenüber Ex-Jugoslawen oder Menschen anderer Hautfarbe –, wäre dieser Stolz problematisch. Schließlich hat niemand selber bestimmt, zwischen Rügen und Zugspitze geboren zu werden. Tracy u. Robins (2007b) sprechen von Hybris, wenn Menschen auf ein Privileg oder einen Status stolz sind, ohne sich dies selber erarbeitet zu haben. Und wenn Stolz auf Faktoren attribuiert wird, die unveränderlich und unkontrollierbar sind, etwa wenn sich ein Spieler brüstet: »Ich habe gewonnen, weil ich immer der Beste bin« (Tracy u. Robins 2007, S. 266), weckt das wenig Sympathie.

Anders hingegen, wenn Menschen Stolz auf Faktoren zurückführen, die internal, veränderlich und kontrollierbar sind. So wenn ein ehe-

▣ Tab. 5.1	Die beiden Typen von Stolz			
Stolz-Typen	**Ursprung von Stolz**	**Attributionen**	**Typische Anlässe**
Angemessener Stolz (Beta)	internal, selber erarbeitet	veränderbar, kontrollierbar	eine Herausforderung bewältigt, etwas geleistet
Hybrider Stolz (Alpha)	external, angeboren	unveränderlich, unkontrollierbar	Stolz auf Herkunft, Standes- oder Staatszugehörigkeit

mals passionierter Raucher stolz ist, dreißig Tage lang keine Zigarette mehr angesteckt zu haben. Dafür war erforderlich, den inneren Schweinehund zu überwinden (internal) und Kontrolle zu behalten. Zudem hätte der Vorsatz scheitern können (»veränderlich«). Kein geringerer als der Dalai Lama (2006), als Buddhist dem Stolz gegenüber skeptisch, weil dieser den Menschen verblende, unterschied zwischen dem berechtigten Stolz, der zu heilsamen Taten motiviert, und der Arroganz.

Die beiden Typen von Stolz werden mit Kürzeln versehen: Tangney (1990) sprach von α-Stolz, wenn dieser auf unveränderliche Merkmale des Selbst zurückgeführt wird, und von β-Stolz, zumal aufgrund von Verhalten, beispielsweise in einer Sitzung die eigene Meinung gesagt zu haben. Tabelle 5.1 differenziert die Typen, die nicht nur deshalb auseinander zu halten sind, weil sie mit unterschiedlichen Persönlichkeitseigenschaften einhergehen, sondern nicht interkorrelieren, infolgedessen distinkt sind (Tracy u. Robins 2007, S. 266) (▣ Tab. 5.1).

Angemessen ist auch Stolz, der sich auf Mitmenschen bezieht (vikarisierender Stolz). So der Stolz von Eltern, nachdem ihr Kind das Lampenfieber überwand und souverän auf die Bühne des Schultheaters trat. Berechtigt ist Stolz auf andere umso mehr, wenn diese in der Erreichung ihres Zieles unterstützt wurden, z. B. wenn ein akademischer Lehrer stolz auf seinen früheren Studenten blickt, während dieser seinen brillanten Habilitationsvortrag hält. Schwerer tun wir uns, auf Konkurrenten stolz zu sein – die ehrlichere

Emotion, wenn wir den Kollegen mit dem Bundesverdienstkreuz sehen, ist Neid (Haubl 2001; s. ▶ Kap. 3).

5.1.4 Stolz und verwandte Konstrukte

- **Hochmut**

Hochmut ist das im klassischen Deutschen gängigste Synonym für Stolz. Gemäß der Bibel kommt er vor dem Fall (Spr. 16,18). Ursprünglich ist »Hochmut« nicht verwerflich, sondern das »hohe Gemüt«, Selbstvertrauen, Hochgestimmtheit, bis hin zur »elevatio animae«, der Erhebung der Seele (Grimm 1984). Die traditionelle Ständegesellschaft registrierte »Hochmut«, wenn Personen aus niederen Schichten sich gebärdeten, als gehörten sie einem höheren Stande an, wofür auch »Hoffahrt« gesagt zu werden pflegte. Fortan überwog die negative Konnotation: Hochmut als Überheblichkeit, Arroganz, intensiver, ja verlängerter Stolz (Kolnai 2007, S. 67 f.). Obschon von vielen klassischen Literaten verwendet, verschwand »Hochmut« mehr und mehr aus der Umgangssprache, um von »Arroganz« sowie »Narzissmus« abgelöst zu werden.

- **Eitelkeit**

Eitelkeit ist ein ebenfalls altertümlich klingendes Synonym von Stolz. »Es ist alles eitel«, war die Stimmung im Barock, so beim Dichter Andreas Gryphius: Alles hinfällig und vergänglich. Etymologisch leitet sich Eitelkeit (lateinisch: »vanitas«, englisch »vanity«), von »leer« und »hohl«

her und bedeutet nach außen gezeigte Selbstüberhöhung bei geringen oder nicht vorhandenen Stärken. Eitelkeit unterscheidet sich insofern von »Stolz«, als man Letzteres auch ohne den Blick auf andere sein kann – so der zurückgezogene »Hagestolz«. Ein Eitler hingegen stellt sich »ganz auf die Umwelt ein und trachtet seinen eigenen Wert im günstigen Urteil der Mitmenschen zu finden« (Kolnai 2007, S. 74). Eitel sind viele mit ihrer Kleidung und ihrem Aussehen, etwa der Regisseur Ben Affleck, welcher in der Boulevardpresse gestand, der eitelste Regisseur zu sein, weil er unter der Maske mehr als drei Stunden brauche.

- **Arroganz**
Arroganz, im Alltag oft verwendet, ist lateinischen Ursprungs und wird bald als »Hochmut« übersetzt, bald als »Anmaßung« und »Überheblichkeit«, kaum aber als »Stolz«. Daraus wird die wesentlichste Differenz ersichtlich: Während Stolz positiv gewürdigt werden kann, nicht nur, wenn er selber erlebt, sondern von anderen gezeigt wird, ist »Arroganz« stets negativ. Arrogantes Verhalten wird missbilligt, ausgenommen, wenn es von Mächtigen gezeigt wird, von denen man abhängt. Wer auf andere herabblickt, findet keine Sympathie und tut dies oft, um eigene Insuffizienz zu kaschieren. Arroganz ist ein Synonym von hybridem Stolz.

- **Narzissmus**
Narzissmus ist ein insofern populäres Konstrukt (Roth 1990; Kernberg u. Hartmann 2005), als unser Zeitalter als narzisstisch charakterisiert wurde (Lasch 1995). In der Psychologie bearbeitet wird es zumal in der Psychoanalyse (Kernberg u. Hartmann 2005), nachdem Freud (1969, S. 401 f.) den Begriff aus der Sexualwissenschaft des 19. Jahrhunderts übernommen und darunter auch eine notwendige psychosexuelle Entwicklungsphase des Kleinkindes verstanden hatte. Dieser »primäre Narzissmus« ist Fundament für Selbstbewusstsein und Selbstwertgefühl.

Mittlerweile herrscht bezüglich »Narzissmus« eine »Sprachverwirrung von babylonischem Ausmaß« (Schlagmann 2008). Für uns relevant ist weniger der primäre, »gesunde« Narzissmus, auch weniger der sexuelle, wenn jemand seinen Leib wie ein Liebesobjekt behandelt, ihn streichelt und küsst, sondern die »narzisstische Persönlichkeitsstörung«, die ins DSM IV (2001, S. 743–747) sowie ins ICD (2009) (F60.8) aufgenommen wurde. Benannt ist sie nach dem bildhübschen Jüngling Narziss aus der griechischen Sage, der in seinem Stolz die Liebe vieler Frauen verschmähte, auch die der Nymphe Echo. Nemesis, die Göttin des gerechten Zorns, strafte ihn, indem er sich in sein im Wasser gespiegeltes Antlitz verliebte und bei dem Versuche, sich mit diesem zu vereinigen, ertrank.

Narzisstisch gestört ist eine Person, wenn sie sich für absolut großartig hält, eigene Fähigkeiten und Leistungen übertreibt und sich grandios überlegen fühlt. Narzisstische Personen trachten danach, sich mit bedeutenden Personen zu umgeben. Sie tun sich schwer, in einer Schlange anzustehen, so ein Direktor, der an den Elternsprechtagen des Gymnasiums nicht vor den Klassenzimmern wartete, wie alle anderen auch, sondern seine Position ausnützte, um sich vom Rektor geleiten zu lassen. Narzissten tun sich auch schwer, die Wünsche, Gefühle und Erfahrungen anderer zu erkennen und neigen dazu, ihnen Neid zu unterstellen. Ein reicher Salzburger saß jüngst an einem Wirtshaustisch, an dem Familienväter klagten, die Ausgaben für ihre Familien fast nicht bestreiten zu können, und erzählte, er habe beim Wiederverkauf seiner New Yorker Penthouse-Wohnung 100.000 Dollar Verluste gemacht und nur 400.000 Dollar bekommen. Als ihn die Arbeiter nicht bemitleideten, ärgerte er sich und fand sie arrogant. Auch erheischen narzisstische Persönlichkeiten Bewunderung, weil ihr Selbstwertgefühl niedrig sein kann.

Narzissmus umfasst mehr als Stolz. Überlappungen bestehen zum hybriden Stolz, nicht aber zum authentischen, weil dieser mit positivem Selbstwert einhergeht (Tracy et al.. 2009), wie es Narzissten gerade nicht eigen ist. Vielmehr versuchen sie, dieses zwanghaft zu erhöhen. Baumeister u. Vohs (2001) bezeichnen Narzissmus als »Suchtgift« für das Selbstwertgefühl. Zwischen hybridem Stolz und Narzissmus besteht – wenig überraschend – eine positive Korrelation, aber keine Deckungsgleichheit (Tracy, Shariff u. Cheng 2010, S. 3).

Mehrere Autoren unterscheiden, inspiriert von Wink (1991), zwischen »offenem« und »verdecktem« Narzissmus (Rose 2002). Offene Narzissten zeigen ihre (angebliche) Grandiosität nach außen und erheischen Bewunderung (Eitelkeit). Verdeckte Narzissten hingegen sind zwar auch stark auf ihr Selbst fixiert, fühlen sich aber minderwertig und sind überempfindlich, wenn sie auch nur leiseste Kritik einstecken müssen. Wenig verwunderlich, dass dies mit Depressivität korreliert (Rathvon u. Holmstrom 1996). Offene Narzissten hingegen können sich aufgrund ihres gehobenen (nicht immer realistischen) Selbstwerts durchaus wohl fühlen (Rose 2002). Offener Narzissmus, auch als »Grandiosität« bezeichnet, entspricht eher klassischem Stolz als der verdeckte Narzissmus, der auch als »Vulnerabilität« charakterisiert wird (Zeigler-Hill 2011).

Alles in allem: Narzissmus wird keineswegs konsensfähig konzeptualisiert und dimensionalisiert, was sich auch an den unterschiedlichen Messinstrumenten zeigt (▶ Abschn. 5.1.4). Mit der klassischen Todsünde am ehesten deckungsgleich ist grandioser Narzissmus, aber auch die narzisstische Persönlichkeitsstörung.

5.1.5 Messinstrumente für Stolz und nahestehende Emotionen

Lässt sich Stolz messen? Gemäß dem Überblick über Messinstrumente zu »selbstbewussten Emotionen« (Robins, Noftle u. Tracy 2007) liegen kaum Instrumente vor. Jedenfalls weniger als zu »Schuld« (Jones 2000: »The Guilt Inventory«), Scham (Cook 1994: »Internalized Shame Scale«) oder »Verlegenheit« (Modigliani 1968). Am gründlichsten evaluiert ist die Skala zu angemessenem und hybridem Stolz von Tracy u. Robins (2007). Sie führten dazu sieben Studien mit mehr als 3000 Teilnehmern durch. Weichenstellend war die erste, in der Studierende Adjektivpaare beurteilten, die sich auf »stolz« beziehen. Mit komplexen Verfahren suchten sie nach zugrunde liegenden Strukturen. Sie fanden zwei. Auf der ersten lud »versiert« hoch, auf der zweiten »arrogant«. Das erste Adjektiv bezieht sich auf angemessenen Stolz, auch als »authentisch« bezeichnet; das zweite auf hybriden, versnobten Stolz. Beide Subskalen enthalten je sieben Items: authentischer Stolz: »versiert, selbstsicher, ausgefüllt, produktiv, voller Selbstwert, erfolgreich, stolz«; hybrider Stolz: »arrogant, eingebildet, geltungsbedürftig, aufgeblasen, selbstzufrieden, versnobt und hochnäsig.«

In mehreren Folgestudien wurden Studierende gebeten, sich in eine Situation zu versetzen, in der sie sich stolz fühlten. Anschließend beurteilten sie, von »überhaupt nicht« bis »sehr zutreffend«, die 14 Items. Regelmäßig zeigte sich: Die je sieben Items werden ähnlich beurteilt ($\alpha = .88$). Aber auch: Menschen sind viel häufiger angemessen stolz als arrogant, möglicherweise weil die »hybriden Items« als sozial nicht wünschenswert erkannt werden. Für dieses Messinstrument, im deutschen Sprachraum bisher nicht erprobt, sprechen die Korrelationen mit relevanten psychologischen Variablen. »Selbstwert« nach Rosenberg (1989) ist höher, wenn Menschen zu angemessenem Stolz neigen ($r = .56$), aber niedriger, wenn sie für arrogante Überlegenheitsgefühle anfällig sind ($r = -.36$). Dünkelhafter Stolz wird an den Tag gelegt, um Minderwertigkeit zu kompensieren – ein Zusammenhang, den schon Alfred Adler (2004) herausarbeitete.

Als Subskala erfasst wird Stolz von der Scham- und Schuldskala von Marschall, Sanftner u. Tangney (1994). Dies scheint plausibel, weil Scham als Gegenteil von Stolz gilt. In Scham senkt der Mensch den Kopf, zieht die Schultern ein, vermeidet Blickkontakt und lässt die Arme hängen. Marschall, Sanftner u. Tangney (1994) maßen Stolz mit fünf Items wie: »Ich fühle mich leistungsfähig und nützlich«, »Mich erfüllt mit Freude, was ich geleistet habe«. Die Subskala ist mit α = .87 reliabel.

Ein dem hybriden Stolz nahestehendes Konstrukt, empirisch intensiver untersucht, ist »Narzissmus«. Am häufigsten verwendet wurde – in drei Viertel aller Studien (Tritt 2010, S. 281) – das Inventar zur narzisstischen Persönlichkeit von Raskin u. Hall (1979), das mehrfach evaluiert und modifiziert wurde. Sie setzten bei der Diagnostik narzisstischer Persönlichkeitsstörung im DSM III an und präsentieren 54 Itempaare, aus denen sich Befragte für je eines entscheiden müssen: »Ich denke, ich bin eine außergewöhnliche Persönlichkeit« versus »Ich bin nicht besser oder schlechter als die meisten Menschen«. Freilich, das Gefühl, eine außergewöhnliche Person zu sein, kann auch Indiz für ein gesundes Selbstwertgefühl sein. Wie dieses von narzisstischer Störung abzugrenzen ist, ist ein kruziales differenzialdiagnostisches Problem (Tracy et al. 2009).

Ist »Narzissmus« nicht zu breit und zu schwammig, was auch Neopsychoanalytiker bemängelten (Westen 1990)? Emmons (1984) versuchte, ihn zu spezifizieren, indem er auf die 54 Items von Raskin u. Hall (1979) zurückgriff und diese einer Faktorenanalyse unterzog. Er fand vier:

1. Führerschaft/Autorität (»Ich sehe mich selbst als guten Leiter«);
2. Selbstbewunderung (»Ich schaue mich gerne im Spiegel an«);
3. Überlegenheit/Arroganz (»Normalerweise dominiere ich jede Unterhaltung«);
4. ausbeuterische Haltung (»Ich erwarte große Aufmerksamkeit von anderen«).

Der letzte Faktor hängt am stärksten mit pathologischen Merkmalen zusammen, speziell rücksichtslosem Machtstreben, Machiavellismus (McHoskey 1995) sowie mit geringer kognitiver und emotionaler Empathie (Kubarych, Deary u. Austin 2004, S. 859). Dem gegenüber ist »Führerschaft/Autorität« adaptiv.

Empirisch ist Narzissmus facettenreich und keineswegs zufriedenstellend geklärt. Raskin u. Terry (1988) schlugen vor, die 54 Items des Inventars »Narzisstische Persönlichkeit« in *sieben* Faktoren zu gliedern, auch »Eitelkeit« (»Ich mag es, meinen Körper zur Schau zu stellen«). Zugleich reduzierten sie die Anzahl der Items auf 40. Zwischenzeitlich wurde eine Kurzform erarbeitet (16 Items), vorzüglich geeignet, Narzissmus zu messen, wenn es ausreicht, diesen eindimensional zu operationalisieren (Ames, Rose u. Anderson 2006). Auch liegt eine deutsche Bearbeitung und Validierung durch Schütz, Marcus u. Sellin (2004) vor, sowohl in Lang- als auch in Kurzfassung, mit ermutigenden psychometrischen Befunden. In klinischen Settings wird im deutschen Sprachraum das Narzissmusinventar von Denecke u. Hilgenstock (1989) eingesetzt. Dieses erfasst nicht nur klassischen Narzissmus, sondern auch »hypochondrisches und bedrohtes Selbst«.

Eine Skala zu »Eitelkeit« entwickelte Le Bel (aus Egan u. McCorkindale 2007). Sie besteht aus 22 Items und differenziert Eitelkeit aufgrund der körperlichen Erscheinung (»Ich bin immer vergnügt, wenn ich mich im Spiegel betrachte«) sowie von Fähigkeiten (»Ich kann eine Aufgabe schneller lösen als die meisten anderen«). Wer viel Wert auf sein Outfit legt, tendiert dazu, seine Kompetenzen hoch einzuschätzen (r = .55). Wenig überraschend ist die hohe Korrelation mit Narzissmus nach Raskin u. Terry (1988), aber auch damit, mehr (kurzfristige) sexuelle Kontakte zu knüpfen. Eine dezidierte Eitelkeitsskala liegt im Deutschen nicht vor, obschon eitle Gefallsucht vielfach zu beobachten ist, etwa in Facebook.

5.2 Angemessener, authentischer Stolz

5.2.1 Psychologische Korrelate des Stolzes

Stolz, aufgrund eigener Leistung berechtigt, ist eine positive Emotion. Empirisch wiesen dies Carver, Sinclair u. Johnson (2010) an 900 Studierenden nach, die einen Fragebogen zu den zwei Arten des Stolzes und psychologischen Korrelaten ausfüllten. Menschen, die positive Emotionen wie Freude intensiv erleben (Larsen u. Diener 1987), räumen eher ein, stolz zu sein. Wer häufiger von Schuld und Scham niedergedrückt ist – was katholische Sozialisation förderte (»durch meine Schuld«) – empfindet seltener Stolz.

Wie weit die traditionelle Ächtung des Stolzes danebenlag, zeigt sich an den Zusammenhängen mit Persönlichkeitseigenschaften, den Big Five (Borkenau u. Ostendorf 1993). Ein stolzer Mann galt als wenig gewissenhaft. Faktisch aber korreliert berechtigter Stolz signifikant (r = .48) mit Gewissenhaftigkeit (Items wie: »Ich sehe mich selber als jemanden, der seine Arbeit verlässlich ausführt«). Auch erzielen stolze Menschen höhere Werte beim Test zum Lebensengagement nach Scheier et al. (2006): »Ich schätze meine Aktivitäten als sehr wertvoll«. Sie lassen sich leichter für ein neues Ziel begeistern, nachdem sich andere als unerreichbar herausstellten (Carver, Sinclair u. Johnson 2010), was mit besseren Gesundheitswerten einhergeht, speziell niedrigeren Cortisolwerten (Wrosch et al. 2007).

Menschen, die öfters angemessen stolz sind, werden gerade nicht für unsympathisch gehalten, was Moralliteratur noch und noch behauptet(e). William u. DeSteno (2009) baten Studierende (N = 191) zu Geschicklichkeitsaufgaben und gaben den einen die Rückmeldung, sie gehörten zu den 10 % Besten. Anschließend wurden Kommilitonen gebeten, die Ausstrah-

lung der Gelobten zu beurteilen. Sie wurden als sympathischer eingeschätzt als jene, denen man gesagt hatte, die Aufgaben mittelmäßig gelöst zu haben. Stolz ist nicht nur eine angenehme Emotion, sondern eine soziale, die Sozialität stärken und den Status heben kann.

Evolutionspsychologisch orientiert haben Cheng, Tracy u. Henrich (2010) diese Funktion des Stolzes bestätigt. Sie setzten beim menschlichen Grundbedürfnis an, sich einen für die inklusive Fitness vorteilhaften Status zu verschaffen. In der Evolution bildeten sich dafür zwei Mechanismen: Verhaltensweisen, die das *Prestige* einer Person heben, sei es durch Stärke, Gewandtheit, (soziale) Intelligenz oder Fleiß. Sodann *Dominanz*, die andere einschüchtert und unterdrückt – offen zu beobachten bei den uns genetisch nahestehenden Schimpansen, bei denen das stärkste Männchen dominiert. Cheng, Tracy u. Henrich (2010) eruierten, ob ihre Probanden (N = 191) stärker zu Prestige oder Dominanz neigten, sowohl per Selbsteinschätzung als auch durch Ratings der Kommilitonen. Zudem erhoben sie authentischen und hybriden Stolz sowie die Big Five. Studenten mit höherem Prestige, speziell aufgrund intellektueller und sozialer Fertigkeiten, verzeichneten mehr authentischen Stolz (r = .51). Ihr Selbstwertgefühl war stärker, sie waren akzeptierter und offener für Neues, gewissenhafter, extravertierter und angenehmer. Die Dominanten hingegen neigten stärker zu Hybris (r = .48) und narzisstischer Selbstüberhöhung (r = .56). Ihre Kommilitonen schätzen sie weniger positiv ein: aggressiver, unangenehm und – interessanterweise – athletischer (r = .29). Dies geht damit einher, dass dominante Studenten intensiver kurzfristige sexuelle Datings mit multiplen Partnerinnen anstreben. Studierende, die an ihrem Prestige arbeiteten und häufiger authentisch stolz waren, bevorzugten stabile Beziehungen.

Zum traditionellen Klischee des Stolzen gehört, er neige zur Trägheit, einer weiteren Todsünde. Gemäß der jüngst entwickelten Motivationstheorie des authentischen Stolzes von Williams u. DeSteno (2008) ist das Gegenteil der Fall. Studierende wurden gebeten, an einem PC-Geschicklichkeitstest über kognitive Fähigkeiten teilzunehmen. Die Experimentalgruppe wurde durch ein Kompliment in Stolz versetzt, die Kontrollgruppe erhielt kein Feedback. Anschließend sagten die Versuchsleiter den Studierenden, sie könnten weitere knifflige Probleme lösen und stellten ihnen frei, wie lange. Die Stolzen knobelten doppelt so lang wie die Kontrollgruppe. Heine et al. (1999) baten kanadische Studierende zu einem Kreativitätstest und beobachteten, ob jene, die erfolgreich und stolz waren, sich länger freiwillig an weitere Herausforderungen heranwagten. Dies war der Fall. Anders hingegen japanische Studierende: Diese blieben länger im Experimentalraum, wenn sie versagt hatten und sich schämten – ein Indiz für die soziokulturelle Determiniertheit universeller selbstbewusster Emotionen.

Stolz, über Jahrhunderte Inbegriff von Sünde, kann zu moralischem Verhalten, ja Nächstenliebe motivieren. Personen, die ehrenamtlich in sozialen Organisationen engagiert waren (N = 1400), wurden gefragt: »Wenn ich an die Arbeit denke, die ich in der Gemeinschaft verrichte, empfinde ich Stolz« (Hart u. Matsuba 2007). Je stärker sie bejahten, desto mehr Stunden engagierten sie sich für andere, desto stärker unterlag ihr Engagement eigener Kontrolle, desto enger fühlten sie sich mit ihrer Kommunität verbunden und ihr verpflichtet. Ebenso die niederländischen Psychologen Boezeman u. Ellemers (2007), die 251 Ehrenamtliche befragten. Die auf ihre Arbeit Stolzen fühlten sich mit ihrer Organisation stärker verbunden und für sie verantwortlicher, auch beteuerten sie entschiedener, bleiben zu wollen.

Stolz kann eine starke Motivationsquelle für prosoziales Handeln sein und ist alles andere als ein Charakterfehler oder Sünde. Sein Ingrendienz: Er kann die Bereitschaft für Altruismus auch im Falle der Absenz von instrumenteller Belohnung stärken (Hart u. Matsuba 2007, S. 130). Nicht jedoch hybrider Stolz, der negativ mit sozialer Unterstützung korreliert, aber positiv mit Bindungsangst und Bindungsvermeidung, mehr noch mit Dissoziation (Tracy et al. 2009, S. 206).

Alles in allem: Stolz, über Jahrhunderte hinweg geächtet, wirkt sich, wenn er authentisch ist, positiv aus. Er motiviert, hebt den sozialen Status und macht sogar sympathisch, von den Auswirkungen auf die Gesundheit ganz zu schweigen.

Welche Gehirnregionen sind aktiv, wenn sich Menschen stolz fühlen? Dies untersuchten japanische Neurologen (Takahashi et al. 2007), weil profundere Erkenntnisse zu den vernachlässigten selbstbewussten Emotionen zum besseren Verständnis des Sozialverhaltens beitrügen. Intensiver erforscht wurden bisher die neuropsychologischen Korrelate von Scham und Schuld – verstärkte Aktivität in Stirnlappen und Amygdala, dem Sitz von Angst –, kaum jedoch von Stolz (Beer 2007). Die japanischen Forscher scannten die Gehirne von 17 Studenten, während diese Sätze lasen, die entweder Freude induzierten (»Ich bekam ein Weihnachtsgeschenk«), oder Stolz (»Ich gewann den ersten Preis in einem Klavierwettbewerb«). Bei Letzterem zeigte sich eine erhöhte Tätigkeit in der rechten oberen Schläfenfurche sowie im linken temporalen Pol. Diese Regionen sind auch zuständig für soziale Kognition. Im mittleren präfrontalen Kortex, dem Sitz des Selbstbewusstseins, registrierten sie geringere Aktivität. Stolz werde verspürt, wenn sich Personen mit anderen vergleichen und sich selbst – als Überlegene – mit deren Augen betrachten. Auch berichten die japanischen Neurologen Befunde zum narzisstischen Stolz. Dieser geht mit Beeinträchtigungen in jenen Arealen einher, die die Prozesse ermöglichen, mit denen sich die Theory of mind befasst: Empathie. Damit tun sich Arrogante schwer.

5.2.2 Die Entwicklungspsychologie des Stolzes

Können Kleinkinder stolz sein, zehn Monate alte Jungen und Mädchen, wenn sie sich an der Couch hochgezogen haben und sich auf ihren Beinchen halten können? Sicherlich, ihre Münder formen ein Lächeln, umso überwältigender, wenn sie von Mama oder Papa angeschaut werden, die anerkennend nicken. Aber: Ist das Stolz und wie entwickelt er sich (Lagattuta u. Thompson 2007)?

Stolz als »selbstbewusste« Emotion kann erst auftreten, wenn das Kind sich seiner selbst bewusst wird und von seinem »I« aus das »me« reflektieren kann (Tracy u. Robins 2007d, S. 6 f.). Dies scheint früher der Fall als gemäß traditioneller Entwicklungspsychologie (Dornes 1993). Eine wichtige Hürde nehmen Kinder mit 18 Monaten, wenn sie sich im Spiegel zu erkennen beginnen. Wird ihnen ein roter Tupfer auf die Nase gemacht, greifen sie nicht mehr nach dem Spiegel, sondern auf ihre Nasenspitze (Bischof-Köhler 1989). Freilich zeigen Kleinkinder auch zuvor positive Reaktionen, wenn sie etwas geschafft haben, mitunter strahlen und kreischen sie. Stipek (1983) sieht darin die Vorläufer des spezifischen Stolzes, die eine biologische Grundlage haben: die natürliche Freude, Neues zu assimilieren und neue Fertigkeiten zu erwerben.

Eine oft zitierte Studie führten Harris et al. (1987) durch. Sie nahmen an, dass nur wenige Kinder vor dem achten Lebensjahr Stolz angemessen verstehe, nämlich: als angenehmen Effekt persönlicher Leistung. Jüngere Kinder verwechselten Stolz mit Glück und Wohlbehagen. Kornilaki u. Chlouverakis (2004) bestätigten dies mit griechischen Kindern und stellten zusätzlich fest: Noch länger dauert es, bis Kinder Stolz aufgrund moralischen Verhaltens würdigen, auch wenn sie dafür nicht gelobt werden. Doch Kinder scheinen auch emotionspsychologisch kompetenter. Die Entwicklungspsychologen Bosacki u. Moore (2004) untersuchten, wie sich das Verständnis für einfache und komplexe Emotionen entwickelt, indem sie Kindern, durchschnittlich drei Jahre alt, mit Puppen Situationen zu verschiedenen Emotionen zeigten. Zu Stolz ließen sie die Puppe Grover zu seinen Freunden sagen: »Ich kann schon lesen!«. Auf die Frage, wie sich Grover fühlt, sagten 87 % »happy«. Als ihnen mehrere komplexere Emotionen vorgelegt wurden, wählten immerhin 60 % »stolz«, Mädchen häufiger als Jungen. Offensichtlich können jüngere Kinder komplexere Emotionen grundsätzlich verstehen, bevor sie spontan das »richtige« Emotionswort aussprechen.

Dass Kinder ab drei Jahren zwischen »glücklich« und »stolz« differenzieren können, bestätigten Tracy, Robins u. Lagattuta (2005). Sie zeigten 3- bis 7-Jährigen Fotos der gleichen Frau, die mit Gesicht und Oberkörper unterschiedliche Emotionen ausdrückt. Auf einem hebt sie den Kopf und schaut herunter, die Hände in die Hüften gestemmt; auf einer anderen öffnet sie überrascht den Mund, die Augen aufgerissen; und auf einer weiteren lächelt sie. Knapp die Hälfte der 3-Jährigen zeigte bei »stolz« auf das richtige Gesicht, die 4-Jährigen zu drei Vierteln, 7-Jährige ausnahmslos. Wenn es zu Verwechslungen kam, dann mit dem glücklichen Gesicht, nicht aber dem überraschten. Conclusio: »Stolz« sei für Kinder positiv und »glücklich« werde geringfügig früher verstanden als »stolz«.

Dass jüngere Kinder Stolz und Glück noch nicht so präzise differenzieren – was verständlich ist, weil Stolz ein Ast aus dem Stamm des Wohlbefindens ist –, belegen Studien, in denen sie gefragt wurden, was sie stolz mache. Graham (aus Stipek 1983, S. 49) berichtet, wie ein 5-Jähriger sagte, er sei stolz, weil sein Onkel heirate. Dieser Stolz wird external attribuiert. Seidner, Stipek u. Feshbach (1998) vergewisserten sich bei den von ihnen befragten Kindern, zwischen fünf und elf Jahre alt (N = 190), ob sie Emotionswörter wie »stolz« und »verlegen« kennen – Letzteres nur zum Teil, Ersteres durchgängig. Die Antworten auf »Kannst Du mir erzählen, was dich stolz macht?« wurden kategorisiert: Wird Stolz internal und als kontrollierbar (»Ich bin am schnellsten gerannt«) oder external (»Mein Papa hat im Bowling gewonnen«) attribuiert? Ein Viertel der Kindergartenkinder war stolz auf Externales, 11-Jährige zu 4 %. Jüngere Kinder erzählten öfter von anderen, mit denen sie sich verglichen (»Ich schwamm schneller«), ältere Kinder seltener, weil sie Standards stärker verinnerlichten. Mit dem Alter seltener erwähnt wird Verstärkung (»Ich machte einen Handstand, und meine Mutter klatschte in die Hände«), aber häufiger intrinsische Motivation (»Ich versuchte mein Bestes«).

Wie kommt es, dass schon Vorschulkinder lernen, Stolz eher auf eigene Tätigkeiten zu attribuieren, Glück eher external, in der Studie von Seidner, Stipek u. Feshbach (1998) zu 50 %? Wichtig ist das Verhalten der Eltern: »Das hast du gut gemacht, ich bin stolz auf dich!« Das wirkt umso aufbauender, je sicherer die Bindung ist. Entsprechendes Erzieherverhalten ist stark kulturell determiniert: Chinesische Mütter induzieren, wenn sich ihre Kinder unangemessen verhalten, häufiger Scham, wofür sie sich selber stärker verantwortlich fühlen (Wong u. Tsai 2007). In einer Studie zur Sozialisation des Stolzes beobachtete Reissland (1994), wie Mütter reagierten, als ihre Kinder, zwischen einem und fünf Jahre alt, eine Geschicklichkeitsaufgabe lösten. Je versierter die Kinder, desto stärker wurden sie gelobt. Und: Je älter die Jungen und Mädchen, desto präziser wurde ihre Leistung gelobt (»Das hast Du gut gemacht!«) bzw. weniger das Kind generell (»good girl«). Ein konkretes Verhalten zu loben, begünstigt die Entwicklung eines angemessenen Verständnisses von Stolz. Und: es beglückt Kinder enorm (Bucher 2008) – Erwachsene auch.

5.3 Hybrider, narzisstischer Stolz

5.3.1 Empirie und Korrelate des hybriden Stolzes

Repräsentative Angaben, wie viele Menschen dünkelhaft stolz sind, liegen nicht vor. Aber

Menschen sind häufiger authentisch stolz als in Hybris – trotz des kulturpessimistisch behaupteten narzisstischen Zeitalters (Lasch 1995). In den Studien von Tracy u. Robins (2007b) ergab sich, bei einer Punktwertspanne von 1 (»überhaupt nicht«) bis 5 (»ausgeprägt«), für Hybris ein Mittelwert von $\approx$ 1.6 (bei Männern geringfügig höher), für angebrachten Stolz von 3.2. Dass Männer stolzer sind, ließ sich öfters bestätigen (Carlson u. Gjerde 2009, S. 573; Foster, Campbell u. Twenge 2003). Möglicherweise, weil Frauen nach wie vor zu demütigerem Verhalten angehalten werden.

Mehr ist bekannt über die Quoten von Narzissmus, der sich mit hybridem Stolz überschneidet (Grandiosität, Attributionen dafür stabil). Aber: Ist Narzissmus – Ende der 1960er Jahre in Kalifornien, der Wiege der Selbstverwirklichungsbewegung, hochgepeitscht – in der Tat epidemisch, wie dies Lasch (1995) sowie Twenge u. Campbell (2009) in ihrem Buch »Die Generation Ich« behaupteten? Twenge u. Foster (2008) analysierten Daten von tausenden jungen Amerikanern. Auf der Skala »Narzisstische Persönlichkeit« (Raskin u. Hall 1979, ▶ Abschn. 5.1.4) stiegen zwischen 1982 und 2006 die Mittelwerte kontinuierlich. Besonders markant nach 2002, als M noch 15.3 betrug, fünf Jahre später 16,4. 10 % der jungen Amerikaner seien klinisch narzisstisch, die Älteren (ab 65 Jahre) zu 3 % (Twenge 2009). Bedingt könnte dies dadurch sein, dass mit dem Alter mehr Bescheidenheit in die Seele einkehrt. Bei den jungen US-Frauen stiegen die Narzissmuswerte (noch) drastischer. Auch Angehörige kollektivistischer Kulturen, in den USA lebend (Studenten aus China), würden vom narzisstischen Sog ergriffen (Twenge u. Foster 2008). Dieser manifestiere sich in gesellschaftlichen Trends. In den letzten 20 Jahren wurden sechsmal häufiger Schönheitsoperationen in Anspruch genommen.

Wurden die jungen Amerikaner stolzer und narzisstischer, obschon sich die menschliche Natur in evolutionär so kurzer Zeit nicht veränderte? Trzesniewski, Donnellan u. Robins (2008)

ziehen die Narzissmusthese, die konservative Amerikaner kulturpessimistisch klagen lässt, in Zweifel. In ihren Metaanalysen von großen Samples (N = 26867) fanden sie keine nennenswerten Zuwächse von Narzissmus, bei den Subskalen Eitelkeit, Überlegenheit und Exhibitionismus (Raskin u. Terry 1988) sogar einen Rückgang.

Wie kommt es zu so widersprüchlichen Ergebnissen? Trzesniewski, Donnellan u. Robins (2008) bemängeln an Twenge u. Foster (2008), dass diese mit aggregierten Daten, speziell Gruppenmittelwerten rechneten, was die Ergebnisse verzerre. Darüber hinaus befragten sie ein repräsentatives US-Sample (auch Hilfsarbeiter), und nicht nur Studenten, die für narzisstische Selbstwertsteigerung empfänglicher sein könnten. Wie immer dem sei – sozialpsychologisch interessant ist, warum die These vom gestiegenen Narzissmus in der US-Öffentlichkeit solche Wogen schlug, speziell im konservativen Lager. Möglicherweise, weil die religiöse Diskreditierung von Stolz nachwirkt.

Eine weitere mögliche Erklärung sind Alterstrends. Solche fanden Foster, Campbell u. Twenge (2003) in einer Internetstudie, in der 3445 Teilnehmer auch die Narzissmusskala von Raskin u. Terry (1988) bearbeiteten. Ob in Osaka oder New York eingetippt – je älter die Befragten, desto niedrigerer Narzissmus (r = −.21). Während die 20-Jährigen einen Mittelwert von 16 erreichten, lag er bei den 60-Jährigen bei 12. Die stärksten Rückgänge waren bei den Subskalen exhibitionistisches und eitles Gehabe zu verzeichnen. Dass Twenge u. Foster (2008) mehr Narzissmus registrierten, könnte schlicht dadurch bedingt sein, dass sie Jüngere befragten. Foster, Campbell u. Twenge (2003) erklärten sich den Rückgang von Narzissmus damit, dass »Ich-Störungen«, die in der Adoleszenz aufblähen, in den folgenden Lebensjahren »ausbrennen«, weil unvermeidlich erfahren wird, doch nicht so großartig zu sein, wenn in Beruf und Beziehungen Scheitern hingenommen werden muss. Auch in der Stichprobe der Salzburger Studie zeigte sich diese Tendenz: 32 % der 20-Jährigen betrachten sich »oft gerne im Spiegel«, die 60-Jährigen zu 7 %

Mit welchen Persönlichkeitseigenschaften geht hybrider Stolz einher? Weitgehend mit den gleichen wie Narzissmus. Menschen mit mehr hybridem Stolz weisen niedrigere Ausprägungen bei »Liebenswürdigkeit/Annehmlichkeit« auf (r = −.38) (Tracy u. Robins (2007c, S. 513). Sie werden weniger als konform und hilfsbereit erlebt, sondern als rivalisierend und stolz. Auch bestehen negative Zusammenhänge mit »Gewissenhaftigkeit«, positive jedoch mit der Neigung, beschämt zu werden. Letzteres ist insofern verständlich, als die Kehrseite von hybridem Stolz Scham ist, die sich auf das ganze fragile Selbst bezieht, und nicht nur auf Aspekte, beispielsweise ein fehlerhaftes Verhalten. Trifft Letzteres zu, ist von »Schuld« die Rede, die Kehrseite des authentischen Stolzes (Gruenewald, Dickerson u. Kemeny 2007, S. 71). Authentisch Stolze werden weniger leicht beschämt, können aber adaptiver mit Schuld umgehen, ohne ihr gesamtes Selbst in Frage zu stellen (Ferguson u. Crowley 1997).

»Dummheit und Stolz wächst auf einem Holz«, so das Sprichwort. Sind hybrid Stolze dümmer? Paulhus u. Williams (2002) fanden keine Korrelationen zwischen Narzissmus und Intelligenzwerten. Hybrid-Stolze neigen jedoch zu unrealistischen Verallgemeinerungen (Carver, Sinclair u. Johnson 2010), so im sozialen Bereich: »Wenn mich eine attraktive Person anlächelt, nehme ich an, dass sie scharf auf mich ist«. Und bezüglich eigener Fähigkeiten und Ambitionen: »Wenn mich jemand lobt, etwas gut ausgedrückt zu haben, kommt mir der Gedanke, gleich ein Buch zu schreiben.«

Hybrid Stolze und Narzissten verfügen oft über ein grandioses Selbstwertgefühl (Tracy et al. 2010). Doch dieses ist fragil und gefährdet, speziell durch Kritik (Raskin, Novacek u. Hogan 1991). Kränkungen entladen sich leicht in Ärger, Zorn, Feindseligkeit, Aggression (Stucke u. Sporer 2002). Hitler, Prototyp einer narzisstischen Persönlichkeit (Fromm 1989, VII, S. 369), vertrug am Generalstabstisch keine Kritik. Wurde solche auch nur angedeutet, brüllte er seine Marschäle an. Carver, Sinclair u. Johnson (2010) fanden bei mehr als 900 Studierenden: Hybrid Stolze geraten schneller in Zorn und neigen zu physischer Aggression und verbaler Ausfälligkeit. Holtzman, Vazire u. Mehl (2010) bestätigten dies in einer luciden Feldstudie: Personen mit höheren Narzissmuswerten fluchten häufiger als solche mit niedrigen, und verwendeten öfters obszönes Vokabular. Narzissmus ist das anstrengende Bestreben, ein unrealistisch hohes Selbstwertgefühl aufrechtzuerhalten (Vazire u. Funder 2006, S. 154 f.) und ist darin dem hybriden Stolz gleich, weil sich auch dieser aus unangemessenen Attributionen speist.

Traditionell wurde Stolz als Frau personifiziert, die stets in den Spiegel schaut. Und »Narzissmus« geht auf jene mythologische Gestalt zurück, die ihr Antlitz im Teich betrachtete. Wie hängen nun Stolz/Narzissmus und das Management des Outfits zusammen? Vazire et al. (2008) erhoben bei 160 Studenten Narzissmuswerte und fotografierten sie, sowohl das Gesicht als auch die ganze Gestalt. Sodann beurteilten Beobachter die Bilder nach verschiedenen Kriterien: Einfache oder teure Kleider, keine oder viel Kosmetik? Personen, die auf der Narzissmusskala höher gescort hatten, wurde öfters bestätigt, modische und teure Kleider zu tragen und sauber und gepflegt zu sein. Am stärksten waren die Zusammenhänge bei der Subskala »Ich-Bezogenheit und Selbstbewunderung«. Stärker narzisstische Personen gaben auch an, mehr Zeit zu brauchen, um sich vor dem Ausgehen zu stylen.

Bei den Frauen mit höheren Narzissmuswerten registrierten die Beobachter häufiger getönte Augenbrauen, Makeup, Lippenstift und tiefere Dekolletés. Vazire et al. (2007) vermuten, narzisstische Persönlichkeiten entblößten freimütiger Qualitäten, die sexuelle Chancen erhöhen. Bei den narzisstischen Männern zeigte sich, dass sie ihre Muskeln oder die Breite ihrer Schultern stärker betonten und seltener Brillen

trugen. Hitler, obschon seine Sehschärfe stark geschwächt war, zeigte sich nie mit Brille, ebenso verhielt es sich mit Saddam Hussein. Das Tragen einer Brille wird als Eingeständnis von Schwäche empfunden. Vazire et al. (2008) ziehen den berechtigten Schluss, wichtige Aspekte des alltäglichen Narzissmus herausgearbeitet zu haben: das körperliche Erscheinungsbild. Bestätigt haben dies Ong et al. (2011): Junge Singapurer mit höheren Narzissmuswerten präsentieren sich in Facebook offener und freizügiger.

Als stolze Persönlichkeit ging Machiavelli (1469–1527) in die Geschichte ein, der Verfasser des »Fürsten«. Nach ihm benannt ist ein psychologisches Konstrukt, das in der Nähe von Narzissmus und Psychopathie liegt und mit diesen die »dunkle Triade« der Persönlichkeit bildet: Machiavellismus (Paulhus u. Williams 2002). Diese Einstellung, die auf persönlichen Vorteil und Macht bedacht ist, wird mit der Skala von Henning u. Six (1977) gemessen bzw. mit Items wie: »Bescheidenheit ist nicht nur unnütz, sie ist sogar schädlich«, »Für das eigene Vorwärtskommen muss die Familie manchmal Opfer bringen«. Stärker narzisstische Menschen neigen zu machiavellistischem Machtstreben (r = .25), das wenig liebenswürdig macht, stärker auch zu Psychopathie (r = .50) (Paulhus u. Williams 2002). Und: Narzisstischer Stolz tritt gemeinsam mit einer weiteren Todsünde auf, der Gier (r = .48) (Lee u. Ashton 2005); zu Fairness und Bescheidenheit ist die Korrelation negativ. - Inbegriff hybriden Stolzes ist Rassismus, aber auch National- und Glaubensstolz.

5.3.2 Stolz, ein Schweizer zu sein

Am 1. August 2005 marschierten hunderte junge Schweizer auf das Rütli, wo die Erinnerungsfeier an die 1291 erfolgte Gründung der Eidgenossenschaft stattfand, und störten diese mit lautem Gegröle. Sie taten dies aus (hybridem) Stolz auf die Schweiz. In einem Chatroom über Nationalstolz – in Österreich hoch: Jeder zweite ist »sehr stolz«, Österreicher zu sein (Standard 2010) – schrieb einer: »Wieder einmal sind Menschen auf etwas stolz, wofür sie sich nicht entschieden haben. Völlig bescheuert. Ungefähr genau die gleiche Logik, wie auf sein Geschlecht stolz zu sein.« Die auf die Schweiz stolzen Chaoten überschrien den bürgerlichen Festredner, Bundespräsident Samuel Schmid, der seinerseits beteuerte, stolz auf die Schweiz zu sein.

Nationalstolz, seit 1995 geringfügig angestiegen (Smith u. Kim 2006), in der Bundesrepublik aufgrund der Fußball-WM 2006 (Rosmann 2010), ist ambivalent. Er assoziiert an zugeschnürte Lederstiefel und kahlgeschorene Schädel von Rechtsextremen, die gegen Türken grölen, aber auch an die Zufriedenheit damit, dass ein Land seit Jahrhunderten demokratisch wählt. Üblicherweise (Blank u. Schmidt 1993, 2003; Cohrs et al. 2004) wird Nationalstolz differenziert: Patriotismus und Nationalismus. Ersterer bezieht sich auf Grundwerte wie Gleichheit, Freiheit, Brüderlichkeit, Humanismus und Demokratie – für Adorno (2001) »wahrer Patriotismus«. Wenn Bürger deswegen auf ihr Land stolz sind und sich für die Beibehaltung dieser Werte engagieren, ist Nationalstolz authentischer Stolz, weil dessen Attributionen veränderbar, kontrollierbar und internal sind.

Dem gegenüber bezieht sich Nationalismus auf Stolz, den die sportlichen Erfolge eines Landes auslösen, seine wirtschaftliche Prosperität, seine Macht, die Streitkräfte. Habermas sprach vom »DM-Patriotismus« (aus Heyder u. Schmidt 2002, S. 71). Dessen psychologische Korrelate sind weniger wünschenswert. In zwei Befragungen, in Gießen und Münster, fanden Blank u. Schmidt (1993), dass 43 % solche Nationalstolze waren. Sie sind tendenziell älter und weniger gebildet, positionieren sich politisch rechts und tendieren zu den antisemitischen Stereotypen, die Juden seien an ihrer Verfolgung gar nicht so unschuldig (r = .31) und hätten zu viel Einfluss (r = .29). Auch neigen sie wahrscheinlicher zu

Ethnozentrismus und zur Forderung, Ausländer sollten sich besser dem deutschen Lebensstil anpassen (r = .56). Diese Zusammenhänge bestätigten Cohrs et al. (2004), die zudem positive Korrelationen mit Autoritarismus nach Adorno (2001) fanden. Ebenfalls Heyder u. Schmidt (2002) in einem repräsentativen Survey, der Islamophobie einbezog: Je ausgeprägter der nationalistische Stolz war, desto stärker waren die Aversionen gegen das Kopftuch. Anders der patriotische Nationalstolz: In allen erwähnten Studien korreliert er mit Fremdenfeindlichkeit leicht negativ, was verständlich ist, weil sich dieser Stolz auch auf die Grund- und Menschenrechte bezieht.

Dass nationalistischer Stolz narzisstische Züge trägt, belegt das Konstrukt des kollektiven Narzissmus, wofür De Zavala et al. (2009) ein Messinstrument entwickelten, mit Items wie: »Ich liebe meine Gruppe fast so sehr wie mich selber«, »Wenn meine Gruppe in der Welt mehr zu sagen hätte, wäre es um diese besser bestellt« (α = .84). Sowohl in amerikanischen, britischen als auch polnischen Samples zeigte sich: Je mehr kollektiver Narzissmus, desto »blinder« der Patriotismus (r = .58), desto stärkeres Dominanzverhalten (r = .53), desto mehr Right-wing-Autoritarismus (unterwürfig nach oben, aggressiv gegen Abweichler) (r = .38), desto geringer die Bereitschaft, anderen zu vergeben, desto mehr Zustimmung zu Irakkrieg (r = .49) und Aufrüstung (r = .47).

Die Frage: »Sind Patrioten bigott?« (Figueiredo u. Elkins 2003) ist differenziert zu beantworten. Zwar korrelieren Nationalismus und Patriotismus positiv (bei Cohrs et al. 2004 zu r = .60, bei Figueiredo u. Elkins zu r = .48), was überrascht und erklärungsbedürftig ist; möglicherweise wirkt dahinter ein allgemeiner Faktor Nationalstolz. Dennoch begünstigt nationalistischer Stolz Einstellungen, die in einer Demokratie nicht wünschenswert sind: Ausländerfeindlichkeit, Antijudaismus, Islamophobie. Anders hingegen der Patriotismus, der positiv mit Selbstwert zusammenhängt, leicht negativ hingegen mit Frustration und Feindseligkeit, speziell gegenüber Outgroups.

Eine weitere Differenzierung von Nationalstolz schlug, in einer europaweiten Studie (N = 15088), Müller-Peters (1998) vor. Sie unterschied wirtschaftlich-politischen und kulturell-historischen Stolz, und erfragte den Stolz auf das Staatsoberhaupt sowie die Landeswährung, bevor der Euro eingeführt wurde. Stolz auf ihre Geschichte und Kultur sind die Südeuropäer, aber weniger auf ihre Wirtschaft und politischen Einflussmöglichkeiten. Anders hingegen die Dänen, Deutschen, Iren und Niederländer: Deren Nationalstolz speist sich aus ökonomischer Stärke, politischen Einfluss in der Welt und dem Wohlfahrtssystem. Besonders stolz auf ihre Währungen waren Österreicher, Deutsche, Dänen und Niederländer, weniger die Italiener (krisenanfällige Lira) und Griechen. Je ausgeprägter – in allen Ländern – der nationalistische Stolz, desto mehr Vorbehalte bestanden gegenüber dem Euro (r = −.33). Besonders stolz auf ihre Staatsoberhäupter sind Länder mit Königshäusern und entsprechender Regenbogenpresse über königliche Verlobungen und Affären, die Millionen von Bürgern interessieren.

Christliche Gemeinschaften ächteten Stolz. Bewahrte dies die Kirchen davor, ihn aus ihren eigenen Reihen zu verdammen? In seinem Buch »Die sieben Todsünden der Kirche« schildert Herrmann (1976) Stolz im Klerus, Stolz auf kirchliche (Ehren-)Titel: Konsistorialrat, päpstlicher Hausprälat, Ehrendomherr, Stolz auf die Bischofsmütze, den Kardinalspurpur – und viele Privilegien. Stolze Arroganz ist, sich im Besitze der alleinigen Wahrheit zu wähnen, die sich – so in der römisch-katholischen Kirche – nicht ändern lasse – symptomatisch für zwangsneurotische Strukturen (Drewermann 1993). Religionspsychologisch ist gut gesichert, dass religiöser Dogmatismus die Schattenseiten von Nationalstolz fördert: Überlegenheit, Autoritarismus, Fundamentalismus, Fremdenfeindlichkeit, In-

toleranz – bis hin zur Inquisition, der daran lag, den Stolz Andersdenkender zu brechen.

5.3.3 Wie entwickelt sich hybrider, narzisstischer Stolz?

Wie kommt es, dass Menschen notorisch stolz sind, auch wenn sie nicht eine Leistung erbrachten oder den »inneren Schweinehund« überwunden haben? Da hybrider Stolz mit stabilen Persönlichkeitseigenschaften korreliert (z. B. wenig Liebenswürdigkeit), verwundert es wenig, dass eine erhebliche genetische Komponente nachgewiesen wurde (Torgerson et al. 2000). Als Erklärung am populärsten sind psychodynamische Theorien des Narzissmus, der vielfach Hand in Hand mit hybridem Stolz auftritt (Tracy et al. 2009). Neopsychoanalytische Autoren wie Kernberg (2001) oder Kohut (2007) verorten die Ursprünge von narzisstischem Stolz in der frühen Kindheit, z. B: wenn Eltern ihr Kind überidealisieren und hohe Erwartungen an es richten: »Du wirst eine perfekte Balleteuse, ein brillanter Fußballer«. Diesen Ambitionen kann das Kind nicht stets gerecht werden. Wenn es versage und beschämt werde, schlimmstenfalls ausgelacht, könne das Selbst dissoziieren. Das verwundete, inadäquate Selbst werde abgespalten, verdrängt und von einem grandiosen Selbst überlagert, das vor weiteren Beschämungen schützen will. Stimuli, die Letzeres in Frage stellen, würden entweder nicht registriert oder abgewehrt. Aus diesem Grunde reagieren narzisstische Persönlichkeiten, wenn sie mit Kritik konfrontiert werden, feindselig oder lassen diese gar nicht an sich heran. Vielmehr geben sie diese aggressiv zurück, oft mit dem Ziel, den Kritiker zu beschämen oder zu verletzen (Webster u. Kirkpatrick 2006).

Psychoanalytische Erklärungen von Persönlichkeitseigenschaften sind schwer zu überprüfen. Das Unbewusste bzw. Verdrängte entzieht sich direkten empirischen Zugriffen. Die vorangestellte Ätiologie ließe sich testen, indem der

Narzissmus bei Personen erhoben wird, denen im Kleinkindalter (zu) hohe Erwartungen aufgebürdet wurden. Eine der wenigen Längsschnittstudien zur Genese von Narzissmus, einen Zeitraum von 20 Jahren umfassend, führten Carlson u. Gjerde (2009) durch. Sie stützen sich auf systematische Beobachtungsdaten von mehr als hundert Kleinkindern, die mittlerweile 23 Jahre alt sind. Kinder, die schon mit drei/vier Jahren dadurch auffielen, dass sie ihre Impulse nur schwer kontrollieren konnten, sogleich mit anderen rivalisierten und sich »histrionisch« gebärdeten (ICD 2009, 60.4), d. h. exaltiert theatralisch, um in den Mittelpunkt der Aufmerksamkeit zu rücken, wiesen als junge Erwachsene höhere Narzissmuswerte auf.

Auch die psychoanalytische Kinderpsychotherapie beschreibt solche Symptome: Störungen der interpersonalen Beziehungen, exzessives Bemühen um Kontrolle und Manipulation, sich in den Mittelpunkt drängeln (Weise u. Tuber 2004). Kernberg Hartmann (2005, S. 449) eruierten mit der – allerdings umstrittenen – Rorschach-Methodik bei narzisstischen Kindern »hypervigilante Wachsamkeit gegenüber den Motiven anderer ... aufgeblähtes Selbst ... wenig Interesse an anderen, Bewunderungssucht«. Symptomatisch für Narzissmus im Kindesalter sei auch Aversion gegen Augenkontakt sowie Langeweile, während »normale« Kinder munter spielen (Kernberg 2005a).

Doch die eigentlichen Ursachen bleiben ungeklärt. Warum rasten 3-Jährige aus, wenn nicht alle (bewundernden) Blicke auf sie gerichtet sind, warum haben andere dies nicht nötig? Ob es wirklich ursächlich ist, dass Eltern die Beziehungen mit ihren Kindern so gestalten, dass Letztere ihre eigenen – im Leben selber nicht erreichten – Erwartungen erfüllen müssten, ist fraglich (Weise u. Tuber 2004, S. 246). In einer luciden Studie zeigten Otway u. Vignoles (2006) jedoch, dass Personen, die aus ihrer frühen Kindheit Überbewertung ihrer Fähigkeiten durch die Eltern erinnerten, stärker narzisstisch

waren. Und dies umso mehr, wenn sie zugleich kühl zurückgewiesen wurden. Narzisstisches Verhalten etabliert sich früh, ist zeitlich stabil (eher »trait« denn »state«) und nur schwer zu verändern (Kernberg 2005).

5.4 Vom stolzen Ross heruntersteigen – therapeutische Hilfen

»Menschen begeben sich nicht zum Psychologen, um Ratschläge zu bekommen, wie sie ihren Stolz ablegen und sich Demut aneignen können« (Schimmel 1997, S. 45). Denn: Stolz ist angenehm. Und hybrid Stolze oder Narzissten, sich grandios überhöhend, sind kaum zum Eingeständnis gewillt, therapiebedürftig zu sein – wenn schon, dann sind dies andere, einschließlich Psychologen und Therapeuten. Kernberg (2005) charakterisierte den narzisstischen Patienten als »nahezu unbehandelbar«, nicht nur wegen fehlender Krankheitseinsicht, sondern weil er auch leicht feindseligen Neid gegen den Therapeuten entwickle.

Eine dezidierte Therapie des Stolzes ist nicht entwickelt. Sie müsste differenziert sein: Hilfestellungen, damit Menschen, die zu bescheiden sind und ihr Licht unter den Scheffel stellen, authentisch stolz sein können, wenn es verdient ist – durch Förderung des Selbstwertgefühles. Sodann bedürfte es Interventionen gegen den hybriden Stolz, wofür Anleihen bei den vielfältigen Therapieansätzen zur narzisstischen Persönlichkeit gemacht werden können.

Über die Effizienz von Narzissmustherapien ist wenig bekannt. In ihrer Metaanalyse zu methodisch einwandfreien empirischen Narzissmusstudien fanden Dhawan et al. (2010) keine zu den Therapieeffekten, die ihren methodischen Kriterien genügt hätte. Angesichts der unterschiedlichen Syndrome, die narzisstische Persönlichkeiten zeigen, ist dies nicht verwunderlich. Auch kommen narzisstische Persönlichkeiten zumeist wegen anderen Anlässen in Behandlung, etwa wenn sie nach einer schweren Kränkung ihres grandiosen Selbst in Depression geraten oder suizidgefährdet sind (Schütte 2008). Publiziert wurden Fallgeschichten, zumeist in psychoanalytischen oder selbstpsychologischen Settings (z. B: Britton 2004 oder Kernberg 2001).

Eine integrative Therapie von narzisstisch gestörten Patienten präsentierten Lammers u. Marwitz (2010). Eine solche steht und fällt mit der therapeutischen Beziehung. Sie ist schwierig, weil sich Narzissten dem Therapeuten gegenüber überlegen fühlen können oder darauf bestehen, von der besten Koryphäe behandelt zu werden. Dieses Problem kann sich auch bei medizinischer Behandlung ergeben, wenn Patienten einen Assistenzarzt für inkompetent erachten und auf dem Primar bestehen. Eine tragfähige Beziehung ergibt sich am ehesten, wenn der Patient trotz arroganter Ausfälle respektiert und wertgeschätzt wird und der Therapeut eigene Schwächen nicht verbirgt, aber dabei nicht das gesprächspsychotherapeutische Prinzip von Echtheit und Kongruenz verletzt. Erst danach kann die Arbeit an den Selbstschemata beginnen, sei es den negativen (hilfloses, verwundetes Selbst), die oft verdrängt werden, was dem Patient bewusst werden soll, sowie den grandiosen, die zumeist nur in der Fantasie ausgelebt werden können (z. B. als Traum, endlich den finanziellen Durchbruch zu schaffen, während es beruflich bergab geht). Grandiose Selbstschemata können Lammers u. Marwitz (2010) zufolge realistischer werden, wenn der Klient angehalten wird, sich in andere zu versetzen (Empathie) und wenn ihm bewusst wird, dass arrogant-stolzes Verhalten Sozialbeziehungen beeinträchtigt. Dies führt in die Isolation und demütigt, worauf das Selbst noch grandioser aufgebläht werden muss, um zu kompensieren. Lammers u. Marwitz (2010) präsentieren keine Daten zur Effizienz, verweisen aber darauf, dass bei Narzissten mit einer sehr hohen Quote von Therapieabbrüchen (bis zu zwei Dritteln) gerechnet werden muss.

Weitere therapeutische Strategien gegen arroganten Stolz verdanken wir der positiven Psychologie (Snyder u. Lopez 2005). Ein naheliegendes Konstrukt, von ihr untersucht, ist Demut (Tangney 2005). Für viele ist sie negativ besetzt: bedrückte Gesichter in Kirchen, kniend, sich selber verleugnend. Kirchen förderten diese unterwürfige Demut nach Kräften (Bucher 1997). Obschon Demut in der Antike Knechtschaft bedeutete, im Mittelhochdeutschen Dienstwilligkeit, wurde sie positiver, so bei Meister Eckhart (1979), für den sie Voraussetzung ist, dass Gott sich in den Menschen einbilden kann. Templeton (1979, S. 162) bestimmte Demut gar als Weisheit, wenn der Mensch erkennt, wie klein er in den kosmischen Weiten ist, und wie kurz sein Leben im Vergleich zur Evolution. Dies mindere das Selbstwertgefühl gerade nicht, sondern stärke es und befähige dazu, auch andere anzuerkennen. Auch wenn mehr und mehr Psychologen solche Demut würdigen (Tangney 2005; Schimmel 1997), steckt die Demutsforschung in den Anfängen, vor allem, weil kein anerkanntes Messinstrument vorliegt. Gleichwohl bestehen Indizien, dass Menschen, zur Demut fähig, leichter anderen verzeihen können (Exline et al. 2004), womit sich stolze Narzissten schwer tun (Hufenbecher et al. 2007). Dass aber Vergebenkönnen heilsam sein kann, ist erwiesen (McCullough, Pargament u. Thoresen 2000). Als indirekte Therapie gegen Narzissmus empfehlen sich Hilfen zum Verzeihen (Worthington, Sandage u. Berry 2000). Eine dezidierte Demutstherapie ist nicht entwickelt, wäre aber bestens prädestiniert, narzisstischer Arroganz und hybridem Stolz entgegenzuwirken (Tangney 2005).

Zorn

»Zorn« ist das erste Wort in der abendländischen Dichtung, gleich zu Beginn der Ilias, der Zorn des Peleiden Achilles, den die Muse zu besingen habe. Geschildert wird er meisterhaft: Wie Achilles auf König Agamemnon ergrimmt, nachdem ihn dieser gezwungen hat, seine Konkubine Briseis aus seinem Zelt zu entlassen. Um seinen Stolz – ebenfalls eine Todsünde – zu wahren, weigert sich Achilles, gegen die Trojaner zu kämpfen, die die Oberhand gewinnen. Hektor, ihr stärkster Held, tötet einen herausragenden Kämpfer: Patroklos, den innigsten Freund von Achilles, worauf sich dieser in Schuld und Gram verzehrt und sein Zorn neuerlich mächtig auflodert, diesmal, auf Rache sinnend, gegen Hektor. Rasend fordert er ihn zum Kampf, tötet ihn und demütigt die Trojaner, indem er den Leichnam an seinen Streitwagen hängt und um die Stadt schleift. Zorn, von Homer noch in der Brust und erst von Hippokrates im Gehirn lokalisiert, ist die in der Ilias am häufigsten genannte Emotion, 130 Mal, während es »Furcht«, im Schlachtengetümmel noch und noch erlebt, gerade auf 29 Nennungen bringt (Mumford 1996).

In Zorn gerät der Mensch, wenn er gehindert wird, ein für ihn wichtiges Ziel zu erreichen (Lemerise u. Dodge 2000), was sein Selbstwertgefühl verletzt (Lyman 1989, S. 111). Zorn ist Reaktion auf den Verlust von Selbstwert, auf Frustration und Demütigung, sei es bei sich selber, sei es, wenn es bei anderen wahrgenommen wird. Wenig erzürnt Eltern mehr, als wenn ihr Kind in der Schule zynisch gekränkt wird. Von den sieben Todsünden ist Zorn die emotional stärkste. Auf einer Intensitätsskala von 1 (sehr wenig) bis 10 (sehr intensiv) erreichte er einen Mittelwert von 7,1 (Averill 1982, S. 164). Sinnbildlich kann Zorn als Feuer dargestellt werden: »Zorn wird entzündet, entbrennt« (Grimm u. Grimm 1984, Band 32, S. 104). Die deutsche Sprache kennt »Zornesblitz, -brand, -brunst, -glut, -hitze, -lohe«. Im Zorn kann der Mensch brennen, kochen und rasen, aber er kann auch wieder »verrauchen« und »abkühlen« (ebd., S. 105).

Philosophen beurteilten Zorn kontrovers. Seneca (2007, S. 11), in »De ira«, hielt ihn für eine Geisteskrankheit, eine »Seuche«, die ganze Reiche entvölkert habe, sodass der allererste Wutreiz im Keim zu ersticken sei. Anders Aristoteles (1952, S. 143, 1126a): Für ihn ist Zorn angemessen, wenn der Rechtschaffene registriert, dass ihm oder anderen Unrecht widerfährt. »Wer nicht zürnt, wo er soll, gilt als einfältig«. Verwerflich ist für ihn nicht nur Mangel an Zorn, der den Menschen zum Sklaven mache, sondern auch dessen Übermaß: »Jähzorn«. Anzustreben ist, wie für jede Tugend, die Mitte: »Wo wir denn zürnen, wenn wir sollen.«

Auch wenn die europäische Geistesgeschichte mit »Zorn« beginnt und dieser das Abendland durchzieht (Sloterdijk 2008) – Zorn der Römer auf die Christen, Zorn der Christen auf die Juden – die Psychologie vernachlässigte diese Emotion, obschon die meisten Menschen pro Woche mindestens ein- bis zweimal in Zorn geraten (Averill 1982, S. 163). Im DSM IV (2001) findet sich keine spezifische Diagnose für Zornstörungen, auch wenn viele darunter leiden, sei es als »Täter« oder mehr noch als Opfer. Erste diagnostische Kriterien für pathologischen Ärger/Zorn stellte Deffenbacher (1993) zusammen. Im Standardwerk von Zimbardo u. Gerrig (2008) findet sich im Index weder »Zorn« noch »Ärger«. Novaco (1976, S. 1124), ein Protagonist der Ärgerpsychologie, konstatierte, diese Emotion sei, anders als Aggression, bisher am wenigsten untersucht – was auch Milovchevich et al. (2001) vor wenigen Jahren feststellten. Im bürgerlichen Zeitalter galt Zorn als unschicklich (Stafford 1994, S. 75), etwas freundlich lächelnd zu Überspielendes, bei Frauen erst recht. Erziehungsratgeber mahnten an, Zornesausbrüche bei Kindern – angeblich häufiger, wenn Jungen und Mädchen die Todsünde Stolz zeigen – seien »niemals zu billigen«, sondern müssten »zurückgedämmt« werden (Am Wasser 1959, S. 217). Das Ideal der Coolness erschwert es, Zorn zu leben: »Inzwischen gilt es, immer souverän, cool und nüchtern aufzutreten« (Magirius 2004, S. 54).

Aber Zorn ist evolutionäre Mitgift, eine fundamentale Emotion (Izard 1994, S. 110), auch in der Tierwelt: Der Stier, der den Bauer erdrückt, weil der ihn daran gehindert hat, die Kuh zu begatten. Zorn zog in den letzten Jahren vermehrt psychologisches Interesse auf sich. Zum einen aufgrund seines evolutionären Nutzens (Izard 1994, S. 373) – nur wenig peitscht mehr Energie auf! Zum anderen aufgrund der – überwiegend ungünstigen – Effekte auf die Gesundheit, speziell das kardiovaskuläre System, das noch stärker beeinträchtigt wird, wenn Menschen Zorn unterdrücken, als wenn sie auf den Boden stampfen. Desaströs sind auch soziale Auswirkungen, wenn ein Ehemann erfährt, dass ihn seine Frau betrog und er schäumend schlägt – Wunden, die oft nicht mehr zu heilen sind. Nicht umsonst gelten Mord und Totschlag nicht als Todsünden, – tödlich kann Zorn sein.

In Abschnitt 6.1 wird das Konstrukt Zorn entfaltet, auch in Abgrenzung von verwandten Emotionen: Wut (Tavris 1992) und Ärger, wozu Monografien (Immenroth u. Joest 2004) und Sammelbände vorliegen (Mees 1992; Clausen 2007). Sodann (▶ Abschn. 6.2) wird skizziert, wie Zorn gemessen wird (am häufigsten mit dem State-Trait-Ärgerausdrucksinventar von Spielberger 1999) und was empirisch zu ihm bekannt ist. Geraten Männer leichter in Zorn (Sharkin 1993), z. B. aufgrund des höheren Testosteronspiegels (Medina 2000)? Wie sich Zorn entwickelt, erörtert Abschnitt 6.3. Kontrovers ist, wie er sich auswirkt. Ein reinigendes Gewitter, das die Seele glättet? Oder beißt er sich in die Gefäße, das Risiko von Infarkten erhöhend (▶ Abschn. 6.4)? Psychologen entwickelten Programme, die Menschen helfen sollen, gelassen zu bleiben, wo sie zuvor zornige Worte ausstießen, oftmals – so ein chinesisches Zorn-Sprichwort – so schnell, dass das flinkste Pferd sie nicht einholen könnte (▶ Abschn. 6.5).

6.1 Zorn: heilig und zerstörerisch

6.1.1 Wie zeigt sich Zorn?

Torsten, zehn Jahre alt, will Fußball schauen. Seine zwei Jahre ältere Schwester reißt ihm die Fernbedienung aus der Hand und schaltet auf eine Daily Soap, die er dämlich findet. Was geschieht im Gesicht des Jungen? Die Nasenlöcher blähen sich auf, er öffnet die Lippen, beißt fletschend auf die Zähne, seine Stirnmuskeln bewegen sich nach unten, sodass sich die Augenbrauen zur Nasenwurzel hin senken. Dann lauthals: »Blöde Kuh!« Auch ohne dies gehört zu haben, hätte die Mutter an Torstens Gesicht sogleich erkannt, dass er zornig ist.

Ekman (1988), der ursprünglich Darwins These widerlegen wollte, der Gesichtsausdruck von Emotionen sei angeboren – dieser werde seiner Meinung nach kulturspezifisch erlernt –, legte in seinen interkulturellen Untersuchungen auch ein zorniges Gesicht vor, wie es eben beschrieben wurde. Personen jeden Alters und in allen Kulturen, selbst schriftlosen, erkannten »Zorn« treffsicher. In ihrer Metaanalyse von 70 Studien fanden Elfenbein u. Ambady (2002): das zornige Gesicht wurde zu 75 % richtig identifiziert.

Wie ist das Antlitz des Zorns? Lundqvist, Esteves u. Öhman (2004) führten Experimente durch, in denen sie 101 Medizinstudenten baten, skizzenhafte Zeichnungen von Gesichtern, teils nur Ausschnitte, auf einem semantischen Differential zu beurteilen, u. a. zwischen »grausam – freundlich, gut – schlecht«. Das in Abbildung 6.1 dargestellte Piktogramm wurde als viel negativer (»zornig, grausam, unfreundlich,«) beurteilt als eines, in dem der Mund seitwärts nach oben geschwungen ist und die Augenbrauen zum Gesichtsrand hin gesenkt sind (▢ Abb. 6.1). Schon die Präsentation von drei Stimuli reichte, um gleiche Emotionen auszulösen wie ganze Gesichter. Als zornig registrieren wir Gesichter, wenn die Augenbrauen zur Nasenwurzel hin hinunterge-

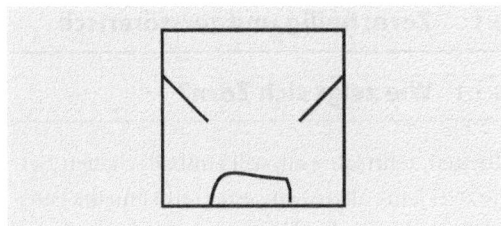

◘ Abb. 6.1 Piktogramm eines Gesichts

kniffen werden, die Lippen entweder zusammen gepresst oder offen sind, die Zähne fletschend (Izard 1994, S. 111), und wenn die Wangen nach innen gewölbt sind und das Kinn akzentuieren. Viel beachtet wurde eine Studie von Hess (2009), in der 300 Studierende drei androgyne Gesichter beurteilten, d. h. solche, die sowohl als männlich als auch als weiblich identifiziert werden können. Eines zeigte Zorn (Augenbrauen tief, Lippen zusammengekniffen), eines Angst (Augen geweitet, Brauen hoch) und eines Glück. Gefragt, ob es sich um Gesichter von Männern und Frauen handle, wurde das zornige Antlitz häufiger für männlich gehalten, das erschreckte bzw. glückliche als das einer Frau. Frauen, die zornig in die Welt blicken, erscheinen männlicher.

Zorn zeigt sich nicht nur im Gesicht (Hertenstein, Butts u. Hile 2007), er ist zu hören. In der Emotionspsychologie überwog der Einsatz von visuellen Stimuli, zumeist Porträts. Aber zwischenzeitlich wurden zu Zorn – und anderen Emotionen – auch mit akustischen Stimuli geforscht (Scherer 1986). Scherer u. Bänziger (2004) versetzten ihre Versuchspersonen in unterschiedliche Stimmung, auch Zorn, und baten sie, unsinnige Silben zu lesen, wobei Lautstärke und weitere akustische Variablen gemessen wurden. Zornige sprachen am lautesten und intensivsten (Juslin u. Laukka 2003). Am entgegengesetzten Ende des Spektrums lag die Prosodie von Personen, die sich ängstigten oder deprimiert fühlten. Zornige Sprache wird mit hoher Treffsicherheit emotional richtig identifiziert, gemäß der Metaanalyse von Elfenbein u. Ambady (2002) zu mehr als zwei Dritteln. Neuropsychologische Studien

zeigten, dass beim Hören zorniger Stimuli die Amygdala – zuständig für unverzügliche Einschätzung der Situation: Kampf oder Flucht – stark aktiviert wird, desgleichen der obere Temporalsulcus (Grandjean et al. 2005), ebenfalls der visuelle Kortex (Brosch et al. 2008). Dies ist nicht verwunderlich, weil ein Mensch, der Zorneslaute vernimmt, sogleich deren Ursache identifizieren will, um angemessen zu reagieren und die Kontrolle zu behalten.

Auch zeigt sich Zorn in Körperhaltung und Gestik. Die Schultern werden angehoben und zugleich gedehnt – möglicherweise um Stärke zu signalisieren. Die Arme bewegen sich schneller und nach vorne, die Hände sind bald offen, bald zu Fäusten geballt (Wallbott 1998).

6.1.2 Zorn und verwandte Konstrukte

- **Ärger**

Im Englischen wird diese Todsünde bald als »anger« bezeichnet (Lyman 1989; Thurman 2006; Kleinberg 2008), bald als »wrath« (Medina 2000). Sofern »anger«, wie vielfach üblich, als »Ärger« übersetzt wird, scheint der Ausdruck zu blass. Achilles war nicht verärgert, weil er nicht mehr mit Briseis schlafen durfte und mit ansehen musste, wie der Leichnam seines Freundes eingeäschert wurde – er war zornig! Verärgert sind wir, wenn uns der Bus vor der Nase davon fährt oder der PC abstürzt und die Daten nicht gesichert sind. Auch Immenroth u. Joest (2004, S. 15) grenzen »Zorn« von »Ärger« ab, indem sie Ersteren für eruptiver und intensiver halten. Zorn bewirkt eine stärkere affektive Aktivierung und Akzentuierung des Willens zum Gegenschlag. Als Achilles im Zorn kochte, legte er die Rüstung an und griff zum Schwert.

Aber Menschen können sich auch grün und blau ärgern. Heftiger Ärger wird ebenso eruptiv und intensiv erlebt wie Zorn und löst gleiche physiologische Reaktionen aus: Die Temperatur des Kopfes wird höher (vor Zorn kochen), der

Blutdruck steigt, das Herz schlägt schneller. Aufgrund dieser Überlappungen ist es zulässig, im empirischen Teil auch die gängigen Ärgerskalen zu erörtern, die Items wie »Ich bin zornig«, »Ich könnte vor Ärger in die Luft gehen« enthalten (Schwenkmezger, Hodapp u. Spielberger 1992).

- **Aggression**

Von dieser lässt sich »Zorn« leichter abgrenzen. Zorn und Ärger wurden lange Zeit in der Aggressionsforschung untersucht (Berkowitz 1993), denn Ärger, mehr noch Zorn, entlade sich in verbaler, ja physischer Aggression. Aber: Zorn ist eine Emotion, Aggression allemal ein Verhalten, das andere schädigt, und das im Zorn ausgeübt werden kann, aber nicht muss. Killer können ein Opfer erdrosseln und dabei einen ruhigen Puls haben, Bomberpiloten ihre tödliche Fracht ausklinken, ohne mit der Wimper zu zucken.

Aggression ist zu differenzieren: Instrumentell (Notwehr) und feindselig. Studien von Ramirez u. Andreu (2006) zeigten, dass beide Formen von Aggression moderat korrelieren (r = .35). Wer strategisch Gewalt anwendet, kann leicht Gefühle des Hasses entwickeln. Feindselige Aggression kann durch Zorneswallungen nicht nur aufgepeitscht, sondern kausal verursacht werden. Wiederholt wurden signifikante Korrelationen zwischen Ärger und Feindseligkeit nachgewiesen (Spielberger 1999). Personen, die leicht und oft in Zorn geraten, denken häufiger daran, andere zu schädigen (Sappington 1998).

- **Wut**

Wut ist ebenfalls eine heftige Emotion (Tavris 1992), die sich physiografisch ähnlich zeigt wie Zorn: geballte Fäuste, auf den Boden stampfen, Erröten. Auch wenn im Zornerleben das Auge und seine Umgebung (Vertikalfalte über der Nasenwurzel) dominiert, in der Wut ist es stärker die untere Gesichtshälfte: verzerrter Mund, gefletschte Zähne. Gleichwohl besteht ein tiefgreifender Unterschied (Lersch 1966, S. 243 f.). Wut, ein »Primitivaffekt«, ist blind und kann

sich gegen unbelebte Dinge richten, etwa wenn ein Kind, das sich an der Tischecke die Stirne anschlug, auf diese einhaut, oder wenn ein Ehemann Geschirr zerschmettert, das für die Zänkerei mit seiner Frau nichts dafür kann. Dem gegenüber können wir nur auf Menschen wirklich zornig sein. Wäre Achilles zornig geworden, wenn ein Erdbeben seine Kebse erschlagen hätte? Eher traurig! Zornig allenfalls, wenn er anthropomorphe Götter dafür verantwortlich gemacht hätte! Zorn lodert auf, wenn sich andere Subjekte gegen uns richten, uns ungerechtfertigt hindern, uns Zustehendes zu erreichen, Regeln der Fairness verletzen (Maxwell, Nye u. Maxwell 2003). Zorn ist »sehend«, Wut hingegen »blind«, für den Philosophen Schmitz (1973) eine »Kümmerform« des Zorns.

- **Impulsivität**

Impulsivität steht Zorn ebenfalls nahe (Ramirez u. Andreu 2006). Zu unterscheiden ist funktionale Impulsivität, die zielgerichtet ist, wenn Menschen sich rasch entscheiden können, wichtige Dinge gleich anpacken, spontan auf andere zugehen – nach Eysenck (1997) »extravertierte Impulsivität«. Dysfunktionale Impulsivität hingegen ist unbeherrscht, nimmt psychotische Züge an, schädigt ihr Subjekt – und andere auch (Dickmann 1990). Sie begünstigt Zornesausbrüche, bei Adoleszenten ebenso wie bei Erwachsenen, aber auch Aggressivität, verbale ebenso wie physische, wobei mit dem Alter das Sich-Anbrüllen häufiger wird als das Schlagen. (Vigil-Colet, Morales-Vives u. Tous 2008).

6.1.3 Heiliger Zorn

Heilig ist Zorn, wenn Gott in ihm ergrimmt. Im Alten Testament tut er das noch und noch. Als ihm die Söhne und Töchter Israels nicht gehorchten: »Ein Feuer ist entbrannt durch meinen Zorn und wird brennen bis in die unterste Tiefe. Ich will meine Pfeile mit Blut trunken machen, und mein Schwert soll Fleisch fressen.« (Dtn 32,22, 42). Der Freiburger Klinische Psychologe Franz Buggle (1992) plädierte aufgrund solcher göttlicher Zorn- und Hasseskapaden dafür, die Bibel auf den Index kindergefährdender Literatur zu setzen. Auch gehe das Bild des zornigen Gottes mit archaisch-infantilen Einstellungen einher: Rachsucht, Kadavergehorsam, Ausgrenzung, Intoleranz. Nicht nur vor 2500 Jahren. Als der Hurrikan »Katrina« New Orleans unter Wasser setzte, predigten Fundamentalisten: Gott gießt seinen Zorn über den Sündenpfuhl (Schwabe 2005). In einer repräsentativen Studie recherchierten Froese, Bader u. Smith (2008) die Ursachen für politische Intoleranz in den USA: Besonders erklärungskräftig ist das Bild eines zornigen Gottes, der gegen Atheisten, Homosexuelle und Freigeister ergrimme.

Heiliger Zorn ist kein Privileg biblischchristlicher Tradition, in der dieser von herausragenden Gestalten verkörpert wurde: Mose, der im Zorn die Gesetzestafeln zerschmetterte, als er sah, wie die Israeliten das Goldene Kalb umtanzten (Ex 32,19); Jesus, der im Zorn die Tische der Geldwechsler umstieß (Joh 2,15). Auch andere Religionen kennen zornige Gottheiten, wenn Menschen moralische Standards verletzen, der Hinduismus Kali, der Buddhismus im Tibetanischen Totenbuch zornergrimmte Wesen. Darauf verweist in seinen Ausführungen über »anteilnehmenden Zorn« der Transpersonale Psychologe Masters (2000). Dieser sei eine *moralische* Emotion (Haidt 2003) und motiviere stärker zu sittlichem Verhalten als ethische Rationalität.

6.2   Lässt sich messen, was jeweils explodiert? Empirie des Zorns

Zu Zorn bzw. Ärger liegen Messinstrumente vor. Zorn ist facettenreich. Wir können vor Zorn kochen und dabei cool lächeln. Oder den Widersacher an der Krawatte packen. Infolgedessen enthalten die meisten Skalen mehrere Dimensionen, insbesondere differenzieren sie zwischen Zorn spüren und ihn zeigen.

6.2.1   Das State-Trait-Ärger-Inventar von Spielberger

Dieses Instrument wurde bisher am häufigsten eingesetzt (Spielberger 1989; 1999). Obschon es, »STAXI« abgekürzt, nicht ausdrücklich »Zorn« misst, kann es auf diese »Todsünde« bezogen werden, enthält es doch Items wie »Mir ist, als ob ich gleich explodieren könnte«. Vor gut zwei Jahrzehnten erarbeiteten die Trierer Psychologen Schwenkmezger u. Hodapp (1989) eine deutsche Fassung (Schwenkmezger, Hodapp u. Spielberger 1992).

Spielberger (1989) entwickelte dieses Instrumentarium aus zwei Gründen: Zum einen aus emotionspsychologischen Motiven innerhalb eines großen Forschungsprojektes zu Angst, Neugierde und Ärger (Spielberger et al. 1995); zum anderen aus gesundheitspsychologischen Interessen: Es sollte untersucht werden, ob jemand eher einen Infarkt erleidet, wenn er öfters die Fäuste ballt oder wenn er seine Wut in sich »hineinfrisst«. Das State-Trait-Ärger-Inventar besteht aus 44 Items, die sich auf drei Komponenten beziehen:

1. »Anger-state«: Ärger als aktueller Zustand, der zwischen leichtem Verdruss und rasendem Zorn variieren kann, gemessen mit zehn Items, u. a.: »Ich bin wütend«, »Ich könnte auf den Tisch hauen«, die auf einer vierpunktigen Skala von »überhaupt nicht« bis »sehr stark« zu beurteilen sind und mit $\alpha = .93$ gute innere Konsistenz aufweisen (Spielberger 1989, S. 7).
2. »Anger-trait«: Ärger als Neigung, wobei unterschieden wird zwischen »zornigem Temperament« und »zorniger Reaktion«. Ersteres wird gemessen mit Items wie: »Ich bin eine hitzköpfige Person«, Letztere mit: »Wenn ich frustriert werde, könnte ich je-

6.2 · Lässt sich messen, was jeweils explodiert? Empirie des Zorns

111   **6**

manden verprügeln«. Die zehn Items sind zwischen »fast nie« und »fast immer« einzuschätzen.

3. Ausdruck von Ärger (24 Items) in drei Varianten:
   - »Anger-In«: Zorn verbergen, nach innen lenken, unterdrücken, abkühlen lassen: »Ich koche innerlich, aber zeige es nicht«, »Ich ziehe mich von den Menschen zurück«.
   - »Anger-Out«: Zorn zeigen: »Ich mache sarkastische Bemerkungen«, »Ich verliere die Beherrschung«.
   - »Anger Control: »Ich kontrolliere meine zornigen Gefühle«.

Um dieses Instrument zu validieren, wurde es mehr als 9000 Personen vorgelegt. Faktoranalytische Studien fokussierten auf die Komponenten. Borteyrou, Bruchon-Schweitzer u. Spielberger (2007) fanden bei 1085 Franzosen keine Differenz zwischen Neigung zu Zorn und Zorn als Zustand. Dies überrascht nicht: Menschen mit zornigem Temperament reagieren häufiger mit geballten Fäusten (Edmondson, Conger u. Tescher 2000). Forgays et al. (1998) bestätigten in einer Studie mit 700 Franzosen die von Spielberger (1989) vorgeschlagenen fünf Komponenten. Zwischenzeitlich legte Spielberger (1999) eine revidierte Fassung seines Zorn-Inventars vor. Es umfasst 13 zusätzliche Items (insgesamt 57) und differenziert den Ärgerzustand in drei Komponenten: sich zornig fühlen, Ärger am liebsten verbal ausdrücken und Ärger physisch ausdrücken.

Obschon nicht geklärt ist, wie viele Komponenten von Zorn am sinnvollsten zu messen sind, weist das Zorninventar von Spielberger (1989), das bisher am häufigsten eingesetzt wurde (Immenroth u. Joest 2004, S. 20), eine überzeugende Konvergenzvalidität auf. Personen, zu Neurotizismus neigend (Goldberg 1990), sind häufiger in Rage (r = .35) (state) und neigen leichter dazu, dass die Zornesadern schwellen (trait)

(r = .50). Auch Psychotizismus begünstigt Zorn, nicht aber Extraversion.

Noch ausgeprägter sind Zusammenhänge mit Angst, gemessen mit dem gut etablierten Instrument von Spielberger (1995): State-Angst korreliert mit State-Zorn zu r = .63, was wenig verwundert, wenn Zorn als Reaktion auf Verletzungen von Selbstwert aufgefasst wird – dies schürt Angst. Auch mit Angstneigung besteht eine positive Korrelation. Anders hingegen zu Neugierde, gemessen nach Spielberger, Peters u. Frain (1980): Menschen, die prinzipiell offen und interessiert an Neuem sind, geraten seltener in Rage.

Wer feindselig eingestellt ist, erzürnt leichter. Das Feindseligkeitsinventar von Buss u. Durkee (1957) korreliert zu r = .69 mit Zorn (vgl. Graham 2005). Leicht aufbrausende Persönlichkeiten sind weniger in Camps von friedliebenden Pazifisten, sondern dort, wo es zu Feindseligkeiten kommt, etwa im kriminellen Milieu. In ihrer Masterarbeit zeigte Granic (1997), dass Zorn (nach Spielberger 1989) bei mehrfach verurteilten Straftätern ausgeprägter ist als bei jenen, die einmal verurteilt wurden. Auch zeigten sich Zusammenhänge zwischen Ärger/Zorn und antisozialen Überzeugungen sensu Shields u. Simourd (1991), Items wie: »Es ist okay, Gesetze so lange zu übertreten, wie man nicht erwischt wird«. Prosozialität hingegen, gemessen mit Aussagen wie: »Ich verkehre lieber mit Personen, die sich an die Gesetze halten«, lindert Zorn.

Die Konvergenzvalidität von Spielbergers Ärgerinventar ist beachtlich, doch ist es auch prognostisch valide? Geraten Personen mit starker Ärgerneigung leichter und häufiger in Zorn? Experimentell überprüften dies Bodenmann, Bodenmann u. Perez (1993). 44 Paare wurden in getrennte Räume gebeten und lösten über eine Gegensprechanlage Intelligenzaufgaben, wobei sie gezielt gestört wurden. Hernach bearbeiteten sie einen umfangreichen Fragebogen, auch Spielbergers Ärgerinventar. Männer und Frauen mit hoher Ärgerneigung zeigten einen vierfach stärkeren Anstieg des Ärgerwertes als jene mit geringer Zornneigung. Auch in den folgenden Phasen des Experiments, in denen weitere Ärgerinduktionen erfolgten, blieb ihre Wut überdurchschnittlich. Es konnte festgestellt werden, dass die Subskalen »Anger-trait« und »Anger out« verlässlicher prognostizieren, ob Menschen, die am Erreichen eines Zieles gehindert werden, erzürnen. Starke Zornesneigung wäre demnach transsituational konsistent. Die betreffenden Personen brausen wahrscheinlicher und schneller auf, wenn ihnen jemand den Parkplatz wegschnappt oder wenn sie im Restaurant lange warten müssen und unhöflich bedient werden (Deffenbacher, Demm u. Brandon 1986).

6.2.2 Weitere Ärger- und Zornskalen

Schon vor Spielberger (1999) hatte Novaco (1975), der sich für die Rehabilitierung dieser Emotion einsetzte, Skalen zu Zorn und Ärger entwickelt. Zum einen ein Inventar von Situationen, die in Rage bringen können: »Sie befinden sich mitten in einem Disput, und Ihr Gesprächspartner bezeichnet Sie als ‚Dummkopf‘«; »Sie spazieren an einem Regentag der Straße entlang, und ein Auto rast nahe vorbei, dass Sie nass gespritzt werden.« Die 90 Items ließen sich auf fünf Faktoren reduzieren: Menschen werden zornig, wenn sie
1. respektlos behandelt werden,
2. Ungerechtigkeit registrieren,
3. bei Tätigkeiten unterbrochen und frustriert werden,
4. aufgrund von ärgerlichen Charakterzügen und
5. bei Irritationen.

Ein multidimensionales Zorn-Inventar entwickelte Siegel (1986). Sie legte ihren 198 Probanden Items zum Zornerleben vor und führte eine Faktoranalyse durch, die zu einer fünffaktoriellen Lösung führte:

1. Zorneserregung: Items wie: »Ich neige dazu, häufiger zornig zu werden als andere Leute«.
2. Situationen, die Zorn auslösen: »Ich werde zornig, wenn sich andere unfair verhalten«, »Ich werde verärgert, wenn etwas meine Pläne blockiert«.
3. »Feindselige Ansichten«: »Menschen können mich allein dadurch verärgern, dass sie in der Nähe sind«;
4. »Anger-in«: Zorn unterdrücken;
5. »Anger-out«: »Wenn mich eine Person verärgert hat, lasse ich sie es wissen«.

Eine Skala zu Zorn legten auch Sappington, Goodwin u. Palmatier (1996) vor. Mit 13 Items erfragten sie, wie sehr Menschen unter Zorn leiden: »Wenn ich zornig bin, habe ich den Drang, etwas zu zerbrechen oder zu zerreißen«. Personen, die öfters darunter leiden, neigen, speziell in Stress, dazu, in ihren Problemen zu suhlen und zu sinnieren, wie andere blamiert werden könnten, aber weniger daran, wie sie sich ablenken oder das Problem lösen könnten (Sappington 1998).

Orte des Zorns sind Autobahnen und überbelegte Parkplätze. Zwischen einem und zwei Drittel der Unfälle ließen sich vermeiden, wenn Lenker cool blieben. Deffenbacher et al. (2002a) erarbeiteten eine differenzierte Skala, um Zorn auf der Straße zu messen, der sich vielfältig manifestiert: als erhobener Mittelfinger oder indem gehupt bzw. aufs Lenkrad geschlagen wird. Zwölf Items beziehen sich auf verbalisierten Zorn: »Ich fluche auf den anderen Lenker«; elf auf physische Aggression: »Ich zeige dem anderen den Finger«, weitere elf darauf, Zorn in der Fahrweise zu zeigen: »Ich schließe ganz nahe auf den Vorderwagen auf«, weitere fünf auf konstruktive Reaktionen: »Ich achte mehr auf das Fahrverhalten anderer, um Unfälle zu vermeiden.« In der Evaluation der Skala ($\alpha = .90$) fanden Deffenbacher et al. (2002 a), dass männliche Lenker häufiger in Rage geraten als Frauen, aber auch hohe Korrelationen mit genereller Neigung zu Ärger und

Gewalt (r = .45), sowie zu riskanter Fahrweise und aggressivem Verhalten. (r = .47).

Eine spezielle Skala entwickelten Smith et al. (1998): ein multidimensionales Schulärger-Inventar. Dazu ließen sie sich von den an den Schulen massiv angestiegenen Gewaltakten inspirieren, wohinter auch Zorn stünde. Um der Gewalt vorzubeugen, sei es günstig, das Ausmaß an schulischem Ärger zu erheben, mit einer 31 Items umfassenden Skala, die aus vier Komponenten besteht:

1. Erfahrener Schulärger: »Du lernst viel für einen Test, bekommst aber eine schlechte Note«.
2. Schulzynismus: »Die Schule ist wertlos«, »Schule ist total langweilig«.
3. Positive Bewältigung von Schulärger: »Wenn ich aufgebracht bin, beruhige ich mich, indem ich etwas lese, schreibe, male«.
4. Destruktiver Ausdruck von Schulärger: »Wenn ich mies drauf bin, zerbreche ich Dinge … hasse ich die ganze Welt«.

Wenn Schüler häufiger Ärger erfahren, sind sie der Schule gegenüber zynischer eingestellt und neigen dazu, ihre Missstimmung destruktiv auszudrücken, was signifikant mit Aggression korreliert, physischer noch stärker als verbaler.

Insgesamt kann gesagt werden: Zu Zorn und Ärger gibt es zahlreiche Skalen. Am stärksten durchgesetzt hat sich das Ärgerinventar von Spielberger (1989), auch im deutschen Sprachraum (z. B. Nickel et al. 2005).

6.2.3 Korrelate von Zorn

Geraten Männer leichter in Zorn? Gemäß der Laienpsychologie wäre ein »Ja« zu erwarten, denn Zorn gilt als »ein überwiegend männlicher Affekt« (Ernst 2006, S. 139). Frauen seien, aufgrund ihrer Sozialisation, zu stark gehemmt, ihn zu zeigen, Männer seien es zu wenig (Lerner 1988, S. 57). Frauen würden Zorn unterdrücken

und in sich hineinwürgen, was Krankheiten und Depressionen begünstige. Männer hingegen würden oft in Schwierigkeiten geraten, weil sie Zorn nicht bändigen, was oft mit ihrem höheren Testosteronspiegel begründet wird, der jedoch nicht ursächlich ist für aggressiven Zorn (Medina 2000, S. 212).

In der Salzburger Umfrage des Autors halten 54 % Zorn für männlich, Männer zu gleichen Teilen wie Frauen, nur 6 % für weiblich. Dem steht entgegen, dass Männer keineswegs häufiger in Zorn geraten (wöchentlich: 34 %) als Frauen (28 %, p = .36), auch bekämpfen sie ihn ebenso selten (26 % wöchentlich) und beurteilen ihn gleich verwerflich (45 %). Jedoch halten Frauen Zorn für schädlicher (74 %) als Männer (64 %) und finden ihn, von anderen gezeigt, unangenehmer (»sehr«: 54 % versus 41 %). Dem entspricht, dass sie sich geringfügig häufiger »sehr unangenehm« fühlen, wenn ihnen die Zornesröte ins Gesicht steigt (37 % versus 28 %); dabei wohl fühlen sich nur 9 % – Zorn gilt also überwiegend als eine negative Emotion.

Diese Ergebnisse stimmen mit bisheriger Forschung überein (Überblick: Sharkin 1993). Vereinzelt fanden Studien, dass Frauen seltener in Zorn geraten, ihn besser kontrollieren, aber ihn auch öfter in sich »hineinfressen« (Blier u. Blier-Wilson 1989). Auch Siegel (1986) zufolge erzürnen Männer häufiger. Aber in zahlreichen Studien fanden Deffenbacher et al. (1996) andere Ergebnisse: Frauen sind ebenso fähig, Zorn auszudrücken. Schon der Zornforscher Averill (1982) wies nach: Frauen geraten gleich oft in Zorn, erleben diesen, der bei beiden Geschlechtern durch identische Anlässe ausgelöst werde, gleich stark, und sie zeigen ihn, wobei sie eher lauter schreien als Männer.

Wie sind diese widersprüchlichen Befunde zu erklären? Es gibt Frauen, die wütend die Arme verwerfen, wenn sie beim Autofahren angehupt werden. Und ebenso Männer, die, vom Chef ungerecht behandelt, die Schultern einziehen und Zorn schlucken; sie wirken »weiblich«. Kopper

u. Epperson (1991) vermuten, das Erleben und Zeigen von Zorn hänge stärker vom sozialen als vom biologischen Geschlecht ab (»gender« und nicht »sex«). Die von ihnen befragten 242 Frauen und 213 Männer wiesen auf den Ärgerskalen nach Spielberger (1989) die gleichen Werte auf. Aber die »Maskulinen« (N = 87, gemäß Genderinventar von Bem 1981), darunter ein Drittel Frauen, neigten stärker zu Zorn, zeigten ihn häufiger, unterdrücken ihn seltener und kontrollierten ihn schlechter. Auch Milovchevich et al. (2001) fanden, bei Ärger sei das soziale Geschlecht wirksamer als das biologische. 360 australische Männer und Frauen neigen in gleicher Weise zu Zorn, zeigen diesen gleich oft bzw. unterdrücken ihn in gleichem Maße. Anders hingegen, als die sozialen Geschlechter (Taylor u. Hall 1981) in Rechnung gestellt wurden: Maskuline Männer und Frauen neigen stärker zu Zorn, drücken ihn häufiger aus und kontrollieren ihn schwerer. »Feminine« hingegen haben eine niedrigere Ärgerneigung, unterdrücken zornige Regungen öfters und können diese besser managen. Bei den »Androgynen« wurde hohe Ärgerneigung festgestellt, aber auch überdurchschnittliche Ärgerkontrolle. Zudem fanden die Sozialpsychologen: Männer werden auf ihresgleichen leichter zornig als auf Frauen. Letztere unterdrücken Zorn eher, wenn er von Männern verursacht wird, aber zeigen ihn durchaus, wenn von Frauen evoziert.

In einer deutschen Studie untersuchten Weber u. Piontek (1995), wie Männer und Frauen reagieren, wenn sie beim Kopieren gestört werden. Sind sie gleichermaßen verärgert, unterdrücken Frauen ihren Groll, wollen sie sich »ohne Aufsehen zu erregen der Situation anpassen«? Die Verhaltensbeobachtung durch geschulte Psychologen erbrachte ein differenziertes Bild. Bei den Männern fiel auf, dass sie – anders als das Stereotyp – gerade nicht harscher und aggressiver reagierten, sondern besser in der Lage waren, sich kühl zu distanzieren und die Störung abzuwehren. In den anschließenden Interviews schätzten sie ihr Verhalten als wirksamer ein

als die Frauen, die ihren Ärger häufiger zeigten. Dass Männer Zorn herausbrüllen, Frauen ihn in sich hineinwürgen – ein Mythos.

Geraten Menschen in verschiedenen Kulturen leichter in Zorn, etwa in der islamischen, in der viele Fundamentalisten an einen zornigen Gott glauben? Eine aktuelle interkulturelle Studie mit 400 Personen, die Hälfte in Iran, die andere in Indien, präsentieren Moheb u. Ram (2010). In beiden Ländern werde Zorn gleich intensiv erlebt. Aber die Iraner neigen stärker dazu und zeigen ihn häufiger, die Inder hingegen kontrollieren ihn stärker – den Autoren zufolge aufgrund sozial-religiöser Normen. Ein weiteres Stereotyp besagt, Menschen in Fernost gerieten weniger leicht in Zorn als Europäer und Amerikaner. Dies überprüften Adam, Shirako u. Maddux (2010) in fiktiven Verhandlungsspielen. In der Tat zeigten die japanischen Teilnehmer mehr vornehme Zurückhaltung, die Amerikaner Ärger. Als die Verhandlungsregeln dahingehend manipuliert wurden, es sei angemessen, zornig zu werden, klopften die Japaner auch auf den Tisch.

Begünstigen Persönlichkeitseigenschaften Zorn? Wie in den Ausführungen zu den Skalen angedeutet, ist dies vor allem Depressivität. Gould et al. (1996) untersuchten 75 Personen, die dermaßen unter Zornanfällen litten, dass sie behandelt wurden. Zwei Drittel erfüllten die Kriterien für klinische Depression (Beck 2001). Obschon es in einem Sample von Fava et al. (1993) weniger waren (48 %), ist die Komorbidität von pathologischem Ärger und Depressivität gut gesichert (Busch 2009). Dem scheint die Laienpsychologie zu widersprechen: Depressive verfügen doch gar nicht über die Energie für Zorn. Eine mögliche Erklärung: In der Depression wird das Selbstwertgefühl enorm angegriffen, was Zorn begünstigt, weil dieser eine Reaktion auf die Bedrohung des Selbst ist. Und: Sowohl Zorn als auch Depressivität verweisen auf Dysregulationen im zentralen Serotoninsystems (Gould et al. 1996).

6.2 · Lässt sich messen, was jeweils explodiert? Empirie des Zorns

115 **6**

Bestens gesichert ist der Zusammenhang von Zorn mit verletzlichem Selbstwert (Deffenbacher u. Stark 1992), dies umso mehr, wenn Zorn als moralisch verwerflich beurteilt wird und ein schlechtes Gewissen hervorrufen kann. Das Gleiche gilt im Zusammenhang mit Ängstlichkeit. In der Studie von Gould et al. (1996) litt ein Drittel der Ärgerpatienten unter klinischer Ängstlichkeit bis zu Panikattacken. Auch Angst bedroht massiv und kann Gegenschläge provozieren in Form von Zornattacken auf die vermeintlichen Gefährdungen. Wird Zorn – aus welchen Gründen auch immer – unterdrückt, kann auch dies Angst schüren. Kuhn (2008) schlug sogar vor, übermäßigen Ärger als Angststörung zu bezeichnen.

Oft können wir nicht verstehen, warum Menschen erzürnen, etwa ein Autofahrer, der auf der Überholspur engstens aufschließt, Lichthupe gibt – obschon das Tempolimit von 130 weit überschritten ist. Zorn korreliert mit irrationalen Überzeugungen (Martin u. Dahlen 2004), an denen die Rational-emotive Verhaltenstherapie von Albert Ellis ansetzt (Ellis u. Hoellen 2004). Solche sind mannigfaltig, etwa unbegründete Eifersucht. Ehemänner neigen stärker zu Zorn, wenn sie davon besessen sind, ihre Frauen seien untreu (Eckhardt u. Kassinove 1998). Studenten, die öfters und leichter in Zorn gerieten, wiesen auf einer Skala zu irrationalen Überzeugungen (Malouff u. Schutte 1986) höhere Werte auf (Lopez u. Thurman 1986). Irrational können auch perfektionistische Erwartungen an die eigene Rolle sein (z. B. als Ehemann) bzw. das Bedürfnis danach, dafür bewundert zu werden. Je ausgeprägter dies ist, desto stärker die Ärgerneigung, desto schwächer die Ärgerregulation und desto anfälliger die Gesundheit, Symptome sind speziell Magenbeschwerden und Migräne (Modi u. Thingujam 2007). Irrational kann auch Ängstlichkeit sein, etwa Hypochondrie, wenn eine kleine Verhärtung sofort als Tumor im Anfangsstadium gesehen wird – dies macht Zorn wahrscheinlicher (Mizes, Morgan u. Buder 1990).

6.2.4 Was bringt in Rage?

Mannigfaltiges, aber es ist abhängig davon, wie zornauslösende Stimuli gedeutet werden. Fußgänger können laut fluchten und den Mittelfinger zeigen, wenn ein Auto vor dem Zebrastreifen nicht anhält. Andere lächeln in der gleichen Situation in die Morgensonne. 100 Studierende der Universität Salzburg antworteten im Frühsommer 2009 spontan auf: »Folgendes hat mich am meisten zornig gemacht.« Die häufigsten Kategorien: Ungerechtigkeit und Verletzung der Fairness: »Ungerechtes Verhalten mir gegenüber«, »Vertrauensbruch«. Antworten wie »die deutsche Bahn« waren seltener.

Angenommen, Sie sind Tankstellenbesitzer und haben sich mit den Kollegen geeinigt, Super 95 zum gleichen Preis zu verkaufen. Bei der Fahrt zum Stadtrand stellen Sie fest, dass einer den Liter um drei Cent günstiger anbietet und vor seinen Zapfsäulen eine Kolonne wartet. Sie werden nicht etwa neidisch – sondern zornig. Im Kontext der Norm-Verletzungs-Theorie (DeRidder u. Tripathi 1992) wurde experimentell nachgewiesen: Menschen, wenn sie konstatieren, dass Regeln – speziell der Fairness und Reziprozität – verletzt werden, reagieren mit Zorn, den sie für gerechtfertigt halten. Ebenso in einem simulierten Spiel, in dem der Ankauf eines Gebrauchswagens verhandelt wurde: Wenn die – ins Experiment eingeweihten – Verkäufer Abmachungen nicht einhielten, minderte dies ihren Erfolg drastisch – vor allem zogen sie Unmut, ja Zorn auf sich (Maxwell, Nye u. Maxwell 2003).

Explizit nach Zornauslösern fragte Kisac (2009) bei 400 türkischen Studierenden. Auch ihre Ergebnisse zeigen, wie sehr wir Fairness erwarten. 99 % werden zornig, wenn sie sich ungerecht behandelt fühlen, 96 %, wenn sie bedroht und 94 %, wenn sie unfair kritisiert werden. Auch daran gehindert zu werden, eigene Wünsche zu realisieren, löst häufig Zorn aus (92 %), und ebenso, wenn sich andere uns gegenüber egoistisch verhalten (86 %) oder über uns Gerüchte verbreiten (82 %). Seltener entflammt Zorn, wenn Fremde ungerecht behandelt werden (70 %), und am wenigsten wegen Schlafmangel (50 %) oder Hunger (23 %). Männer und Frauen urteilten auffallend gleich, ausgenommen bei Zorn im Job – dafür sind Männer anfälliger.

Dass die Verletzung moralischer Standards Zorn und Entrüstung auslöst, ist gut gesichert. »Nichts macht mich zorniger als Folter«, sagte ein Teilnehmer einer Studie von Batson, Chao u. Givens (2009). Amerikanische Studierende lasen über Folter, teils an GIs vollzogen, teils an Soldaten in Sri Lanka, und bearbeiteten Fragebögen: Wie stark verurteilen sie Folter? Wie stark war ihr Zorn? Missbilligt wurde sowohl das Quälen von Landsleuten als auch von Fremden. Aber der Zorn war stärker, nachdem die Studenten von den Übergriffen auf Amerikaner gelesen hatten, was mit der Theorie der sozialen Identität zu erklären ist: Wir beurteilen Nahestehende wohlwollender als Fremde. Dies belegten Batson et al. (2007), die die Reaktionen von Studierenden auf Unfairness untersuchten. Wenn andere über den Tisch gezogen wurden, mit denen sie sich besonders verbunden fühlten, war der Zorn stärker als im Falle einer nicht nahestehenden Person, von einer Freundin, von der man verlassen worden war, ganz zu schweigen. Am tiefsten waren die Zornesfalten, wenn die Studierenden selber hereingelegt wurden. Batson et al. (2007) schlagen vor, das Konzept der moralischen Entrüstung zu differenzieren:

- Empathischer Zorn, wenn Personen Unrecht widerfährt, die man mag;
- persönlicher Zorn, wenn man selber das Opfer ist;
- moralischer Zorn aufgrund der Verletzung ethischer Standards, unabhängig davon, an wem sie begangen wurden.

Wirklich moralisch sei nur das Letztere, was mit dem Kategorischen Imperativ Kants zu begründen ist: Jedes vernünftige Wesen als Zweck für sich selbst zu respektieren und niemals als

Mittel zu funktionalisieren. Die kruziale Aufgabe moralischer Entwicklung und Erziehung besteht darin, altruistische Regungen, gegenüber genetisch Nahestehenden natürlich und emotional positiv (Liebe, Stolz), zu universalisieren (Dehner 1998). Da Emotionen – speziell Zorn – stammesgeschichtlich tief verankerte Kräfte sind (Keltner u. Lerner 2010), ist Moralpsychologie reduktionistisch, wenn sie diese ausblendet oder als unmoralisch ablehnt. Zorn, wiewohl von Philosophen geächtet und von Religionen als Charakterschwäche verurteilt, kann eine stärkere moralische Triebkraft sein als Rationalität.

Eine klassische Erklärung für das Auftreten von Ärger und Zorn ist das Frustrations-Aggressionstheorem von Dollard et al. (1939). Negative Erregung steigt in uns, wenn wir frustriert werden, ein Ziel nicht erreichen, verlassen oder betrogen werden. Dass Frust Zorn auslösen kann, wurde noch und noch bestätigt. Jüngst zeigten Hoggan u. Dollard (2007), dass australische Arbeiter, die im Job frustriert waren, zorniger Auto fahren (nach Deffenbacher et al. 2002 a) und höhere Werte beim STAXI (▶ Abschn. 6.2.1) aufweisen. Dass sich schulischer Frust in heftigem Ärger entladen kann, der aggressives Verhalten bis hin zu Kriminalität begünstigt, zeigten Brezina et al. (2001). Aber: Nicht jede Frustration verursacht Zorn (so Berkowitz 1989 in seiner Validierung und Neuformulierung dieses Theorems). Werden Männer verlassen, schäumt der eine vor Wut. Ein anderer wird zum wimmernden Bündel. Entscheidend ist, wie Frustrationen gedeutet bzw. ob sie als gerecht- oder ungerechtfertigt attribuiert werden. Im ersten Fall ist Zorn unwahrscheinlicher.

Erzürnen kann auch, permanent Schmerzen zu leiden (Greenwood et al. 2003). Okifuji, Turk u. Curran (1999) fragten 96 chronische Schmerzpatienten (speziell Wirbelsäule), worauf sie zornig würden: am häufigsten auf sich selbst (74 %; weil zu wenig auf die Gesundheit geachtet), am seltensten auf Gott oder das Schicksal (19 %). Fatal an Zorn im Schmerz ist, dass er die Pein vermehrt. Zorn, nach außen gezeigt, erhöht die Muskelreaktivität (Greenwood et al. 2003, 3) und reduziert die Ausschüttung schmerzlindernder Opioide (Bruehl et al. 2002). Zornige Schmerzpatienten gefährden außerdem wahrscheinlicher wichtige Beziehungen: zu den Angehörigen oder zum Pflegepersonal, wenn dieses unwirsch angefahren wird. Zornregulation hingegen, d. h. diesen nicht zu stark nach außen zu zeigen, aber auch nicht zu unterdrücken, kann physische Schmerzen lindern, von der Hebung des Wohlbefindens ganz zu schweigen, was Duckro et al. (1995) an Migränepatienten zeigten.

Zorn verzehrt Energie. Aber: Eher in Zorn geraten Menschen gerade dann, wenn sie zu wenig schliefen. Der Neurologe Matthew Walker bat 14 Studenten 35 Stunden durchzuarbeiten, zeigte ihnen hernach Bilder mit unterschiedlichen Motiven und maß mit funktioneller Magnetresonanztomografie die Gehirntätigkeit (Yoo et al. 2007). Wenn die Übernächtigten bedrohliche Bilder sahen, steigerte sich – im Vergleich zu einer ausgeschlafenen Kontrollgruppe – die Tätigkeit der Amygdala um das mehrfache, ebenfalls die im Locus caeruleus, der Botenstoffe ausschüttet, die heftige Erregung (Kampf oder Flucht) auslösen. Von daher stellt Walker die in der Therapie gelegentlich angewandte Schlafdeprivation in Frage. Vielmehr bewähre es sich, die Anfälligkeit für Zorn durch meditative Praxis, die psychische Energie stärkt, zu verringern (Nhat Hanh 2001). – Alles kann Zorn auslösen! Aber ab wann im Leben?

6.3   Entwicklung von Zorn

6.3.1   Zorn im frühen Kindesalter

Izard (1994) zählt Zorn zu den angeborenen Emotionen. Aber können Säuglinge, der Inbegriff von Friedlichkeit (wenn sie schlummern), wirklich zornig sein? Entwicklungspsychologen haben dies kaum untersucht. Eine der wenigen,

oft zitierten Studien führten Stenberg, Campos u. Emde (1983) durch. Sie ließen 30 Babys, sieben Monate alt, an süßen Keksen saugen – und zogen diese dann weg. Was sich in den kindlichen Gesichtern abspielte, analysierten sie mit der Facial Action Scoring Technique von Ekman (1988). Die Kleinen zogen die Augenbrauen zusammen, zwischen ihnen erschien eine senkrechte Linie, die Lider waren angespannt, der Mund zusammengepresst – ein Gesichtsausdruck, der Ärger signalisiert und von Kummer unterschieden ist. Fraglich ist, ob dies auch für die Babys Ärger ist. Wenn sich Erwachsene ärgern, dann immer *wegen* etwas. Waren die Babys in der Lage, die Ursache ihrer Frustration zu durchschauen? Wie dem auch sei: Zumindest der Gesichtsausdruck von Zorn ist angeboren (Izard 1994, S. 110).

Remplein (1971), Klassiker der Entwicklungspsychologie, attestierte schon Kindern im Alter des Spracherwerbs, dass ihre endothyme Schicht mächtig wächst und sie zum Erleben mannigfaltiger Gefühle fähig werden, auch Zorn, wenn ihnen Dinge misslingen. Aber die wirklich heftigen »Wut- und Jähzornausbrüche« erfolgten erst in der Trotzphase. »Man hat an manchen Kindern 30–40 solche Affektausbrüche pro Tag gezählt. Welch ein Verbrauch von psychischen Energien.« (Remplein (1971, S. 237). Oft wurde Zorn auf die »böse« Natur des Kindes zurückgeführt, auf seinen Eigensinn, den die »Schwarze Pädagogik« zu brechen trachtete, wenn er nicht zu biegen sei (Rutschky 1997), oder auf Charakter- oder Temperamentfehler (Am Wasser 1959, S. 218). Die jüngere Entwicklungspsychologie hingegen konzeptualisiert Trotz so, dass Kinder mit drei Jahren in die Autonomiephase kommen und erste längere Skripts erproben. Beispielsweise Schokolade aus dem Küchenschrank holen, wofür der Stuhl an den Herd zu schieben und dieser zu erklimmen ist – abenteuerlich! Werden sie aus dieser Konzentration herausgerissen, reagieren sie mit Zorn, der fälschlicherweise als boshafter Trotz gedeutet werden kann – ein Verhalten das auch Erwachsene zeigen.

6.3.2 Die weitere Entwicklung von Zorn

Wie sich die Expression und Regulation von Zorn weiter entwickeln, wird – wie alles – durch Sozialisation und Erziehung beeinflusst. Cox, Stabb u. Bruckner (1999) führten biografische Interviews mit Frauen. Diese berichteten häufig, sie hätten als Kinder Zorn nicht zeigen dürfen, was auch eine Ursache für spätere Probleme in der Pubertät gewesen sei (niedriger Selbstwert etc.). Dass Jungen Zorn häufiger und aggressiver zeigen als Mädchen, bestätigten Buntaine u. Costenbader (1997) an einer Stichprobe von 500 Schulkindern; sie fanden aber auch, dass beide Geschlechter Zorn gleich intensiv erleben.

Ob zornige Eltern aufbrausendere Kinder haben, überprüften mindestens ein Dutzend Studien (Review: Kerr u. Schneider 2008). Es scheint so! Snyder et al. (2003) beobachteten Interaktionen zwischen Eltern und jüngeren Kindern. Wenn Mütter und Väter selber leicht aufbrausen, nörgeln und sich auf Machtspielchen einlassen, ist es viermal wahrscheinlicher, dass auch Kinder auf den Boden stampfen. Wenn Mütter und Väter (N = 293) das Temperament ihres Kindes als problematisch einschätzen, als wenig ausdauernd, schnell irritierbar und leicht zu verärgern beurteilen, begünstigt dies kindlichen Zorn (Ortiz u. del Barrio Gandara 2006). Am fatalsten wirkt sich Missbrauch aus, weil diese Kinder ihre Emotionen kaum zeigen können, auch nicht Zorn (Kerr u. Schneider 2008, S. 562).

Wachsen Kinder, die oft in Zornesröte auf den Boden stampfen, zu Menschen heran, die schnell die Fäuste ballen? Dies überprüften Flouri u. Joshi (2005) auf der Basis einer Längsschnittstudie, der 1970 begonnenen »British Cohort Study« (N = 17198). Kinder, die ihren Müttern zufolge leicht irritierbar waren und schnell zornig wurden – Jungen in der Unterschicht am häufigsten –, gaben als Erwachsene nicht häufiger an, in Rage zu geraten, als der Durchschnitt. Die Quote der leicht Erzürnbaren betrage um die 10 %, bei Unverheirateten ist sie höher. Jene Personen, die sowohl in ihrem zwanzigsten als auch dreißigsten Lebensjahr angaben, oft zornig zu sein, erzielten auf einer Stressskala höhere Werte. Nicht aber jene, die entweder mit 20 oder 30 Jahren gestanden, leicht in Wut zu geraten. Die permanent zornig aufbrausende Persönlichkeit sei extrem rar.

Der Autor hat seine Großeltern, die im gleichen Bauernhaus lebten, kaum zornig erlebt. Trifft generell zu, dass Ältere seltener erzürnen? In der Salzburger Studie zeigte sich: Beim Autofahren verärgert auf die Hupe drücken die bis 30-Jährigen zu 32 % »öfters«, die 60-Jährigen zu 6 %. Jüngere verspüren zu knapp der Hälfte wöchentlich Zorn, die 60-Jährigen zu 22 %. Ein altersmäßiger Rückgang? Querschnittdaten ermöglichen keine gesicherte Antwort. Aber der Effekt des Alters auf Zorn und Ärgerregulation wurde zu oft nachgewiesen. Philipps et al. (2006) fanden in einem britischen Sample (N = 286) negative Korrelationen zwischen Alter und Ärgerneigung (r = –.32), noch mehr damit, Ärger zu zeigen (r = –.36), jedoch positive mit Ärgerkontrolle (r = .37). Zusätzlich erhoben die Psychologen, wie die Männer und Frauen frühere Zornesattacken kognitiv verarbeiteten, wofür sie die »Anger Rumination Scale« von Sukhodolsky, Golub u. Cromwell (2000) einsetzten. Je älter die Befragten, desto seltener Rachegedanken, ärgernde Erinnerungen und Grübeln, das dem Wohlbefinden enorm abträglich ist. Auch Schieman (1999) fand, in zwei repräsentativen US-Stichproben, eine geringer werdende Zornesneigung mit steigendem Alter. In jüngeren Jahren träten in Arbeit und Familie häufiger Konflikte auf. Ältere seien enger in religiöse Gemeinschaften eingebunden, was Ärgerregulation erleichtere.

6.4 Effekte von Zorn

Die Effekte von Zorn sind mannigfaltig. Angemessen ist, zwischen Auswirkungen auf die Gesundheit und solchen im Verhalten zu differenzieren.

6.4.1 Auswirkungen auf die Gesundheit

Es tut gut, mit der Faust auf den Tisch zu hauen, dem Kollegen die Meinung ins Gesicht zu sagen oder zu schreien, hernach fühlt man sich erleichtert – so eine temperamentvolle Mitarbeiterin. Aber: Ist Zorn wirklich gesund? Immerhin: Röte steigt ins Gesicht, die Halsschlagadern schwellen an, der Blutdruck steigt, es wird mehr Noradrenalin und Testosteron ausgeschüttet (Müller 1993). Ist es empfehlenswerter, Zorn zu unterdrücken und die Zähne knirschend zusammenzubeißen, oft begleitet von verstärkter Säurebildung im Magen?

Zahlreiche Studien wiesen Zusammenhänge zwischen Zorn und kardiovaskulären Werten nach (Angerer et al. 2000; Williams et al. 2000; Metaanalysen: Schum et al. 2003; Chida u. Steptoe 2009). Die Befunde sind widersprüchlich. In einer klassischen psychoanalytischen Fallstudie behauptete Alexander (1939), Personen, die zornige Regungen nicht nach außen abführen, sondern sie knirschend unterdrücken, bekämen wahrscheinlicher essentielle Hypertonie. Funkenstein, King u. Drolette (1954), welche die Differenzierung »Anger-in« und «Anger-out« einführten, fanden, dass jene gezielt frustrierten Studenten, die ihren Ärger am Experimentator ausließen, einen gleich hohen Blutdruck hatten wie jene, die ihn hinunterschluckten; aber bei Letzteren beschleunigte sich der Puls massiv.

Eine oft zitierte Studie führten Harburg et al. (1973) durch. Sie präsentierten ihren Probanden fünf Situationen, die Zorn auslösen können, unter anderem, von einem Polizisten ungerechtfertigt beschimpft zu werden, und fragten nach der wahrscheinlichsten Reaktion. Wer antwortete, ruhig zu bleiben und sich nichts anmerken zu lassen, wurde der Gruppe »Anger-in« zugeordnet; wer dem Beamten laut die Meinung sagen würde, der Gruppe »Anger-out«. Anschließende Blutdruckmessungen zeigten: Männer und Frauen, die, obgleich wütend, höflich blieben, hatten höhere systolische und diastolische Werte. An dieser Studie problematisierte Spielberger (1999, S. 9), Menschen reagierten in realen Ärgersituationen möglicherweise anders als in imaginierten. Aber auch in eigenen Untersuchungen fand Spielberger (1999, S. 14) positive Korrelationen zwischen der Neigung, Zorn in sich »hineinzufressen«, und ungünstigen Blutdruckwerten, bei Männern ausgeprägter (r = .37) als bei Frauen (r = .22).

Experimentelle Studien, in denen die Teilnehmenden gezielt verärgert wurden, erbrachten mitunter andere Befunde. Vella u. Friedman (2009) erhoben bei 48 Studierenden die Neigung zu Zorn und stellten ihnen hernach arithmetische Aufgaben, bei deren Lösung sie belästigt wurden. Wer leichter zu Zorn neigt, reagierte mit höherem Blutdruck. Männer nach der Lebensmitte, die an der Kuopio Ischemischen Herzkrankheitsstudie teilnahmen, hatten, wenn sie dazu neigten, ihren Zorn lautstark nach außen zu zeigen, das doppelte Risiko, in den nächsten acht Jahren einen Schlaganfall zu erleiden (Everson et al. 1999).

Eng et al. (2003) widersprachen diesen Ergebnissen. Männer, die ihren Zorn nicht in sich hineinfraßen, sondern mit der Faust auf den Tisch hauten, hatten ein geringeres Risiko für Schlaganfall. Die plausibelste Erklärung: Moderate und nicht zu häufige Expressivität von Zorn wirkt sich heilsam aus. Wird sie aber überdurchschnittlich, verkehrt sie sich ins Gegenteil und wird buchstäblich tödlich. Williams et al. (2002) belegten dies im Rahmen der Atherosklerose-Risiko-Studie: Männer und Frauen mit hohen Werten auf Spielbergers Ärgerskalen hatten ein dreifaches Risiko, in den nächsten sechs Jahren einen Schlaganfall zu erleiden. Dass hitziger Zorn gerade nicht entlastet, sondern schädigt, zeigten an 237 Hypertonikern (systolisch > 140)

Bleil et al. (2004). Hitziges Ausleben von Zorn schädigt – mittelfristig – das Herz-Kreislaufsystem. Dies bestätigten die amerikanischen Kardiologen Chida u. Steptoe (2009) in ihrer Metaanalyse von Studien, 25 davon an Gesunden durchgeführt, 19 an Herzpatienten. In beiden Gruppen zeigte sich ein signifikant ungünstiger Effekt auf das Herz-Kreislaufsystem (durchschnittliche Effektstärke: Cohens d: 1,2), bei den Männern geringfügig stärker, vermutlich weil sie häufiger gestresst werden. Die besonnene Kontrolle von Zorn ist demnach gesundheitsförderlich und adaptive Konfliktlösung.

6.4.2 Weitere Folgen von Zorn – vielfältig und desaströs

Zorn kann viele – üble – Konsequenzen haben. Deffenbacher (1993) fragte Studierende nach dem schlimmsten Zornausbruch der letzten zwei Jahre und welche Folgen er hatte. Er bildete sieben Kategorien:

1. Physische Beeinträchtigungen von sich selbst (z. B. Magenkrämpfe, sich Haare ausreißen),
2. physische Schädigung anderer (Ohrfeige),
3. Beschädigung von Objekten (zerbrochenes Geschirr),
4. Verschlechterung oder Abbruch interpersonaler Beziehungen,
5. negative Auswirkungen auf das Studium,
6. Schwierigkeiten mit der Campusleitung, der Polizei,
7. Schädigung des Selbstwerts: »schlechtes« Gewissen, Scham.

Deffenbacher (1993) verglich zwei Extremgruppen (gemäß Inventar zur Ärgerneigung): sehr Zornige (höchstes Quartil) und »Gelassenere« (niedrigstes Quartil). 20 % der Ersteren wurden im letzten Zornanfall gewalttätig, Letztere zu 4 %. Erstere beschädigten viel öfter fremdes Eigentum und gefährdeten stärker den Straßen-

verkehr. Wer zornig ins Auto steigt und aufs Gaspedal drückt, gefährdet sich selbst – und andere. Wie viele Autounfälle verhindert werden könnten, wenn die Lenker nicht einen »Blick zurück im Zorn« in den Rückspiegel werfen, ist kaum zu ermitteln. Amerikanische Schätzungen besagen zwischen einem und zwei Dritteln (Deffenbacher et al. 2002, S. 895 f.). Leicht Erzürnbare geraten auf der Straße schneller in Rage und fahren – so Experimente mit Autosimulatoren – zu 40 % mehr als 15 km/h über dem erlaubten Limit, schließen viel gefährlicher auf und hupen viermal öfter (ebd., S. 896).

Kindern ist zu gönnen, bei Eltern aufzuwachsen, die sich nicht leicht aus der Ruhe bringen lassen, denn Zorngeneigte prügeln ihre Söhne und Töchter häufiger (Rodriguez u. Green 1997). Allen ist zu gönnen, mit einem Partner zu leben, der nicht leicht in Zorn gerät: Männer mit hohen Werten auf Zornskalen schlagen häufiger (Nordlander u. Eckhardt 2005). Gemäß Statistiken des US-Justizdepartements ging 29 % aller Morde Zorn voraus (Del Vecchio u. Leary 2004, S. 16). Menschen mit starker Zornneigung wenden dreimal so oft physische Gewalt an wie solche mit geringer (Tafrate, Kassinove u. Dundin 2002).

Gesondert zu erheben wäre im Zorn begangene Sachbeschädigung. Ein Freund der Jugendzeit, dem ein freier Parkplatz weggeschnappt wurde, fügte dem hereingefahrenen Wagen mit der Spitze seines Zündschlüssels einen meterlangen Kratzer zu. Verlässliche Statistiken über zornbedingten Vandalismus liegen nicht vor – die Schäden dürften aber enorm sein.

Gleichwohl, nicht jeder Zornanfall entlädt sich in Gewalt und Aggression (Averill 1983). Die von Tafrate, Kassinove u. Dundin (2002) Befragten gaben zu einem Drittel sogar an, ihre Zornanfälle hätten dazu motiviert, soziale Beziehungen zu verbessern.

Eine Folge von Zorn ist auch übermäßiges Trinken. Studenten, die von Leibsohn, Oetting u. Deffenbacher (1994) als überdurchschnittlich zornbereit diagnostiziert wurden, waren in den letzten drei Monaten häufiger und stärker betrunken als weniger zornbereite. Im Rausch wurden zwei Drittel ausfällig und verletzend, jeder vierte handgreiflich. Freilich liegen Wechselwirkungen vor: Hohe Ärgerneigung kann Alkoholmissbrauch begünstigen, Letzterer aber enthemmt und schürt Zorn.

Zusammenfassend ist festzustellen: Zorn kann weh tun, dem Zürnenden selber, speziell seinem kardiovaskulären System, aber mehr noch anderen. Therapie von (über-)starkem Zorn liegt daher im allgemeinen Interesse.

6.5 Therapie: Zorn dämpfen und von ihm heilen

Neigung zu Zorn lasse sich dämpfen, wenn zum Abreagieren auf den Tisch gehauen wird - ebenso Aggressivität, wenn bei Bedarf die Ventile geöffnet werden! Aber: Stimmt diese Dampfkesseltheorie (▶ Abschn. 6.5.1)? Bewährter sind kognitiv-verhaltenstherapeutische Interventionen, die bei Zorn leichter ansetzen können, weil die Verhaltensweisen (Brauen herunterziehen, lauter reden) eindeutiger sind als z. B. bei narzisstischen Persönlichkeitsstörungen, die durch einnehmenden Charme überdeckt werden können (▶ Abschn. 6.5.2). Und lässt sich übermäßiger Zorn medikamentös mindern (▶ Abschn. 6.5.3)?

6.5.1 Zorn ablassen: heilsam oder Öl ins Feuer?

Nach wie vor propagiert wird die Dampfkesseltheorie des Zorns. Das Model Shalom berichtete im Magazin »Vogue«, sie habe in ihrem Appartement einen Sandsack aufgehängt, auf den sie, wenn sie frustriert und zornig ist, einschlage – das sei vorteilhafter als ein Mann oder Liebhaber (aus Bushman 2002, S. 724). Auf einem großen Anschlagbrett neben einem Highway in

den USA war zu lesen: »Hau auf das Kissen, hau an die Mauer, aber nicht deine Kinder!«

Zorn zu mindern, indem er aus- oder nacherlebt wird, ist die zentrale Annahme der Katharsistheorie. Sie geht auf das sechste Buch der Poetik des Aristoteles zurück. In die Psychologie eingebracht wurde sie von Freud und Breuer. Sie waren überzeugt, das nochmalige Durchleben des Traumas hebe seine neurotisierende Wirkung bestenfalls so weit aus, dass der Alltag wieder zu bewältigen ist (Freud 1970).

Wirkt Katharsis gegen Zorn? Simpson u. Papageorgio (2003) fragten einfühlsam zehn Personen, die wegen massiven Zornausbrüchen behandelt wurden, was sie dabei empfinden. Acht von ihnen schilderten, im Zorn an die kränkende(n) Person(en) zu denken, zumeist voll Wut und Hass, was sie erleichtere, wenn das eigene Handeln gerechtfertigt sei, umso mehr. Allerdings schilderten sie auch als negative Folge, dass der Zorn doch nicht verrauchte. Wie populär die Katharsistheorie auch ist – die empirische Evidenz ist schmal. Im Gegenteil: Schon in den 1950er Jahren zeigte Hornberger, dass Personen, nachdem sie zehn Minuten lang wütend Nägel eingeschlagen hatten, wobei sie an eine Kränkung dachten, in einem Satzergänzungstest mehr aggressive Wörter aufschrieben (aus Nolting 1993, S. 183).

Bushman (2002) stellte der Katharsistheorie die Theorie der neuerlichen Assoziation von Berkowitz (1993) entgegen. Gemäß dieser kühlt Zorn nicht ab, wenn das auslösende Ereignis noch einmal durchlitten wird; eher werde er erhitzt. 100 Studenten, die infolge eines Computerspiels verärgert waren, boxten auf einen Sandsack ein, wobei sie an die sie kränkende Person dachten (nur zwei Studentinnen weigerten sich). Weitere 100 Studenten, am PC ebenfalls hereingelegt, wurden instruiert, auf den Sack zu schlagen, um sich zu ertüchtigen. Die Kontrollgruppe hingegen sollte zwei Minuten lang ruhig sitzen. Wer an den unfairen Gegenspieler dachte, prügelte den Sandsack häufiger und stärker und fühlte sich hernach zorniger und mieser als wer an die Stärkung der Fitness gedacht hatte. Am besten erging es jenen, die zwei Minuten tief durchgeatmet hatten. Zorn zu reduzieren, indem Dampf abgelassen wird, ist demnach das gleiche, wie Feuer mit Öl löschen.

6.5.2 Kognitiv- verhaltenstherapeutische Interventionen sind effizienter

Dass Entspannung Zorn wirksamer reguliert, belegt eine der ersten experimentellen Evaluationsstudien, die der Zornforscher Novaco (1975) zu Beginn der 1970er Jahre durchführte. Bei den 34 Teilnehmern, die unter ihren Zornesattacken massiv litten, erhob er zunächst Ärgerneigung, einschließlich physiologischer Variablen wie Blutdruck und Hautwiderstand. Das Treatment bestand darin, dass die Männer und Frauen mit provozierenden Situationen konfrontiert wurden. Einer davon war, einen Gebrauchtwagen gekauft zu haben, bei dem sich alsbald Mängel zeigten. Der Verkäufer, zur Rede gestellt, behauptet, das Auto habe reibungslos funktioniert, der neue Besitzer müsse es falsch behandelt haben. Novaco (1975) setzte verschiedene Strategien ein, so Entspannungsverfahren (die Augen schließen, tief durchatmen) und kognitive Umstrukturierungen sowie Kombinationen aus beidem. Im Posttest registrierte er erheblich mehr Kompetenz, Ärger zu kontrollieren, aber auch eine niedrigere Ärgerneigung.

Ausagieren von Zorn ist wenig wirksam – das belegen alle Metaanalysen therapeutischer Effizienzstudien zur Ärgerreduktion (Edmondson u. Conger 1996; Beck u. Fernandez 1998; Tafrate 1995; Sukhodolsky, Kassinove u. Gorman 2004). Besonders differenziert gingen Del Vecchio u. Leary (2004) vor, indem sie nicht nur vier Therapieformen unterschieden, sondern auch Zorn differenzierten: Kontrollierbarkeit, Unterdrückung, Expression, im Straßenverkehr,

als Zustand (state) und Neigung (trait). In die Analyse bezogen sie 18 methodisch einwandfreie Studien (mit insgesamt N = 713) ein, die an der Kognitiven Verhaltenstherapie orientiert sind. Anstatt nach möglichen Ursachen für Zornanfälligkeit im bisherigen Leben zu schürfen, etwa in der Kindheit, setzt diese bei der Analyse des Hier und Jetzt an: Wann gerate ich Zorn? Wie verhalte ich mich dabei? Aus welchen Gründen? Sind diese angemessen? Welche Verhaltensmodifikationen nehme ich mir vor? Weitere sieben Studien ordneten Del Vecchio u. Leary (2004) den kognitiven Therapien zu, deren Ziel kognitive Umstrukturierung ist, wenn es einem Mann gelingt, die Frage seiner Frau »Wo warst Du solange?« nicht als ärgerlichen Vorwurf zu hören, sondern als Zeichen ihrer Liebe. Acht Studien überprüften die zornmindernde Wirkung von Entspannungstherapien, so progressive Muskelrelaxation, Autogenes Training, entspannende Achtsamkeit nach Kabat-Zinn. Sechs weitere Untersuchungen fielen in die Kategorie »andere«.

Welche Therapiearten mindern Zornneigung am wirksamsten? Am besten gelingt dies Entspannungsverfahren (Cohens d = .90), sodann kognitiven Therapien (d = .82) sowie solchen, die in der Tradition von Albert Ellis (Ellis u. Hoellen 2004) stehen (d = .68). Anschaulicher ausgedrückt: Bei mehr als zwei Dritteln der Klienten sind Ärgertherapien erfolgreich, die im Schnitt neun Sitzungen gedauert hatten. Allerdings bestehen erhebliche Differenzen bei den Zornkomponenten. Auffällig ist die hohe Effizienz kognitiver Therapien bei aufbrausenden Autofahrern (d = 2.1). Offensichtlich gelingt es mithilfe von Vernunftgründen, dass der Fuß fortan bedächtiger auf das Gaspedal drückt (Deffenbacher et al. 2002). Überdurchschnittlich ist auch der Effekt von Entspannungsverfahren auf Zornintensität (d = 1.21), unterdurchschnittlich hingegen wirken ausschließlich kognitive Verfahren bei Ärgerkontrolle, wobei nicht angegeben wird, weshalb.

Lässt sich starke Zornesneigung auch bei Kindern und Jugendlichen verhaltenstherapeutisch mindern? Die Frage ist relevant, weil bei ihnen Zorn ungehemmter in Aggression ausartet und eine der häufigsten Ursachen ist, psychologische Hilfe aufzusuchen, nach der Popularisierung von ADHS erst recht. Eine gründliche Metaanalyse von 40 Effektivitätsstudien legten Sukhodolsky, Kassinove u. Gorman (2004) vor. Sie differenzierten das Repertoire der Kognitiven Verhaltenstherapie in vier Strategien: Entwicklung von Fertigkeiten (z. B. tief durchatmen, bevor auf Frust reagiert wird), emotionale Erziehung (Gefühle richtig identifizieren, entspannende Lebensweise), Problemlösung (kognitive Kompetenzen erweitern, angemessene Attributionen vornehmen) sowie die Kategorie »eklektisch«. Als am wirksamsten erwiesen sich neue Fertigkeiten, sodann eklektische Ansätze und Problemlösungsstrategien, deutlich weniger emotionale Erziehung, die Zorn und Ärger nicht direkt angeht (d = .36). Von den elf im Detail untersuchten Interventionen bewährten sich am stärksten Feedback und Bildung konkreter Verhaltensmodelle (z. B nicht auf den Boden stampfen). Die Therapiedauer zeigte keinen Effekt. Auch sehr kurze Verfahren führen zu beachtlichen Verbesserungen.

Zornig sind wir stets auf jemanden (manchmal auch auf uns selber). Jane kocht vor Zorn. Roswitha, eine »gute« Freundin, hat ein intimes Geheimnis preisgegeben, um für das Chefsekretariat bessere Chancen zu haben. Jane könnte ihrer Arbeitskollegin das Gesicht zerkratzen, sie kann an nichts anderes denken, selbst wenn sie Auto fährt. Was kann sie tun, damit sich ihr Zorn legt und sie frei wird für andere Gedanken? Die zwei extremsten Möglichkeiten: Rache – oder, auch wenn es schwer fällt – Verzeihen. Die Fähigkeit zu verzeihen ist eines der probatesten Mittel gegen zerstörerischen Zorn (Fitzgibbons 1986). Sie kann gezielt geschult und erleichtert werden, etwa dadurch, dass der verletzenden

Person imaginär vergeben wird (Enright u. Fitzgibbons 2000).

6.5.3 Zorn medikamentös dämpfen

Wenn wir als Kinder überdreht und jähzornig waren, empfahl die Oma, wir sollten Fenchel essen und Kartoffeln dazu, aber ja kein Fleisch. Wir sind auch, was wir uns zuführen. Gibt es Substanzen, die die Neigung zum Zorn dämpfen? Gewiss nicht Alkohol, ein starkes Korrelat von Zornausbrüchen (▸ Abschn. 6.4.2). Aber zahlreiche Psychopharmaka wirken nachweislich.

Experimentiert wurde mit Antidepressiva, ist doch die Komorbidität von pathologischem Ärger und depressiver Verstimmung gut gesichert (Fava et al. 1993). Mischoulon et al. (2002) verabreichten 16 Depressiven, die auch unter heftigstem Aufbrausen wegen Marginalien litten, Nefazodon, ein dualserotonerges Antidepressivum (das wegen schwerer Nebenwirkungen in der Leber 2003 vom Markt genommen wurde). Die Zornausbrüche gingen um 50 % zurück, auch lichtete sich die depressive Verstimmung – ein »ermutigendes Ergebnis«, als dessen neuropsychologisches Korrelat Änderungen im 5HT2- und D1-Rezeptor vermutet werden. Eingesetzt wurde auch Fluoxetin, eines der populärsten Antidepressiva. Fava et al. (1993) induzierten dieses bei 85 depressiven Patienten, von denen knapp die Hälfte unter Zornattacken litt, begleitet von Ängstlichkeit, Somatisierung, Feindseligkeit. Nach acht Wochen verschwanden die Attacken bei drei Vierteln und verbesserte sich das Befinden deutlich. Zorndämpfend wirken auch Sertralin und Imipramin, das erste moderne Antidepressivum. In einer placebo-kontrollierten Doppelblindstudie von Fava et al. (1997) hörten bei mehr als 50 % die unkontrollierten Wutanfälle auf, egal ob sie Sertralin oder Imipramin geschluckt hatten, in der Placebogruppe waren es weniger, aber immerhin 37 %, was auch zu erklären wäre.

Gegen Zorn eingesetzt wurde auch Topiramat, ein Arzneistoff gegen Epilepsie und Migräne, der die Glutamat-Bindungsstelle blockiert und damit übermäßige Erregungen von Nervenzellen verhindert. Nickel et al. (2005) erhoben bei weiblichen depressiven Patienten das Ausmaß an Ärger mit dem STAXI von Spielberger (1999) und verabreichten einer Gruppe Topiramat, der anderen ein Placebo. In Letzterem Falle blieben die STAXI-Werte konstant hoch, bei den Ersteren begannen sie nach drei Wochen kontinuierlich zu sinken. Die Patientinnen wurden fähiger, Zorn zu kontrollieren und erlebten ihn nicht mehr so massiv wie zuvor. Dies ging einher mit einer deutlich niedrigeren Neigung zu Aggressivität, was Nickel et al. (2005) in einer Doppelblindstudie mit Borderline-Patienten bestätigten.

Insgesamt bleibt festzuhalten: Zorn ist eine Todsünde, deren Therapierbarkeit intensiver als bei anderen untersucht wurde. Die Ergebnisse sind ermutigend.

Trägheit

Das Bild von Trägheit schlechthin: Liegestühle am Strand, in denen sich Männer und Frauen stundenlang räkeln, dann und wann Sonnenschutzcreme einreiben und durch nichts zu bewegen sind, in die Wogen zu springen. Ohnehin: Unsere Vorfahren, könnten sie unsere alltägliche Lebensweise betrachten, müssten uns unweigerlich für faul halten. Bei gleicher genetischer Ausstattung (Eaton, Konner u. Shostak 1988) waren sie täglich in Bewegung und konnten nicht ins Auto steigen, um in der 200 m entfernten Bäckerei Semmeln zu kaufen. Die Jäger bewegten sich jeden Tag 10–15 km, die Frauen, Früchte und Wurzeln sammelnd, um die 8 km (Belz 2008, S. 94).

Doch Trägheit, lateinisch »acedia«, englisch »sloth«, ist mehr als körperliche Untätigkeit, der auch ihre Zeit zusteht (Rekreation), auch wenn sie typischerweise so ins Bild gesetzt wurde: Von Hieronymus Bosch als ältere Frau, die in einem Stuhl sitzt und schläft, während neben ihr, als tugendhaftes Vorbild, eine Nonne den Rosenkranz betet. Auch Pieter Bruegel zeichnete die Acedia als ältere, mürrisch blickende Frau, die ihren Kopf mit dem rechten Arm stützt und schläft, auf einem liegenden Esel, um den Schnecken kriechen, Symboltiere der Langsamkeit. In Abschnitt 7.1 werden Phänomene beschrieben, die an »faul« assoziieren: nicht nur »der Hang zur Ruhe ohne vorhergehende Arbeit«, wie Kant (1960, VI, S. 613 f.) – der selber alles andere als faul war, sondern jeden Morgen um fünf Uhr aufstand, um zu arbeiten – dieses Laster klassisch definierte, sondern beispielsweise auch Saumseligkeit, etwa die Steuererklärung wochenlang vor sich herzuschieben oder die Vorsorgeuntersuchung auf nächstes Jahr zu verschieben, wofür sich in der Psychologie der Begriff »Prokrastination« eingebürgert hat (Ferrari, Johnson u. McCown 1995; Schouwenburg et al. 2004; Fydrich 2009). Nicht zuletzt gehört aber auch der Überdruss dazu, generelle Hoffnungs- und Interesselosigkeit, für Politik, die Zukunft der Firma, des Ökosystems, oft in melancholische Verstimmung abgleitend,

in depressiver Lähmung erstarrend, die klassische Schwermut (Bellebaum 2007).

Sodann (▶ Abschn. 7.2) wird dargelegt, was wir empirisch über Trägheit wissen. Welche Messinstrumente liegen vor? Wie viele Mitbürger leiden darunter, »morgen, morgen« zu sagen und dann doch auf übermorgen zu verschieben? Werden dunkelhäutige Südländer nicht nur stereotyp für träger gehalten, sondern sind sie es auch? Was untätig oder saumselig werden lässt, erörtert Abschnitt 7.3. Welche physiologische Beeinträchtigungen, so die Unterfunktion der Schilddrüse, die Hypothyreose, liegen vor (Hehrmann u. Ploner 2006)? Oder führt früh auferlegter Perfektionismus dazu, sich gar nicht erst zu engagieren? Können sich Faulheit und Trägheit – ja selbst Depression – nicht auch positiv auswirken? Immerhin haben sie sich in der Evolution herangebildet (Buss 2004) und müssen eine Funktion erfüllt haben. Abgeschlossen wird mit gesicherten Erkenntnissen zur Therapie von Faulheit und Prokrastination bzw. zur Stärkung der Motivation und Verbesserung der Selbststeuerungsfähigkeit (▶ Abschn. 7.4).

7.1 Faulheit, Trägheit, Prokrastination und Schwermut

Der in der Weltliteratur am meisterhaftesten beschriebene Müßiggänger ist Ilja Iljitsch Oblomow. Der Familienname dieses liebenswürdigen Herrn, der keiner Fliege etwas zuleide tun konnte – auch weil er zu faul dazu war –, wurde im Russischen ein neues Wort für »träge«. Gontscharow (2009) beschreibt ihn als mittelgroßen Mann von 32 Jahren, mit weichem Gesicht und interesselosen Augen, dessen »normaler Zustand« darin bestand, im Bett zu liegen, obschon er sich jeden Morgen vornahm, aufzustehen und Tee zu trinken – zu Letzterem raffte er sich nach einer Stunde auf, um sich wieder hinzulegen, Stunde um Stunde, Tag für Tag.

7.1.1 Faulheit in der Geschichte: geächtet – und ersehnt

Oblomowscher Müßiggang ist für viele, die von einem Termin zum anderen gehetzt werden, ein Traum: süßes Farniente unter den Palmen von Mauritius. Für viele ist er jedoch verwerflich, auch den früheren Bundeskanzler Gerhard Schröder, der, als seine Regierung die Hartz-IV-Gesetze durchsetzte, über die Bildzeitung (5.4.2001) der Nation ins Gewissen redete: »Es gibt kein Recht auf Faulheit«.

In genau diesem Spektrum bewegt sich die Wertung von Faulheit bzw. Arbeit im Abendland. Im Alten Testament ist Arbeit Fluch, den Gott über Adam, *den* Menschen, aussprach: »Verflucht ist der Erdboden um deinetwillen, mit Mühsal wirst du dich von ihm nähren dein Leben lang … Im Schweiß deines Angesichts wirst du dein Brot essen« (Gen 3,17 f.). Ausgenommen war der Sabbat, an dem es sogar untersagt war, Essen zuzubereiten oder Staub von den Möbeln zu wischen. Ersehnt wurde das Paradies als immerwährender Sabbat, gemächliche Ruhe für das ewige Leben, wie es im Talmud (1980, S. 585) in Aussicht gestellt wird.

Auch die Antike favorisierte das müßige Leben, die »vita contemplativa«, wohingegen körperliche Arbeit als Zeichen der Unfreiheit galt, Mühsal der Sklaven und Banausen, wie die Handwerker hießen. Aristoteles (1955, S. 323 f.), der – so Heidegger in seiner Vorlesung über den Universalgelehrten – »geboren wurde, arbeitete, starb«, schätzte körperliche Arbeit wenig. Sie halte das Denken darnieder und sei banausisch. Ein Leben in Muße sei ihr vorzuziehen. Denn Arbeit, mit Anspannung und Schmerz verbunden, strebe als »Notdurft« immer ein Ziel an. Muße hingegen sei Zweck für sich selber und als solche Glückseligkeit. Freilich verachteten nicht alle antiken Schriftsteller die Arbeit. Um 700 v. Chr. mahnte Hesiod (1970, S. 325) in seinem Lehrgedicht »Werke und Tage« an, anzupacken:

»Stets hat der, der die Arbeit verschiebt, mit dem Scheitern zu ringen.« (Vers 413).

Dennoch: Müßiggang, auch von den Römern, die für Arbeit den Begriff »labor« prägten, worin auch »Schmerz« und »Pein« mitschwingt, hoch geschätzt, war in der Antike weit davon entfernt, als moralisch anrüchig verworfen zu werden. Dies tat erst das Christentum, das nicht nur eine Religion der Sünde ist, sondern auch der Tat. Sprichwörtlich wurde Paulus: »Wer nicht arbeiten will, soll auch nicht essen.« (2 Thess 3,9). Sodann war es, vier Jahrhunderte später, einer der großen Lehrer des Abendlandes, der permanente Arbeit zur Tugend erhob, Benedikt von Nursia (480–547): »Ora et labora!« – Bete und arbeite! Was antike Philosophen für am erstrebenswertesten hielten (Müßiggang), wurde bei dem Ordensgründer zum »Feind der Seele« (Regula, Nr. 48). Die Mönche sollen permanent beschäftigt sein: Lesung, Gebet, Garten, Hobelbank. Einem Mönch, der träge wirke, sei unverzüglich Arbeit aufzutragen, »damit er nicht müßig ist« – klassische Beschäftigungstherapie, wie sie auch heute noch empfohlen wird (Reuster 2006).

Noch schärfer in Misskredit geriet Müßiggang im Gefolge der Reformation und in der Neuzeit. Das ist kein Zufall, denn die frühkapitalistische Wirtschaftsordnung, ermöglicht durch die großen Entdeckungen und weltweiten Handel, erforderte den rastlosen Einsatz aller. Hinzu kamen theologische Gründe. Luther ermahnte zu einem tätigen Leben und prägte das bekannte Wort: »Armut ist in der Stadt groß, doch die Faulheit noch viel größer«. Die von ihm heftig bekämpften Wiedertäufer, die schwärmerisch das Paradies erwarteten, seien »ein faul, toll, voll, fräßig Volk«; (aus Röhrich 1832, S. 256). Faulheit wurde nicht nur geächtet, weil sie materielle Nachteile mit sich bringt, sondern weil sie zu anderen Lastern verleite. Der gute Christ habe viel zu wachen »und früh aufzustehen wider die Faulheit« schrieb Luther (1982, S. 138) in seiner Abhandlung über die guten Werke: »Denn fressen, saufen, viel schlafen, faulenzen und müßig gehen sind Waffen der Unkeuschheit« – das klassische Trio der fleischlichen Todsünden.

Am vehementesten gegen Faulheit zu Felde zogen die puritanischen Prediger, die geistigen Väter der USA. Schon bevor 1620 die »Mayflower« mit vielen Auswanderern an Bord Richtung neue Welt in See stach, schrieb John Lyly, Dichter und Schützling von Elisabeth der Großen: »Nichts ist so verderblich wie Faulheit.« (aus: Steel 2007, S. 66). Ebenso Richard Baxter (1615–1691), puritanischer Pfarrer und Calvinist, mit dessen erbaulichen Schriften Max Weber (2006) seine These begründete, der Geist des Kapitalismus entstamme der protestantischen Ethik mit ihrem Fokus auf Askese. Baxter hielt Zeitvergeudung und Faulheit für die prinzipiell schwersten Sünden. Selbst Schlafen, sofern es länger als sechs Stunde währte, war: sündhaft! Ebenso Kontemplation – in der Antike das erstrebenswerteste Ideal –, ausgenommen, sie war für Berufsarbeit nötig. Weil ein Fauler kein Christ sein und schon gar nicht selig werden könne, ist harte, vor allem stetige Arbeit Pflicht. Sie schütze vor sexuellen Versuchungen, ebenso nüchterne Diät, Pflanzenkost, kalte Bäder. Sprichwörtlich wurde Benjamin Franklin im Jahre 1748: »Time is money«.

Spätestens nach der Reformation hatte »Faulheit« jene negative Konnotation erhalten, die in der Etymologie mitschwingt: »faul«, wenn Früchte oder Kadaver vermodern, oft stinkend (faule Eier), worauf mit Ekel reagiert wird, ursprünglich eine sinnvolle angeborenen Basisemotion, die vor schädlichen Bakterien bewahrt (Izard 1994, S. 375 f.). Entsprechend wurde der untätige Mensch als Fäulnis der Gesellschaft verurteilt, als »Gefährdung des Volkslebens«, die die Fleißigen ansteckt (Hirsch 1931, S. 19), ähnlich wie Faulbrut in Bienenstöcken. Massiv waren die Strafen, die im Jenseits angedroht wurden. Im Fegefeuer von Dante (2007, S. 220) rennen die Müßigen pausenlos um einen Berg, ebenso zügig wie Maria, als sie über das Gebirge zu Elisabeth eilte. Strafen für Faulheit wurden auch auf Erden

angeordnet – in Preußen durch Friedrich den Großen – und vollstreckt, nicht nur an trägen Beamten, sondern an Waschfrauen, wenn sie zu lange tratschten (Helmstetter 2002).

Aber während das müßige Leben zusehends geächtet und permanentes Tätigsein propagiert wurde, imaginierten Menschen andere Bilder, den Fleißpredigern diametral entgegengesetzt. Männer und Frauen, unter schattenspendenden Bäumen im Schlaraffenland liegend, die Hände auf prallen Bäuchen. »Schlaraffenland« ist ein Kompositum des mittelhochdeutschen »slur« (»faulenzen«) und »Affe«. Einflussreich gestaltete, um 1530, Hans Sachs diese von gebratenen Tauben durchflogene Utopie ohne Schweiß und Schwielen, die der aufkommenden kapitalistischen Wirtschaft mit ihrem gesteigerten Arbeitsethos entgegengestellt wurde (Richter 1984, S. 41). König wird in diesem Land, »wer als der Faulste wird erkannt«, und zum »Grafen«, wer sich nur versteht aufs »Essen, Trinken, Schlafen«. Wer jedoch »arbeitet mit der Hand, dem verböt man das Schlaraffenland« (Sachs o. J.). »Schlaraffenland« war bald die erträumte Alternative des verloren gegangenen Paradieses. Bald arges Schimpfwort für Müßiggänger, zumindest nichtadelige, denn Barone konnten sich das Nichtstun sehr wohl leisten.

In den folgenden Jahrhunderten, die beispiellosen Fortschritt brachten – ermöglicht durch unsägliche Arbeit von Millionen Proletariern, auch Kindern – wurde das Loblied auf die Faulheit immer wieder angestimmt. Der französische Arbeiterführer Lafargue (2001, erstmals 1883) würdigte sie als »Mutter der Künste und der edlen Tugenden«, sie möge »Balsam für die Schmerzen der Menschheit« sein. Kritisch gegenüber der Erwerbsarbeit, die Hannah Arendt (2002) bereits 1959 als baldige Mangelware durchschaute, war die 68er-Bewegung: »Arbeitet nie!« sprühten die Studenten auf die Wände. Zeit sei für gesellschaftsverändernde Diskussionen zu nutzen. Mittlerweile hat sich die Prognose von Arendt (2002) in vielem bestätigt. Noch nie haben so viele Arbeit gesucht, gemäß offiziellen (beschönigten) Statistiken in Spanien im Jahre 2009 20 %, im Euro-Schnitt 11 %. Dennoch werden Bezieher von Arbeitslosengeld heute als »Faulenzer«, »Drückeberger« und »Sozialschmarotzer« diskreditiert – früher waren sie »Todsünder«.

7.1.2 »Morgen, morgen, nur nicht heute«: Prokrastination

Eine weitere Untugend, die mit Faulheit assoziiert wird und auf diese Todsünde zurückgeführt wurde, ist Aufschieberei (Ferrari, Johnson u. McCown 1995; Würselen 2007): »Morgen, morgen, nur nicht heute, sagen alle faulen Leute.« Auf dem Pult liegen die Formulare des Finanzamtes, aber diese können morgen auch ausgefüllt werden. Daraus wird übermorgen und oft braucht es die eingeschriebene Mahnung, die Androhung von Strafen. Viele Studierende kennen es nur zu gut: Eigentlich müsste man sich an den Laptop setzen, Diplomarbeit schreiben – aber warum nicht in ein Konzert gehen (Yellowlees u. Marks 2007)? Psychologen sprechen von »Prokrastination«, hergeleitet vom lateinischen »pro« (vorwärts) und »crastinus« (morgiger Tag). Definiert wird sie »als spezifische Manifestation gestörter Prozesse der Selbstregulation im Verhalten – sowohl im motivationalen als auch im volitionalen Bereich« (Helmke u. Schrader 2001, S. 223). Erstmals begegnet das englische »procrastination« im Jahre 1548, als sich die protestantische Arbeitsethik durchzusetzen begann. Viele Psychologen spezialisierten sich in den letzten Jahren auf Prokrastination (Ferrari, Johnson u. McCown1995; Van Eerde 2003; Steel 2007). Denn 15–20 % der Bevölkerung würden zumindest gelegentlich an ihr leiden (Harriott u. Ferrari 1996), anderen Schätzungen zufolge weit mehr (Steel, Brothen u. Wambach 2001).

Wer hat noch nie eine ungeliebte Arbeit auf morgen verschoben, Rasenmähen oder An-

meldung beim Zahnarzt? Als »fleißige« Aufschieber gelten Studenten, von denen gemäß dem Stammtisch viele »ewig« seien. Die ersten empirischen Studien zu Prokrastination wurden denn auch mit ihnen durchgeführt, mit dem wenig schmeichelhaften Ergebnis, dass mehr als die Hälfte gestand, regelmäßig Wichtiges vor sich herzuschieben (Ferrari, Johnson, McCown 1995, S. 12 f.). Steel, Brothen u. Wambach (2001, S. 95) fanden in der Hochschülerschaft gar eine Quote von 95 % gelegentlicher Aufschieber. Als Erklärung kann man anführen, dass Schüler, denen im Gymnasium Tag für Tag gesagt wurde, was zu tun ist, überfordert sein können, wenn sie sich als Studenten plötzlich selbstständig um die Seminare kümmern, zur Prüfung anmelden bzw. in den Massenfächern für eine solche kämpfen müssen. Gegen diese Deutung spricht, dass Hill et al. (1978) bei älteren Semestern mehr Trödelei feststellten als bei eben Inskribierten. Wie immer dem sei: Prokrastination wurde primär in akademischen Settings untersucht (Schouwenburg et al. 2004). Ohnehin basiert das empirische Wissen in der Psychologie mehrheitlich auf Psychologiestudenten, die keineswegs als repräsentativ für die Allgemeinbevölkerung betrachtet werden.

Aufschieben ist nicht gleich Aufschieben. Mitunter ist es ein Zeichen von Weisheit, eine Entscheidung hinauszuzögern, noch einmal darüber zu schlafen. Für die Römer galt »procrastinatio« als umsichtig und weise (Ferrari, Johnson u. McCown 1995, S. 4). Darüber hinaus gibt es Personen, die generell dazu tendieren, ihre Aufgaben zu verschleppen, bestenfalls überhaupt zu vermeiden, oft aus Furcht, zu versagen und im Selbstwert beeinträchtigt zu werden. Solche Prokrastination wird als »vermeidend« bezeichnet (Rist et al. 2006, S. 68). Sie geht einher mit »passiver Akkommodation«, d. h. der Neigung, sich den Umständen, die von anderen geschaffen wurden, anzupassen (Díaz-Morales, Cohen u. Ferrari 2008). Dem gegenüber schieben andere lästige Pflichten bewusst hinaus, um sich so unter Druck zu setzen, dass sie diese, mit mehr Endorphinen im Blut, schneller erledigen werden.

Eingebracht hat diese populäre Differenzierung Ferrari (1992). Zahlreiche Studien (Steel 2010) aber zeigten, dass die »Erregungsprokrastination« mit passivem Vermeidungsverhalten korreliert, Ferrari et al. (2005) zufolge bei Nordamerikanern zu $r = .68$, in einer Stichprobe von mehr als 1300 Personen aus sechs Nationen, u. a. Spanien, Peru und Venezuela, zu $r = .72$ (Ferrari et al. 2007). Das heißt: Wer generell dazu tendiert, »morgen, morgen, nur nicht heute« zu sagen, gerät irgendwann unweigerlich in Hektik. Und wer der Meinung ist, unter Druck effizienter arbeiten zu können, schiebt alltäglichen Kleinkrams zuvor vor sich her. Steel (2010) unterzog Prokrastinationsskalen (▶ Abschn. 7.2.1) einer Faktoranalyse und fand eine einfaktorielle Lösung. Demnach ist von einer *generellen* Neigung zu Prokrastination auszugehen.

Zwar ist erwiesen, dass unter Zeitdruck eintönige Arbeiten schneller erledigt werden und sich hernach positive Gefühle einstellen (Freedman u. Edwards 1988). Auch kann Aufschieben kurzfristig positive Gefühle hervorrufen, wenn ein Student zu einem Festival fährt – und das Referat liegen lässt. Aber mittel- und langfristig mindert Aufschieberei, weil sie Selbstvorwürfe weckt – »Warum habe ich schon wieder nicht …?« –, das Wohlbefinden. 94 % fühlten sich danach unwohl, 18 % sogar extrem schlecht (Procrastination Research Group 2005). Der Selbstwert, ein starkes Korrelat von Glück, sinkt (Steel 2007, S. 76), das Vertrauen in die Selbstwirksamkeit wird geringer (Judge u. Bono 2001). Schlimmstenfalls löst Aufschieberei eine Abwärtsspirale in lähmende Depression aus (McCown, Johnson u. Petzel 1989; Lindsley, Brass u. Thomas 1995) und verdunkelt sich zur Melancholie, für die Wüstenväter eine Todsünde (August 1990). Es ist kein Zufall, dass das verbreitete Depressionsinventar (Beck 2001) das Item enthält: »Ich schiebe Entscheidungen vor mir her«. Es korreliert signifikant mit »Ich muss mich zu jeder Tätigkeit zwingen« sowie »Ich bin müde und lustlos«.

7.1.3 Trägheit als Melancholie und Schwermut

Die klassische Todsünde meint mehr, als untätig herumzuliegen – was Behagen auslösen kann. Und auch mehr, als das Rasenmähen auf morgen zu verschieben. Angemessener sind Bilder, wie sie 2000 Jahre vor Christus, in der 12. Dynastie des Ägypterreiches, im »Zwiegespräch des Lebensmünden mit seinem Ba« – ägyptisch für Seele – gestaltet wurden. Der Klagende, der den Tod herbeisehnt, ist des Lebens viel zu müde, sein Herz »leer«, sein Name sei verflucht und werde von niemandem gerühmt – Zeichen für ein völlig verkümmertes Selbstwertgefühl! Sein Leben stinke mehr als der Geruch von Aas an Sommertagen (Assmann 2001, S. 496 ff.). Solch psychisches Elend kann nur Ekel aufkommen lassen. So gab Sartre (2002) seinem Roman über den existenziell überdrüssigen Historiker Antoine Roquentin, der sein Leben als völlig sinnlos empfindet, den Titel »La nausée« (Der Ekel).

Voll psychologischer Symptome stecken Bilder, mit denen frühchristliche Wüstenväter Trägheit beschrieben: nicht nur körperliche Müdigkeit, die sich nach dem Mittag einstellt, Schläfrigkeit, weiche Knie, sondern auch gähnende Langeweile, als ob die Sonne sich nicht mehr bewegte (Evagrios Pontikos 1972, S. 18). Acedia ist auch Apathie, kein Funke von Interesse, existenzielle Gleichgültigkeit, keinerlei Verantwortung gegenüber sich selbst, den Mitmenschen und Gott. Und gerade deshalb ist Acedia auch »tristitia«, Traurigkeit (Schimmel 1997, S. 193) – das Gegenteil von Glück, das sich aus Engagement, Aktivität sowie Selbsttranszendenz, dem Absehen vom eigenen Ego, ergibt (Bucher 2009).

Weltliterarisch meisterhaft gestaltete Shakespeare diese existenzielle Trägheit im Hamlet.

Der Prinz von Dänemark, nachdem ihm der Geist seines ermordeten Vaters erschienen war und ihn gebeten hatte, den Frevel zu sühnen, versinkt in Melancholie, verliert den Appetit, wälzt sich schlaflos hin und her und kann sich nicht dazu aufraffen, seine Pflicht zu tun. Er sinniert über sein Leben und die Welt: »Ich habe seit kurzem … alle meine Munterkeit eingebüßt, meine gewohnten Übungen aufgegeben, und es steht in der Tat so übel um meine Gemütslage, daß die Erde, dieser treffliche Bau, mir nur ein kahles Vorgebirge scheint; … ein fauler, verpesteter Haufen von Dünsten.« Ähnlich riechende Bilder gestaltete, mehr als drei Jahrtausende früher, auch der des Lebens müde Ägypter im Zwiegespräch mit seiner Seele! Shakespeare lässt Hamlet (2. Akt, 2. Szene) weiter klagen und die für Depression zentrale (sexuelle) Anhedonie trefflich umschreiben: »Ich habe keine Lust am Manne – und am Weibe auch nicht.« Für eine so gesehene Welt lohnt sich kein Engagement, sie macht müde, todmüde.

»Acedia«, häufig mit »Schwermut« übersetzt (Drewermann 2001), gilt zu Recht als »vorpsychologische« Beschreibung klinischer Depression (Bellebaum 2007, bes. S. 220; Crislip 2005, S. 158; Daly 2007). In der Tat benennt das ICD 10 (2009, F32 f.) als Diagnosekriterien für depressive Episoden Befindlichkeiten, wie sie die Wüstenväter (Augst 1990) anschaulich beschrieben: »Depressive Stimmung, Interessen- oder Freudeverlust an Aktivitäten, die normalerweise angenehm waren, verminderter Antrieb oder gesteigerte Ermüdbarkeit.« Desgleichen die diagnostischen Kriterien für eine dysthyme Störung, die länger dauert: »Energiemangel oder Erschöpfung, geringes Selbstwertgefühl, Konzentrationsstörungen, übermäßiges Schlafbedürfnis …« (DSM IV, 2001, S. 410). Bei Evagrios Pontikos (2007, S. 61) heißt das so: »Liest der Überdrüssige, dann gähnt er viel, und leicht versinkt er in Schlaf«. Auch kann er nicht mehr weinen. Nicht mehr traurig sein können ist für Fromm (1989, IV, S. 143) Depression. Diese ver-

ändert das Erleben der Zeit, die gedehnt wird, mitunter regelrecht erstarrt (Mundt u.a. 1998). »Der Nachmittag hat fünfzig Stunden«, – so vor Jahrtausenden Evagrios Pontikos (1972, S. 18).

Trotz dieser phänomenalen Übereinstimmungen zwischen moderner Psychiatrie und spätantiker Seelenlehre bestehen Differenzen, etwa bezüglich der Tageszeiten: Der Dämon der klassischen Acedia fiel am Mittag und frühen Nachmittag (postsedative Müdigkeit) über die Menschen her. Depressive Tiefs sind zumeist am Morgen zu überstehen. Unterschiedlich ist auch die Ätiologie von Schwermut: Die Wüstenväter und Theologen bestimmten diese in spirituellen Versäumnissen – »Ein überdrüssiger Mensch ist saumselig zum Gebet.« (Evagrios Pontikos 2007, S. 62) – und wiesen die Schuld den Schwermütigen zu. Bußbücher aus dem Mittelalter rieten, um der Schwermut zu begegnen, zu inständigem Gebet (Daly 2007). Anders die Psychiatrie: Die Ätiologie von Depressionen ist multifaktoriell (biologisch, speziell endokrinologisch, psychosozial etc.), der daran Leidende nur begrenzt verantwortlich (Hautzinger 1998), dies umso weniger, als die Vulnerabilität für depressive Störungen zu mehr als einem Drittel durch genetische Faktoren erklärt wird (De Jong-Meyer 2005, S. 864).

7.2 Die Empirie von Trägheit, Prokrastination und Schwermut

Wie viele Menschen sind faul? Bei kaum einer Persönlichkeitseigenschaft dürften Selbst- und Fremdeinschätzung so weit auseinanderdriften. Faul sind die anderen, etwa die Afrikaner, gegen deren Müßiggang die Europäer jahrhundertelang einen »Feldzug« führten (Gronemeyer 1991). Oder – was viele Stammtischler zu wissen glauben – diejenigen, die nur deshalb vom Menschenrecht auf Asyl Gebrauch machen, weil sie zu faul sind, um in Afghanistan den Acker zu pflügen. Zunächst (▶ Abschn. 7.2.1) sind einschlägige Messinstrumente zu skizzieren, sodann (▶ Abschn. 7.2.2), was empirisch über das Ausmaß an Faulheit, Prokrastination, aber auch schwermütiger Trägheit bekannt ist, und in Abschnitt 7.2.3 psychologische Korrelate dieser klassischen Todsünde.

7.2.1 Fragebögen für Faulheit, Prokrastination und Schwermut

Explizite Messinstrumente für »Faulheit« ließen sich nicht auffinden. Erfragen lassen sich nahestehende Indikatoren, beispielsweise wie Männer und Frauen ihre Freizeit gestalten. Eher aktiv oder passiv? Wie viele treiben wie lange Sport? Jedoch existieren zahlreiche Instrumente für Aufschieberei. Bisher am häufigsten eingesetzt wurde die Skala »Generelle Prokrastination« von Lay (1986) mit 20 Items wie: »Ich sage mir oft: ‚Ich werde es morgen erledigen'«, »Wenn es am Morgen Zeit ist aufzustehen, steige ich sogleich aus dem Bett« (negativ gepolt) (Ferrari, Johnson u. McCown 1995, S. 57). Die Reliabilität ist gemäß der Studie von (Sirois 2007) ausgezeichnet (α = .90), es zeigte sich auch, dass häufige Aufschieber weniger gesund und zugleich gestresster waren.

Ein kürzeres Instrument (fünf Items) entwickelten Mann et al. (1998). Es fokussiert auf das Aufschieben notwendiger Entscheidungen: »Ich verschwende viel Zeit für triviale Dinge, bevor ich eine definitive Entscheidung treffe«. Oft eingesetzt wird das Erwachsenen-Prokrastinationsinventar von McCown und Johnson (in: Ferrari, Johnson u. McCown 1995, S. 63 f.), das aus 15 Items besteht: »Ich bezahle meine Rechnungen fristgerecht« oder »Meine Freunde und Familie denken von mir, dass ich mit allem bis zur letzten Minute warte«. Eine Validierungsstudie zeigte, dass Personen mit hohen Skalenwerten die Weihnachtseinkäufe bis zum 24. Dezember hinauszögerten und eine geschenkte Gutschrift mehrheitlich nicht einlösten (Ferrari 1992).

Da Studenten oft von Aufschieberei betroffen sind, die längst fällige Seminararbeit bis zur Deadline hinausschieben etc., wurden Instrumente für akademische Prokrastination erarbeitet, so von Briordy in seiner Dissertation. Aufschieberei ist für jeden fünften Studierenden ein ernsthaftes Problem (aus: Ferrari, Johnson u. McCown 1995, S. 13). Ebenfalls von Rosário et al. (2009): »Wenn ich für die Schule/Universität etwas Wichtiges zu erledigen habe, fange ich so bald wie möglich damit an« (invertiert). Die spanischen Psychologen fanden, dass Aufschieberei im Studium seltener ist, wenn die Eltern höher gebildet sind, jedoch häufiger, wenn Studenten mit mehreren Geschwistern aufgewachsen sind. Denn Geschwister würden häufig von notwendigen Erledigungen ablenken, was sich zu einer generellen Einstellung verfestigen könne.

Ein aus 19 Items bestehendes Instrument entwickelte die amerikanische Psychologin Aitken. Helmke u. Schrader (2001) übersetzten es ins Deutsche und legten es 1000 Studierenden der Universität Münster vor. Es enthielt Items wie: »Ich zögere den Beginn von Arbeiten so lange hinaus, dass ich nicht mehr rechtzeitig damit fertig werde«. Ein kürzeres Instrument (◘ Tab. 7.1) erarbeitete Rückert (1999) von der Freien Universität Berlin (im Internet unter: www.fu-berlin.de/studium/docs/DOC/Aufschieben-Fragebogen.pdf; zugegriffen 9.5.2011).

Wer allenfalls fünf Punkte erreicht, wird »beglückwünscht«. Wer zwischen sechs und zehn hat, schiebe schon einmal auf, aber noch nicht problematisch. Ab elf Punkten heißt es: »Vorsicht«. Aufschieben drohe zu leidiger Gewohnheit zu werden. Personen mit 16 Punkten und mehr seien Aufschieber, die darunter litten und gut beraten seien, das Buch »Schluß mit dem ewigen Aufschieben« (Rückert 1999) zu lesen oder einen Therapeuten aufzusuchen.

Relevant für diese Todsünde sind Instrumente, die fehlende Motivation oder Antriebsschwäche messen und der Acedia, da sie depressive Verstimmung in sich schließt, näher kommen.

◻ Tab. 7.1 Fragebogen zur Aufschieberei nach Rückert (1999)

Frage	stimmt genau	stimmt teil-weise	stimmt gar nicht
Ich erledige Dinge meistens auf den letzten Drücker	2	1	0
Bevor ich mit einer wichtigen Sache anfange, muss ich erst auf-räumen und abwaschen	2	1	0
Man sollte nur Sachen machen, zu denen man voll motiviert ist	2	1	0
Ich bin eher ein spontaner Typ und mag mich nicht festlegen	2	1	0
Ich nehme mir immer wieder etwas vor, aber halte mich nicht daran	2	1	0
Für mich zählen nur perfekte Ergebnisse	2	1	0
Bei Schwierigkeiten heißt es bei mir: Augen zu und durch	2	1	0
Ich habe einfach zu viel um die Ohren	2	1	0
Ich kann einfach nicht abschalten, sondern muss immer an alle unerledigten Sachen denken	2	1	0
Ich habe wegen meines Aufschiebens schon private oder beruf-liche Nachteile gehabt	2	1	0

Beispielhaft gilt dies für die in hausärztlicher Praxis eingesetzte »Depressions-Monitoring-Liste« (Gensichen et al. 2006), in die der gut validierte »Patient Health Questionnaire« (Spitzer et al. 1999) übernommen wurde. Erfragt wird, ob Patienten wenig Interesse oder Freude an ihren Tätigkeiten empfinden, niedergeschlagen und schwermütig sind, hoffnungslos, permanent müde, darunter leiden, keine Energie zu haben und sich nicht konzentrieren zu können, und ob ihre Bewegung und ihr Sprechen so verlangsamt ist, dass es anderen auffällt – Befindlichkeiten, wie sie Hamlet, als er in Acedia absank, vertraut waren.

Auch weitere Instrumente erfragen solche Zustände, wie sie gerade in der Lebensmitte häufiger auftreten, so der Fragebogen zum Testosteronmangel-Syndrom von Heinemann et al. (2001), die »aging-male-scale« (AMS) (Gratzke 2003). Er eruiert, ob körperliche Erschöpfung schneller eintritt, das morgendliche Erwachen müde und ohne Erektion ist, Tat- und Muskelkraft nachlassen, depressive Verstimmungen hingegen zunehmen, konkretisiert als Mut- und Antriebslosigkeit, Stimmungsschwankungen und das Gefühl der Sinnlosigkeit.

Verwiesen sei nicht zuletzt auf die zahlreichen Diagnosewerkzeuge für Depression (De Jong-Meyer 2005), aus denen sich das Inventar von Beck (2001) sowie das Inventar depressiver Symptome, sowohl Fremd- als auch Selbstbeurteilung (dazu Gräßlin 2004), durchgesetzt haben. Letzterer enthält Items wie »Ich hatte nahezu kein Interesse mehr an Tätigkeiten, denen ich früher nachgegangen bin«, »Ich konnte die meisten meiner Alltagstätigkeiten wirklich nicht ausführen, weil mir einfach die Energie dazu fehlte«. – Auf wie viele Menschen trifft dies heute zu?

7.2.2 Wie viele sind träge, schieben auf, geraten in Schwermut?

In der Stichprobe der Salzburger Studie wurde zum einen gefragt, wie oft Männer und Frauen unter Trägheit/Faulheit leiden (38 % zumindest »wöchentlich«). Zum anderen wurde vorgelegt: »Ich liege faul und untätig herum«: 45 % tun dies »selten/nie«, 40 % »manchmal«, nur 15 % »öfters« (die Items korrelieren hoch: r = .62). Häufiger wird eingeräumt, wichtige Dinge auf morgen zu verschieben: 36 % »öfters«, 40 % »manchmal«, und jede/r vierte »selten/nie«. Damit kontrastiert die hohe Zustimmung bei: »In meiner Arbeit verrichte ich freiwillig mehr, als von mir verlangt wird«: Knapp die Hälfte (47 %) tut dies »öfters«, 42 % »manchmal«, 11 % »selten/nie«. Die Männer gaben geringfügig häufiger an, faul herumzuliegen und Dinge auf morgen zu verschieben. Entsprechend wurde Trägheit häufiger als männliche Todsünde qualifiziert. Auch gemäß der Metaanalyse von 121 Studien zu Faulheit/Prokrastination von Van Eerde (2003) sagen Männer wahrscheinlicher »morgen, morgen«.

Stärker sind in der Stichprobe der Salzburger Studie die Alterseffekte: Je älter die Befragten, desto seltener schieben sie auf. Die noch nicht 30-Jährigen liegen zu 21 % »oft« faul herum, bei den über 50-Jährigen liegt die Quote bei null. Auch dies deckt sich mit der Metaanalyse von Van Eerde (2003, S. 1407): Alter und Prokrastination korrelieren negativ. Eine Erklärung ist möglicherweise, dass die heutigen Pensionisten, die während Wiederaufbau und Wirtschaftswunder aufgewachsen sind, stärker zu bürgerlichen Sekundärtugenden (Fleiß!) erzogen wurden als die »Generation Golf« in den 1980er Jahren, die damit rechnen kann, irgendwann das Eigenheim der Eltern zu erben. Eine weitere Erklärung ist lerntheoretisch. Mit wachsender Lebenserfahrung gelingt es leichter, lästige Arbeiten zügig zu erledigen und Strategien anzuwenden, um Aufschieben zu vermeiden (Steel 2007, S. 71). Im höheren Alter stieg Prokrastination deutlich an, vermutlich aufgrund nachlassender Arbeitskraft und gesundheitlicher Beeinträchtigungen (Ferrari, Johnson u. McCown 1995, S. 16 f.).

Ein Indikator von Faulheit ist, keinen Sport zu betreiben. Für frühere Generationen, pro Woche bis zu 80 Stunden schwer arbeitend, wäre es Luxus gewesen, im Fitnessstudio Klimmzüge zu machen. In einer durchmotorisierten Lebenswelt hingegen, die sich dem Schlankheits- und Fitnessideal verschrieb, ist es nicht ratsam, sich als Sportmuffel zu outen – und damit als tendenziell faul. Und doch: In einer internationalen Studie des Marktforschungsunternehmens Lightspeed (2008) bekannten 31 % der repräsentativ in der Bundesrepublik Befragten (N = 1000), überhaupt keinen Sport zu betreiben, und nur einer von sechs (16 %) mehr als fünf Stunden die Woche. Die gemäß dem Stereotyp faulen Italiener und Spanier sind seltener Sportmuffel (»nie«: 20 %). Mehr als drei Viertel der Deutschen räumten selber ein, zu selten die Laufschuhe zu schnüren. Wenn schon Sport, dann den Hund Gassi führen, was nur die Briten noch lieber tun. Aber ebenso viele Mitbürger halten sich, obschon viel seltener in Bewegung als die uns genetisch gleichen Cro-Magnon-Jäger, für fit. Konsistenztheoretisch verständlich: So wie Raucher dazu tendieren, Zigaretten für wenig gesundheitsschädlich einzuschätzen, beschönigen Bewegungsmuffel die Folgen von Untätigkeit. Vor diesen warnte schon der jüdische Philosoph Maimonides (1138–1204): »Wenn jemand … nur träge herumsitzt und sich keine Bewegung verschafft, so werden seine Tage voller Schmerzen sein, und seine Kräfte werden nachlassen« (aus Belz 2008, S. 93).

Auch eine weitere internationale Studie stellt den Deutschen bezüglich Faulheit ein wenig schmeichelhaftes Zeugnis aus. Der Personaldienstleister Kelly World at Work Survey (2005) befragte in acht europäischen Ländern 14.000 Arbeitnehmer. Gut jeder vierte deutsche Arbeiter gönnt sich regelmäßige Rauchpausen, was mehr als die Hälfte der Nichtrauchenden verärgert und mit geringerer Produktivität der Raucher einhergehe, obschon diese sich rechtfertigten, nach der Zigarette effektiver arbeiten zu können – was aufgrund des erhöhten Kohlenmonoxidgehaltes im Blut wenig wahrscheinlich ist.

Ob die Deutschen (zu) faul sind, ist umstritten. Die Meinungsforschungsinstitute präsentieren widersprüchliche Befunde. »Werden die Deutschen immer träger?« fragte Albers (2002) in der »Welt am Sonntag« und berichtet Gallup-Daten: Nur 15 % der Arbeitnehmer würden sich im Job ernsthaft engagieren, zwei Drittel seien ihrem Unternehmen gegenüber »nicht besonders« verpflichtet, jede/r Sechste habe sich innerlich verabschiedet.

Aber haben die Wirtschaftsflauten der letzten Jahre nicht motiviert, sich im Job stärker zu engagieren, um ihn nicht zu verlieren? Gemäß dem Gallup-Index zum beruflichen Engagement aus dem Jahre 2008 keineswegs. Lediglich 13 % gaben an, im Job das Beste zu geben, zwei Drittel empfinden »keine echte Verpflichtung ihrer Arbeit gegenüber«, satte 20 % seien »aktiv unengagiert« (Gallup 2009). Begründet wird diese Trägheit mit geringer Arbeitszufriedenheit und einem Arbeitsklima, das weniger durch Wertschätzung (»Sie können das!«) als vielmehr durch mangelndes Vertrauen, Distanz und Verdächtigungen charakterisiert sei. Wenig engagiert seien deutsche Arbeiter, obschon sie sich an mehr freien Tagen erfreuen können (um die 42) als die Amerikaner (25), von den Japanern mit nur 16 freien Tagen ganz zu schweigen. Und: Nur eine Minderheit der Bundesbürger engagiert sich ehrenamtlich in Vereinen, Verbänden oder sozialen Diensten. Gemäß Daten aus dem Frühjahr 2011 (sozioökonomischer Panel) tun dies 8 % wöchentlich (in kirchlichen Milieus häufiger), 73 % nie (http://de.statista.com/statistik/daten/studie/179831/umfrage/haeufigkeit---ausuebung-ehrenamtlicher-taetigkeiten/; zugegriffen: 9.5.2011).

Zu einer positiveren Sicht des (früher?) buchstäblichen deutschen Fleißes gelangte Löll (2003): 80 % der Arbeitnehmer würden nicht blau machen, im Vergleich zu 60 % im EU-Durchschnitt. 62 % verzichteten auf Urlaubstage, um zur Sicherung von Arbeitsplätzen beizutragen. Und: Nachdem in den 1980er Jahren postmaterielle Werte wie Selbstverwirklichung durch die Arbeit im Vordergrund standen, erfolgte

eine Rehabilitierung traditioneller Sekundärtugenden wie Disziplin und Fleiß. Auch Sprenger (2005), Autor des Buches »Mythos Motivation«, hält die Berichterstattung über die angeblich faulen Deutschen für überzogen und verweist darauf, es liege im Erkenntnisinteresse von Forschungsinstituten, die Situation an den Arbeitsplätzen als desolat auszuweisen, um ihre Beratungsleistungen besser verkaufen zu können.

Mehr psychologische Erkenntnisse bestehen darüber, welche Personengruppen in der Gefahr stehen, als faul etikettiert, ja stigmatisiert zu werden. Wirksam sind nationale Stereotype. Sind Südländer fauler als Japaner oder Schweizer? Mehrheitlich wird dies bejaht: »Faule Italiener, fleißige Deutsche« titelte Echolot Presseschau am 23. April 2009. Gut gesichert ist: Fettleibige sind prädestiniert, für faul gehalten zu werden (Weiss 1980), von der Betätigung von Messer und Gabel einmal abgesehen (Wilson 1986). Erwerbslose müssen damit rechnen, dass ihre Situation auf Faulheit attribuiert wird (Lewis, Snell u. Furnham 1987). Auch Alkoholikern wird häufiger nachgesagt, nicht nur wenig sympathisch, sondern vor allem faul zu sein, auch wenn trockene Trinker – so die ältere Studie von Tamerin u. Neumann (1974) – überdurchschnittlich viel arbeiten.

Die Assoziation von Faulheit mit Fettleibigkeit, Trunksucht und Arbeitslosigkeit ist zwar bedenklich, aber nachvollziehbar. Bei schwarzer Hautfarbe und körperlich-geistiger Behinderung fällt sie schwerer. Und doch zeigten Grey u. Ashmore (1975): Schwarze werden, wie schon vom Königsberger Philosophen Kant (1960, VI, S. 23), für fauler gehalten, antriebs- und motivationslos, was auch ihren geringeren Besitz und ihre marginale gesellschaftliche Stellung erkläre – desgleichen die Aborigines in Australien (Donovan u. Leivers 1993). Beeindruckend dokumentierte Gronemeyer (1991) den »weißen Kreuzzug gegen schwarzen Müßiggang«. Brownell (1991) fand: Auch Mitmenschen, die nicht mit dem perfektesten Körper beglückt, sondern hässlich sind, werden als eher faul beurteilt und es wird ihnen unterstellt, zu wenig Sport zu treiben. Fatalerweise müssen auch Menschen mit der Stigmatisierung als faul rechnen, die an Geisteskrankheiten leiden (O'Grady 1988); desgleichen – so in einer Studie in Honkong – Kinder mit Lese- und Rechtschreibeschwäche (Salili 1987). Gut gesichert ist zudem: Eltern, deren pubertierenden Kinder nach der Schule nicht mehr aufs Fahrrad steigen, sondern herumliegen und Musik hören, erklären sich dies damit, dass diese faul sind (Harris u. Howard 1984).

Daten zur Prävalenz von »Aufschieberitis« wurden teilweise schon präsentiert. Sie sei ein so verbreitetes Phänomen, dass Steel (2007, S. 65) sich wunderte, warum sich die Psychologie demselben nicht schon früher annahm. 20 % der US-Amerikaner werden regelmäßig säumig (Harriott u. Ferrari 1996). In einer internationalen Vergleichsstudie fanden Ferrari, O'Callaghan u. Newbegin (2005) in den USA, England und Australien vergleichbare Quoten: 22 %, davon 12 % Erregungsaufschieber, die jeweils bis zur Deadline warten, 10 % generelle Vermeider – die Interkorrelation ist hoch (r = .68). Ähnlich ausgeprägt scheint Prokrastination in Deutschland. Rist et al. (2006) berichten von 15 %, die dergestalt zu Säumigkeit neigen, dass ihre Lebensqualität beeinträchtigt wird und sie Schaden leiden, weil sie sich seltener Vorsorgeuntersuchungen unterziehen, mit der Zahnkontrolle warten oder gesunde Freizeittätigkeit nicht in Angriff nehmen (Sirois 2007). Prokrastination kann selber zum Stressfaktor werden, der der Gesundheit abträglich ist und häufigere Untersuchungen notwendig machen würde – die aber hinausgeschoben werden – ein Teufelskreis.

Nicht fähig zu sein, Dinge jetzt anzupacken und auch morgen auf morgen zu verschieben, kann belasten. Aber ärger ist, wenn sich depressive Symptome wie Lustlosigkeit verschlimmern und Menschen in Depression oder in eine mitunter Jahre dauernde Dysthymie abgleiten (DSM-IV, 2001, S. 407 f.). Die Leidenden wirken nach außen faul, aber bringen nicht mehr die Kraft auf, zu duschen oder die Zähne zu putzen. Depressivität, im Alltag schnell – und nicht immer zu Recht – diagnostiziert, ist eine der verbreitetsten psychischen Beeinträchtigungen. In den Trümmerjahren nach dem Weltkrieg kaum diagnostiziert (Seligman 2005, S. 197), stieg die Prävalenz in den letzten Jahren markant. Vor zwei Jahrzehnten riefen Klerman u. Weissman (1989) ein »Zeitalter der Depression« aus. Aber ist sie in der Tat inzwischen eine »Volkskrankheit« (Stoppe, Bramesfeld u. Schwartz 2006)?

Antworten hängen von den – unterschiedlichen – Diagnosekriterien ab. Die ersten epidemiologischen Angaben im Umfeld von 1970 schwankten zwischen 10 % und 87 % (Rudisch u. Nemeroff 2003, S. 228). Je präzisere Kriterien (DSM und ICD 10) angelegt wurden, desto geringer die Quoten. Gleichwohl erregen sie Besorgnis. Wittchen (2006) konstatiert eine Zwölf-Monatsprävalenz depressiver Störungen von 11 %. Demnach erkranken von den Bürgern der Bundesrepublik zwischen 18 und 65 Jahren binnen einem Jahr zwischen fünf und sechs Millionen an ernsthaften depressiven Syndromen. Weitere 24 % werden jährlich von harmloseren Symptomen wie Mut- und Lustlosigkeit, Antriebsschwäche etc. heruntergezogen.

Je kürzer der Prävalenzzeitraum, desto weniger depressive Mitmenschen werden festgestellt, so – bei einem Zeitraum von einem Monat – 5,2 % in einer umfangreichen Stichprobe (N = 6694), repräsentativ für Kalifornien und New York (Ohayon 2007). Gefährdeter sind Frauen, die Altersgruppe 45–55, Geschiedene und getrennt Lebende, Beschäftigungslose, Personen mit niedrigem Schulabschluss sowie Übergewichtige (BMI > 30). Höhere Quoten an Depressiven (zwischen 17 und 27 %) registrierten Rudisch u. Nemeroff (2003) in ihrer Metaanalyse von Studien mit Herzpatienten. Dies ist nicht verwunderlich, da koronare Erkrankungen, oft als schmerzhafte, ängstigende Enge in der Brust erlebt, depressive Verstimmungen begünstigen.

Diese schlagen ihrerseits auf das Gemüt und können die Gefäße verengen. Nicht nur die impulsiven und ehrgeizigen Persönlichkeiten des Typus A sind stärker infarktgefährdet, sondern auch die Typ-D-Persönlichkeiten, die oft in negativen Emotionen gefangen sind (Denollet u. Van Heck 2001). Eine betrübte Seele kann Herzkranzgefäße schädigen, die klassische Todsünde der Acedia buchstäblich tödlich sein.

7.2.3 Psychologische Korrelate von Trägheit, Prokrastination und Schwermut

Nachdem die – keineswegs einheitlichen – Befunde skizziert wurden, wie viele Menschen träge sind, aufschieben und – oft gerade deswegen – in Schwermut absinken, ist nach psychologischen Korrelaten zu fragen. Gibt es Persönlichkeitseigenschaften, die sie begünstigen, beispielsweise Neurotizismus die Neigung dafür, Pflichten träge vor sich herzuschieben (Lee, Kelly u. Edwards 2006)? Oder grundlegender gefragt: Gibt es die Aufschiebepersönlichkeit oder einen faulen Charakter, wie ihn der Psychologe Hirsch (1931) beschrieb?

Dafür ist zu prüfen, ob Prokrastination ein zeitlich stabiles Verhalten ist. Die Befunde sind nicht eindeutig. Moon u. Illingworth (2005) fanden, dass das Aufschieben zeitlichen Schwankungen unterliegt, bei Studierenden dergestalt, dass es zu Semesterbeginn niedrig ist, in der Mitte am stärksten, und wiederum gering am Ende, wenn Prüfungen näher rücken. Dem gegenüber berichtet Steel (2007, S. 67) von einer Längsschnittstudie: Personen, die Items wie »Ich sage mir oft: ‚Ich werde es morgen erledigen'« (Lay 1986) vor zehn Jahren bejaht hatten, neigten weiterhin zum Aufzuschieben (Test-Retest-Reliabilität: r = .77). Diese Ergebnisse sind freilich nicht zwingend widersprüchlich. Das im Semesterablauf variable Aufschubverhalten kann selber chronisch und infolgedessen ein Persönlich-

keitsmerkmal sein, als was etliche Autoren (Steel 2007, S. 67) Prokrastination ansehen.

Neigen Menschen dazu, die Ausrichtung einer Party ebenso aufzuschieben wie das Anmelden zur Zahnkontrolle? Oder ist Prokrastination bereichs- und situationsspezifisch? Dafür sprechen Alltagsbeobachtungen: Wie viele nehmen sogleich die Einladung zu einem Feierabendbier an, lassen aber das Gutachten liegen? Mehrfach wurde nachgewiesen: Aufgeschoben werden primär unliebsame Aufgaben, sei es, weil sie anöden, zu schwierig sind oder schlicht keinen Spaß machen (Anderson 2003). Milgram, Marshevsky u. Sadeh (1995) ließen Studierende 17 akademische Tätigkeiten wie lesen, Thesenpapiere erstellen, lernen etc. daraufhin beurteilen, ob sie angenehm, neutral oder unangenehm seien. Mehr Prokrastination wurde einzig bei den unangenehmen Aufgaben festgestellt. Solche korrelieren mit Frustration (Blunt u. Pychyl 2000), mehr noch mit Langeweile, für Nietzsche (1955, II, S. 67) jene »unangenehme Windstille der Seele«, die neuen Aufbrüchen und »lustigen Winden« vorausgehen kann.

Es gibt auch Indizien für bereichsübergreifendes Aufschieben, so in einer der ersten empirischen Prokrastinatiosstudien (Blatt u. Quinlan 1967). Pünktliche Studenten sind pünktlich, bei Datings wie Seminararbeiten. McCown, Johnson u. Petzel (1989) fanden, dass Aufschieben in verschiedenen Lebensbereichen signifikant korreliert. Die israelischen Psychologen Milgram, Mey-Tal u. Levison (1998) kritisierten an dieser Studie, die berücksichtigten Domänen seien zu wenig trennscharf (überwiegend aus dem akademischen Leben). In ihrer eigenen Untersuchung verglichen sie Prokrastination im Alltag (Hinausschieben des Abwaschs) mit jenem im Studium, etwa Internetsurfen statt lernen etc. Zentrales Ergebnis: Prokrastination ist im Studium zwar häufiger, aber sie korreliert mit dem im Alltag zu r = .65. Ein starkes Indiz für eine *generelle* Prokrastinationsneigung.

Eine Erklärung, dass Aufschieben eher ein Trait ist, ermöglichen Untersuchungen, in denen dieses in Beziehung zu stabilen Persönlichkeitseigenschaften gesetzt wird. Seit der Antike bemühten sich Psychologen, die Persönlichkeit zu erfassen und zu typologisieren. Klassisch wurde Hippokrates mit den vier Temperamenten: Sanguiniker, Choleriker, Phlegmatiker und Melancholiker. Zur Faulheit disponiert sei der Phlegmatiker, dessen Körper viel feuchten und kalten Schleim enthält. Er sei langsam, ruhig, schwerfällig und Aristoteles (1980, S. 88) zufolge moralisch nicht einwandfrei, weil er auch zu träge ist, um angemessenen Zorn zu zeigen. Bis heute ist das Urteil »Du bist ein Phlegma« alles andere als schmeichelhaft.

Mittlerweile wird die menschliche Persönlichkeit differenzierter gesehen (Amelang u. Bartussek 2001) als zusammengesetzt aus stabilen Persönlichkeitseigenschaften, den Big Five: Extraversion, Neurotizismus, Gewissenhaftigkeit, Verträglichkeit sowie Offenheit für neue Erfahrungen (Borkenau u. Ostendorf 1993). Zahlreiche Studien eruierten, welche dieser Traits Trägheit und Prokrastination begünstigen – unter der Annahme, dass diese Traits zu 50 % genetisch festgelegt sind: Es gibt Menschen, die im Kindergartenalter lange brauchten, um sich die Schuhe zu schnüren, und im Seniorenheim als Letzte zum Essen kommen (Angleitner 2003). Regelmäßig zeigte sich: Personen mit hohen Werten bei Gewissenhaftigkeit setzen sich eher an die Steuererklärung (Lee, Kelly u. Edwards 2006, Milgram u. Tenne 2000), zeigten also die geringste Neigung zu Prokrastination. Gemäß der Metaanalyse von 121 Studien zeitigt Gewissenhaftigkeit auf Prokrastination den stärksten Effekt (r = −.63). Schon im Kindesalter: Je gewissenhafter Schüler sind, desto zügiger erledigen sie ihre Hausaufgaben (Scher u. Osterman 2002), und gewissenhafte Studierende schieben ihre Prüfungen seltener auf die lange Bank (Watson 2001). Gewissenhaftigkeit wurde unterteilt in Ordnungssinn, Pflichtbewusstsein, Bedäch-

tigkeit und Selbstdisziplin. Letztere weist mit Trödeln die negativste Korrelation auf (Roberts et al. 2005). Dass seine Arbeiten eher erledigt, wer gewissenhaft ist (Korrelationen von r = .70; Lay u. Brokenshire 1997), leuchtet dermaßen ein, dass die Kritik aufkam, Gewissenhaftigkeit und (fehlende) Prokrastination seien identisch (Lee, Kelly u. Edwards 2006, S. 34). Dem ist entgegenzuhalten, dass die Korrelationen nicht vollständig sind. Auch sehr Gewissenhaften kann es widerfahren, Notwendiges vor sich herzuschieben.

Gewissenhafte Menschen verfügen über effektivere Selbstkontrolle und einen internen »locus of control«. Personen mit internen Kontrollüberzeugungen legen fällige Arbeiten seltener auf den Stapel des morgen zu Erledigenden (Hampton 2005). In der Metaanalyse von 209 einschlägigen Studien (Steel 2007) stellte sich Selbstkontrolle als hochsignifikanter Prädiktor von Prokrastination heraus (r = −.59), stärker als ausgeprägte Ablenkbarkeit (r = .45) oder intrinsische Motivation, die Prokrastination mindert (r = −.28), doch nie so stark wie Gewissenhaftigkeit.

Extraversion, jene Persönlichkeitseigenschaft, die verlässlich prognostiziert, ob Menschen glücklich sind (Bucher 2009), hängt mit Trödelei nicht nennenswert zusammen (Liberty 1993). Personen, die eine lahme Party in Schwung bringen, legen ihre Routinearbeiten nicht wahrscheinlicher auf die lange Bank, verrichten sie aber auch nicht unverzüglicher. Eine Komponente von Extraversion begünstigt jedoch Prokrastination: Impulsivität (Steel 2007, S. 78). Menschen, die – motiviert durch das kurzfriste Belohnungssystem (McClure et al. 2007) – schnell ihren Impulsen folgen, lassen sich bei Routinen leichter ablenken und widmen sich wahrscheinlicher ganz spontan anderen Beschäftigungen als jenen, die längerfristig in Angriff genommen werden müssten. Dies gilt auch für Personen, die an ADHD leiden, der bei Schulkindern (zu) oft diagnostizierten Aufmerksamkeitsdefizit-/Hyperaktivitätsstörung. In einer Pilotstudie registrierten Ferrari u. Sanders (2006) bei 50 Erwachsenen, wegen ADHD klinisch behandelt, höhere Ausprägungen bei drei Prokrastinationsskalen. Gerade Personen, die zu Hyperaktivität neigen, sind eher gefährdet, nötige Dinge liegen zu lassen.

Zahlreiche Prokrastinationsstudien prüften den Effekt von Neurotizismus: Menschen, die emotional labil, nervös oder leicht verängstigt sind, neigen eher zu Prokrastination (Lee, Kelly u. Edwards 2006). Oft ist es die neurotische Furcht, etwas falsch zu machen, die 16 % von dazu Befragten abhält, die Agenden zu erledigen (Haycock, McCarthy u. Skay 1998). Auch weitere irrationale Überzeugungen, wie sie im Neurotizismus häufiger vorkommen, korrelieren mit Aufschieberei, speziell die, Probleme würden sich irgendwie und irgendwann von selber erübrigen (Bridges u. Roig 1997). Aber mehr noch die, zu nichts zu taugen (Steel 2007, S. 68) oder wenig wert zu sein (Judge u. Bono 2001). Dass Neurotizismus Prokrastination weniger präzise prognostiziert als Gewissenhaftigkeit, ist auch dadurch bedingt, dass manch Menschen mit hohen Neurotizismuswerten nicht anders können, als ihre Agenden so zügig zu verrichten, dass eine Tasse Kaffee davor undenkbar wäre.

Prokrastination hängt außerdem mit speziellen Zeitorientierungen zusammen. Das Zeitperspektiven-Inventar von Zimbardo u. Boyd (1999) differenziert fünf Modi der Zeitwahrnehmung: negativer (oder positiv verklärender) Blick in die Vergangenheit, lustvolles Verweilen im Hier und Jetzt, nüchternes Vorausschauen in die Zukunft, fatalistische Sicht auf die Gegenwart. Männer und Frauen, die zu Letzterem neigen – das typische Item dafür ist: »Mein Lebensweg wird von Mächten kontrolliert, die ich nicht beeinflussen kann« (Zimbardo u. Boyd 1999, S. 1287) –, weisen höhere Werte beim generellen Aufschieben auf (Ferrari u. Díaz-Morales 2007). Wer die Gegenwart hedonistisch erlebt – »Für mich ist es wichtiger, daran Freude zu haben, was ich gerade tue,

und weniger daran, was ich schon getan habe« – neigt stärker zur Erregungsprokrastination.

Gut gesichert ist die Komorbidität von Prokrastination und Sucht. Menschen mit Alkoholproblemen (regelmäßiger Alkoholmissbrauch) hatten auf dem Prokrastinationsinventar die höchsten Mittelwerte: M = 60,4 im Vergleich zu M = 44 in einer nicht-klinischen Gruppe (Ferrari, Johnson u. McCown 1995, S. 17). Auch posttraumatische Belastungsstörungen begünstigen Prokrastination. Möglicherweise, weil Traumata nicht nur lähmende Hilflosigkeit auslösen und Selbstwert aushöhlen, sondern Aktivität generell reduzieren und die Zeitperspektive, vor allem die in die Zukunft gerichtete, verzerren (Ferrari, Johnson u. McCown 1995, S. 18).

Untersucht wurde auch der Effekt von Perfektionismus, der zu großartigen Leistungen motivieren, aber sich auch pathologisch auswirken kann und Depression begünstigt, wenn die Leistungen hinter den Idealen zurückbleiben (Flett, Hewitt u. Martin 2005; Shafran u. Mansell 2001). Die Ergebnisse sind inkonsistent. In einer frühen Studie fand Ferrari (1992) eine positive Korrelation (r = .34) zwischen dem Anspruch, alles perfekt zu erledigen, und der Neigung, zu verschieben. Muszynski u. Akamatsu (1991) hingegen stellten fest, dass Promovenden in Psychologie, die die Abgabe ihrer Dissertation hinauszögerten, keineswegs perfektionistischer waren. Perfektionismus ist also zu differenzieren. Einige Personen entwickeln aus sich selber perfektionistische Ambitionen, andere hingegen wähnen sich dazu gezwungen, von Eltern, Vorgesetzten, Konkurrenten. Sozial vorgeschriebener Perfektionismus begünstigt Prokrastination ungleich stärker als persönliches Vollkommenheitsstreben (Flett et al. 1995). Personen, die aus sich selber heraus perfekt sein wollen, gehen ihre Agenden zügiger an (Frost et al. 1990).

Intensiver und facettenreicher untersucht sind die Korrelate von Schwermut bzw. Depression. Die Studien sind nicht mehr zu überschauen. Gut gesichert ist: Frauen erkranken fast doppelt so häufig an klinischer Depression (Nolen-Hoeksema 1990), diese tritt in niedrigeren sozialen Schichten häufiger auf, so bei Studierenden (N = 2'686), wenn sie permanent in finanziellen Engpässen stecken (Eisenberg et al. 2007), oder bei Frauen (N = 472) mit geringem (Familien-)Einkommen (Ell et al. 2005). Gemäß einem repräsentativen Survey in Australien (N = 10641) tritt klinische Depression häufiger auf, wenn Menschen in die Erwerbslosigkeit geraten, vor allem in längere (dreimal so häufig), geschieden oder verwitwet sind (2,5-mal häufiger als bei Ehepaaren), rauchen und häufiger krank sind (Wilhelm et al. 2003). Permanente Schmerzen können ebenfalls in Schwermut hinunterziehen, dies umso mehr, wenn diese zum Jobverlust führen (Averill et al. 1996). Auch Schlaflosigkeit, tagsüber mit müder Schläfrigkeit kompensiert, was andere als Faulheit deuten können, korreliert mit klinischer Depression (Fava 2004). Nicht zuletzt sei auch die Symptomatik erwähnt, an der Oblomow litt: permanente Müdigkeit, die gemäß einer – allerdings nicht klinischen – Studie (N = 307) mit automatischen negativen Gedanken einhergeht (speziell bezüglich Selbstwert und Misserfolgserwartung) und die von Allgemeinärzten vielfach als Indiz von Depression gedeutet wird (Wessely 1996). Allein schon diese wenigen Studien verweisen auf den engen Zusammenhang von Tätigkeitsvariablen und Depression, wobei Korrelationen keine Aussagen über Kausalität ermöglichen. Aber plausibel ist: Untätigkeit begünstigt Melancholie, diese wiederum die Untätigkeit usw.

7.3   Warum sind Menschen faul, träge oder schwermütig?

Frühere Generationen taten sich mit der Antwort leicht: Menschen sind faul aufgrund eines entsprechenden Wesens, so Hirsch (1931), der Verfasser von »charakterologischen Studien« über Faulheit. Noch in einer Studie aus den 1980er Jahren attribuierten Aufschieber ihr Problem auf Charakterschwäche: faul, undiszipliniert, schwach zu sein (Burka u. Yuen 1982). Eine andere Erklärung lautet: Menschen sind faul, weil moralisch lax. »Der Faule ist lau und mutlos im Kampf gegen das Böse. Er betet wenig und geht selten zu den heiligen Sakramenten. Damit macht er seinen Zustand immer schlimmer.«, so ein katechetisches Handbuch, das vor 50 Jahren weit verbreitet war (Hüssler 1950, S. 308). Trägheit wurde moralisiert. Im Hinblick auf depressive Verstimmungen ist dies im Islam teils bis heute der Fall. Solche werden auf zu exzessive, narzisstische Beschäftigung mit sich selber zurückgeführt (Hedayat-Diba 1999, S. 305). Personen, die fundamentalistischen Glaubensrichtungen anhängen, neigen stärker dazu, Trägheit und Depression Verfehlungen anzulasten und für Sünde zu halten (Hood 1992).

Wie bei anderen Todsünden haben die Humanwissenschaften auch dem melancholisch-trägen Menschen die Absolution erteilt, zumindest teilweise. Als einer der ersten entmoralisierte Freud (1971) die Trägheit in seinem Aufsatz »Hemmung, Symptom und Angst«. Angst erzeuge träge Hemmung. Zum einen die Angst vor Libido und entsprechenden Fantasien, z. B. wenn eine Köchin nicht mehr die Holzkelle berühren kann, weil sie unweigerlich an das Glied des Hausherrn denkt, der mit ihr ein Verhältnis einging (Freud 1972, S. 235). Aber mehr noch die Angst vor dem Tod, das »Analogon der Kastrationsangst« (Freud 1972, S. 271). Sie bedrohe das Ich massivst. Dieses verteidige sich auch damit, in seiner Umgebung jegliche Veränderung, die an Vergänglichkeit erinnert, zu vermeiden, was sich als Faulheit zeigen kann. Empirisch belegte dies Freud nicht. Aber Donovan (1995) fand eine positive Korrelation zwischen Prokrastination und Furcht vor dem Tod, die nicht leicht zu erklären ist. Denn das Wissen um den Tod motivierte die Menschheit auch zu den größten Kraftakten, etwa den Pyramiden. In einer experimentellen Masterthese überprüfte Deyling (2008) diese

Zusammenhänge, indem sie bei einer Gruppe von Studierenden Furcht vor dem Tode indizierte, bei der zweiten nicht. Wider Erwarten wiesen Erstere keine höheren Prokrastinationswerte auf. Die Relation »Todesfurcht – Aufschieberei« ist weiter klärungsbedürftig.

Gesichert sind auch physiologische Ursachen von »Faulheit› (► Abschn. 7.3.1). Ein Kind mit Unterfunktion der Schilddrüse wird auf dem Spielplatz nicht das Klettergerüst erklimmen, sondern träge herumsitzen. Ob Menschen träge und zu Aufschiebern werden, hängt auch davon ab, wie sie sozialisiert und erzogen wurden (► Abschn. 7.3.2). Und nicht zuletzt: Auch Trägheit kann ihr Gutes haben (► Abschn. 7.3.3).

7.3.1 Physiologische Faktoren, genetische Dispositionen

Was als faul gerügt wird, ist oft chronische Müdigkeit, die unterschiedlichste Ursachen haben kann: Mangel an Testosteron, dessen Produktion bei Männern nach der Lebensmitte niedriger wird (Heinemann et al. 2001), Eisenmangel, Hypotonie, Herzinsuffizienz, Beeinträchtigung des Immunsystems, Diabetes mellitus etc. (Gaab u. Ehlert 2005). Eigens einzugehen ist auf chronischen Jodmangel, die Hypothyreose. Frischgebackene Eltern sind froh, wenn ihr Nachwuchs friedlich in der Wiege schläft. Aber wenn die Babys nach einigen Wochen noch immer sehr brav wirken, wenig schreien, viel schlafen und eine teigige Haut zeigen, besteht begründeter Verdacht auf angeborene Hypothyreose (Hehrmann u. Ploner 2006; Zabransky 2005), eine Unterfunktion der Schilddrüse, die zu einer Unterversorgung des Organismus mit dem aus Jod generierten Hormon Thyroxin führt, wodurch der Stoffwechsel langsamer abläuft. Bei Kleinkindern sind die Folgen irreversible Schäden in der körperlichen, intellektuellen und neurologischen Entwicklung, schlimmstenfalls »Kretinismus«. Der Begriff lei-

tet sich von »chrétien« her (französisch: Christ) und bezeichnete im 19. Jahrhundert geistig Behinderte, die zugleich als gutmütig betrachtet wurden. Kretinismus ist eine erhebliche Verlangsamung des Stoffwechsels, Trägheit, Missbildung des Skeletts, oft Zwergwuchs, und Retardierung der geistigen Entwicklung.

Häufiger als angeborene Hypothyreose (Prävalenz von 0,2 %) – die durch das Hypothyreosescreening in den ersten Lebenstagen zumeist entdeckt wird und sich mit Thyroxin gut behandeln lässt (Zabransky 2005) – ist die erworbene Unterfunktion der Schilddrüse, häufig aufgrund von Entzündungen, Jodmangel, nach einer Strahlenbehandlung im Halsbereich oder wenn die Hypophyse zu wenig schilddrüsenstimulierendes Hormon TSH produziert (»sekundäre Hypothyreose«). Die Symptome entsprechen frappant der klassischen Beschreibung der Todsünde »acedia«: Leistungsminderung, Antriebslosigkeit und Trägheit, schnelles Ermüden, gesteigertes Schlafbedürfnis und oft auch permanentes Frösteln, bei älteren Patienten depressive Verstimmungen, Gedächtnisminderung und Lustlosigkeit, verbunden mit Erektionsstörungen.

Sind die Gehirne »fauler« Personen ebenfalls träger, schieben sie ihre Prozesse gleichsam vor sich her? Dies ist tatsächlich bedingt Der Fall. Vor allem verminderte Aktivität im präfrontalen Kortex kann mit Prokrastination einhergehen, aber auch das in den letzten Jahren zunehmend diagnostizierte ADHD (Sobanski et al. 2008). Dies ist nicht verwunderlich, weil der präfrontale Kortex für bewusste Handlungen, Willensentscheidungen und Impulskontrolle zuständig ist und ablenkende Stimuli aus anderen Gehirnregionen zu filtern hat – ist dies beeinträchtigt, lassen sich Menschen leichter von einer Tätigkeit ablenken und zu einer anderen verleiten (McClure et al. 2007).

7.3.2 Zu Trägheit erzogen?

Kinder, die Tag für Tag sehen, dass die Mama die Frühstücksreste erst wegräumt, wenn sie sich an den Mittagstisch setzen möchten, werden – so die Alltagspsychologie – sich später mit dem Abräumen auch Zeit lassen. Ebenfalls, wenn ihr Papa immer wieder »Morgen tun wir das!« sagt und es dann doch verschiebt. Empirische Indizien, dass auch Trägheit und Prokrastination gelernt werden – über Modelle (Bandura 1994) – präsentieren Milgram, Mey-Tal u. Levison (1998) in ihrer Studie mit israelischen Studierenden, in der sie auch das Aufschiebeverhalten ihrer Eltern erfragten. Sie unterschieden zwischen fauler Trödelei in Studium und Alltag und fanden, dass Kinder, deren Eltern im Alltag zu Prokrastination neigten, ebenfalls wahrscheinlicher die Aufgaben liegen ließen (r = .46). Bei akademischer Prokrastination zeigten sich keine Korrelationen, möglicherweise weil die Studierenden als Kinder ihre Eltern diesbezüglich nicht beobachten konnten.

Werden Personen zu faulen Säumern, weil sie zu lax erzogen wurden? Diese alltagspsychologische Erklärung ist allenthalben zu hören. Kein Geringerer als der frühere Direktor der Schlossschule Salem, Bernhard Bueb (2007), stimmte ein Loblied auf die Disziplin an, um dem Müßiggang von Gymnasiasten entgegenzuwirken. Die Empirie stützt diese Sicht nur zum Teil. Zwar fanden Ferrari u. Olivette (1994), dass Heranwachsende, wenn ihre Eltern die Zügel locker hielten, ihre Pflichten häufiger aufschoben. Anders die Ergebnisse von Milgram, Mey-Tal u. Levison (1998): Söhne und Töchter, deren Väter auf Strenge setzten, entwickelten häufiger akademische Prokrastination. Eine naheliegende Erklärung ist Reaktanz: Menschen tun lieber das, was sie wollen, als das, was sie müssen. Nicht auszuschließen ist jedoch, dass sich die Väter gerade deswegen autoritärer verhielten, weil sie bei ihren Kindern Trödelei wahrnahmen. Anders hingegen der Effekt mütterlicher Autorität:

Je mehr die Jungen und Mädchen davon registrierten, desto gewissenhafter erledigten sie ihren Alltagskram.

Insgesamt kann gesagt werden: Ob Kinder zu trägen Personen heranwachsen, lässt sich erzieherisch teilweise beeinflussen, zum einen über das permanent stattfindende Modelllernen, das über die Spiegelneuronen geschieht (Bauer 2006), zum anderen durch gezielte Einwirkungen. Zu starker Druck ist ebenso nachteilig wie zu lasche Permissivität. Gut gesichert ist, dass Eltern, die ihre Kinder dazu erziehen, die besten und perfektesten zu sein, späterer Trägheit und Prokrastination Vorschub leisten (Frost, Lahart u. Rosenblate 1991). Flett, Hewitt u. Martin (1995), S. 115) schildern den Fall eines Doktoranden, der den Abschluss seiner Dissertation jahrelang vor sich herschob, permanent grübelnd, seine These sei zu wenig perfekt; er war als Kind exzessiv dazu erzogen worden, stets der Beste zu sein zu müssen. Kinder, die auch Fehler machen dürfen, haben es leichter – und Erwachsene auch!

7.3.3 Der Nutzen von Trägheit und Schwermut

Warum sind Menschen faul? Weil es ihnen gut tun kann! Darum wussten viele Denker und Dichter, selbst Kant (1960, VI, S. 614), der das »süße far niente zur Kräftesammlung« rühmte, oder Friedrich Schlegel, der die »gottähnliche Kunst der Faulheit« lobte (aus Schneider 2003, S. 89). Der Philosoph Bertrand Russell (1980) wuchs gemäß dem Sprichwort »Müßiggang ist aller Laster Anfang« auf und befolgte dieses lange Jahre, schwer arbeitend, bis sich in seinem Denken eine Revolution vollzog. Fortan stimmte er ein Lob des Müßiggangs an. Zu viel Arbeit habe der Menschheit auch Hektik, Unheil, Krieg gebracht und viel mögliches Glück zerstört. Ratschläge, Faulheit zu kultivieren, präsentieren die Mediziner Axt u. Axt-Gadermann (2002), u. a. den, gelegentlich bis Mittag zu schlafen, ohne ein schlechtes Gewissen zu haben, weil ausgiebiger Schlaf den Cortisolspiegel senkt und verjüngt. Oder den, auch Bewegungsmuffel zu sein, so wie Konrad Adenauer, dessen einzige Fitness das Bocciaspiel in Cadenabbia (Lago di Como) war – er wurde 91 Jahre alt (ebd., S. 52).

Neben Erholung, Cortisolabbau und Energieauffrischung bescherte Faulheit der Menschheit viele Erfindungen. Von Johannes Gutenberg wird erzählt, er sei zu faul gewesen, Bücher abzuschreiben – er erfand die beweglichen Lettern. Computerprogramme wurden weiterentwickelt, weil die Spezialisten zu faul waren, um alles selber zu kalkulieren. Im Roman »Die Frau, für die ich den Computer erfand« erzählt Delius (2009) von Konrad Zuse (1910–1995), dem Erfinder des PCs, der 1934 »der eigenen Faulheit wegen« an einer voll programmierbaren Maschine zu tüfteln begann, weil er es leid war, so viel Statistik zu rechnen.

Während der evolutionäre Nutzen von »süßem far niente« leicht einzusehen ist, ist dies bei Melancholie, Schwermut und schlimmstenfalls klinischer Depression schwieriger. Aber wenn zutrifft, dass Emotionen Adaptionen sind, die sich in Situationen heranbildeten, die für das Überleben und die inklusive Fitness entscheidend waren (Nesse u. Williams 1994), muss auch Schwermut einen evolutionären Sinn haben. Von daher wird auch problematisiert, in ihr nur Krankheit zu sehen (Henriques 2000). Diskutiert werden mehrere Theorien. Wenn wir einer Person begegnen, deren Mundwinkel seitwärts herunterhängen, das Gesicht gesenkt, die Lider in die Pupillen hineinhängend, müde, ja schleppend gehend, entwickeln wir keine Aggressionen. Im Gegenteil: Es regt sich Mitleid, Fürsorglichkeit. Die Funktion der Depression kann also sein, anderen Menschen gegenüber zu signalisieren, dass man rücksichtsvoll behandelt werden sollte und idealerweise Hilfe und Unterstützung bekommen möchte (honest signaling theory) (Watson u. Andrews 2002). Eine weitere Möglichkeit: Viele Menschen geraten in

Schwermut, wenn sie chronisch ihre Ziele nicht erreichen, versagen, frustriert werden. Gemäß der Deutung von Depression als Verhaltenseinstellungsmechanismus (Henriques 2000) signalisiere Schwermut, die auch Information ist, unnütze Ambitionen nicht weiter zu verfolgen. Dies erkläre auch das in der Depression übliche Rückzugsverhalten, das unsere Vorfahren davor bewahrt habe, Investitionen zu tätigen, an denen sie gescheitert wären (z. B. Nachwuchs aufziehen zu wollen). Und nicht zuletzt könne Schwermut die Funktion erfüllen, die Aufmerksamkeit ganz auf das Problem zu richten, ohne sich ablenken zu lassen, insbesondere darauf, wie es entstanden sei (das Grübeln in der Vergangenheit) und wie es sich hätte vermeiden lassen (»Hätte/wäre ich doch …«), was bestenfalls zu adaptiveren Strategien für die Zukunft führen kann (Andrews u. Thomson 2009). In der Tat erklärt eine evolutionspsychologische Sicht der Schwermut viele darin typische Verhaltensweisen: Rückzug, Überempfindlichkeit gegenüber Anzeichen von Verlust, Versagen, Kritik, mehr noch Zurückweisung. Hingewiesen wird auch darauf, dass Depression in niedereren sozialen Schichten, die weniger Zugang zu Ressourcen haben, häufiger ist (Yu u. Williams 1999). Henriques (2000) betont zu Recht, nicht jede Depression sei adaptiv, vor allem nicht jeder Ausgang, schlimmstenfalls Suizid. Aber eine nicht primär am Krankheitsparadigma orientierte Sicht erleichtert es, nach dem hinter dem schwermütigen Brüten verborgenen Sinn zu fragen und entsprechend therapeutisch tätig zu werden.

7.4   Von Trägheit heilen?

Wozu rieten die Wüstenväter, die Psychologen von gestern, wenn Mönche in die Acedia gerieten, untätig aus den Fenstern blickten, in erstarrter Zeit? Zu Beschäftigung, sei sie manuell, so Benedikt von Nursia in seiner Ordensregel (Nr. 48), sei sie geistig, vor allem als Gebet. Aber: Ist es wirksam, einem Faulpelz zu sagen: »Tu doch was!«, und einem chronischen Aufschieber: »Tu es jetzt!« Joe Ferrari, führender Prokrastinationsforscher, meint: »Nein!«, dies sei ebenso unnütz wie einem Depressiven zu sagen: »Nun sei doch einmal fröhlich!« (aus Neudecker 2006). Realistisch ist hingegen, abzuklären, warum Menschen faul wirken oder es sind, auch medizinisch (▶ Abschn. 7.4.1). Mehr Strategien wurden entwickelt und (teils) empirisch validiert, um aus dem »Morgen, morgen« ein »Jetzt« zu machen (▶ Abschn. 7.4.2).

7.4.1 Physiologische Ursachen von Faulheit

Eine dezidierte Therapie gegen Faulheit ließ sich nicht eruieren. In vielen Chatrooms wird gefragt: »Wer kennt irgendein Mittel gegen Faulheit?« (www.gutefrage.net/tag/faulheit/1; Stand 15.4.2011) – oder: »Was kann man gegen krankhafte Faulheit tun?«, so ein junger Mann, der bei seiner Freundin registrierte, dass sie zu »faul« war, um sich zu waschen, von Schminken ganz zu schweigen. Eine Chatterin antwortete, »Faulheit« sei keine angemessene Deutung, angezeigt sei vielmehr der Weg zum Arzt.

In der Tat können Verhaltensweisen, die faul wirken, physiologische Ursachen haben. Abzuklären sind (Berg 2003; Gaab u. Ehlert 2005):

- Eisenmangel, der sich manifestiert in Blässe, Konzentrationsstörungen, Schwindel, vor allem aber Müdigkeit. Am häufigsten wird er verursacht durch Mangelernährung und Blutungen. Änderungen der Essgewohnheiten wirken gut, besonders eisenhaltig sind getrocknete Petersilie oder Minze, Schweineleber und Sojabohnen.
- Jodmangel aufgrund einer Unterfunktion der Schilddrüse (Hypothyreose).
- Mangel an Testosteron (PADAM), bei Männern speziell nach der Andropause, oft wegen ungesunder Lebensweise: Übergewicht, Stress, Alkohol.
- Hypotonie (systolisch unter 110 mmHg), der am ehesten entgegenzuwirken ist durch Sport bzw., Gymnastik.
- Herzinsuffizienz, erkennbar an Atemnot, Ödemen (geschwollenen Beinen), chronischer Müdigkeit und körperlicher Leistungsschwäche. Mehr Bewegung ist ein probates Gegenmittel.
- Beeinträchtigungen des Immunsystems: Neuroimmunologische Regulationsstörungen, in dauerhafter Aktivierung des Immunsystems resultierend, was zu Erschöpfungszuständen und Schmerzen in Gelenken und Muskeln führen kann (Berg 2003).
- Schlafapnoe: Atemstillstände während dem Schlaf, wodurch die Sauerstoffversorgung reduziert wird, was zu morgendlichem Schwindel, anhaltender Tagesmüdigkeit und Sekundenschlaf führen kann.

Abzuklären ist auch, ob nicht psychische Beeinträchtigungen vorliegen, am ehesten Depression (Gensiechen et al. 2006) sowie spezielle Ängste (Agoraphobie, Sozialphobie, vor dem Versagen etc.).

Berichtet wird von – allerdings wenigen – randomisierten Studien zur Behandlung chronischer Müdigkeit, die auf andere als Faulheit wirken kann. Olson, Ambrogetti u. Sutherland (2003) verabreichten 10 Patienten mit chronischer Müdigkeit Dexamphetamin, das zur Gruppe der Amphetamine (im Volksmund: Speed) gehört, und weiteren zehn ein Placebo. Nach der Behandlung wies die Kontrollgruppe günstigere Werte auf der »Fatigue severity scale« auf, die sich mittlerweile auch in Deutschland gut bewährt (Pfeffer 2008), aber nur bedingt auf Faulheit bezogen werden kann, sondern primär auf Erschöpfung, und auch nicht auf Prokrastination, zu deren Therapie rege geforscht wurde und wird.

7.4.2 Strategien gegen Prokrastination

Ratgeberbücher gegen »Aufschieberitis« gibt es zuhauf (Rückert 1999; Fiore u. Beeck 2007). Vielfach werden Empfehlungen präsentiert, die sich bei den Verfassern bewährten, aber nicht empirisch evaluiert sind. Der Autor gönnt sich jeweils eine Belohnung, wenn er sich aufrafft, endlich buchhalterische und andere unangenehme Agenden anzugehen – bei anderen zieht diese Strategie weniger. Einen umfassenden 7-Tage-Plan präsentierte Neudecker (2006):

- Montag: Bedeutung geben. Schriftlich festhalten, was einem an der zu erledigenden Arbeit relevant erscheint.
- Dienstag: Arbeit in kleinere, überschaubare Einheiten zerlegen.
- Mittwoch: Absichtserklärungen auf Karteikarten festhalten.
- Donnerstag: Diese Intentionen veröffentlichen, beispielsweise dem Partner gegenüber.
- Freitag: Sich eine Belohnung ausdenken.
- Samstag: Starten, und zwar unverzüglich, ähnlich wie wenn man vor einer kalten Dusche zögert: Wer sich durchringt, spürt bald das angenehme Kribbeln auf der Haut.
- Sonntag: Der Versuchung widerstehen, in alte Muster zurückzufallen. Wenn aber bemerkt wird, dass die Vorsätze nicht eingelöst werden können: Von ihnen ablassen, weil das Aufschieben des Aufschiebens die unvermeidliche Folge wäre.

Ein umfassendes Programm! Ob es wirkt? Evaluiert ist es nicht.

Ratschläge gegen Prokrastination beziehen sich auf das Zeitmanagement sowie darauf, wie Arbeit zu strukturieren ist. Eine empirisch abgesicherte Strategie besteht darin, bei mehreren Aufgaben mit der zu beginnen, die am widerwärtigsten ist. Aufschieber neigen zum Gegenteil. König u. Kleinmann (2004) legten ihren Versuchspersonen zwei zeitliche Szenarien vor: Ein erstes, in dem drei Aufgaben aufeinanderfolgten, wobei die unangenehmste zuerst zu tun war, die erfreulichste am Schluss. Im zweiten Szenarium war die Reihenfolge umgekehrt. Aufschieber favorisierten das zweite, Gewissenhafte das erste. Nachdem die Aufschieber instruiert worden waren, gleichwohl mit der widerwärtigen Aufgabe zu beginnen, registrierten König u. Kleinmann (2004) weniger Zeit, bis sie sich auch an die nächsten, erfreulicheren Aufgaben machten.

Bewährt hat sich auch, alltägliche Agenden gleichsam zu automatisieren: So beispielsweise, am Morgen nach dem Einschalten des PCs als Erstes alle E-Mails zu bearbeiten, bevor diese irgendwann am Tage zu erledigen seien – und liegen blieben (Steel 2007, S. 82). Ratsam ist auch, sich realistische, kurzfristige Ziele zu setzen. Boice (1989) wies nach, dass Studierende ihre schriftlichen Arbeiten schneller zu Ende brachten, wenn sie am Morgen griffige, erreichbare Ziele formulierten. Empfohlen wird auch, Stimuli auszuschalten, die ablenken können, wozu auch gehört, den Arbeitsplatz regelmäßig aufzuräumen und Unnötiges wegzulegen.

Aber: Bewirken die zahlreichen Strategien gegen Prokrastination wirklich, was sie versprechen? Eindrücklich »beichtet« der Aufschieber Thomas Mauch (2010), wie er fünf Bücher dazu gelesen, wie die 43 Wege dazu beschritten und die fünf Toplisten durchdekliniert habe – und dass er nach wie vor »morgen, morgen« sage. Auch Senécal, Koestner u. Vallerand (1995) meinen: Diese Ratschläge nützen nur bedingt bzw. nur dann, wenn entsprechende Motivation gegeben ist. Sie rekurrieren auf die bekannte Theorie der Selbstbestimmung von Deci u. Ryan (1985) und zeigten an einer studentischen Stichprobe: Wer primär intrinsisch motiviert studiert, und weniger aufgrund externer Regulation (»weil die Eltern das wollen«, »für den Abschluss«), schiebt am seltensten auf. Ratschläge für besseres Zeit- und Aufgabenmanagement wirken bei ihnen nachhaltiger. »Prokrastination ist ein Motiva-

tionsproblem, bei dem es um mehr als dürfti-
ges Zeitmanagement oder Neigung zur Faulheit
geht« (Senécal, Koestner u. Vallerand 1995, S.
608). Dies erinnert an Schopenhauers bekann-
tes Wort, der Mensch könne zwar tun, was er
wolle, »aber er kann nicht wollen, was er will«.
Erwiesen ist jedoch, dass Tätigkeiten, anfänglich
aufgezwungen, extrinsisch motiviert, im Vollzug
zu intrinsischer Beschäftigung werden, wodurch
auch das Interesse ansteigt. Wie sehr Letzteres
davor bewahren kann, ein Trödler zu werden,
zeigten an einer Stichprobe von 9531 Personen
Gröpel u. Steel (2008). Männer und Frauen, die
das Item bejahten: »Ich bin in der Lage, auch
in solchen Aktivitäten positive Aspekte zu finden, die anfänglich unangenehm waren«, stehen kaum in der Gefahr von Prokrastination
und verspüren mehr Tatkraft. Aber auch mehr
Zuversicht, es doch zu schaffen, ein weiterer
Schutzfaktor gegen Prokrastination (Alexander
u. Onwuegbuzie 2007).

Prokrastination wurde auch als »Verstoß
gegen sich selbst« gedeutet. Tatsächlich können
die Folgen nachteilig und schmerzhaft sein, bis
zu deprimierendem Grübeln und quälenden
Selbstvorwürfen (Fee u. Tangney 2000). Ver-
stöße rufen nach Vergebung, solche gegen sich
selbst nach »Selbst-Vergebung«. Nachdem diese
lange das »Stiefkind« der Vergebungsforschung
war (Hall u. Fincham 2005), wurde sie in den
letzten Jahren vermehrt beachtet, weil sie sich
vorteilhaft auswirken kann, konkret: Prokrastination reduziert. Wohl, Pychyl u. Bennett (2010)
erhoben bei 119 Studierenden die Neigung zum
Aufschieben, Affektivität sowie, ob Säumige sich
deswegen selber vergeben können, was aber voraussetzt, sich authentisch darüber geärgert zu
haben. Studierende, die zu Letzterem eher fähig
waren, setzten sich zügiger an die Vorbereitung
der nächsten Examen.

Wenn die Lebensqualität aufgrund des Aufschiebens beeinträchtigt wird, sind therapeutische Maßnahmen angezeigt. Angeboten werden
solche u. a. von der Prokrastinationsambulanz
der Universität Münster (www.psy.uni-muens-
ter.de/Prokrastinationsambulanz/prokrastina-
tion.html; zugegriffen 15.4.2011). Hilfestellungen
beziehen sich auf Strukturierung des Arbeits-
verhaltens, Zeitmanagement, Ausblenden von
Ablenkungsquellen sowie – an der Kognitiven
Verhaltenstherapie orientiert – Korrektur schädlicher Gedankenmuster, speziell solcher, die auslösen: »Später geht es besser …«, sowie ängstlicher: »Ob ich das schaffe?«. Stärkend kann dem
entgegengehalten werden: »Ich habe schon ganz
andere Dinge geschafft!«

Wollust

Lust ist etwas vom Wunderbarsten, das den Menschen geschenkt ist. Wenn ein Mann voller Vorfreude zu der geliebten Frau fährt, wird sein Körper von Dopamin durchflutet (Berrigde 2003). Und nach dem Sex, wenn beide von den Schauern des Orgasmus bis in die Zehenspitzen durchrieselt sind, schauen sie sich in die geweiteten Augen, ungläubig, dass so etwas geschehen kann! Lust setzt Peptide frei, die ähnlich berauschen wie Drogen (Fisher 2004). Verständlich, dass Nietzsche (1955 II, S. 558) schrieb: »Doch alle Lust will Ewigkeit, will tiefe, tiefe Ewigkeit.« Aber er schärfte auch ein: »So reich ist Lust, dass sie nach Wehe durstet, nach Hölle, nach Hass ... sie beißt in sich.« (ebd., S. 557).

Es gibt die Nachtseite der Lust: der Night-Club-Besucher, der auf das krause Dreieck der Thai-Tänzerin starrt und nicht bemerkt, dass ihm Speichel aus den Mundwinkeln rinnt; die Frau, die ständig masturbieren muss (weibliche Sexsucht ist tabuisiert: Carnes et al. 1991; Ferree 2001; ▶ Abschn. 8.2.4); der Mann, der, sobald er ins Internet gegangen ist, schon auf XXX-Seiten, sich nach jeder gesehenen Ejakulation einredet, es sei die letzte, und doch weiterklickt (Griffiths 2004). »Wehe« bereitet Lust nicht nur den in ihr Brennenden, sondern auch anderen, so vielen vergewaltigten Frauen, voller Ekel und Angst, oft jahrelang unfähig, dafür Worte zu finden, auch wenn sie sich beim Übergriff »schützten«, indem sie ihn gleichsam von oben und wie außerhalb des Körpers »betrachteten« (Feldmann u. Westenhöfer 1992). Tödlich wird Wollust, wenn ein Mann ejakuliert, während er die Kehle seines Opfers zudrückt.

Wollust wird im Folgenden auf Sexualität begrenzt, obschon Maguire (1996, S. 185) in ihrer »Psychologie der Sieben Todsünden« auch die begehrliche Lust erörterte, Güter zu erlangen oder Macht zu steigern. »Wollust«, bald auf das lateinische »luxuria« zurückgeführt, bald »delicium« oder »voluptas«, wird seit dem 18. Jahrhundert überwiegend »triebhaft und prägnant erotisch« konnotiert (Grimm u. Grimm

1984, Band 30, S. 1384). Nach kurzen historischen Skizzen zur Diskreditierung der Wollust (▶ Abschn. 8.1) wird auf Sexsucht (sex addiction) eingegangen, deren psychologische Erforschung, in den letzten Jahren zwar intensiviert, noch in den Kinderschuhen stecke (Mick u. Hollander 2006) (▶ Abschn. 8.2). Eine solche ist noch nicht zu diagnostizieren, wenn sich Menschen häufig sexuell betätigen, sondern erst dann, wenn sie darunter leiden, gegen ihren Willen von Fantasien überwältigt werden und Beruf, Familie, Freunde vernachlässigen. Als Inbegriff gestörter Wollust galt Sadomasochismus. Zahlreiche psychologische Studien haben ihn, wenn er einvernehmlich ausgeführt wird, rehabilitiert (▶ Abschn. 8.3). »Sündhaft« ist Wollust, wenn Handlungen anderen aufgezwungen und diese Objekte werden, schlimmstenfalls bis zu Lustmord (▶ Abschn. 8.4). Empirisch fundierte therapeutische Strategien, um von Sexsucht wegzukommen, nicht mehr zu sexueller Gewalt getrieben zu sein, skizziert Abschnitt 8.5.

8.1 Das Kreuz mit der Lust, auch in der Psychologie

Kaum etwas hat die Fantasie mehr beflügelt, als Lust zu bereiten und zu steigern. Im Sexmuseum in Prag sind aus allen Epochen Luststeigerungsmittel zu sehen, Dildos aus unterschiedlichsten Materialien (von geschnitztem Lindenholz bis zu pinkfarbigem Weichgummi), Vagina-Ersatzstücke, Fesseln, gasmaskenähnliche Überzüge, unter denen die Lustsuchenden beinahe ersticken; autoerotische Asphyxie koste in den USA pro Jahr 1000 Menschenleben (Mraz 2005, S. 18).

Ebenso mannigfaltig sind die Fantasien, Wollüstige zu strafen, speziell im Jenseits. In der Hölle des Dante (2007, S. 22 f.) werden sie, allen voran die schöne Helena, Paris, »die glutentbrannte« Kleopatra, Achilles und viele andere Wehklagende von einem höllischen Orkan gejagt. Im Purgatorium werden sie in Feuerwänden gemartet (Dante 2007, S. 257). In der Kirche von Raron, an deren Gemäuer der Dichter Rainer Maria Rilke begraben liegt, ist auf einem Wandfresko zu sehen, wie die Teufel den Verdammten brennende Fackeln unter die Scheiden oder Hoden halten. Sadistische Neigungen, wie sie kaum zu überbieten sind und voll von (verdrängter) Wollust stecken (Ernst 2006, S. 249).

Über Jahrhunderte ächtete die Kirche »Fleischeslust« (Denzler 1991; Deschner 1994), obschon sich in der Bibel durchaus erotische Verse finden: »Stört die Liebe nicht … Ein Lustgarten sprosst aus dir, Granatbäume mit köstlichen Früchten.« (Hld 4,13) (Haag u. Elliger 1986). Die Gründe sind mannigfaltig: Der Einfluss der griechischen Philosophie – für Plato war der Leib Kerker der Seele – sowie des Manichäismus, der seinen Anhängern, um das Reich der Finsternis einzudämmen, den Geschlechtsverkehr verbot und auf Augustinus (354–430) einwirkte. Dieser Kirchenlehrer, der die erste psychologisch reflektierte Autobiografie schrieb (Augustinus 1950) und die Methode der Introspektion anwandte, beeinflusste die abendländische Einstellung gegenüber der Sexualität über Jahrhunderte und bis auf den heutigen Tag. Der in seiner Jugend umschwärmte Rhetoriklehrer kannte die Wollust, »die, den ganzen Leib in Anspruch nimmt … und, auf ihrem Höhepunkt angelangt, fast alles Denken auslöscht« (Augustinus 1978, S. 190).

Vor dem Sündenfall habe die Wollust Adam und Eva nicht übermannt. Aber durch den Ungehorsam sei die Erbsünde in die Welt gekommen, ebenso sinnliche Regungen, die sich nicht kontrollieren lassen und die Vernunft behindern – so auch für den ebenso einflussreichen Kirchenlehrer Thomas von Aquin. Unmittelbare Folge des Ungehorsams von Adam sei der Ungehorsam des Gliedes: »Bisweilen stellt sich die Erregung ein, wenn niemand danach verlangt, bisweilen aber verlässt sie den Schmachtenden, und während die Begierde in der Seele glüht, erkaltet sie im Leibe« (Augustinus 1978, S. 191) – so kann nur schreiben, wer es auch erfahren

hat. Augustinus hielt – wie nach ihm unzählige Kirchenmänner bis auf den heutigen Tag – ein enthaltsames Leben für höherwertig als die Ehe, in der Lust nur dadurch gerechtfertigt ist, dass ihr erstes Gut realisiert werden kann: Nachkommenschaft. Noch der Weltkatechismus von 1992 schärft ein, »dass jeder eheliche Akt von sich aus auf die Erzeugung menschlichen Lebens ausgerichtet sein muss« (Nr. 2366). Oraler, analer Sex, mutuelle Masturbation sind demnach unzulässig.

Es ist nicht zu ermessen, wie viele Christen unter Lustfeindlichkeit litten und in die von Schaetzing (1955) beschriebenen »ekklesiogenen Neurosen« gerieten: Frauen wurden vielfach frigide, fanden Sex eklig und sündhaft und entwickelten Konversionssyndrome bzw. sanken in Depression ab, bis zu suizidaler Gefährdung und entsprechendem Tod. Auch wenn die Diagnose »ekklesiogene Neurose«, weil zu simplifizierend und monokausal, »fragwürdig« ist (Pfeifer 1993, S. 29 ff.) – Klaus Thomas (1964) trug in seinem »Handbuch der Selbstmordverhütung« erschütternde Fälle zusammen, beispielsweise das Schicksal einer Pfarrgehilfin, die in der kirchlichen Jugendarbeit über die »Sünden des Fleisches« indoktriniert wurde, einen starken Hang zur Masturbation verspürte, dem sie immer wieder nachgab, worauf sich Blutungen einstellten und sie, bereits stark anämisch, Suizidversuche unternahm (Thomas 1964, S. 311). Prüde erzogene Männer wurden oft Onanieskrupulanten.

Wollust entlädt sich oft in Onanie, benannt nach Onan, der sich gemäß der Bibel weigerte, seinen Samen der Frau seines verstorbenen Bruders zu geben, worauf Gott ihn tötete (Gen 38). Andere religiöse Traditionen fassten Selbstbefriedigung als göttlich auf: der sich stimulierende ägyptische Gott Atum, aus dessen Ejakulat die Welt erschaffen wurde (Margolis 2003, S. 134) oder der in der Mittagshitze entsprechend tätige Hirtengott Pan. Genesis 38 begründete über Jahrhunderte hinweg das kirchliche Verbot der Onanie, die auch als »Selbstschändung«, »Selbstschwächung«, »Selbstbesudelung« bezeichnet wurde (Lütkehaus 1992, S. 14). Papst Leo IX. schrieb im Jahre 1054, all jene, die sich beflecken, seien »von allen Stufen der unbefleckten Kirche« zu vertreiben, auch Kleriker (Denzinger 1991, S. 313). Noch im Katechismus der Katholischen Kirche von 1992 wird Masturbation als »in sich schwere ordnungswidrige Handlung« gebrandmarkt (Nr. 2352).

Allerdings waren es keineswegs nur Kirchenmänner, die bekämpften, was Goethe (1977, Band 5, S. 245 f.) so umschrieb: »Ein überirdisches Vergnügen! In Nacht und Tau auf den Gebirgen liegen, und Erd und Himmel wonniglich umfassen, zu einer Gottheit sich aufschwellen lassen … in stolzer Kraft ich weiß nicht was genießen, bald wonniglich in alles überfließen.« Zur Inquisition gegen die Onanie kam es im 17. Jahrhundert, als puritanische Prediger wie Richard Capel diese als schwerwiegender verurteilten als Ehebruch oder Hurerei. Mehr noch im 18. Jahrhundert, als Ärzte, Erzieher und »Psychologen« ihren Feldzug gegen sie begannen. Am einflussreichsten war der Genfer Mediziner Simon August Tissot, der 1760 seine Schrift »De l'onanisme« veröffentlichte, die in der deutschen Übersetzung den Titel »Versuch von denen Krankheiten, welche aus der Selbstbeflekung entstehen« erhielt. Als Motto stellte er die Verse voran: »Wenn schnöde Wollust dich erfüllt, so werde durch ein Schröckenbild verdorrter Todenknochen der Küzel unterbrochen«. Auf die antike Säftelehre rekurrierend, behauptete er, der Verlust von einer Unze Sperma schwäche den Körper mehr als der von vierzig Unzen Blut. Selbstschwächung führe zu Knochenmarkverlust, schwäche das Gedächtnis und führe zu Auszehrung und qualvollem Tod. Die naheliegende Frage, warum Spermaverlust beim Koitus nicht auch zur Verblödung, zu geröteten Augen, fahl blasser Haut, Fallsucht, Mattigkeit, Verdauungsproblemen, Krämpfen, Herzklopfen, Geschwüren, Erektionsproblemen führt, beantwortete er zunächst damit, Mastur-

bierende würden dies häufiger sitzend, ja stehend tun, was den Körper mehr schwäche. Ein weiterer Grund sei der, dass beim Beischlaf zwar Flüssigkeit aus den Schweißlöchern austrete, die Poren aber solche vom Partner aufnehmen würden; aber »der Selbstbeflecker verliert nur, und bekömmt nichts dagegen.«

Es wäre eine wissenspsychologische Studie wert, warum die Onanieverteufelung, die mit der Autorität der damaligen Wissenschaft auftrat, eine solche Wirkung entfaltete, speziell bei Pädagogen (Rutschky 1997, S. 229 ff.). Campe (1746–1816) empfahl, nachdem er Tissot gelesen hatte, die vom Leipziger Arzt Dr. Bröner entwickelte Infibulation: Ein gebogener Draht, an der Vorhaut befestigt, der sich, wenn das Glied erigieren sollte, in die Eichel drückt; der Arzt habe dies bei sich 15 Jahre praktiziert und damit hunderte Jünglinge von diesem Laster abgehalten. Campe bedauerte, »dass dieses allersicherste Mittel … nur bei Knaben« angewandt werden kann (Rutschky 1997, S. 318 f.). Sein Zeitgenosse, der Philanthrop Salzmann, riet, Kinder und Jugendliche stets zu beobachten und ihre Wäsche morgens und abends auf Spuren dieser »elenden Sünde« hin zu prüfen (Lütkehaus 1992, S. 115). Kant (1960, Band 4, S. 556 f.), der sich nicht verehelichte, prangerte »wollüstige Selbstschändung« als eine »der Sittlichkeit im höchsten Grad widerstrebende Verletzung der Pflicht wider sich selbst« an, in der der Zügellose »unter das Vieh« sinke, dies auch dann, wenn ein Mann von seiner Geschlechtskraft Gebrauch mache, wenn seine Frau krank oder schwanger ist.

Wie kam es zur Rehabilitierung der Selbstbefriedigung, von der kein Geringerer als Benjamin Franklin gesagt haben soll: »Sie ist die Mutter der Erfindung« (aus Lütkehaus 1992, S. 216)? Sie verdankt sich zum einen Psychologen wie Ellis (1897), der in seinen »Studies in the psychology of sex« zum Schluss gelangte, Masturbation, sofern gemäßigt und von Gesunden praktiziert, habe nicht notwendigerweise desaströse

Folgen. Zum anderen der Psychoanalyse. Freud (1969) selber hielt Onanie für »die Exekutive der kindlichen Sexualität« (ebd., S. 557), die schon in den ersten Lebensjahren wirksam ist, aber »von perverser Art« sei (ebd., S. 312), weil sie »auf das Fortpflanzungsziel verzichtet ... und die Lustgewinnung als ... Ziel verfolgt«. Diese Position, die von den kirchlichen Kritiker Freuds nicht registriert wurde, war in der Wiener Psychoanalytischen Vereinigung nicht unumstritten. Insbesondere Stekel (1965) hielt es für »höchste Zeit, dass die Legende von der Schädlichkeit der Onanie gründlich zerstört wird.« Eine solche nahm auch Freud an, weil »Autoerotismus«, in der Kindheit die häufigste sexuelle Betätigung (Friedrich et al. 1998), im Erwachsenenalter auf infantile Sexualziele fixiere und zu neurasthenischen Beschwerden führe (Lütkehaus 1992, S. 244; zur Kontroverse Freud–Stekel: Groenendijk 1997).

Stekel (1965) stellte diese Sicht vom Kopf auf die Füße: Neurotische Beschwerden seien nicht die Folgen autoerotischer Betätigung, sondern verursacht durch Abstinenz. Eine Arztgattin wurde durch den Beischlaf nicht mehr befriedigt, sondern einzig durch Masturbation. Wie sie las, diese lasse das Rückenmark verkümmern, unterdrückte sie die Masturbation, begann aber ihre Umwelt »in der fürchterlichsten Weise« zu quälen und entwickelte eine fast suizidale Depression. Dieser konnte sie erst entrinnen, als sie sich die mit den Fingerkuppen bereitete Lust wieder gönnte. Onanie sei für viele Menschen »unersetzlich« und der beste Schutz, »Paraphilien« nicht auszuleben. Bei moralistischer Indoktrination mache sie aber anfällig für Schuldgefühle: »Eine geheime Strafe des inneren Richters trifft den Menschen dort am schwersten, wo seiner die höchste Lust harrt.« (Stekel 1965).

Von Erzkatholiken und religiösen Fundamentalisten abgesehen – Masturbation wird nunmehr als natürlich, ja erstrebenswert gesehen. Ratgeber wie »Machs dir! Mehr Spaß mit dir selber!« (Niederwieser 2006) stimmen ein Loblied auf sie an (Kunert u. Kunert 2002). Und das zu Recht, denn medizinische Untersuchungen zeigten: Masturbation verringert den Blutdruck, wenngleich nicht so stark wie der bis zum Schluss vollzogene Koitus (Brody 2006). Sie begünstigt außerdem die Bildung von Prolaktin, das dem dopaminergen Belohnungssystem förderlich ist, welches interessiert, aktiv und leistungsfähig macht – allerdings nicht so stark wie beim Vagina-Penis-Verkehr (Brody u. Krüger 2006). Nachgewiesen wurde – in einem acht Jahre umfassenden Längsschnitt – ein geringeres Risiko, an Prostatakrebs zu erkranken, wenn Männer sehr häufig (> 21-mal pro Monat) ejakulieren. Leitzmann et al. (2004) erklären dies damit, häufiges Entladen spüle karzinogene Substanzen aus der Prostata und reduziere Stress. Auch bei Frauen sind positive Effekte belegt: Die französischen Mediziner Lê et al. (1989) fanden bei 51 kinderlosen Frauen, die an Brustkrebs erkrankt waren, dass sie sich seltener sexuell betätigt hatten – einschließlich Masturbation – als eine Kontrollgruppe. Autoerotik führt auch nicht dazu, dass Männer und Frauen blass, abgehärmt und alt ausschauen, sondern jugendlicher, was Weeks u. James (1998) in einer über zehn Jahre hinweg durchgeführten Studie mit 3500 Europäern und Amerikanern nachwiesen. Männer, die häufiger, auch an sich selber, sexuell aktiv sind, ejakulieren agilere Spermien (Levitas et al. 2005). Masturbation bewirkt Entspannung (Ellison 2000), erleichtert das Einschlafen, bewahrt vor Migräne oder lindert solche (Evans u. Couch 2001) und vermindert das Risiko depressiver Verstimmungen (Catania u. White 1982). Bei verheirateten Frauen, die auch masturbieren, stellten Hurlbert u. Whittaker (1991) höheren Selbstwert und weniger sexuelle Ängstlichkeit fest.

Auch wenn partnerschaftlicher Sex noch günstigere Auswirkungen auf die Gesundheit hat – vor allem ohne Kondom, weil Sperma für

Frauen antidepressiv wirke (Gallup et al. 2002) –
die Folgen von Masturbation sind nicht tödlich,
im Gegenteil. Was würden die Millionen Männer und Frauen sagen, die den Impulsen nicht
widerstehen konnten und fürchteten, bald hin-
zusiechen und im Jenseits gefoltert zu werden,
wenn sie wüssten, dass heute therapeutisch zu
Masturbation geraten wird (Zamboni u. Crawford 2002), diese die Lebensdauer verlängert
(Davey Smith et al. 1997) und die Gesundheit
fördert (Coleman u. Bockting 2002)?

Angesichts dieser positiven Effekte von Lust
(Whipple, Knowles u. Davis 2007) stellt sich die
Frage, warum sie dermaßen bekämpft wurde,
nicht nur von zölibatären Theologen, sondern
auch von Humanwissenschaftlern. Ein erster
Grund ist die enge Verknüpfung von Sexualität
und Macht (Foucault 1977). Wenn es Menschen
verwehrt wird, ihre Lust zu leben, mindert dies
ihre Vitalität und senkt ihr Selbstwertgefühl. In
totalitären religiösen Gruppierungen untersag-
ten Gurus ihren Anhängern den Geschlechtsverkehr, so in Waco der Prediger David Koresh, der
alle Frauen auf dem Camp für sich beanspruchte,
bevor dieses in Flammen aufging.

Mehr als ambivalent ist, dass die katholische
Kirche ihren Amtsträgern bis heute Enthalt-
samkeit abverlangt. Nach mehr als 1500 Ge-
sprächen über die Sexualität von Priestern legte
Sipe (1992) dar, dass der Zölibat Unterwürfigkeit
begünstigen und die psychosexuelle Reifung er-
schweren, ja frühzeitig abblocken kann – einer
der Gründe, warum sich Priester häufiger an
Kindern vergreifen, denen sie psychosexuell
gleich geblieben sind (Bucher 2010). Ein doppel-
bödiges Leben, wie von vielen Klerikern gelebt,
erzeugt schlechtes Gewissen. Wer oft beschämt
auf den Boden blickt und Entlarvung fürchtet,
ist leichter zu lenken.

Der junge Schopenhauer formulierte, im
Hinblick auf Masturbation, einmal »O Wollust, o
Hölle« (aus Lütkehaus 1992, S. 11). Letzteres kann
sie sein, wenn Menschen in Sexsucht geraten.

8.2 Sexsucht

8.2.1 Phänomenologie, Kriterien, Stufen

Leidet ein Mann, der kaum einschlafen kann,
ohne in seiner Partnerin vergossen zu haben,
an Hypersexualität, die Kafka (1997) zufolge
vorliegt, wenn pro Woche mehr als sieben Orgasmen erlebt werden? Vielleicht ist er einfach
nur vital und verliebt. Hypersexualität an Häu-
figkeiten zu bemessen, ist fragwürdig (Bradford
2001, S. 27). Anders hingegen, wenn stets an Sex
gedacht werden muss, während einer Dienstbe-
sprechung ebenso wie bei der Lektüre der Bör-
sendaten.

Exzessive Sexualität wurde und wird vielfältig bezeichnet: »Don Juan- oder Casanovasyn-
drom«; die Psychiatrie, aus der griechischen Mythologie inspiriert, sprach von »Satyriasis« bzw.
»Satyriomanie« beim Mann, »Nymphomanie«
bei der Frau – Letzteres assoziiert an Schlampen
und wirkt diskriminierend. Krafft-Ebing (1912,
S. 60 ff.) erörterte »Hyperästhesia sexualis« und
konkretisierte sie, »eine furchtbare Geissel für
den Belasteten« und »Degeneration«, an einer
Frau, die an unstillbarer Lust litt, sodass sie in
einem Irrenhaus Zuflucht suchte. Verwendet
werden auch die Begriffe »pansexuelle Promiskuität, sexuelle Kompulsivität (Coleman 1991),
Hypererotik, Erotomanie, Hypersexualität« (zur
Terminologie: Grüsser u. Thalemann 2006, S.
190). Sowohl »Satyriasis« als auch »Nymphomanie« werden von der WHO (ICD-10 2009, Abschnitt F 52.7) unter der Überschrift »Gesteigertes sexuelles Verlangen« kurz genannt, aber nicht
weiter als pathologisch qualifiziert. DSM-IV
(2001, S. 611) geht, unter der Überschrift »Nicht
näher bezeichnete sexuelle Störung«, nur kurz
auf exzessive Sexualität ein, konkretisiert als
»Leiden an einem Muster von wiederholten sexuellen Beziehungen einschließlich der wechsel-
haften Abfolge von Partnern, die von der Person
nur als Dinge, die man benutzt, erlebt werden«.

Vorgeschlagen wurde auch, zwanghaftes Masturbieren und Spannen in fremde Zimmer als Verlust der Impulskontrolle (DSM IV, S. 691 ff.; Barth u. Kinder 1987) oder als zwanghaftes Verhalten zu deuten.

Eine konsensuelle Terminologie liegt noch nicht vor, ebenfalls keine allgemein anerkannte Differentialdiagnose, was angemessene Behandlung erschwert (Goodman 1993; Parsons et al. 2008, S. 818; Schneider u. Irons 1998). Aber es scheint, dass sich »Sexsucht« durchsetzen wird, dies umso mehr, als diese vielfach mit Substanzmissbrauch einhergeht (Raymond, Coleman u. Miner 2003) und eine an der Therapie der Suchterkrankung orientierte Behandlung von Sexsüchtigen erfolgversprechend ist (Schneider 2002). Für die fünfte Auflage des DSM wurde bereits vorgeschlagen, »Sexsucht« (»sex addiction«) als Diagnosemöglichkeit aufzunehmen (Mick u. Hollander 2006; Bradford 2001, S. 28). Patrick Carnes (1987; 1992) hat als einer der ersten die Kriterien der Suchterkrankung auf exzessive Sexualität übertragen (prägnante Übersicht: Carnes 1998) und stieß auf breite Zustimmung (Schneider u. Irons 1996). Auch hierzulande wurde es üblich, exzessive Sexualität als eine »nichtstoffgebundenen Sucht« zu bezeichnen (Grüsser u. Thalemann 2006, S. 189 ff.; Poppelreuter u. Gross 2000; Roth 2007); Seehuber (2007) hat ein gründliches, fünf Stufen umfassendes Diagnoseverfahren vorgeschlagen.

Sexsucht ist zu diagnostizieren, wenn Personen

- unfähig sind, sexuellen Impulsen zu widerstehen;
- entsprechende Handlungen über einen längeren Zeitraum hinweg ausüben;
- erfolglos versuchen, das Verhalten zu stoppen, zumindest zu reduzieren;
- Kontrollverlust erleiden;
- immer schärfere Stimuli oder sexuelle Abenteuer benötigen, um (kurzfristige) Befriedigung zu erlangen;

- in Verzweiflung geraten, wenn sie ihre Neigungen nicht ausleben können (defektes Internet, keine passenden Partner);
- sich wegen ihrer unwiderstehlichen Neigungen ängstlich, deprimiert, ratlos oder verzweifelt fühlen;
- berufliche, familiäre und soziale Verpflichtungen vernachlässigen.

Diese Kriterien treffen auf einen Zugschaffner zu, der beim Abknipsen der Fahrscheine jüngerer Frauen diese nackt und Fellatio praktizierend imaginierte und diese dabei mitunter so anzüglich anschaute, dass es zu Beschwerden kam. In Pausen schloss er sich in der Zugtoilette ein, onanierte, ohne befriedigt zu werden, sondern beschämt und deprimiert. Der Psychiater Mäulen (2000) berichtet von einer Patientin, die den Vibrator so exzessiv einsetzte, dass sie notfallmäßig behandelt werden musste. Oder von einem jungen Arzt, der stets Affären einging, darunter litt und sich in eine Therapie begab – um dort als Erstes die Sekretärin anzumachen. Sexsucht kann die Wahrnehmung der Realität verzerren. Del, ein Rechtsanwalt, taumelte von einer Affäre zur anderen. Einmal reihte er sich vor einer Ampel neben das Auto einer Frau, die er anlächelte. Er wähnte, sie lächle zurück und nicke ihm zu, ihr zu folgen, was er tat. Als sie vor einem Haus anhielt, meinte er, es sei ihre Wohnung, in der er ihr bald näher komme – es war aber eine Polizeistation. Del fuhr entsetzt nach Hause, fürchtete eine Anzeige und dass seine Frau dem Doppelleben auf die Schliche käme. Er schwor sich, davon zu lassen – und stieg am nächsten Abend in einem Saunaclub ab (Carnes 1987, S. 27 f.).

Sexsucht konkretisiert sich mannigfaltig. Coleman, Raymond u. McBean (2003) beschrieben, auch zu diagnostischen Zwecken, sieben nicht-paraphilische Typen:

1. Zwanghaftes Suchen nach vielen Partnern;
2. zwanghafte Fixierung auf einen unerreichbaren Partner (z. B: wenn ein Mann stets

danach trachtet, mit einer Frau wie Sharon Stone ins Bett zu gehen);

3. zwanghafte Autoerotik: Masturbation bis schlimmstenfalls zu körperlichen Verletzungen;

4. zwanghafter Gebrauch von Erotika, etwa exzessives Sammeln von Pornos oder wenn das ganze Schlafzimmer mit Nacktbildern ausgekleidet wird;

5. zwanghafter Gebrauch des Internet (▶ Abschn. 8.2.4);

6. zwanghafte Promiskuität;

7. zwanghafte Sexualität innerhalb einer Beziehung, oft mit Gewalt verbunden oder von krankhaft rasender Eifersucht begleitet.

Carnes (1992) spezifizierte Sexsucht in zehn Kategorien (dazu Ross 1996; Schneider u. Irons 1998):

1. »Fantasie-Sex«, wenn stets von Romanzen und Affären geträumt wird, solche aber nicht angestrebt werden.

2. »Die sexuelle Verführerrolle« besteht darin, über wechselnde Partner, mit denen zuerst geflirtet wird, Macht zu gewinnen.

3. Personen, deren Verhalten der Kategorie »anonymer Sex« zugewiesen wird, suchen Rotlichtmilieus auf, um zu Sex zu kommen, ohne an jeglicher Emotionalität interessiert zu sein.

4. »Sex gegen Geld«, nicht nur bei Prostituierten, sondern auch über einschlägige Telefonnummern und Internetangebote, kann Süchtige in finanzielle Desaster bringen, wohingegen

5. »mit Sex handeln« lukrativ sein kann, speziell für Frauen.

Des Weiteren beschreibt Carnes (1992):

6. »voyeuristischen«,

7. »exhibitionistischen« und

8. »zudringlichen Sex«, z. B. wenn ein Mann getrieben wird, in der überfüllten U-Bahn Gesäße zu berühren, was auch als »Frot-

teurismus« (DSM-IV 2001, S. 597) bezeichnet wird.

9. »Schmerzhafter Sex« sucht Lustgewinn, etwa durch Peitschenhiebe, oft aufgrund entsprechender Kindheitserfahrungen, auch bei Jean-Jacques Rousseau (1978, S. 20).

10. »Ausbeuterischer Sex« wird schlimmstenfalls an Kindern vollzogen, Behinderten oder Untergebenen, gelegentlich an Tieren.

Sexsucht verläuft, wie Suchterkrankungen generell, progressiv. Es mag damit beginnen, dass im Internet Erotikseiten aufgeschlagen werden, wobei Brüste und Hintern noch genügen, sodann immer öfters und härtere Bilder. Irgendwann wird der Versuchung erlegen, sich in einen Chatroom einzuklinken und nach Sexpartnern zu surfen. Die Fantasien und Begierden werden bedrängender und absorbieren schließlich alles. Der Pastor Wolfgang Deling (2004) hat authentisch beschrieben, wie man immer tiefer ins Pornointernet absinken kann, sich schämt und als Versager fühlt, bis zu Suizidgedanken. Aber auch, wie es qua Therapie und durch Spiritualität gelingen kann, die Kontrolle wieder zu erlangen.

Drei Stufen der Sexsucht beschrieb Carnes (1987), bezüglich derer er einräumt, es sei »ein relativ willkürliches Konzept« (ebd., S. 89). Auf der ersten verortet er sexuelles Verhalten, das in unserer Kultur (mittlerweile) anerkannt wird, so die Selbstbefriedigung, »notwendiger Bestandteil des Ausdrucks einer sexuellen Persönlichkeit« (ebd. 58). Über die Prävalenz liegen unterschiedliche Angaben vor, so von Statista (2009; 2009a) aus der Bundesrepublik (◘ Tab. 8.1).

Seltener scheinen Amerikaner zu onanieren: Laumann, Michael u. Gagnon (1994) ermittelten für »täglich« 4 %. In einer Stichprobe von 11.161 Briten, zwischen 16 und 44 Jahre alt, zeigte sich: 52 % der Männer hatten die letzten sieben Tage einmal onaniert, Gebildete häufiger, auch Verheiratete zu 49 %, Frauen 18 % (Gerressu et al. 2008). Problematisch wird Selbstbefriedigung, wenn sie, vereinzelt bis zu fünfzehn Mal am Tage

◼ **Tab. 8.1**	Statistik zum sexuellen Verhalten in Deutschland						
Geschlecht	zweimal täglich	täglich	jeden 2. Tag	einmal Woche	seltener	noch nie	keine Angaben
Männer (N = 6753)	9 %	19 %	23 %	18 %	15 %	0 %	16 %
Frauen (N = 853)	11 %	11 %	11 %	11 %	16 %	12 %	28 %

vollzogen (Grüsser u. Thalemann 2006, S. 202), nicht erleichtert, sondern beschämt und tiefer zieht, worauf sie wieder praktiziert werden muss – ein Teufelskreis.

Der Stufe 1 ordnete Carnes (1987, S. 60) auch zwanghaft gesuchte promiskuöse Beziehungen zu: Männer, die stets auf Anmache aus sind; Frauen, die in Bars den sympathischsten Mann anlächeln, sich auf einen Drink einladen lassen und wenig später aus dem Slip schlüpfen. In der von Carnes (1992) untersuchten Stichprobe von Sexsüchtigen gaben 53 % der Männer und 46 % der Frauen an, mit anonymen Partnern verkehrt zu haben. 41 % der Männer und 74 % der Frauen hatten mehrere Beziehungen gleichzeitig. Auf Stufe 1 platziert wurde auch zwanghafter Konsum von Pornografie, zumeist im Internet (▶ Abschn. 8.2.4), aber auch der Gang zu Prostituierten, von denen in der Bundesrepublik zwischen 200.000 und 400.000 arbeiten. Täglich komme es zu einer Million sexueller Dienstleistungen. Männliche Sexsüchtige gaben zu 45 % an, für Sex bezahlt zu haben, Frauen zu 6 % (Carnes 1992, S. 63). Mit Prostitution wird nahezu gleich viel Geld umgesetzt wie von der Karstadt Quelle AG (Reichel u. Topper 2003).

Sexuelle Aktivitäten der Stufe 2 nach Carnes (1987) sind schwerwiegender und können zu Konflikten mit dem Gesetz führen. So Exhibitionismus (Fiedler 2004, S. 227 ff.), gemäß dem ICD-10 eine »Störung der Sexualpräferenz« (F.65.2), im DSM-IV (2001, S. 596) eine »Paraphilie« und dann gegeben, wenn das zwanghafte Bedürfnis, Fremden das Genitale zur Schau zu

stellen, länger als sechs Monaten wiederkehrt. Ein Viertel der von Carnes (1992, S. 69) befragten Sexsüchtigen gab an, sich öffentlich entblößt zu haben, was enorm errege und meist in Masturbation endet. Exhibitionistisches Verhalten von Frauen wird eher toleriert. Eine Frau, die den Rock bis zur Scham hochrutschen lässt, wird anders wahrgenommen als ein Mann, bei dem das Glied zu sehen ist (Ross 1996, S. 44).

Im ICD-10 folgt auf Exhibitionismus Voyeurismus (Fiedler 2004, S. 224 ff.), die zwanghafte Neigung, andere Menschen nackt oder beim Sex zu beobachten. Carnes (1987) beschreibt erschütternde Fälle: Männer, die Stunde um Stunde in fremde Fenster spähten, um für wenige Sekunden einen Po betrachten zu können. Voyeuristen berichteten Carnes (1987), wie sie sich selber hassten, so viel Zeit und Energie zu verschwenden, und dass sie in ihrer Verzweiflung nicht anders konnten, als wieder in Lauerstellung zu gehen – eine Abwärtsspirale. Viele Voyeure sind auch Exhibitionisten, so Pete, der zunächst in der Nacht umherfuhr, in fremde Fenster spannte und hernach öffentlich masturbierte (Carnes 1987, S. 77 f.).

In Konflikte mit dem Gesetz können auch Personen geraten, die stalken: »sich anpirschen« oder »anschleichen«. Dazu liegen psychologische Monografien vor (Fiedler 2006; Hoffmann u. Voss 2006; Hoffmann 2008). Männer und Frauen, die sich zu unsittlichen Telefonanrufen getrieben fühlten, berichteten Carnes (1987, S. 79 f.), währenddessen oft zu masturbieren. Von aufdringlichen Anträgen, unzüchtigen Sms und

Telefonanrufen sind Frauen häufiger betroffen, der Forensischen Psychologin Küken (o. J.) zufolge 8–15 % einmal in ihrem Leben. Die Täter sind zu 85 % männlich, was möglicherweise auch evolutionär bedingt sein kann.

Personen, die Carnes (1987) der dritten, gravierendsten Stufe der Sexsucht zuordnete, begehen strafbare Handlungen, die Abscheu hervorrufen: Sex mit Kindern, Inzest, Notzucht, Vergewaltigung bis zu Lustmord (▶ Abschn. 8.3).

8.2.2   Empirische Befunde zu Sexsucht

Empirisch ist Sexsucht nicht zufriedenstellend untersucht, ist sie doch ein hochgradig sensibles Thema, das zu sozial erwünschten Antworten verleitet. Wer gibt schon gerne zu, in XXX-Seiten zu surfen? Wie in Abschnitt 8.2.4 ausführlicher gezeigt, geben Internetuser an, selten Sexseiten anzuschauen (Meerkerk, Van den Eijnden u. Garretsen 2006; Petersen 2008). Aber die Betreiber von Surfern registrieren in diesem Bereich viele Zugriffe: etwa »60 %« der User klicken danach Pornoseiten an (Grüsser u. Thalemann 2006, S. 204).

Die meisten empirischen Befunde stammen aus dem angelsächsischen Raum, wo seit 1993 die Zeitschrift »Sexual Addiction u. Compulsivity« erscheint. Dennoch wurde festgestellt »Sexsucht: Viele Konzeptionen, kaum Daten« (Gold u. Heffner 1998). Der renommierteste Forscher ist Patrick Carnes (1992), der Angehörigen von Selbsthilfegruppen gegen Sexsucht einen umfangreichen Fragebogen aushändigte und 289 auswertbare Exemplare erhielt. Auch führte er viele diagnostische und therapeutische Gespräche und kann anschauliches qualitatives Material präsentieren.

Grüsser u. Thalemann (2006, S. 237) konstatieren, es mangle »an publizierten validen Instrumenten, die sexsüchtiges Verhalten erheben«. Problematisch sind die ins Internet gestellten Tests, so die zwölf Fragen bei www.focus.de/gesundheit/ratgeber/sexualitaet/tests/sexsucht/test_aid_15270.html (zugegriffen: 15.4.2011), beispielsweise: »Lenken Sie sexuelle Fantasien oft von Ihrer Arbeit ab?«, »Stehen Sie auf Sadomaso-Spiele?« Wer von den zwölf Items drei bejaht, erfährt: »Sexualität nimmt in Ihrem Leben vielleicht einen zu hohen Stellenwert ein. Urteilen Sie ganz ehrlich, ob Sie sich nicht von einem Arzt/Psychologen Ihres Vertrauens mal beraten lassen sollten.« – Der diagnostische Wert dieses Verfahrens ist zweifelhaft und ein Chater hat wohl Recht: »Quatsch«!

Seriöser ist der Screening Test für sexuelle Abhängigkeit und Sucht, den Carnes (1992) zusammengestellt und mehrfach überprüft hat (Carnes u. Adams 2002; deutsche Fassung: Mäulen 2000). Er besteht aus 25 Fragen, unter anderem: »Hat Ihr Sexualverhalten jemals Ihnen oder Ihrer Familie Probleme bereitet?«, »Haben Sie versucht, einige Teile Ihrer sexuellen Aktivitäten aufzugeben?«

Wer mehr als 12 Fragen bejaht, gilt als gefährdet. Delmonico, Bubenzer u. West (1998) führten an 73 Sexsüchtigen, 55 sexuellen Gewalttätern und einer Vergleichsstichprobe eine Validierungsstudie durch und berichten von zufriedenstellenden Reliabilitäten sowie von Kriteriums- und Konstruktvalidität.

Ein Instrument zur Selbstdiagnose entwickelten in den USA auch die SLAA (Sex- and Love Addicts Anonymous). Es besteht aus 40 Items, u. a.: »Hast Du jemals versucht, die Häufigkeit deiner sexuellen Kontakte zu kontrollieren oder wie oft du jemanden triffst?«, »Fühlst du dich unwohl in Bezug auf deine Selbstbefriedigung, wegen der Häufigkeit … der Fantasien … der Hilfsmittel und/oder der Orte?«, »Brauchst du Sex oder Verliebtsein, um dich als ein richtiger Mann oder eine richtige Frau zu fühlen?« Psychometrische Angaben (Reliabilität etc.) liegen nicht vor.

Anders hingegen bei der Skala »Sexuelle Zwanghaftigkeit« (Kalichman u. Rompa 2001), die für die Erforschung der AIDS-Gefährdung entwickelt wurde. Sie besteht aus zehn Items: »Meine sexuellen Gedanken und Verhaltensweisen haben mir in meinem Leben schon Probleme bereitet«, »Ich bin manchmal so geil, dass ich die Kontrolle verlieren könnte«. Die Skala weist in einer Stichprobe von 90 HIV-positiven Frauen eine Reliabilität von α = .92 auf, in einem Sample von 197 infizierten Männern α = .89, und ist hoch reliabel. Überprüft wurde auch die Konvergenzvalidität: Wer während der Arbeit oft an Sex denkt, ist ängstlicher (trait), bezüglich der Zukunft pessimistischer (auch bedingt durch HIV-Infektion), neigt zu Depression (nach Beck 2001) und trägt eher Borderline-Persönlichkeitszüge. Für die Validität der Skala, die im deutschen Sprachraum noch nicht eingesetzt wurde, sprechen die Korrelationen mit dem Verhalten: Männer und Frauen mit höheren Werten praktizierten häufiger und mit mehr Partnern ungeschützten Verkehr, auch anal. Dies bestätigte an 899 Studierenden Dodge (2004). Zusätzlich fand er, dass kompulsive Sexualität häufiger öffentlich praktiziert wird, im Auto, auf dem Campus, in der Sauna. – Zukünftige Messinstrumente müssten psychometrisch seriös validiert werden und auch gendertypischer sein (Carnes, Nonemaker u. Skilling 1991).

Die Epidemiologie von Sexsucht ist umstritten (Black 2000). Während Kulturpessimisten und religiös Konservative eine Hypersexualisierung der Gesellschaft unterstellen (Siggelkow u. Büscher 2008), gehen andere Autoren von einem steigenden »Desinteresse« an Sex (Schulze 2008, S. 39) bzw. einer »allgemeinen Lustlosigkeit« aus, hervorgerufen durch überdrehte Sexualisierung (Ernst 2006, S. 240). In der Tat ist die häufigste sexuelle Dysfunktion mangelnde oder gar keine Lust, in den USA bei 15 % der Männer und bei jeder dritten Frau (Ishak et al. 2005, S. 521). Der Zürcher Psychiater Buddberg vermutet die Prävalenz von Sexsucht im Promillebereich (aus Mäulen 2000, S. 4). Carnes (1992), unstrittiger Experte, kommt auf 3–6 %, Mick u. Hollander (2006, S. 946) auf 5–6 %. Silverberg (2008)

spricht von ca. 10–45 %, was zu unpräzise und zu hoch angesetzt ist. Nicht jeder, der erotische Bilder betrachtete, ist süchtig. Gut gesichert ist, dass Männer drei- bis viermal häufiger an Sexsucht leiden (Kuzma u. Black 2008); bei der Skala »Sexuelle Zwanghaftigkeit« weisen sie signifikant höhere Werte auf (Kalichman u. Rompa 2001). Missildine et al. (2005) präsentieren Indizien, wonach sexuelle Kompulsivität bei Homo- und Bisexuellen häufiger ist: Sie hätten mehr Partner und könnten ihre Sehnsüchte in einer entsprechenden Szene mit Bars, Partyräumen und mittlerweile auch im Internet ausleben.

Steckt sich eher eine Zigarette an und greift zur Bierdose, wer oft Sex imaginiert? Dies ist tatsächlich der Fall. Sucht kommt selten allein, speziell Sexsucht, für die eine hohe Komorbidität gut gesichert ist, was für das traditionsreiche Konzept der fleischlichen Todsünden spricht (Cassian 1879). Carnes, Murray u. Charpentier (2005) führten eine Studie mit 1605 Männern und Frauen durch, die an Sexsucht litten. Von den Männern tranken 46 % übermäßig Alkohol, 40 % konsumierten härtere Drogen, mehr als ein Drittel exzessiv Kaffee und stürzte sich in Arbeit. Bei den Frauen zeigten sich ähnliche Quoten. Häufiger als die Männer litten sie (gut ein Drittel) unter zwanghaftem Essen und zu 26 % an Bulimie bzw. Anorexie (vgl. auch Irons u. Schneider 1994).

Sexsucht kann synchron mit anderen Süchten ausgelebt werden, etwa wenn zuerst getrunken und dann der Swingerclub besucht wird. Carnes, Murray u. Charpentier (2005) schildern auch Fälle, in denen die Süchte in längeren Intervallen aufeinander folgen. So bei Catherina, die exzessiv mit anonymen Männern verkehrte und kaum aß, bis sie heiratete und Sex widerlich zu finden begann, um fortan übermäßig zu essen. 100 kg schwer geworden, ließ sie sich scheiden, fastete und nahm ihre Sexeskapaden wieder auf, bis sie neuerlich heiratete, sich ihrem Mann alsbald verweigerte, zu essen begann und zunahm – viermal hintereinander.

Sexsucht kann durch anderes exzessives Verhalten zurückgedrängt bzw. maskiert werden, beispielsweise wenn ein Mann, um seinen Fantasien zu entrinnen, so sich in Arbeit stürzt, dass seine Kollegen von Workoholismus reden (Grüsser u. Thalemann 2006, S. 143 ff.). Carnes, Murray u. Charpentier (2005, S. 93 f.) berichten von Patienten, die ausgiebig tranken, weil sie dies weniger beschämend fanden als das Eingeständnis, sexsüchtig zu sein. Häufig aber verstärken sich die Süchte, etwa wenn zuerst Kokain konsumiert wird und erst dann die Sexparty steigt, was zum Lifestyle in der Kokainszene gehört (Washton 1998).

Wiederholt nachgewiesen wurde bei Sexsucht erhöhte Ängstlichkeit (Raymond, Coleman u. Miner 2003). Männer und Frauen, die ihrer Sexsucht allein frönen, speziell vor dem Bildschirm, sind *sozial* ängstlicher (Kafka u. Prentky 1994). Häufig leiden sie unter Dysthymia, in der sie niedergeschlagen, mutlos und ängstlich sind und unter geringem Selbstwert leiden, in der klinischen Studie von Kafka u. Hennen (2002) mehr als zwei Drittel. Verständlich, wenn wiederholt erfahren wird, dass der Vorsatz, keine Sexseiten mehr aufzuschlagen, nicht eingehalten werden kann. Anders als bei Depressiven, die das Interesse an Sex verlieren, berichteten etliche der von Bancroft (2004) befragten Sexsüchtigen, sie fühlten sich gerade dann dazu getrieben, wenn sie niedergeschlagen sind, um hernach noch deprimierter zu sein – ein Teufelskreis, dem kaum zu entrinnen ist: »Es ist, wie wenn eine andere Stimme in mir wäre … ich bin jeweils völlig betäubt, nicht mehr präsent, der Realität nicht mehr bewusst.« Kalichman u. Rompa (2001) fanden positive Korrelationen von sexueller Zwanghaftigkeit und Borderline-Störungen, die auch als ursächlich für Sexsucht diskutiert werden (Rickars u. Laaser 1999).

Wollust, als kompulsive und promiskuöse Sexualität ausgelebt, kann tödlich sein, weil sie das Risiko erhöht, sich mit HIV zu infizieren (Muench u. Parsons 2004). Angesteckte Männer und Frauen, die befürchten müssen, bald Symptome wie Hautflecken zu bekommen, weisen bei Skalen zu Sexsucht überdurchschnittliche Werte auf (Benotsch, Kalichman u. Pinkerton 2001). Muench u. Parsons (2004) diskutieren mögliche Gründe. Sexsüchtige verkehren mit mehr Partnern, die ihrerseits häufiger sexuell kompulsiv sind, sie riskieren häufiger ungeschützten Analverkehr (74 %) und konsumieren häufiger Substanzen, die dem Immunsystem abträglich sind (Benotsch, Kalichman u. Kelly 1999).

Eine der ersten deutschen psychometrischen Studien zu Sexsucht führten Thalemann, Lehmann u. Grüsser (2005) durch. Die Ergebnisse waren dieselben wie in den USA. Die 80 Teilnehmer von Sexsuchtselbsthilfegruppen dachten öfter an Sex, gaben ein stärkeres Verlangen nach Lust an, litten häufiger darunter, sich diesbezüglich nicht kontrollieren zu können, sowie an Entzugserscheinungen. Mehrheitlich räumten sie ein, Pflichten und andere Interessen zu vernachlässigen. Vor allem: Sie wiesen höhere Werte auf der Depressionsskala nach Hautzinger u. Bailer (1994) auf und waren ängstlicher.

8.2.3 Sexsucht bei Frauen

Sind es nur Männer, die von Sexsucht befallen werden, z. B. nächtelang in XXX-Seiten herumsurfen? Die empirischen Studien zu den Todsünden (s. ▶ Kap. 1.3) zeigten zwar, dass Wollust eher für männlich gehalten wird. Dennoch: Dass Frauen nicht unter Sexsucht leiden, hält die Psychotherapeutin Ferree (2001) für einen folgenschweren »Mythos«. In ihrer Praxis begegneten ihr viele Frauen, die zwanghaft masturbierten und sich täglich in einschlägige Internet-Chatrooms einklinkten. Dahinter verberge sich vielfach das Bedürfnis nach Liebe. Eine Frau, die exzessiv masturbiert, von einer Affäre in die andere taumelt und darunter leidet, »hasst« das Wort »Sexsucht«. »Verstehen die Leute wirklich nicht, dass dies überhaupt nichts mit Sex zu tun hat? Es ist das verzweifelte Bedürfnis nach Liebe, Verständnis, Bindung und Wertschätzung.« (Ferree 2001, S. 289).

Gemäß den wenigen Studien zu weiblicher Sexsucht (Carnes, Nonemaker u. Skilling 1991) präferieren Frauen andere Verhaltensweisen als Männer. Während Letztere anonymen Sex bevorzugen, auch dafür bezahlten, sowie Voyeurismus und ausbeuterische Handlungen zeigten, seien sexsüchtige Frauen emotional stärker involviert, sei es, dass sie Männer (gelegentlich auch Frauen) verführen wollen, um über sie Macht zu gewinnen, sei es, dass sie sich in die Rolle des Opfers wünschen. Zu ein wenig anderen Ergebnissen gelangte Ross (1996) in einer qualitativen Studie mit 18 sexsüchtigen Frauen. Ihre Berichte wurden mit dem in Abschnitt 8.2.1 skizzierten Kategoriensystem von Carnes (1992) analysiert. Am häufigsten berichteten sie von sexuellen Fantasien, Verführung, Voyeurismus und anonymen Sex, deutlich seltener davon, einander Qualen zuzufügen, für Sex zu bezahlen oder damit zu handeln, und am seltensten von zudringlichem und ausbeuterischem Sex. Gendertypische Differenzen bestehen auch bei Sexsucht im Internet: Männer betrachten häufiger pornografische Filme, Frauen klinken sich eher in Chatrooms ein und »bevorzugen Kybersex im Kontext von Beziehungen« (Schneider 2000, S. 255; Schwartz u. Southern 2000; Leiblum 2001, S. 400). – Sexsucht im Internet expandiert und ist in Abschnitt 8.2.4 zu erörtern.

8.2.4 Wollust aus dem Internet

Wenn die Polizei Hausdurchsuchungen wegen Kinderpornografie durchführt, überwältigt sie Verdächtige oft im Morgengrauen. Ganze Nächte vor dem Bildschirm sitzen und Genitalien, schlimmstenfalls Kinderhaut anschauen, ist eine Form der Sexsucht, die durch das Internet ermöglicht wurde. Um zu Pornografie zu kommen, waren bis vor wenigen Jahren Sexshops oder Kinos

aufzusuchen, wo man gesehen werden konnte. Für Internetsex hingegen bestehen die erleichternden Faktoren »Anonymität« und »Zugang«, desgleichen »Erschwinglichkeit« (Cooper 1998), obschon keineswegs alle hüllenlosen Seiten kostenlos sind: »74 % aller Einnahmen … werden durch Sexangebote gemacht« (Grüsser u. Thalemann 2006, S. 204). Die Anonymität kommt Gruppen entgegen, die wegen ihrer sexuellen Neigung öfters diskriminiert werden, so Anhänger ausgefallener Praktiken (Kinder- oder Zoosex), oder Homosexuelle, in den USA ausgeprägter als hierzulande (Dew u. Chaney 2004). Gemäß der großen Studie von Daneback, Cooper u. Månsson (2005) (N = 1,828) praktizieren Gays viermal so oft Cybersex.

Seit jeher wurden neue Technologien für Pornografie genutzt. Mit den ersten Fotokameras wurden gleich Aktfotos »geschossen«, mit den ersten Filmkameras erotische Szenen gedreht, auf die ersten Videokassetten Pornofilme überspielt (zur Geschichte der Pornografie: Faulstich 1994). Noch mehr Varianten ermöglichte die Computertechnologie: Internetsex ist enorm vielfältig und setzt der Fantasie keine Grenzen (Mala 2004) und kann als die »nächste sexuelle Revolution« (Cooper u. Griffin-Shelley 2002) bezeichnet werden. Nicht nur Hardcorebilder und -filme, sondern auch Chatrooms, in denen sich Männer und Frauen über ihre Fantasien austauschen, was gelegentlich zu Haut-zu-Hautkontakten führt; oder Frauen, die sich, auf Anweisungen ihrer Kunden vor der Webcam stimulieren; Werbung für Swingerclubs, Sexartikel, Begleitdienste etc. Noch uneinheitlich ist die Terminologie: Gelegentlich bezeichnet »Cybersex« alle sexuellen Aktivitäten, die am Computer möglich sind (Mala 2004). Andere Autoren – im Folgenden auch dieser Text – schlagen vor, »Cybersex« als Unterkategorie aufzufassen und auf die interaktiven sexuellen Internetaktivitäten zu begrenzen, beispielsweise erotische E-Mails zu schreiben (Cooper u. Griffin-Shelley 2002; Daneback, Cooper u. Månsson 2005).

Die im Internet am häufigsten gesuchte Sache sei Sex, meinen Freeman-Longo u. Blanchard (1998). Bernardo Huberman vom renommierten Palo-Alto-Forschungszentrum analysierte Zugriffe auf Internetseiten und fand: »Normale« Surfer klicken typischerweise ein- oder zweimal und verlassen dann die Seite. Nicht aber dann, wenn sie sich im XXX-Bereich befinden und immer tiefer in diese Welt eindringen, bis zu 200-mal auf der gleichen Seite klickend, wenn diese zu Hardcore weiterführt. Ropelato (2006) berichtet, dass sich 2005 nicht weniger als 4,2 Millionen Pornoseiten im Netz befanden und sich 25 % der Suchbefehle auf solche bezogen, obschon die meisten User angeben, nur selten nach Sex zu klicken – wenn überhaupt (Cooper et al. 1999).

In den letzten Jahren wurden zahlreiche Studien zu Internetsex durchgeführt (Cooper 2002; Griffithss 2004; Westerhoff 2008; Young 2008). In welcher Weise werden XXX-Seiten betrachtet? Vielfach geschieht dies zum Spaß und zur Erholung. Von einem Mann, Anfang dreißig, der sich um eine Therapie bemühte, hingegen so:

» Ich habe schon in jungen Jahren angefangen zu onanieren. Dabei habe ich mir Bilder von Frauen aus der Bravo ausgeschnitten … Seit … dem Internet fällt es mir sehr schwer, nicht auf Pornographe zurückzugreifen. Ich versuche seit zehn Jahren aufzuhören, ohne dass ich Erfolg damit habe … Oft sitze ich nachts Stunden vor dem Bildschirm und onaniere, während meine Frau neben mir schläft. Das führt so weit, dass ich immer öfter keine Lust habe mit ihr zu schlafen, und ich fühle, dass das Problem zunimmt. Eventuell kommt auch das Problem der frühzeitigen Ejakulation davon … Ich hoffe, dass Sie mir weiterhelfen können, denn ich leide unter meinem Zwang. (Düring 2008, S. 6) «

Cooper et al. (1999) schlagen vor, von Internetsexsucht zu sprechen, wenn pro Woche länger als elf Stunden Pornografie heruntergeladen oder über Luststeigerung etc. gechattet wird. Sie befragten mehrere tausend Personen, die zu zwanghaften Verhaltensweisen neigten, und unterteilten sie in vier Gruppen: nicht sexuell Zwanghafte (N = 7738), die gelegentlich Erotik zur Erholung anschauen; moderat sexuell Zwanghafte (N = 1007) (gemäß der Skala von Kalichman u. Rompa 2001); sehr Zwanghafte (N = 424); hypersexuell Zwanghafte (N = 96) (1 %). Letztere waren häufiger bi- (21 %) oder homosexuell (16 %), infolgedessen seltener verheiratet und häufiger Single mit vielen Partnern und zumeist ungeschützten Kontakten (vgl. Cooper, Delmonico u. Burg 2000).

Ist eher gefährdet, süchtig nach dem Internet zu werden, wer in diesem nach Kochrezepten sucht oder wer lieber Haut betrachtet? Meerkerk, Van den Eijnden u. Garretsen (2006) befragten 447 Erwachsene zu ihren Internetgewohnheiten, wofür sie eine Skala zu Internetsucht entwickelt hatten: »Wie oft finden Sie es schwierig, den Gebrauch des Internets zu beenden?«, »Wie oft vernachlässigen Sie Ihre täglichen Verpflichtungen (Arbeit, Schule, Familie), weil Sie lieber ins Internet gehen?« Am häufigsten werde das Internet für E-Mails, Informationssuche oder zielloses Surfen verwendet, am seltensten für Glücksspiele, Datings und Erotika. Ein Jahr später wiederholten sie die Befragung, wobei sie noch Angaben von 229 Personen erhielten. Mit Regressionsgleichungen berechneten sie, welche Präferenzen die zuverlässigsten Voraussagen auf Internetsucht ermöglichten. Signifikanz erreichten Computerspiele und Chatten, am stärksten jedoch die Sexseiten: Wer sich in solche einklinkt, ist am meisten gefährdet, vom Bildschirm nicht mehr wegzukommen. Dies ist umso ernster zu nehmen, als die von Cameron et al. (2004) befragten Jugendlichen, die im Netz gelegentlich sexuelles Material betrachten, meinen, dies habe keinerlei Auswirkungen auf ihre Sicht der Frauen, ihre Beziehungen und ihr Internetverhalten.

Fünf Stufen der Internetsexsucht beschreibt Young (2008). Eine solche beginne mit der (oft zufälligen) Entdeckung hüllenloser Bilder (1), die als positive Verstärker erlebt werden, was zu weiterem Experimentieren motivieren kann (2). Auf Stufe (3) ereignet sich die Eskalation, die in die unkontrollierte Zwangshaftigkeit führt (4) und in Hoffnungslosigkeit endet, getrübt von Schuld und Minderwertigkeit (5): »Ich verachte mich wegen meiner ekligen Internetgewohnheit« (Young 2008, S. 33).

Dosissteigerung, für Suchterkrankung charakteristisch, ist auch bei Internetsex nachgewiesen. In der Studie von Schneider (2000, S. 257) sagte ein 30-Jähriger:

» Je mehr ich in den letzten Jahren Pornos angeschaut habe, desto weniger empfindlich bin ich geworden. Nun brauche ich Dinge wie Analsex oder pinkelnde Frauen … Ich begann mit Softcore, der die Schönheit der weiblichen Gestalt zeigt, und jetzt bin ich total im Hardcore. «

Dosissteigerung geschieht auch in erotischen Chatrooms. Eine Gesprächspartnerin von Schneider (2000, S. 263) flirtete anfänglich, traf einige Männer, was sie aber leer zurückließ, bis sie in der Sadomaso-Szene landete und nicht mehr wegkam: »Rückblickend war mein Leben so völlig normal, geradlinig und völlig integer … Und jetzt habe ich eine Herrin …, die mir sagt: ‚Mach‘, und ich mache es.« Häufiger werdender Online-Sex korreliert mit mehr Offline-Partnern, die zumeist übers Netz gefunden werden, bei männlichen und weiblichen Usern (Daneback, Cooper u. Månsson 2005). Dokumentiert ist auch, dass Männer und Frauen, je häufiger sie sich in den XXX-Bereich einklicken, umso seltener Hautkontakte erleben, speziell mit ihren Partnern (Schneider 2000a).

Auch wenn Cooper et al. (1999) zum Schluss kommen, bei der Mehrheit der User verursache Internetsex keinerlei Probleme – süchtiges Herumsurfen kann schwerwiegende Folgen haben. Nicht immer sind sie so verheerend wie

bei einem Teilnehmer der Studie von Schneider (2000, S. 257):

» Anstatt meine Zeit bei der Familie zu verbringen, eilte ich heim, um mich an den Computer zu setzen … Bis nach Mitternacht … suchte ich nach Pornoseiten. Ich hatte keine Zeit mehr für Sex mit meiner Frau. Möglicherweise werde ich eingesperrt, weil ich Pornobilder an einen Minderjährigen schickte, der faktisch ein Polizeioffizier war. Ich verlor meinen Job. In den Zeitungen standen Artikel über mich, und ich war im Fernsehen. Ich verlor die Freunde. Meine Familie misstraut mir, einige wollen mich nie wieder sehen. «

Viele exzessive User leiden unter negativen Emotionen. Ein 45-Jähriger, zum Zeitpunkt der Befragung in Therapie, gestand (Schneider 2000, S. 259):

» Ich fühlte Schuld und Scham. Dies führte zu Isolation und Einsamkeit. Es war ein Teil meines Lebens, den ich mit meinem Partner nicht teilen konnte. Er trieb einen Keil zwischen uns. «

User können klinisch depressiv werden. Die Psychiater Stein et al. (2001) schildern den Fall eines Soziologen, den es seit seiner Jugend zu Pornografie zog, der sich aber schwer tat, in Sexshops zu stöbern, weil er gesehen werden könnte. Wie das Internet aufkam, begann er exzessiv XXX-Seiten zu besuchen und geriet trotz Fluoxetin in eine klinische Depression.

Verminderung der Arbeitsleistung ist eine weitere Folge. Ein 36-jähriger Gesprächspartner von Schneider (2000, S. 259): »Meine Arbeitsleistung liegt nicht einmal mehr bei 75 %, Durchschnittlich sitze ich pro Tag drei Stunden hinter geschlossenen Türen, surfe und masturbiere.« Ein 50-jähriger Ehemann: »Im Beruf verlor ich meine Produktivität. Vermasselte eine Beförderung. Meine Gefühle stumpften ab.« (Schneider 2000a).

Enorm belastend und zerrüttend kann Internetsexsucht für die (familiären) Beziehungen sein (Hertlein 2006). Wenig kann Ehefrauen beschämender aus allen Wolken fallen lassen als entdecken zu müssen, dass ihr Mann Stunde um Stunde von einem blonden Model zum anderen surft und sich dabei erleichtert. In einer einfühlsamen Studie befragte Schneider (2000a) 91 Frauen, deren Partner internetsexsüchtig waren. Die Entdeckung, der oft (verdrängter) Verdacht vorausging, schmerzte und demütigte. Sie fühlten sich betrogen, zurückgewiesen, mitunter zornig, vor allem minderwertig, weil sie niemals an die Attraktivität und sexuelle Raffinesse der Models herankommen könnten. Eine Gesprächspartnerin von Schneider (2002) gestand, sich stundenlang nackt im Spiegel betrachtet und sich quälend gefragt zu haben, warum ihr Mann sie nicht mehr begehrte. Internetpornografie des Partners kann ebenso verletzen wie außereheliche Affären, die gut ein Drittel der Sexsüchtigen auch eingegangen war. Eine Frau:

> Ich spürte, da war eine andere Frau oder etwas, das ihn ganz in Beschlag nahm. Ich spürte, wie er zwischen mir und diesem wählte, und dass dieses zumeist siegte … Und wenn er schließlich zu mir ins Bett kam und sagte, er sei zu müde, versuchte ich ihn anzumachen, und wenn das nichts nützte und er schlief, ging ich ins Wohnzimmer und schluchzte stundenlang. «

Etliche Frauen versuchten, etwa durch Dessous, ihren Mann von der Sucht abzulenken. Wieder andere empfanden Widerwillen, ja Ekel, wenn ihre Partner, nachdem sie lange am PC verbracht hatten, zu ihnen rutschten. Eine 34-Jährige: »Wo wir einst intim waren, wimmelt es in unserem Bett jetzt von unzähligen gesichtslosen Fremden« (Schneider 2002). Wenig verwunderlich, dass die Paarsexualität drastisch zurückgeht, zu mehr als der Hälfte bei den Internetsüchtigen, zu einem Drittel bei den Mitsüchtigen. Etliche Paare hatten sich seit Jahren nicht mehr geküsst. 23 % trennten sich aufgrund der Internetsexsucht,

ebenso viele erwogen dies, sofern die zwischenzeitlich aufgenommene Therapie (oft das 12-Stufen-Programm der Anonymen Sexsüchtigen) nicht erfolgreich sein sollte (Schneider 2000a).

Wenig kann für Kinder irritierender sein, als in das Zimmer des Papas zu treten, wenn dieser Hardcore betrachtet, oder wenn sie am PC auf nicht geschlossene Sexseiten stoßen. 25 % der Gesprächspartner von Schneider (2000a) berichteten davon. Auch wenn Kinder keine Pornografie sehen, wirkt Internetsexsucht negativ auf sie: Weil die Partner für sie weniger Zeit haben, weniger Emotionalität aufbringen und weil sie Augenzeugen von Konflikten werden können – davon abgesehen, dass sie familiäre (Miss-)Atmosphäre sensibel registrieren.

Zumeist sind es Angehörige, die Internetsexsüchtige zur Therapie drängen. Betroffene Frauen schilderten Schneider (2002), wie sie damit vielfach abgewiesen wurden: »Was ist denn dabei, ich betrüge dich doch nicht!«, »Alle Männer schauen sich solche Bilder an, du bist einfach zu verklemmt.« Heilung von dieser Sucht werde erst möglich, wenn Männer, wie andere Suchtkranke auch, zugeben, schwächer zu sein als das Verlangen.

Die Folgen von Internetsex sind nicht immer nur negativ. Usern gelingt es auch, online zu ihrer sexuellen Identität zu finden. Eine 51-jährige Mormonin fantasierte seit ihrer Jugend, von einem Mann beherrscht zu werden (Young 2008, S. 23). In ihrer streng religiösen Lebenswelt war es unmöglich, dies auszuleben, bis sie im Netz die Sadomaso-Szene entdeckte, für sie so »lustvoll bis zum Schreien … Das erste Mal konnte ich ausleben, was ich zuvor immer unterdrücken musste.«

8.2.5 Zur Ätiologie von Sexsucht

Wie kommt es, dass Männer, seltener auch Frauen, stets an das Eine denken? Liegen hormonelle oder neuropsychologische Beeinträchtigungen vor? Oder sind Traumas in der Kindheit verantwortlich, der Onkel, der unter den Rock langte? Oder sind – so die traditionelle kirchliche Sicht – Wollüstlinge willensschwach, weil sie sich dem Müßiggang hingeben und nicht glauben wollen, »dass die fleischlichen Lüste die Verblendeten zur Hölle führen« (Goffine 1921, S. 272)?

Ein genuin psychologischer, aber selten gewählter Zugang besteht darin, subjektive Theorien von Sexsüchtigen zu rekonstruieren. Dies leisteten Parsons et al. (2008), indem sie 180 bi- und homosexuelle Männer, die sich als sexsüchtig outeten und durchschnittlich 12 Stunden die Woche im Internet sexuell aktiv waren, darüber interviewten und fragten, wie es dazu gekommen sei. Die Psychologen unterschieden intrinsische und extrinsische Motive. Charakteristisch für Erstere ist, Sexsucht biologisch-genetisch zu erklären: »Ich weiß nicht, wie das passierte, vielleicht genetisch. Ich weiß, mein Vater betrog meine Mutter, und mein Großvater meine Großmutter«. Wieder andere seien sexuell so aktiv, um aus negativen Affekten herauszukommen: »Sex bewirkt, dass ich meine Einsamkeit und mein niedriges Selbstwertgefühl vergesse.« Einige begründeten ihre Exzesse damit, Erleichterung zu finden: »Einige gehen aus und genehmigen sich einen Drink oder einen Joint. Für mich ist Sex die große Entspannung.« (Parsons et al. 2008, S. 822).

Zu den extrinsischen Erklärungen gehört: Single sein und in einer Großstadt leben, wo viele Partner verfügbar sind, sodann Kindheitserfahrungen, speziell Missbrauch: »Mein Cousin hatte Sex mit mir, wie ich acht war. Das war nicht recht, ich lernte die Welt des Sex vor dem angemessenen Alter kennen. So entwickelte ich ein permanentes Verhaltensmuster, das ich nicht unter Kontrolle habe.« – dieser Zusammenhang ist gut gesichert (Cheasty, Clare u. Collins 1998; Gladstone et al. 2004). Auch werden die Eltern verantwortlich gemacht: Wenn sie keine sicheren Bindungen ermöglichten, was auch das Auftreten von depressiven Verstimmungen – oft Begleiter zwanghafter Sexualität – begünstigt.

Solche subjektiven Sichtweisen stimmen mit wissenschaftlichen Ergebnissen weitgehend überein. Wie jegliches menschliches Verhalten, ist auch Sexsucht gemäß einem biopsychosozialen Modell zu erklären, d. h. multifaktoriell bedingt, wobei folgende Komponenten in Rechnung zu stellen sind: als Kind sexuell missbraucht worden zu sein sowie neurologisch-hormonelle Schädigungen.

Viele Sexsüchtige waren als Kinder oder Jugendliche Opfer von sexuellem Missbrauch. Carnes (1987) ermittelte: Weibliche Sexsüchtige wurden zu 56 % unpassend umarmt und geküsst, mit 58 % wurde »gespielt«, mehr als ein Drittel zu oralem Sex gezwungen. Bei den Männern ist die Quote geringer, aber gleichwohl beträchtlich: 43 % wurden zu sexuellen Spielen genötigt, jeder vierte zu Küssen und oralem Sex. In der Stichprobe (N = 142) von Schneider, Burton u. Schneider (1996) gaben die in Therapie befindlichen Männer zu 52 % an, sexuell missbraucht worden zu sein, die Frauen zu 39 %. Die Folgen sexueller Gewalt sind traumatisch (Brinkmann u. Hoffmann 2003), ganz besonders im Kindesalter (Daniel u. Tonn 2008).

Nymphomanisches Verhalten kann Vergeltung für Missbrauch sein. In dem Maße, in dem sie damals ohnmächtig waren und gedemütigt wurden, würden sexsüchtige Frauen Rache ausüben (Kasl 1989). Eine Patientin von Ferree (2001, S. 294 f.), als 14-Jährige vergewaltigt, kommentierte ihr promiskuöses Verhalten: »Ich liege wie eine Schlange im Gras und spähe nach Opfern.« Über Männer, die ihr verfielen, wollte sie Macht ausüben und sie quälen, indem sie sich ihnen versagte. Dass zwanghafter Sex durch (früh-) kindliche Traumata, speziell Missbrauch verursacht ist, nehmen auch Rickards u. Laaser (1999) an. Sie konstatierten bei ihren Patientinnen auch eine Häufung von Borderline-Störungen, denen ebenfalls Traumatisierung vorauszugehen pflegt. Einprägsam ist die Fallstudie zu Elle, 30 Jahre alt, die vom Großvater missbraucht worden war. Nach einer kurzen unglücklichen Ehe begann sie in einem Nachtklub zu tanzen und genoss die begehrlichen Blicke der Männer. Affären – auch mit Frauen – beendete sie dann, wenn dies die Partner am meisten verletzte, was sie aber nicht davor bewahrte, selber an innerer Leere und an Depressionen zu leiden.

Eine weitere Erklärung von Sexsucht bezieht sich auf das Konstrukt »Sensationssuche« von Zuckerman (1994), wie sie den Menschen, als stabile Persönlichkeitseigenschaft, unterschiedlich stark angeboren sei. Ist sie ausgeprägt, ist nicht nur die Bereitschaft höher, im Sport, beim Autofahren, Bunjee-Jumping, Glücksspiel etc. an die Grenzen zu gehen, sondern auch in der Sexualität, sowohl hinsichtlich der Häufigkeit und der Intensität als auch der Risikobereitschaft, wenn eine kitzelnde Affäre für wichtiger gehalten wird als die Befürchtung, sich mit Krankheiten, speziell Aids zu infizieren (Zuckerman u. Kuhlman 2000). Dennoch: Sexsucht als Sensationssuche zu erklären, ist insofern problematisch, als der Nervenkitzel vor neuen Herausforderungen zumeist als lustvoll empfunden wird, wirkliche Sexsucht jedoch als beschämende Pein.

Sexsucht kann physiologische Ursachen haben (Review: Chughtai 2010). Phineas Gage (1823–1860) war ein freundlicher und ausgeglichener Eisenbahnarbeiter, bis ihm bei einer Explosion eine Eisenstange das linke Auge und Teile des Präfrontalkortex zerriss (Damasio 1994). Er überlebte, aber sein Verhalten änderte sich radikal, er wurde launenhaft und unberechenbar, auch sexuell. Er führte sich exhibitionistisch auf, ungezügelt, animalisch. Beeinträchtigungen im Frontalhirn, speziell im orbitofronalen Kortex (Sitz des Willens), können Hypersexualität nach sich ziehen.

Markowitsch u. Siefer (2007) schildern in ihrem Buch »Tatort Gehirn« den Fall von John. Der fürsorgliche Familienvater konnte plötzlich der Versuchung nicht widerstehen, sich auf Internetseiten mit Kinderporno einzuklinken,

und näherte sich seiner minderjährigen Stieftochter. Nachdem ihn seine Frau angezeigt und er den Haushalt verlassen hatte, unterzog er sich einer Therapie, die ihn von seinen pädophilen Zwängen nicht heilte. Bei einer medizinischen Untersuchung wegen starker Kopfschmerzen und Gleichgewichtsstörungen wurde festgestellt, dass sich vom Stirnhirn bis zum Scheitel ein Tumor ausbreitete. Er konnte chirurgisch entfernt werden, worauf John zu seiner Familie zurückkehrte, ohne das Stiefkind wieder zu bedrängen. Solche Schicksale werfen fundamentale Fragen auf. Wie frei sind Menschen? Und dürfen sie zur Rechenschaft gezogen werden, wenn sie nicht anders können, auch sexuell? Schmidt-Salomon (2009) plädiert aufgrund solcher Fälle für weniger Moral, weil wir bessere Menschen seien, wenn wir zu unserer Biologie stehen. John ist kein Einzelfall. Im Herbst 2006 berichteten britische Zeitungen von Stephan Tume, der bei einem Arbeitsunfall über dem linken Auge so verletzt wurde, dass der dahinterliegende Präfrontalkortex in Mitleidschaft gezogen wurde. Er verklagte seinen Arbeitgeber – erfolgreich –, weil er danach seine Sexualität nicht mehr im Griff hatte, Pornos in sich aufsog und wie ein Tier über seine Frau herfiel, die sich scheiden ließ.

Nebst Gehirnläsionen können zahlreiche andere Krankheiten exaltierte Sexualität auslösen. Unter anderem Demenzerkrankungen, wenn der Sexualakt nur wenig befriedigt und stets zu einem neuen gedrängt wird – auch deshalb, weil der vorausgegangene schon vergessen ist (Robinson 2003). Sodann das Klüver-Bucy-Syndrom – erstmals 1937 beschrieben –, eine bilaterale Temporallappenläsion unter Einbezug der Amygdala. Patienten verlieren das Angstempfinden (Amygdala), sind kaum fähig zu Empathie und dazu gezwungen, Gegenstände mit dem Mund zu erkunden (optische Agnosie), aber auch ihren sexuellen Impulsen ungehemmt zu folgen (Hayman et al. 1998). Auch wenn Menschen vom Kleine-Levin-Syndrom befallen werden und tagelang schlafen, kann, in den kurzen Wachpausen, ungehemmte Hypersexualität auftreten, sei es Masturbation oder aufdringlichste Anmache (Chughtai 2010). Wenngleich selten, kann auch bei Multipler Sklerose die Libido, bedingt durch Störungen im Präfrontalkortex, episodisch dermaßen gesteigert sein, dass ihr kaum zu widerstehen ist (Gondim u. Thomas 2001). Manische Personen, die aufgrund neurochemischer Ungleichgewichte im Gehirn in die Euphorie entschweben, verlieren Kontrolle, oft auch über ihre Sexualität, wähnen sich unwiderstehlich und äußern sich extrem obszön, gelegentlich schon in ausgehender Kindheit und Jugend (Geller et al. 2002). Wenn Menschen zu zittern beginnen und bei ihnen Parkinson diagnostiziert wird, müssen sie Dopaminpräparate zu sich nehmen, die nicht nur die sexuelle Appetenz steigern, sondern auch paraphilisches Verhalten auslösen können. Berger et al. (2003) schildern, wie ein Patient in einer hochdosierten Therapie mit Ropinirol exhibitionistische Ausbrüche hatte, und wie sich ein anderer, bisher unbescholten, an Jungen heranmachte. Wenn Menschen sich hypersexuell zu betätigen beginnen, sind also auch medizinische Abklärungen angezeigt.

8.3 Sadomasochismus: Das Ende der Pathologisierung

Gelegentlich muss die Feuerwehr ausrücken, um eine Person aus den Handschellen zu befreien, die vor dem Liebesspiel angelegt wurden. Frisch Verliebte zeigen oft stolz die Knutschflecken am Hals. In der Lust tendieren viele dazu, dem Partner Schmerzen zuzufügen, ins Ohrläppchen zu beißen (gemäß dem Kinseyreport 50 % der Amerikaner), auf den Po zu schlagen, Wachs auf den Bauch tropfen zu lassen sowie dazu, solches auch zu erleiden. Seit der bahnbrechenden »Psychopathia sexualis« von Krafft-Ebing (1912, S. 47) ist von »Sadismus« die Rede, abgeleitet vom französischen Schriftsteller Marquis de Sade (1740–1814), der, ein Drittel seines Lebens

eingekerkert, in seinen Romane beschrieb, wie die Wollüstlinge erst ergießen konnten, wenn sie Grausamkeiten gesehen hatten. Aber auch von »Masochismus«, in Anlehnung an den Schriftsteller Leopold von Sacher-Masoch (1836–1895), der im Roman »Venus im Pelz« erzählt, wie ein Mann sich quälen ließ – und daraus Lust bezog. Da »ein Sadist … immer auch gleichzeitig ein Masochist (ist)« (Freud 1972, S. 69) und viele Sadomasochisten abwechselnd beide Neigungen verspüren (Hoyer 2008), ist, erstmals beim Psychoanalytiker Isidor Sager im Jahre 1913 (aus Tiedemann 2008, S. 13), von »Sadomasochismus« (SM) die Rede (Hill, Briken u. Berner 2008; Kleinplatz 2007; Moser 1988).

Wie viele Männer und Frauen mögen SM? Durchgeführt wurden zum einen repräsentative Erhebungen, zum anderen solche in der SM-Szene (Überblick: Passig 2008). Die empirischen Angaben schwanken. In einem australischen Sample (N = 19307) gaben 2 % der Männer an, sich im letzten Jahr sadomasochistisch betätigt zu haben, die Frauen zu 1,4 %, bei gleichgeschlechtlicher Neigung häufiger (aus Passig 2008, S. 97). Von den 1750 Collegestudenten, die Elliott u. Brantley (1997) befragten, standen mehr zu regelmäßigen sadomasochistische Fantasien (um die 10 %); ausgelebt werden sie von 6 %, von lesbischen Frauen und homosexuellen Männern häufiger (Hill 2008). In einer als repräsentativ behaupteten Studie fand die Hamburger Sexualforscherin Brokmann (1996) einen engen Zusammenhang zwischen Machtstreben und sadomasochistischer Neigung: 8 % der Männer in der höchsten Machtgruppe werden durch SM-Zubehör wie Peitschen und Krokodilsklammern etc. angeregt, aber nur 1 % in der mittleren bzw. geringsten Machtgruppe. Bei Frauen ließ sich kein solcher Zusammenhang feststellen, möglicherweise weil sie eher zu devoten Praktiken neigen (Wawrzyniak 2009; Levitt, Moser u. Jamison (1994).

Verständlicherweise höher sind die Quoten von SM-Praktizierenden, wenn sie über einschlägige Magazine oder Internetseiten rekrutiert werden. Das SM-Onlinemagazin »Zart und hart« befragte mehr als 13.000 Personen. 20 % gaben keine SM-Erfahrungen an, 48 % geringe, 32 % ausgeprägte und regelmäßige, die Frauen häufiger devote, die Männer dominante (aus Passig 2008, S. 94). Daschek u. Konrad (2004) interviewten online 1129 SM-Sympathisanten und fanden: 73 % konnten sich nicht vorstellen, langfristig ohne heiße Wachstropfen, Fesseln etc. zu leben.

Mehrere Studien erfragten die Prävalenz konkreter SM-Praktiken. Die von Moser u. Levitt (1987) Befragten (N = 215) praktizierten am häufigsten Spanking (Prügel), gefolgt von Fesselspielen, sei es mit Handschellen, Stricken oder Mundknebeln, sodann oralen und analen Sex. Häufig seien auch Rollenspiele, speziell Herr/ Herrin–Sklave. Zu den selteneren Praktiken gehören schmerzhafte Torturen wie Piercing, die Haut verbrennen, Elektroschocks oder die Drosselung der Sauerstoffzufuhr (Hypoxyphilia).

Alison et al. (2001) versuchten in den mannigfaltigen SM-Praktiken eine Struktur zu entdecken, indem sie die »Smallest Space Analyse«, ein der Clusteranalyse nahestehendes Verfahren, auf die Angaben von 184 Sadomasochisten bezogen. Es ergaben sich vier Muster:

1. Hypermaskulinität, konkret u. a.: Rimming (orale Stimulation des Anus) (78 %), Dildo (70 %), Penis umschnüren (68 %);
2. Zufügen von Schmerzen: Wäscheklammern (68 %), Schlagen auf das Gesäß (64 %);
3. Demütigung: Auspeitschen (82 %), verbale Verhöhnung (70 %);
4. physische Restriktion: Fesseln (88 %), Handschellen (73 %), Ketten (71 %).

Frauen engagierten sich stärker in Demütigung, aktiv und passiv, Männer erzielten höhere Werte bei Hypermaskulinität, umso mehr, wenn sie homosexuell waren. Santtila et al. (2002) sind überzeugt, dass es – wie bei normaler Sexualität, die mit Küssen beginnt, im Koitus kulminiert

– auch im Sadomasochismus Skripten gibt, die zu immer schmerzhafteren/lustvolleren Formen hinführen. Die 10 %, die schließlich mit Kathedern operierten, hatten zuvor alle mit Dildos experimentiert.

Ist ein Mann psychisch gestört, der erregt wird, wenn er nackt auf allen Vieren umherkriecht, die Partnerin mit Gerte auf seinem Rücken? Das ICD-10 (F 65.5) spricht von »Störung der Sexualpräferenz«, das DSM-VI (2001, S. 599 f.) von »Paraphilie«. Nicht pathologisch ist Sadomasochismus, wenn er in beiderseitigem Einverständnis geschieht bzw. »inklinierend« ist (Fiedler 2004, S. 249) und die »Heilige Dreifaltigkeit in der Ethik des Sadomasochismus« gewahrt bleibt: »safe (gesundheitlich unbedenklich), sane (mit gesundem Menschenverstand), consensual (einvernehmlich)« (Hoffmann 2003). Das »Herzstück« von einvernehmlichem Sadomasochismus sei nicht Gewalt, sondern Zusammenarbeit – und Lust (Apostolides 1999). Gemäß der Online-Untersuchung der SM-Informationsseite Datenschlag (N = 2000) gaben nur 9 % an, von ihrer sadomasochistischen Veranlagung belastet zu sein, knapp 90 % finden Praktiken wie Fesseln, Face-Sitting etc. befriedigender als normalen Sex, in der Szene »Vanille« genannt. In einer klinischen Studie zeigten Sagarin et al. (2008), dass bei sadomasochistischen Paaren hernach der Level des Stresshormons Cortisol niedriger war und bei den Frauen der Testosteron-Spiegel anstieg. Auch schätzten Männer und Frauen ihre intime Verbundenheit als enger ein.

Ätiologie: Als sich Ende des 19. Jahrhunderts die wissenschaftliche Psychologie etablierte, wurden Sadismus und Masochismus pathologisiert, von Krafft-Ebing (1912, S. 47) als »Degeneration«, von Freud (1969, S. 537) als »Perversionen«. Seine Sicht dieser »recht rätselhaften Phänomene« änderte er mehrmals. In den »Abhandlungen zur Sexualtheorie« erklärte er sie als Fixierung auf die polymorph-perverse prägenitale Sexualität (Freud 1972), die durch die Beobachtung des Koitus der Eltern, der als Misshandlung gedeutet werde, sowie durch Züchtigung begünstigt werde (Freud 1973, S. 247). In den »Vorlesungen zur Einführung in die Psychoanalyse« brachte er Sadismus, der zur Männlichkeit »eine intimere Beziehung unterhält«, und den bei Frauen angeblich häufigeren Masochismus mit dem Todestrieb in Verbindung, der sich mit dem Eros vermische (Freud 1969, S. 537).

Auch jüngere psychoanalytische Publikationen erklären Sadismus mit frühkindlichen Beeinträchtigungen. Schorsch u. Becker (2000) vermuten Frustrationen im Ausgang der oralen Phase, worauf das Kind seine schlechte Befindlichkeit auf die Mutter projiziere, wodurch diese zum Objekt aggressiver Regungen werde. Masochismus hingegen sei eine kastrationsähnliche Handlung, die reale Kastration verhindern soll. Stoller (1991), Feldforscher in der SM-Szene, vermutet, Sadomasochismus werde durch Kindheitstraumata ausgelöst: Männer und Frauen, die ihren Partnern mit Nadeln sachte in die Haut stechen, würden zum einen die Kontrolle genießen, die sie als kindliches Opfer nicht hatten, zum anderen sich unbewusst am früheren Demütiger rächen. Auch Becker (1997) vermutet prädipale Wurzeln: Bestrafungsängste (Kastration) sowie (verdrängte) Bestrafungswünsche nach der Entdeckung der Urszene an den Eltern. Objekt- und Bindungstheoretiker postulieren ebenfalls, Sadismus und Masochismus seien frühkindlichen Ursprungs, so Morgenthaler (1987), der diese sexuellen Vorlieben auf eine unbefriedigende Mutter-Kind-Beziehung bzw. eine unsichere Bindung zurückführte.

Ob die gängigen psychodynamischen Erklärungen von Sadomasochismus zutreffen, untersuchten Witte, Poser u. Strohmeier (2007), indem sie in der SM-Szene Männer und Frauen rekrutierten, die einen umfangreichen Fragebogen (Sexualpraktiken, erinnerter Bindungs- und Erziehungsstil etc.) ausfüllten. Entgegen den Erwartungen fanden sie: Sowohl Sadomasochisten als auch die Kontrollgruppe erinnerten sich an genau gleich viel emotionale Wärme seitens Vater und Mutter. Sie wurden ebenso selten bestraft bzw. kontrolliert. Auch bezüglich der traumatischen Kindheitserlebnisse (Misshandlung, Scheidung) ergaben sich keine signifikanten Differenzen. Anders hingegen bei der Zufriedenheit mit der Sexualität: Diese ist bei den Sadomasochisten höher: wegen stärkerer Hingabe und häufigerem Reden über Sex. Zudem konstatierten die Sozialpsychologen bei den Sadomasochisten höhere Werte bei »Sensationssuche« (Zuckerman 1994), speziell bei den Subskalen »Enthemmung« und »Suche nach neuen Erfahrungen«. Anders als erwartet sind Sadomasochisten mehrheitlich sicher gebunden.

Dieses Ergebnis replizierte Wawrzyniak (2009) an 1627 Personen, von denen 17 % als sadistisch diagnostiziert wurden (davon 81 % männlich), 31 % sind Masochisten (77 % weiblich), 22 % Switcher, bald sadistisch, bald masochistisch, und 30 % »Vanillas«, die normalen Sex praktizieren. Sadomasochisten streben stärker nach neuen Sensationen. Als Heranwachsende waren sie geringfügig häufiger ängstlich-ambivalent bzw. vermeidend gebunden wie Vanillas, aber ebenso gewissenhaft bzw. ebenso wenig neurotisch.

Insgesamt ist festzuhalten: Inklinierender Sadomasochismus ist keine Todsünde und nicht pathologisch, was freilich nicht ausschließt, dass er sich zur Sucht steigern kann. Männer und Frauen, die sich zur Lustgewinnung fesseln, beißen oder schlagen, sind nicht zwingend »egozentrisch und einsam« (Rathbone 2008, S. 156). Im Gegenteil: Eine Studie mit 156 Finnen aus der SM-Szene, die höher gebildet waren als die Durchschnittsbevölkerung (was auch Alison et al. 2001 in ihrem SM-Sample fanden), zeigte, dass sie sich danach mehrheitlich als glücklich einstuften. Gut 80 % fühlten sich sicher, mehr als die Hälfte war stolz, nicht einmal jeder Zehnte beschämt oder voller Skrupel (Sandnabba, Santtila u. Nordling 1999). Einvernehmlicher Sadomasochismus kann Zufriedenheit mit der Sexualität erhöhen, die dem generellen Wohlbefinden förderlich ist, psychisch wie physisch. Anders verhält es sich, wenn ein Mann die Partnerin schlägt, nachdem diese »Nein« gefleht hat.

8.4   Wenn Wollust kriminell wird

Sexsucht nimmt, wie in Abschnitt 8.2 dargelegt, einen progressiven Verlauf. Zwar werden nicht alle Sexsüchtigen getrieben, sich an Kindern zu vergreifen oder Frauen mit vorgehaltenem Messer zu zwingen, sich hinzugeben. Aber unter den Sexualstraftätern schätzt die US-Nationale Vereinigung für sexuelle Sucht und Zwanghaftigkeit (NCSAC 2000) einen Anteil von 50 % Sexsüchtigen. Im Folgenden wird zunächst auf den im DSM-IV (2001, S. 600 f.) kurz erörterten sexuellen Sadismus eingegangen, der Frauen, oft auch Kindern und gelegentlich Männern Verletzungen zufügt (▶ Abschn. 8.4.1), schlimmstenfalls den Tod, wenn Wollust nur befriedigt werden kann, wenn andere verbluten oder ersticken (▶ Abschn. 8.4.2).

8.4.1 Sadismus und Missbrauch

Sexueller Sadismus wurde erstmals von Krafft-Ebing (1912) beschrieben und an erschütternden Fällen konkretisiert, so bei einem Epileptiker, der während des Koitus seiner Partnerin die Nase abbiss (ebd., S. 71). Oder bei einem Neurastheniker, der seinen Opfern mit einer Rasierklinge in die Schamlippen schnitt und nur so zum Orgasmus kam (ebd., S. 88). DSM-IV (2001, S. 600 f.) definiert »sexuellen Sadismus« als über sechs Monate anhaltende »dranghafte Bedürfnisse oder Verhaltensweisen, welche reale … Handlungen beinhalten, in denen das psychische oder physische Leiden das Opfers für die Person sexuell erregend ist« (Marshall u. Kennedy 2003). Wirklicher (»perikulärer«) sexueller Sadismus (Fiedler 2004, S. 269 f.) liegt vor, wenn

solche Taten aufgezwungen werden; er ist Gewalt und Missbrauch von Macht.

Die menschliche Fantasie kennt keine Grenzen für Handlungen, die den Opfern Qualen bereiten, den Tätern Lust. Man lese »Die 120 Tage von Sodom« von De Sade (2006): Anfänglich genügen Erzählungen von ungewollten Entjungferungen, um die Wollüstlinge zum Ergießen zu bringen; gegen Ende müssen Frauen von wilden Tieren zerrissen werden. Zu den schwerwiegenden Formen des sexuellen Sadismus rechnet der Forensische Psychiater Hucker (2004) »massives Schlagen, Folter, Verbrennen und Schneiden, Stechen in die Brüste oder Pobacken, Vergewaltigung, Vampirismus, Lustmord, Nekrophilie«.

Vergewaltigung gilt als Inbegriff von sexuellem Sadismus. Gemäß Bundeskriminalamt werden von 100.000 Einwohnern jährlich 9,1 Personen vergewaltigt (Statista 2009). Die Dunkelziffer ist höher, gemäß Schätzungen bis um das Zwanzigfache; mehr als 70 % würden, zumeist aus Scham, nicht zur Anzeige gebracht (Kilpatrick et al. 1992). Gemäß Daten der UNIFEM (2007) wird jede fünfte Frau im Verlaufe ihres Lebens vergewaltigt. Übergriffe in Ehen sind nicht mitgezählt; in Bangladesh, Peru, Tanzania und Äthiopien erleidet Letzteres jede zweite Frau. Vergewaltigung, ein transkulturelles Faktum, wurde vielfältig untersucht: evolutionspsychologisch (McKibbin et al. 2008), kognitionspsychologisch (Langton u. Marshall 2001) sowie differentialpsychologisch: Typen von Vergewaltigern (Knight u. Prentky 1990), psycho-physiologisch, speziell phallometrische Studien, in denen der Blutfluss im Penis gemessen wird, während die Probanden unterschiedliche Stimuli betrachten (Fiedler 2004, S. 192 f.), der Effekt von Medien, speziell Pornografie (Kingston et al. 2008).

Das Ergebnis: *Den* typischen Vergewaltiger gibt es nicht, vielmehr besteht enorme Heterogenität (Langton u. Marshall 2001). Und: Keineswegs jede Vergewaltigung ist sadistisch motiviert, als Lustgewinn aus der Pein des Opfers. Darke (1990) zeigte, dass 60 % der von ihm untersuchten Vergewaltiger ihre Opfer demü-tigen wollten. Entsprechend fühlen sich Opfer vor allem erniedrigt (Marshall u. Kennedy 2003, S. 8). Oft zitiert (Fiedler 2004, S. 343 f.) wird die von Knight u. Prentky (1990) entwickelte Typo-logie von Vergewaltigern (N = 300).

1. Opportunistische Typen planen einen Übergriff nicht von langer Hand, sondern begehen ihn, wenn sich dazu eine Gelegen-heit bietet, etwa wenn sie in der Tiefgarage auf eine einsame Frau treffen (Anteil: 23 %). Solche Vergewaltiger verfügen über geringe Empathie (Marshall et al. 1995), sind aber ansonsten kognitiv wenig beeinträchtigt (Langton u. Marshall 2001, S. 506).
2. Aufbrausende Typen vergewaltigen Frauen aufgrund von Wut und Ärger über »Gott und die Welt«, erleben aber kaum Lust und Befriedigung (11 %).
3. Sexuell motivierte Typen werden durch starke sexuelle Fantasien zum Übergriff ge-trieben, was zumeist minutiös geplant wird, sei es, um sich selber zu befriedigen (nicht sadistisch) (25 %), sei es, um das Opfer zu quälen (sadistisch) (8 %). Solche Täter nei-gen am ehesten zum Töten (▶ Abschn. 8.4.2).
4. Nachtragende, rachsüchtige Typen wollen die Opfer demütigen, erniedrigen, ihren Willen brechen, ihre Würde nehmen (32 %). Während dem Krieg in Ex-Jugoslawien wur-den 50.000 Bosnierinnen systematisch ver-gewaltigt.

Vergewaltigung ist nicht der Inbegriff von se-xuellem Sadismus und Wollust, die wie in einem Dampfkessel überhitzt und sich entladen muss. Obschon drei Viertel der Westdeutschen von dieser »Theorie« überzeugt sind, hält sie Go-denzi (1989, S. 30) für einen Mythos. Ebenso die »Theorie«, Frauen wünschten sich insgeheim, hart genommen zu werden. Allerdings sag-ten Vergewaltiger, von Alexis u. Bartholomew (2008) behutsam befragt, ihre Opfer hätten sie mit aufreizender Kleidung angemacht. In einer

älteren Studie rechtfertigten sich Vergewaltiger damit, das Opfer, oft zur Schlampe abgewertet, habe, speziell durch ihr Outfit, die Tat provoziert (Scully u. Marolla 1984). Konsistenztheoretisch sind solche Attributionen verständlich, für die Opfer zynisch.

8.4.2 Wollust mit Kindern

Ebenso wenig wie *den* Vergewaltiger gibt es *den* Kinderschänder. Sexueller Kindesmissbrauch wird zu Recht schärfstens missbilligt und wurde in den letzten Jahren psychologisch intensiver untersucht, nachdem er, zumeist im Schoße der Familie begangen, lange tabuisiert war (Reviews: Deegener 2005; Rind, Tromovitch u. Bauserman 2003; Terry u. Tallon 2008), am doppelbödigsten in der Kirche (Bucher 2010).

Die Angaben, wie viele Kinder unzüchtig berührt werden, schwanken enorm. Kutchinsky (1992) witterte Panikmache und behauptete eine Prävalenz von 1–2 %. In der Tat zeigte eine Befra-gung von 9000 Finninnen, dass 0,2 % von ihren Vätern zu inzestuösen Handlungen gezwungen wurden, Mädchen bei Stiefvätern zwanzigmal häufiger (3,7 %) (Sariola u. Utuela 1996), was für die These des Evolutionspsychologen Buss (2004, S. 199 f.) spricht, genetische Nähe schüt-ze am besten vor sexuellen Übergriffen. Andere Autoren (Shakeshaft 2004) behaupten Prävalen-zen bis zu 40 %. Diese Differenzen ergaben sich aus unterschiedlichen Konkretisierungen. Wenn Missbrauch diagnostiziert wird, »wenn der Vater sich vor seiner Tochter oder seinem Sohn nackt zeigt« (Brockhaus u. Kolshorn 1993, S. 30), ist die Prävalenz höher als wenn § 176 des Deutschen Strafgesetzbuches angelegt wird: Wenn sexuelle Handlungen mit oder vor noch nicht 14 Jahre al-ten Kindern begangen, sie zu solchen angestiftet oder ihnen pornografische Materialien gezeigt werden. Die präzise Erfassung der Häufigkeit von Missbrauch wird zusätzlich erschwert, weil Heranwachsende mitunter Jahre brauchen, um davon erzählen zu können. Eindrücklich ist die Studie von Roessler u. Weissmann-Wind (1994): Von 228 Missbrauchsopfern, deren Martyrium im Schnitt im sechsten Lebensjahr begann, offenbarte dies nur ein Drittel vor dem 18. Lebensjahr. Zu rechnen ist auch mit verzerrter Erinnerung, wenn nicht sogar Dissoziation und Amnesie aufgrund von Verdrängung (Chu et al. 1999).

Gemäß einer US-weiten Befragung wurden 27 % der Frauen als Kind missbraucht, Männer mit 16 % seltener (Finkelhor et al. 1990). Mac-Milton et al. (1997) behaupten repräsentativ 13 % weibliche und 4 % männliche Missbrauchsopfer. Brockhaus u. Kolshorn (1993, S. 53) hingegen vermuten, 40 % der Mädchen würden sexuell angegriffen, bevor sie volljährig sind. In ihrer Metaanalyse berichten Goldman u. Padayachi (2000), die Schätzungen schwankten bei den Mädchen zwischen 7 und 63 %, bei den Jungen zwischen 4 und 30 %. Das naheliegende Eingeständnis: Das faktische Ausmaß von sexuellem Kindesmissbrauch lässt sich nicht valide erfassen.

Sind es Psychopathen, schlimmstenfalls zänkischen Ehefrauen untertan, die sich an Kindern vergreifen? Eine Typologie der Täter sei im Hinblick auf Prognosen (Gefahr der Rückfälligkeit) sowie für angemessene Therapien notwendig (Terry u. Tallon 2008, S. 24; Schwartz 1995). Sexueller Kindesmissbrauch ist eine Männerdomäne. In einem Sample von 4402 Pädophilen fand Maletzky (1993) 0,4 % Frauen. Konsensuell scheint die Differenzierung zwischen Tätern, die entweder auf Kinder als Sexualobjekte fixiert sind, oder solchen, die regredieren. Fixierte, üblicherweise als »pädophil« bezeichnet (DSM-IV 2001, S. 598), bemerken ihre Neigungen zumeist in der Adoleszenz. Sie machen sich an fremde Kinder heran, denen sie hinsichtlich ihres psychosexuellen Entwicklungsstandes ähnlich sind, sodass sie kaum altersgleiche Beziehungen suchen (Holmes u. Holmes 2003). Sie bevorzugen gleichgeschlechtliche Kinder, deren Einwilligung sie mit Geschenken und Zuneigung suchen, dabei wähnend, ihnen Gutes zu tun und

zu ihrer Erziehung und (sexuellen) Entwicklung beizutragen.

Regredierte Täter hingegen vergreifen sich an Kindern, wenn sie gestresst sind – Arbeitslosigkeit, Ehekrise – und an niedrigem Selbstwert leiden und sich von Zärtlichkeiten mit – vielfach eigenen – Kindern, Mädchen häufiger, Trost erhoffen (Terry u. Tallon 2008, S. 24 f.). In Studien mit der penilen Plethysmografie schneiden sie ähnlich ab wie heterosexuelle Männer. Fixierte Täter hingegen zeigen beim Betrachten von sexuellen Handlungen mit Kindern stärkere Erregung (Fromberger u.a. 2007). Kindesmissbrauch ist »nicht notwendigerweise ausschließlich durch sexuelle Bedürfnisse motiviert« (Terry u. Tallon 2008, S. 24), sondern auch – speziell bei regredierten Tätern – durch emotionale.

Priester lernten aus der Bibel: Wer sich an den Kleinen vergreift, solle mit einem Mühlstein um den Hals im Meer versenkt werden (Mt 18,6). Geweihte Männer, die Kinder unsittlich berührten, sind jedoch weltweit in die Schlagzeilen geraten (Bucher 2010; Doyle 2008; Plante u. Daniels 2004). Eine der gründlichsten Statistiken präsentiert Terry (2008): Angaben von 4392 Priestern, die des Kindesmissbrauchs angeklagt wurden, und von mehr als 10.000 Opfern. Die meisten Täter waren zwischen 25 und 40 Jahre alt. Am häufigsten haben sie Kinder unsittlich berührt (57 %), sie entkleidet (27 %), oral stimuliert, aktiv und passiv (27 %). Die Opfer waren zu 90 % Jungen, knapp die Hälfte zwischen 11 und 14 Jahre alt. Am zweitgrößten ist die Quote der 15- bis 17-jährigen Opfer. Deren Täter werden als »Ephebophile« bezeichnet. Jeder sechste pädophile Priester litt an ernsthaften Alkoholproblemen. Kirchliche Missbrauchsopfer leiden zusätzlich an spiritueller Enttäuschung. Gott habe sie verlassen und vor den Händen und dem Mund seiner Diener nicht geschützt, was das ganze Leben verdunkeln kann (Fater u. Mullaney 2000).

Zieht man die Typologie »fixierter« oder »regredierender« Täter heran, fallen pädophile Kleriker überwiegend in die erste Kategorie. Sipe

(1992) dokumentiert, sie seien in ihrer psychosexuellen Entwicklung zurückgeblieben, auch bedingt durch entsprechende Sozialisation: Internate, nicht koedukativ, sodann Priesterseminar, in dem allenfalls ältere Putzfrauen und Köchinnen wirken. Auch Doyle (2003) zeigte, dass unter Priestern überdurchschnittlich viele emotional unterentwickelte Männer sind, nicht zuletzt aufgrund der in der Kirche und katholischen Volksfrömmigkeit oft praktizierten Infantilisierung (Bucher 1997).

Auch wenn propädophile Aktivisten wie Levine (2002) sexuelle Handlungen mit Kindern verharmlosen und solche als positiv für ihr sexuelles Lernen »würdigen« – die faktischen Folgen sind desaströs und nachhaltig, Kendall-Tackett, Williams u. Finkelhor (1993) zufolge bei mehr als zwei Dritteln (vgl. Mullen u. Fleming 1998). Früher sexueller Missbrauch kann zu ungünstigen Veränderungen im limbischen System führen (Teicher et al. 1993). Bulick, Prescott u. Kendler (2001) wiesen Zusammenhänge mit späteren psychischen Störungen und Suchterkrankungen nach, speziell Alkoholismus, was für die folgende Generation das Risiko erhöht, auch missbraucht zu werden (Widom u. Sturmhöfel 2002). Trinkende Väter werden eher zu Tätern, trinkende Mütter hingegen übersehen solches bzw. verhindern es nicht (Harter u. Taylor 2000).

Sexuell missbrauchte Kinder sind in ihrem Bindungsverhalten beeinträchtigt: misstrauisch, unsicher, ambivalent (Solomon u. George 1999). Häufiger entwickeln sie posttraumatische Stresssyndrome (Widom 1999). Eine der größten Studien führte Draijer (1990) durch: Von 1054 Frauen wurden 164 (15,6 %) missbraucht, am häufigsten von Familienangehörigen (Bruder, Onkel, dann Vater und Großvater). In diesen Familien waren die Mütter häufiger krank oder alkoholabhängig. 54 % der missbrauchten Töchter entwickelten als Erwachsene ernsthafte psychische Störungen, auch sexuelle. – Wollust kann in diesem Fall dazu führen, dass Lust nicht gelebt werden kann.

8.4.3 Lustmord

Lustmörder wie Jack the Ripper oder Jeffrey Dahmer, 1960 geboren, der 17 junge Männer tötete und Teile von ihnen verzehrte (Purcell u. Arrigo 2006, S. 67 ff.), rufen blankes Entsetzen hervor, üben aber auch insgeheime Faszination aus und sind »ein ästhetisches Sujet im 20. Jahrhundert« (Büsser 2000). Viele Lustmorde werden von Serienkillern begangen. Das FBI bezeichnet Täter als »Serienmörder«, wenn dieser mehr als drei Morde beging (Skrapec 2001). Bezüglich der Epidemiologie äußern Proulx, Cusson u. Beauregard (2007, S. 11) ihre Verwunderung über das enorme Interesse an sexuellen Serienmördern und der faktischen (geringen) Quote. In Kanada sind 4 % der Morde sexueller Art. In den USA kamen im Jahre 1995 auf 20.043 registrierte Morde 118 (0,58 %), die mit Sex in Zusammenhang standen; 99 % der Täter waren männlich.

Nicht jeder sexuelle Mord ist ein Lustmord (Holmes u. Holmes 2002), etwa wenn ein Vergewaltiger, um der Anzeige zu entgehen, sein Opfer buchstäblich mundtot macht. Als Lustmord wird ein Mord bezeichnet, wenn das Töten selber Vergnügen, ja höchste Lust bereitet und den Sexualakt ersetzt. Hirschfeld (1988, S. 353) schildert, wie der italienische Serienmörder Verceni seinen weiblichen Opfern, egal ob alt oder jung, hübsch oder hässlich, die Finger um den Hals drückte, was ihn erregte. Sobald er ejakuliert hatte, ließ er sie wieder los, »aber wenn sich die Ejakulation verzögerte, tötete er sein Opfer, um sie zu erreichen«. Hernach riss er ihnen die Eingeweide heraus und biss in die Waden, berührte aber nie die Genitalien. Aufläder Johann, der zwischen 1915 und 1920 fünf Frauen tötete, gab zu Protokoll: »Erst beim Stechen (des Messers in die Kehle, A.B.) steigert sich die Erregung, dabei kam der Samen« (aus Harbort 2003). Für Reich (2000, S. 120), im Klassiker »Funktionen des Orgasmus«, ist die Vorbedingung für Lustmord die »komplette Sperrung der Fähigkeit, auf natürliche Weise genitale Lust zu genießen«.

Wie kommt es, dass lustmordende Männer ihre Gene nur »weitergeben« können, wenn sie die potenzielle Mutter vernichten – in evolutionärer Perspektive buchstäbliche Perversion (Buss 2004)? Als sich Ende des 19. Jahrhunderts die akademische Psychologie etablierte, wurde der »geborene Verbrecher« wissenschaftlich untersucht. Der italienische Psychiater Cesare Lombroso hielt dafür, Menschen mit zusammengewachsenen Augenbrauen seien atavistisch und neigten zu Gewalt (dazu Strasser 2005). Der Topos des geborenen Verbrechers ist, unter dem Schlagwort »natural born killer«, wieder populär geworden, trifft aber nicht zu. Der Kriminalexperte Harbort (2002, S. 243) betont: »'Serienkiller' werden nicht geboren«.

Zur Psychogenese von sexuellen Serienmördern liegen aufschlussreiche Fallstudien vor. Shipley u. Arrigo (2004) rekonstruierten die von Aileen Wuornos, die um 1990 sieben Männer tötete; Bauer (1969) die von Jürgen Bartsch, der in den 1960er Jahren vier Jungen in einen Luftschutzstollen zerrte und zu Tode folterte. Purcell u. Arrigo (2006, S. 67 ff.) recherchierten zu Jeffrey Dahmer (1960–1994), der als »Monster von Milwaukee« traurige Berühmtheit erlangte und starb, indem er von einem Mithäftling erschlagen wurde. In instabile familiäre Verhältnisse geboren (Mutter oft in der Psychiatrie, Vater abwesend), sich nach der Geburt des fünf Jahre jüngeren Bruders vernachlässigt fühlend, entwickelte er früh Interesse an toten Insekten und verwesenden Tieren, die er sammelte und aushäutete. Als Jugendlicher war er scheu, bemerkte aber, dass ihn Gewalt erregte und er sich zu Männern hingezogen fühlte. Mit exzessivem Trinken verdrängte er dies. Aber die gewalttätigen Fantasien, unverzichtbare Antezedenzen wollüstiger Gewalt (Gray et al. 2003; Harbort 2003; Hickey 2005), wurden stärker und stärker und führten zunächst zu paraphilen Handlungen: Exhibitionismus und öffentliche Onanie. Als 18-Jähriger lockte er den um ein Jahr jüngeren Steven Hick in seine Wohnung, trank mit ihm Bier und schlug ihn mit einer Hantel bewusstlos, um die-

se auf seine Kehle zu drücken und ihn zu ersticken. Dies löste stärkste Erregung aus, die er an der Leiche befriedigte, um diese hernach zu zerstückeln. Bis zu seiner Verhaftung tötete er so mindestens 16 junge Männer, deren Leichenteile er wie Trophäen in seinem Kühlschrank hortete.

Die idealtypische Entwicklung zum Serienlustmörder lässt sich gut nachzeichnen. Hickey (2005) zufolge ist mit dispositionell-genetischen Faktoren zu rechnen, einem erhöhten Testosteronlevel, den Langevin et al. (1988) bei 71 % der Sexualmörder nachwiesen, im Vergleich zu 11 % bei nicht sexuell motivierten Mördern. Kausal wirken können auch Beeinträchtigungen im limbischen System (Purcell u. Arrigo 2006, S. 58), die dazu führen, dass lustvolle Betätigung mit Gewaltausübung gleichgeschaltet wird (Money 1990, S. 29).

Verheerend können sich frühkindliche Traumata auswirken, beispielsweise wenn Jungen sehen, wie Tiere geschlachtet werden. Manfred W. wohnte als 6-Jähriger regelmäßig den Hausschlachtungen bei, empfand dabei Lust und erstach 1968/69 drei junge Mädchen (Harbort 2002). Das Gleiche gilt für sexuellen Missbrauch, häufiger jedoch für emotionale Verwahrlosung, was sichere Bindungen erschwert, wenn nicht verhindert. »Es ist höchst selten, dass Lustmörder aus einem Elternhaus kommen, das frei war von Missbrauch, Alkohol- und Drogenproblemen« (Purcell u. Arrigo 2006, S. 58). Fatal sind Minderung des Selbstwertgefühls und soziale Isolation. 55 % der von McKenzie (1995) befragten Serienlustmörder berichteten von quälender Einsamkeit, in der deviante sexuelle Fantasien zu wuchern begannen, oft die, über andere zu dominieren, bis hin sie zu töten, wovon auch 86 % der von Prentky et al. (1989) interviewten Serienlustmörder berichteten.

Nicht alle Menschen, die Gewalt imaginieren, auch Mord – worüber knapp die Hälfte der von Crabb (2000) befragten Studenten schon einmal fantasierte – setzen dies in die Tat um. Aber wenn die Fantasien stark sind, genügt oft ein Stressor, um sie erstmals zu realisieren: der

Konflikt mit einer Frau, eine beschämende Abweisung, sexuelles Versagen (Proulx, Cusson u. Beauregard 2007, S. 16). Die erste Tat verschaffe Befriedigung, aber auch Erleichterung, nicht erwischt worden zu sein. Fortan mischen sich Fantasien mit Erinnerungen, etwa an die angstgeweiteten Augen der Opfer, wodurch Imaginationen noch aufdringlicher werden.

Welches sind die tiefsten Motive für so blutige Taten? Popularität erlangte die These von der unbewussten Rache an der Mutter (Schlesinger 2003), weil diese gedemütigt und sich sexuell unangemessen verhalten habe (z. B. Prostitution). Die Hingemordeten seien ihre Surrogate – was empirisch freilich bestätigt werden müsste (Indizien: Revitch u. Schlesinger 1989). Ob der Umstand, dass die weiblichen Opfer im Schnitt zehn Jahre älter sind als die Täter, als Erklärung reicht (Meloy 2000, S. 14), ist fraglich.

Welches sind psychologische Korrelate bei Serienlustmördern? Im Volksmund werden solche leicht als »Psychopathen« qualifiziert – Und zwar durchaus zu Recht (Kirsch u. Becker 2007). Meloy (2000) berichtet in seiner Review, dass zwischen 58 und 96 % der Sexualmörder die Kriterien psychopathologischer Beeinträchtigungen erfüllen: übersteigerter Narzissmus, sich konkretisierend in Allmachtsfantasien, Borderline-Störungen, in etlichen Fällen schizoide Persönlichkeitszüge, was Meloy et al. (1994) mit dem – umstrittenen – Rorschachtest nachwiesen. Psychopathen sind vielfach therapieresistent. Gleichwohl haben Psychotherapien gegen übermäßige, zwanghafte oder gewalttätige Wollust viel erreicht.

8.5 Von Wollust heilen?

8.5.1 Therapeutische Interventionen bei Sexsucht

Therapien gegen Sexsucht wären noch vor wenigen Jahrzehnten als unschicklich, ja anrüchig betrachtet worden. Spätestens seit den Schlagzeilen des Golfspielers Tiger Woods, der dafür um die 30.000 Dollar bezahlt habe, sind sie populär: »Therapien gegen Sexsucht boomen« (Stern 2. März 2010). Aber wie soll man Menschen mit Sexsucht helfen? Den Rat geben, sich ja nicht dem Müßiggang hinzugeben, gleich aufzustehen und nicht unter der warmen Decke liegen zu bleiben, was Rousseau (1981, S. 359) mit seinem Zögling Emile so handhabe, als er mannbar wurde? Oder sollen junge Männer, wenn Lust sie überkommt, Ave Marias beten, was der Großonkel des Verfassers in seinen Christenlehren riet (Bucher 1955, S. 245)? Oder sollen Präparate verabreicht werden, selektive Serotonin-Wiederaufnahmehemmer oder Antidepressiva wie Prozac oder Zoloft (Bradford 2001)? Oder ist das von den Anonymen Alkoholikern entwickelte 12-Stufen-Programm auch bei Sexsucht wirksam, das damit beginnt, einzugestehen, dass der Sog in die XXX-Seiten oder ins Rotlichtmilieu stärker ist? – Kontrovers ist auch, welches Ziel angestrebt werden soll. Gänzliche »Trockenheit«, die ehelichen Pflichten ausgenommen, so in 12-Stufen-Selbsthilfegruppen? Oder »gesunde« Sexualität, in der Belohnungsaufschub und Vorfreude möglich sind, aber Leidenschaft gelebt werden kann (Grüsser u. Thalemann 2006, S. 271)? Letzteres ist vorzuziehen, weil völlige sexuelle Abstinenz nicht Verheiratete überfordert und zudem Ausdruck puritanischer Einstellung ist.

Wissenschaftliche Erkenntnisse zur Effizienz der diversen Behandlungen von Sexsucht sind »extrem begrenzt« (Muench u. Parsons 2004, S. 4). Auch unterscheiden sich konkrete Vorschläge diametral. Schneider u. Irons (1998) halten es für »höchst wünschenswert«, die Partner einzubinden. Mäulen (2000) hingegen rät zu Zurückhaltung, weil die Beichte über Verhältnisse, Clubs, Sauna eine ohnehin belastete Partnerschaft zerbrechen lassen könnte.

Vielfach wird Hilfe gegen Hypersexualität erst (zu) spät aufgesucht: Wenn die Ehe bedroht ist, das finanzielle Desaster kaum mehr abzuwenden, erektile Dysfunktionen belasten (Fellner 2008). Therapie hat vorrangig zu klären, ob Komorbidität mit anderen Süchten vorliegt (speziell Alkohol, was vordringlicher zu behandeln wäre), und sich am Schweregrad der Sexsucht zu bemessen. Bei zwanghaftem Betrachten von Internetsex bewährt hat sich die Akzeptanz- und Commitmenttherapie. Twohig u. Crosby (2010) arbeiteten mit sechs Männern, die unter exzessivem Konsum von Internetporno litten. An den sechs Sitzungen wurden sie instruiert, ihre sexuellen Empfindungen und Zwänge zu akzeptieren, verpflichteten sich aber zu Verhaltensvereinbarungen, speziell zu mehr Zeit für Tätigkeiten, die ihren wirklichen Werten entsprechen: häufiger mit Freunden zusammensein etc. Der Nachtest zeigte, dass fünf Klienten am PC arbeiten konnten, ohne auf XXX-Seiten springen zu müssen, auch stieg die Lebensqualität um 8 %. Bewährt haben sich auch Strategien der Kognitiven Verhaltenstherapie, wie sie gegen pathologischen Internetkonsum entwickelt wurden, so die, das schlimmste Szenario durchzudenken, etwa längere Zeit offline sein zu müssen, und zu sehen, dass das Leben weitergeht (Davis 2001).

Welche Interventionen Sexsüchtige (N = 239) als hilfreich empfanden, eruierten Carnes u. Schneider (2000). 85 % attestierten dies Selbsthilfegruppen, die sich – wie die Anonymen Alkoholiker (AADS 1989) – an den zwölf Schritten orientieren. Mittlerweile formierten sich mehrere anonyme Gruppen: für Sexsucht, für zwanghaftes sexuelles Handeln, anonyme Sexaholiker, begründet von Roy Kuljian, zwischenzeitlich auch in den deutschsprachigen Ländern etabliert. Therapie beginnt stets mit dem Eingeständnis: »Wir gaben zu, dass wir der Lüsternheit gegenüber machtlos sind und unser Leben nicht mehr meistern konnten.« Dies ermöglicht den Entschluss, das Leben einer höheren Macht anzuvertrauen, eine furchtlose Inventur des Inneren vorzunehmen, die Fehler unverhüllt einzugestehen und die Mitmenschen um Vergebung zu bitten. Auf weiteren Stufen versuchten die Männer und Frauen, alles wieder-

gutzumachen, was sie mit Sexsucht angerichtet hatten, setzten die Inventur des Inneren fort, vertieften ihre Spiritualität und erlebten bestenfalls ein geistiges Erwachen und Heilung. Beschritten werden diese Stufen in Gruppenprozessen, deren Intensivität nicht alle gewachsen sind, sodass die Dropout-Rate beträchtlich ist. Wie effektiv diese Programme sind, ließ sich nicht eruieren. Kritisiert wurde jedoch die rigide Sicht sexueller »Trockenheit«: Ausschließlich Heterosexualität im Rahmen der Ehe, für Singles auch keine autoerotische Betätigung (Carnes, Delmonico u. Griffin 2004).

65 % beteuerten Carnes u. Schneider (2000), individuelle Therapien hätten ihnen geholfen, u. a. Kognitive Verhaltenstherapie, die die Betroffenen unterstützt, die Muster zu durchschauen, die sie immer wieder auf die »Pirsch« oder ins Internet nötigen. Einen Erfahrungsbericht über die Behandlung von mehr als 350 Sex- und Pornografiesüchtigen präsentierte Cline (2000). Sofern möglich, bezog er die Partnerin mit ein. Die Therapie begann stets mit der Klärung des angestrebten Ziels, rekonstruierte sodann, wie der Klient in die Sexsucht hineingezogen wurde (bei welchen Anlässen, aufgrund welcher Reize, mit welchen Folgen), und führte zur gemeinsamen Festlegung, wann die Abstinenz beginnen soll. Auch bot er Strategien an, wie sexuelle Gedanken gestoppt werden können und wie sich Stress vermindern lässt, der oft dazu führt, in sexuellen Handlungen Erleichterung zu suchen. Bei Rückfällen, von den meisten eingestanden, unterblieben kritische Vorwürfe, vielmehr wurde prospektiv geprüft, wie sich solche verhindern lassen. Leider präsentiert Cline keine statistischen Analysen. Gut ein Drittel der Stichprobe von Carnes u. Schneider (2000) unterzog sich einer Paar- bzw. Familientherapie. Eine solche wirkt vor allem dann, wenn es gelingt, das exzessive Sexualverhalten des Partners zu vergeben (Bird 2006).

In schwerwiegenden Fällen von Sexsucht erfolgt stationäre Behandlung, in den USA in

Sexkliniken – so beim aus Akte X bekannten Schauspieler David Duchovny – hierzulande, wo das Netz ausgebildeter Therapeuten für Sexsucht noch sehr dünn ist, in Suchtkliniken. Eine stationäre Behandlung ist angezeigt, wenn der Klient selbstdestruktiv ist, ambulante Therapieversuche scheiterten oder der Betroffene über kein ausreichendes soziales Netz verfügt. Stationäre Therapie beginnt mit der »vollständigen Abstinenz aller sexuellen Handlungen mit sich oder anderen für 90 Tage« (Mäulen 2000). Wie bei Alkoholentzug, kann dies für Betroffene enorm stressreich und schmerzhaft sein, aber durch Medikamente wie Fluoxetin oder Paroxetin gedämpft werden. Sodann erfolgt die Anamnese und wird das sexuelle Verhalten offen gelegt, gegebenenfalls auch die Delikte. Mäulen (2000) beschreibt sodann die Phase der Rückfallprävention (Verhinderungs- und Vermeidungsstrategien auflisten, negative Denkmuster ändern), sodann – bei sexuellen Straftätern – die Phase der Empathie für die Opfer. Vor der Entlassung hätten sich individuelle Verträge bestens bewährt. Allerdings sind verlässliche empirische Daten zur Effizienz von Psychotherapien gegen Sexsucht noch rar.

Um den Zwang zur Lust zu schwächen, werden auch Medikamente eingesetzt (Overview: Hill et al. 2003), teils hormonell wirkende, teils Neurotransmitter, zumeist flankierend zu Kognitiver Verhaltenstherapie. Selektive Serotonin-Wiederaufnahmehemmer bewirken, dass sich weniger sexuelle/paraphilische Fantasien aufdrängen. In einer zwar nicht doppelblind- und placebokontrollierten Studie nahmen 16 Männer (Pädophile, Exhibitionisten) Fluoxetin zu sich. Sie masturbierten signifikant seltener zu entsprechenden Fantasien, gut die Hälfte nicht einmal mehr einmal im Monat (Hill et al. 2003, S. 410). Vergleichbare Effekte stellten Wainberg et al. (2006) bei 82 Homo- bzw. Bisexuellen fest, die unter zwanghaftem Sex litten: Nachdem sie zwölf Wochen lang Citalopram eingenommen hatten, schwächte sich ihr Trieb, masturbierten sie seltener und konsumierten weniger Porno-

grafie – die Differenzen zur Placebogruppe waren aber nur gering.

Gegen Sexsucht eingesetzt werden auch Präparate, die die Androgene reduzieren und den Testosteronspiegel senken. Rösler u. Witztum (1998) verabreichten 30 Männern mit zwanghaften sexuellen Neigungen Triptorelin, wie es auch bei Prostatakrebs eingesetzt wird. Im Behandlungszeitraum schwächte sich die Begierde deutlich und es kam zu keinen Übergriffen. Aber gut die Hälfte brach die Behandlung wegen starken Nebenwirkungen ab: Hypogonadismus, verminderter Haarwuchs, erektile Dysfunktion, Asthenie. Um Sexsucht zu mindern, wird auch geraten, Naltroxen, ein Morphin-Antagonist, zu verabreichen (Bostwick u. Bucci 2008). 21 Jugendliche, die mehr als dreimal täglich onanierten, ihre Begierde nicht im Zaum halten konnten und mehr als 30 % der Tageszeit an Sex dachten, nahmen Naltroxen zu sich. Bei 15 schwächten sich die Sexfantasien deutlich ab (Berner, Briken u. Hill 2007, S. 142 f.). Mehr Erkenntnisse als zur Behandlung von Sexsucht liegen zu der von Sexualstraftätern vor.

8.5.2 Therapie bei Neigung zu sexueller Gewalt

Ob sich Neigung zu sexueller Gewalt therapieren lässt, ist in der Bevölkerung umstritten. Berichte über Freigänger, die wieder eine Frau vergewaltigen oder sich an einem Kind vergreifen, schüren die Forderung, solche Monster lebenslänglich zu verwahren – so die Bürgerinitiative Natalie aus Epfach in Bayern (die 7-jährige Natalie wurde 1997 von einem vorzeitig entlassenen Sexualstraftäter vergewaltigt und getötet). Noch weiter gehen Forderungen nach der massivsten Maßnahme, um wollüstiges Verhalten zu unterbinden: Kastration, wie sie im Mittelalter an Vergewaltigern vollzogen wurde, wenn sie nicht überhaupt an den Galgen kamen. Im Dritten Reich wurden viele Sexualstraftäter kastriert, Langelüddeke

(1953) analysierte mehr als tausend Fälle. Auch in aktuellen Chatrooms kann man zur Frage, wie Vergewaltigung zu bestrafen sei, lesen: »Ich bin fürs Entmannen. Solche Kerle wissen doch gar nicht, was es für eine Frau bedeutet, wenn sie vergewaltigt wird. Noch schlimmer ist das bei Kindern!« (http://de.answers.yahoo.com/question/index?%20qid=20070427043817AAWcUot; zugegriffen: 15.4.2011). Doch jeder Mensch hat das Recht auf körperliche Integrität. Kastration an Sexualstraftätern ist Verstümmelung bzw. nach Deutschem Strafgesetz (§ 226) »schwere Körperverletzung«. Nichtsdestoweniger können Männer, unter sexuellen Zwängen leidend und fürchtend, nach verbüßter Haft wieder einen Jungen ins Auto zu locken, eine Orchiektomie begehren. Das dänische Recht sieht diese Möglichkeit seit 1929 vor. In der Bundesrepublik wurde am 15.8.1969 das »Gesetz über die freiwillige Kastration und andere Behandlungsmethoden« beschlossen, das es in Österreich so nicht gibt.

Reduziert Kastration, früher auch durch Röntgenbestrahlung, die Rückfälligkeit wirklich? Weinberger et al. (2005) referieren die bisherigen Studien, gemäß denen die Rezidivität bei Kastrierten wesentlich geringer ist als in äquivalenten Kontrollgruppen. Gemäß der Studie von Cornu (1973), mit 121 Kastrierten in der Schweiz durchgeführt, wurden in den folgenden fünf Jahren 7 % rückfällig, in einer Kontrollgruppe mit 32 % wesentlich mehr. Wille u. Beier (1989) fanden in ihrer deutschen Stichprobe (N = 99), dass 3 % der Kastrierten auch danach sexuellen Impulsen nachgingen, in der Kontrollgruppe die Hälfte. Die Orchiektomie, die die Bildung von Testosteron unterbindet, führt auch aus der Sicht der Betroffenen zum Abfall der Begierde und einem drastischen Rückgang sexueller Aktivität – sofern noch möglich –, und dies insbesondere nach dem 45. Lebensjahr. Mehrheitlich sind die Betroffenen zufrieden, sich dem Eingriff unterzogen zu haben. Mittlerweile lässt sich die Kastration durch hormonelle Behandlung (Senkung der Androgene) ersetzen. In ihrer Metaanalyse

berichten Berner, Briken u. Hill (2007) von starken Effekten (Odds Ratio = 3.13), verweisen aber darauf, dass die Rückfallquote massiv ansteigt, wenn die Medikamente, etwa aufgrund starker Nebenwirkungen, abgesetzt werden.

Therapiert wurden und werden Sexualstraftäter mit unterschiedlichen Verfahren, auch psychoanalytisch, indem nach möglichen biografischen Gründen geschürft wird. In einer der wenigen methodisch gründlichen Evaluationsstudien (randomisiertes Design) zeigte sich, dass Teilnehmer einer tiefenpsychologischen Gruppenpsychotherapie zu 14 % rückfällig wurden, die Kontrollgruppe (Bewährungshilfeprogramm ohne spezielle Therapie) nur zu 7 % (Romero u. Williams 1983). Das Durcharbeiten sexueller Eskapaden kann entsprechende Stimuli evozieren. Die häufigste Therapieart ist kognitiv-behavioral (Fiedler 2004). Sie zielt darauf, kognitive Verzerrungen wie die zu berichtigen, Opfer hätten Spaß. Eine Therapeutin, die mit Sexualstraftätern arbeitet, schildert den Fall eines Mannes, der sich als Gasableser ausgab, so in die Wohnung einer alleinstehenden Frau eindrang und sie 16 Stunden lang vergewaltigte und quälte (Eisenstangen in der Vagina etc.). Sie habe das – so der Täter – »freiwillig getan« und überdies Orgasmen erlebt. Woran er dies erkannt habe? »Weil sie so schrie!«, war die Antwort (aus Heiliger 2000, S. 4). Pädophile behaupten oft, sie würden Kindern Vergnügen bereiten und in ihrer sexuellen Entwicklung weiterbringen (Margraf u. Schneider 2008, S. 454). Nebst Informationen über das faktische Leiden der Opfer ist wichtig, sich empathisch in sie einfühlen zu lernen, etwa in Rollenspielen. Therapeutisch erörtert werden auch Strategien, um einen Rückfall zu vermeiden, aber auch, wie mit Wut und Stress umzugehen ist. In britischen Gefängnissen wird ein entsprechendes »Sex Offender Treatment« in großem Umfang angewandt, auch von geschulten Wächtern, supervidiert von Psychologen (Perkins et al. 1998).

Wie Sexsüchtige werden auch Sexualstraftäter medikamentös behandelt. Da viele Studien zeigten, dass Vergewaltiger einen höheren Testosteronspiegel haben (Briken, Hill u. Berner 2006), zielt das Treatment darauf, das luteinisierende Hormon zu verringern, welches in den Hoden die Produktion und Ausschüttung von Testosteron fördert. Bis in die 1990er Jahre wurde fast ausschließlich Cyproteronacetat (CPA) verabreicht, das zum einen die Androgen-Rezeptoren blockiert, zum anderen die Ausschüttung von Gonadotropin-Releasing-Hormon (im Hypothalamus) reduziert. In der Tat masturbierten und koitierten Männer mit paraphilen Neigungen nach Einnahme von CPA seltener (Bradford u. Pawlak 1993). Die Nebenwirkungen entsprechen den Symptomen von Testosteronmangel und können massiv sein: trockene Haut, Leberfunktionsstörungen etc.

Bei Sexualstraftätern wird der Therapieerfolg zumeist an der Rückfallquote bemessen (Scalora u. Garbin 2003). Eine Metaanalyse von Egg (1998) zeigte, dass gut die Hälfte der wegen Sexualdelikten Verurteilten erneut straffällig werden, doch nur ca. 12–20 % wegen sexueller Übergriffe, bei Pädophilen (mehrere Opfer) und Vergewaltigern häufiger als bei Exhibitionisten und jenen, die sich nur an einem Kind vergangen hatten. Vergleichbar sind die Ergebnisse einer der umfangreichsten Rückfallstudien: Maletzky u. Steinhauser (2002) untersuchten bei 7275 Sexualstraftätern im Zeitraum 1975–2000 die Effekte Kognitiver Verhaltenstherapie. Am häufigsten rückfällig wurden in den ersten fünf Jahren nach der Therapie homosexuelle Pädophile (16 %), (Vergewaltiger 15 %), Exhibitionisten (13 %) und deutlich seltener Männer, die ein minderjähriges Mädchen (zumeist in familiärem Umfeld) missbraucht hatten (4 %). Kognitive Verhaltenstherapie von Sexualstraftätern garantiere niemals völligen Erfolg, sei aber durchaus effizient, dies umso mehr, als die Rezidivität in den 1990er Jahren geringer war als zwei Jahrzehnte zuvor.

Ob Therapien wirken, hängt stark davon ab, wie sehr die Klienten in sie involviert sind (Scalora u. Garbin 2003). Besonders hoch ist die Rückfallquote, wenn die Therapie vorzeitig abgebrochen wird (Berner, Briken u. Hill 2007, S. 25), wozu Täter mit psychopathischer Persönlichkeitsstruktur neigen, bei denen ohnehin die geringsten Heilungschancen registriert wurden. Dennoch ist davon auszugehen, dass von zu viel Wollust therapiert werden kann. Die Forderung, alle, die deswegen in den Strafvollzug gerieten, zu verwahren, ist daher so nicht haltbar.

Ausblick

Sind die sieben Todsünden heute noch aktuell? Die Antwort lautet: und wie! In der Werbung, der Kunst, der Umgangssprache, bezogen auf die Bundesbahn ebenso wie Fehler im Management. Weniger aktuell sind sie in Theologie und Kirche, von erzreaktionären Milieus abgesehen (beispielhaft die Internetplattform kreuz.net, auf der praktizierte Homosexualität ebenso als Todsünde verteufelt wird wie Freimaurerei). Weniger explizit präsent sind die Todsünden auch in der Psychologie, die aber unzählige empirische Studien hervorgebracht hat, die sich auf sie beziehen lassen. Das ist kein Zufall, denn die klassischen sieben Todsünden waren die Psychologie des Menschlich-Abgründigen (teils auch Vergnüglichen) von gestern. Und in den wenigen Jahrtausenden, in denen der Mensch das Alphabet entwickelte und beherrschte, hat sich seine Natur nicht verändert, auch wenn das Wissen wie eine Supernova explodierte. Aber die Todsünden, die primär Emotionen sind, wurzeln in tieferen Schichten, weniger im präfrontalen Kortex als vielmehr im limbischen System: die Gier, jeweils nicht zu bremsen, wenn genug Dopamin ausgeschüttet ist, zumal im Nuccleus accumbens; die Eifersucht hingegen, in zitternde Angst hinunterziehend und zugleich Wut aufpeitschend, in der Amygdala.

Traditionell galten die Todsünden als verwerflich, am massivsten der Stolz. Die in diesem Buch zusammengetragenen Daten aber zeigen: Diese Laster werden von unseren Zeitgenossen sehr unterschiedlich eingeschätzt, am negativsten der Geiz, der nicht »geil« ist – und Habgier. Für schlecht befunden wird auch Neid, der zwar zur Motivationsspritze werden kann, aber häufiger krank macht – unsympathisch und einsam dazu. Wenig verwerflich sind die Trägheit, von der viele gar nicht wissen, dass sie zu den Todsünden gezählt wurde, sowie die Wollust, die wie eine Droge erlebt werden kann. Im Mittelfeld liegen Zorn, der auch gerechtfertigt, ja notwendig sein kann (wenn Unrecht registriert wird), Stolz, der ein sympathisches oder hochnäsiges Gesicht haben kann, sowie die Völlerei, sei es durch Fastfood oder Drinks.

Zu differenzieren sind die Todsünden nicht nur im Vergleich untereinander, sondern in sich selbst, speziell bezüglich ihrer »Gesichter« und Effekte. Am wohl stärksten gilt dies für Stolz, jahrhundertelang die Sünde schlechthin. Es gibt den arroganten, narzisstischen Stolz, die Hybris, aber auch den authentischen, angemessenen. Letzterer führt gerade nicht in die Schrankenlosigkeit und zu anderen Lastern, was Kirchenfürsten fürchteten. Er motiviert vielmehr zu altruistischem Handeln (auch wenn es nicht belohnt wird), stärkt die Gewissenhaftigkeit, macht sympathisch. Oder der Zorn, von Philosophen wie Seneca als Geisteskrankheit verurteilt: Kaum etwas kann eine stärkere Motivation sein als der moralische Zorn, der auch als heilig bezeichnet wurde. Zwei Gesichter hat auch die Wollust, für die in früheren Jahrhunderten die ärgsten Qualen angedroht wurden – aus wollüstigen Fantasien heraus. Wird sie sich selber zugestanden, kann dies die Gesundheit stärken. Einvernehmlich praktiziert kann Sadomasochismus enorm beglücken und Beziehungen vertiefen. Aber Wollust kann auch alles Denken und Trachten überfluten und schlimmstenfalls in tödliche Gewalt münden.

»Einheitlicher« präsentiert sich der Neid, der überwiegend negativ empfunden wird und keinen Spaß bereitet – auch wenn er, eher selten, motivatorisch wirken kann. Auch Völlerei, in früheren Jahrhunderten Ausdruck von Macht und Ressourcen, ist tendenziell negativ, in einer Zeit, die dem Schlankheitsideal huldigt, erst recht. Und nicht zuletzt Geiz und Gier. Wenn unsere Vorfahren nicht gierig gewesen wären und nicht gehortet hätten, wären wir nicht da. Aber übersteigerte Gier, wie immer wieder an den Finanzmärkten zu registrieren, schädigt – andere und auch das Subjekt selber.

Wird gefragt, welcher Faktor die schmerzhaften, schädigenden Varianten der Todsünden am stärksten begünstigt, ist die Antwort leicht und empirisch gut gesichert: geringer Selbstwert! Menschen sind genötigt, habgierig in die Geschäfte zu eilen, wenn sie sich deprimiert und wenig wert fühlen. Wer sich selber wertschätzt, verfällt weniger leicht dem scheelen Blick, vor dem sich viele Menschen in einfachen Kulturen fürchten – weil Neid ungut, feindselig ist. Wer sich anfüllt, sei es mit Pommes und Hähnchen, oder mit Wein, weil er deprimiert ist und sich als wenig wert empfindet, ist besonders gefährdet, ein Zwangsesser oder -trinker zu werden. Nur zu oft ist es ein verletztes, beschämtes Selbst, das sich mit einem stolz-narzisstischen Gehabe schützen muss. Doch dieses ist äußerst fragil und empfindsam, etwa gegenüber Kritik, die ein Mensch mit starkem Selbstwertgefühl positiv, mitunter als Kompliment auffassen kann. Auch die klassische Acedia, die mehr ist als faules Umherliegen, geht mit vermindertem Selbstwertgefühl einher: erst gar nichts in Angriff zu nehmen, weil man es doch nicht kann, zumindest nicht so perfekt wie andere. Und wenn die Dinge liegen bleiben, beschämt dies und zieht noch mehr herunter. Wer von sich selber überzeugt ist, auch von seiner Attraktivität und seinem Charme, hat es nicht nötig, stundenlang vor XXX-Seiten zu sitzen.

Traditionellerweise wurde, um Menschen von den Todsünden abzuhalten, gepredigt und gedroht – und dies massiv. Neidlingen würden in der Hölle die Augen zugenäht, Lüstlingen die Schleimhäute versengt. Androhungen sind nicht das probate Mittel, um Menschen von den schädigenden Varianten der Todsünden abzuschrecken. Im Gegenteil: Die Angst begünstigt sie gerade. Nur zu oft steht sie hinter dem Geiz, dem übermäßigen Horten, dem Neid, der Eifersucht. Viel wirksamer ist eine Kultur der gegenseitigen Wertschätzung, der Anerkennung und des authentischen Lobes, das wir alle gerne hören und das aufbaut, schon im Kindesalter. Eine der besten Prophylaxen ist entsprechende Erziehung: die es dem Kinde erlaubt, auch stolz zu sein, Lust zu erleben, seine Gefühle zu zeigen (auch die heftigen, wenn auf den Boden gestampft wird),

auch einmal faul herumzuliegen und sich den Bauch vollzuschlagen.

Das Buch begann mit der Frage, ob die Todsünden für die Psychologie noch relevant seien. Postuliert wurde: Ja, sie sind es. Nach zwei Jahren Beschäftigung ist der Autor davon mehr denn je überzeugt. Möge es den geneigten Leserinnen und Lesern bei der Lektüre gleich ergangen sein.

Literatur

AADS (1989) Anonyme Alkoholiker. Zwölf Schritte und zwölf Traditionen, O.O.

Abraham K (1971) Ergänzungen zur Lehre vom Analcharakter. In: Ders. Psychoanalytische Schriften, Band I. Fischer, Frankfurt/M., S 184–205

Adam H, Shirako A, Maddux WW (2010) Cultural variance in the interpersonal effects of anger in negotiations. Psychological Science (in press)

Adler A (2004) Alfred Adlers Individualpsychologie. Reinhardt, München

Admin A (2009) Gier: Die Psychologie des Geldes. In: http://www.kantara.de/?p=463 (zugegriffen: 3.5.2011)

Adorno T (2001) Studien zum autoritären Charakter. Suhrkamp, Frankfurt/M.

Alarcón R, Foulks E., Vakkur V (1998) Personality disorders and culture. Wiley, New York

Albers M (2002) Sind wir Deutschen faul geworden? In: Welt am Sonntag, 1.Dezember

Alexander ES, Onwuegbuzie AJ (2007) Academic procrastination and the role of hope as a coping strategy. Personality and Individual Differences 42:1301–1310

Alexander F (1939) Psychoanalytic study of a case of essential hypertension. Psychosomatic Medicine 1:139–152

Alexis S, Bartholomew T (2008) Rapist's account of their motivations, levels of premeditation and target choices: Some Trinidian and Tabogonian data. http://sta.uwi.edu/nlc/2008/documents/SAL%20Conf.%20Abstract-Simon%20Alexis.doc (1.3.2009)

Alicke MD, Zell E (2008) Social comparison and envy. In: Smith RH (Ed.) Envy. Theory and research. Oxford University Press, New York, S 73–93

Alison L et al (2001) Sadomasochistically oriented behaviour: Diversity in practice and meaning. Archives of Sexual Behavior 30:1–12

Amelang M, Bartussek D (2001) Differentielle Psychologie und Persönlichkeitsforschung, Kohlhammer, Stuttgart

Ames DR, Rose P, Anderson CP (2006) The NPI-16 as a short measure of narcissism. Journal of Research in Personality 40:440–450

Am Wasser AE (1959) Mutter dein Kind. Ein Buch praktischer Kindererziehung. Waldstatt, Einsiedeln

Anderson CJ (2003) The psychology of doing nothing: Forms of decision avoidance result from reason and emotion. Psychological Bulletin 129:139–167

Anderson NH (1968) Likeableness ratings of 555 personality trait words. Journal of Personality and Social Psychology 9:272–279

Anderson P, Baumberg B (2006) Alcohol in Europe. A public health perspective. Institute of Alcohol Studies, London:. Auch: http://dse.univr.it/addiction/documents/External/alcoholineu.pdf

Andrews PW, Thompson JA (2009) The bright side of being blue: depression as an adaptation for analyzing complex problems. Psychological Review 116:620–654

Angerer P et al (2000) Impact of social support, cynical hostility and anger expression on progression of coronary atherosclerosis. Journal of the American College of Cardiology 36:1781–1788

Angleitner R (2003) Genetic and environmental determinants of temperament: A comparative study based on Polish and German samples. European Journal of Personality 17:207–220

Apostolides M (1999) The pleasure of pain. Why some people need S & M. Psychology Today 32, http://pittsburghleather.org/Articles/ PlayTime /The%20Pleasure%20of%20the%20Pain.pdf (zugegriffen: 15.4.2011)

Apter T (2008) Mother-daughter envy: Truth of fable. Psychology Today. In: http://www.psychologytoday.com/blog/domestic-intelligence/200812/mother-daughter-envy-truth-or-fable (zugegriffen: 15.4.2011)

Arend H (1999) Alkoholismus – Ambulante Therapie und Rückfallprophylaxe. Beltz, Weinheim

Arendt A (2002) Vita activa oder Vom tätigen Leben. Piper, München (erstmals 1959)

Aristoteles (1952) Nikomachische Ethik. Übersetzt und mit einer Einleitung und Anmerkungen versehen von O. Gigon. Artemis, Zürich

Aristoteles (1955) Politik. Eingeleitet und übersetzt von Olof Gigon. Artemis, Zürich

Aristoteles (1980) Rhetorik Übersetzt von Franz G. Sievke. Wilhelm Fink, München

Arnold L et al (2002) A placebo-controlled, randomized trial of fluoxetine in the treatment of binge-eating disorder. The Journal of Clinical Psychiatry 63:1028–1033

Arpin-Cribbie CA, Cribbie RA (2007) Psychological correlates of fatigue: Examining depression, perfectionism, and automatic negative Thoughts. Personality and Individual Differences 43:1310–1320

Assmann J (2001) Tod und Jenseits im Alten Ägypten. Beck, München

Aswin M (2000) Cronos and his children. Envy and reparation. In: http://www.psychoanalysis-and-therapy.com/human_nature/ashwin/introduction.html (zugegriffen: 15.4.2011)

Atwater PM (2007) The big book of Near Death Experiences: The ultimate guide to what happens when we die. Hampton Roads Pub Co, Charlottesville

Augst R (1990) Lebensverwirklichung und christlicher Glaube. Acedia - Religiöse Gleichgültigkeit als Problem der Spiritualität bei Evagrius Ponticus. Peter Lang, Frankfurt/M.

Augustinus A (1950) Bekenntnisse. Artemis, Zürich

Augustinus A (1978) Vom Gottesstaat. Buch 11 bis 22. deutscher taschenbuch verlag, München

Auhagen E (2004) (Hg.) Positive Psychologie. Anleitung zum »besseren« Leben. Beltz, Weinheim

Ausman J (2005) The globalization of greed. Surgical Neurology 63:87–88

Averill JR (1982) Anger and aggression: An essay on emotion. Springer, New York

Averill JR (1983) Studies on anger and aggression: Implications for theories of emotion. American Psychologist 38:1145–1160

Averill PM et al (1996) Correlates of depression in chronic pain patients: a comprehensive examination. Pain 65:93–100

Axelrode R (2006) The evolution of cooperation, revised edition. Perseus Books Group, New York

Axt P, Axt-Gadermann M (2002) Vom Glück der Faulheit. Goldmann, München

Azar B (2006) The faces of pride. New research on pride suggests it deserve more credit as a basic human emotion than previously thought. Monitor on Psychology 37:24

Baasten M (1986) Pride according to Gregory the Great: A study of the moralia. Edwin Mellen Press, Lewiston

Bacht H (1984) Evagrios Pontikos. In: Ruhbach G, Sudbrack J (Hrsg) Große Mystiker. Leben und Wirken. Beck, München S 36–50

Backus DW (1969) The Seven Deadly Sins: Their meaning and measurement. University Microfilms, Michigan

Backus DW (2000) What your counselor never told you. Seven secrets revealed. Bethany House, Minneapolis

Baer JS (2002) Student factors: Understanding individual variations in college drinking. Journal of Studies on Alcohol 54:54–60

Baer RA, Fischer S, Huss DB (2005) Mindfulness and acceptance in the treatment of disordered eating. Journal of Rational-Emotive and Cognitive-Behavior Therapy 23:281–300

Baker AW, Duncan SP (1985) Child sexual abuse: A study of prevalence in Great Britain. Child Abuse & Neglect 9:457–467

Bancroft J (2004) Sexual addiction, sexual compulsivity, sexual impulsivity, or what? Toward a theoretical model. Journal of Sex Research 41:225–234

Bandura A (1994) Lernen am Modell. Ansätze zu einer sozial-kognitiven Lerntheorie Klett-Cotta, Stuttgart

Banzer W, Thiel C (2007) Als Jugendlicher fettleibig – als Erwachsener krank. Forschung Frankfurt 3/2007, 47–51

Barnes J (1988) Als sie mich noch nicht kannte. Roman einer Eifersucht. Haffmanns, Zürich

Barr P, Cacciatore J (2007) Problematic emotions and maternal grief. Omega: Journal of Death and Dying 56:331–348

Barth FD (1988) The role of self-esteem in the experience of envy. American Journal of Psychoanalysis 48:198–210

Barth RJ, Kinder BN (1987) The mislabelling of sexual impulsivity. Journal of Sex and Marital Therapy 13:15–23

Batson CD et al (2007) Anger at unfairness: It is moral outrage? European Journal of Social Psychology 37:1272–1285

Batson CD, Chao MC, Givens JM (2009) Pursuing moral outrage: Anger at torture. Journal of Experimental Social Psychology 45:155–160

Bauer G (1969) Jürgen Bartsch. Ein Bericht über den vierfachen Knabenmörder. Archiv für Kriminologie 144:61–91

Bauer J (2006) Warum ich fühle, was du fühlst. Intuitive Kommunikation und das Geheimnis der Spiegelneurone. Heyne, München

Baumeister RF, Vohs KD (2001) Narcissm as addiction to esteem. Psychological Inquiry 12:206–210

Beach SR, Tesser A (2000) Self-evaluation maintenance and evolution: Some speculative notes. In: Suls JM, Wheeler L (Eds.) Handbook of social comparison: Theory and research. Kluwer, New York, S 123–140

Beck AT (1999) Prisoners of hate: The cognitive basis of anger, hostility, and violence. HarperCollins, New York

Beck AT (2001) Kognitive Therapie der Depression. Beltz, Weinheim

Beck R, Fernandez E (1998) Cognitive-behavioral therapy in the treatment of anger: A meta-analysis. Cognitive Therapy and Research 22:63–74

Becker E (1973) The denial of death. Free Press, New York

Becker N (1997) Psychoanalytische Theorie sexueller Perversionen. In: Sigusch V (Hrsg) Sexuelle Störungen und ihre Behandlung. Thieme, Stuttgart, S 222–240

Beer JS (2007) Neural systems for self-conscious emotions and their underlying appraisals. In: Tracy JL, Robins RW, Tangney JP (Eds.) The self-conscious emotions. Theory and research. Guilford Press, New York, S 53–67

Belk RW (1982) Acquiring possessions, and collecting: Fundamental processes in consumer behaviour. In: Bush RF, Hunt SG (Eds.) Marketing theory: Philosophy of Science Perspectives. American Marketing Association, Chicago, S 185–190

Belk RW (1984) Three scales to measure constructs related to materialism. Reliability, validity, and relationships to measures of happiness. Advances in Consumer Research 11:291–297

Bellebaum A (2007) Trägheit – gefährdeter Lebenssinn. In: Ders., Herbers D (Hrsg) Die sieben Todsünden. Über Laster und Tugenden in der modernen Gesellschaft. Aschendorff, Münster, S 207–234

Bellebaum A, Herbers D (2007) (Hg.) Die sieben Todsünden. Über Laster und Tugenden in der modernen Gesellschaft Aschendorff, Münster

Beloff H (1957) The structure and origin of the anal character. Genetical Psychology Monographs 55:141–172

Belz GG (2008) Lebe länger und gesünder mit Freude und Genuss. Springer, Berlin

Bem SL (1981) Bem Sex-Role inventory: Professional manual. Consulting Psychologist Press, Palo Alto

Benotsch EG. Kalichman SC, Kelly JA (1999) Sexual compulsivity and substance use in HIV-seropositive men who have sex with men. Prevalence and predictors of high-risk behaviours. Addictive Behaviors 24:857–868

Benotsch EG, Kalichman SC, Pinkerton SD (2001) Sexual compulsivity in HIV-positive men and women: Prevalence, predictors, and consequences of high risk behaviours. Sexual Addiction & Compulsivity 8:83–99

Benson L (2006) Stopping overshopping – a comprehensive program to help eliminate overshopping. April Benson, New York. In: http://www.stoppingovershopping.com/ (zugegriffen: 3.5.2011)

Berg PA (2003) Chronisches Müdigkeits- und Fibromyalgiesyndrom, Berlin, Springer

Berg S (2007) Neid – das produktive Gefühl. In: Zeit online: http://www.zeit.de/online/2007/35/sibylle-berg-neid (zugegriffen: 3.5.2011)

Berger C et al (2003) Sexuelle Delinquenz und Morbus Parkinson. Der Nervenarzt 74:370–375

Berkel I (2008) Sigmund Freud. Wilhelm Fink, München

Berkowitz L (1989) Frustration-aggression hypothesis: Examination and reformulation. Psychological Bulletin 106:59–73

Berkowitz L (1993) Towards a general theory of anger and emotional aggression: Implications of the cogniti-ve-neoassociatonistic perspective for the analysis of anger and other emotions. In: Wyer RS, Krull RK (Eds.) Perspectives on anger and emotion. Lawrence Erlbaum, Hillsdale, S 1–46

Berner W, Briken P, Hill A. (2007) (Hg.) Sexualstraftäter behandeln: Mit Psychotherapie und Medikamenten. Deutscher Ärzteverlag, Köln

Berrigde KC (2003) Pleasures of the brain. Brain and Cognition 52:106–128

Bers S, Rodin J (1984) Social comparison jealousy: A developmental and motivational study. Journal of Personality and Social Psychology 47:766–779

Bertelsmann-Stiftung (2009) Woran glaubt die Welt? Analysen und Kommentare zum Religionsmonitor 2008. Bertelsmann, Gütersloh

Berthold M (2009) Eifersucht kann man heilen. Eifersuchts-ambulanz an der Innsbrucker Uni-Klinik. Österreichische Ärztezeitung 25.3.2009

Bettelheim B (1995) Die symbolischen Wunden. Pubertäts-riten und der Neid des Mannes. Fischer, Frankfurt/M.

Bibbins-Domingo K et al (2007) Adolescent overweight and future adult coronary heart disease. The New England Journal of Medicine 357:2371–2379

Bingitore R et al (1994) Bias against overweight job applicants in a simulated employment interview. Journal of Applied Psychology 79:909–917

Bird MH (2006) Sexual addiction and marriage and family therapy: Facilitating individual and relationship healing through couple therapy. Journal of Marital and Family Therapy 32:297–311

Bischof-Köhler D (1989) Spiegelbild und Empathie. Die Anfänge der sozialen Kognition. Huber, Bern

Black DW (1996) Compulsive buying. A review. Journal of Clinical Psychiatry 57:50–55

Black DW (2000) The epidemiology and phenomenology of compulsive sexual behaviour. CNS Spectrums 5:26–35

Black DW (2007) A review of compulsive buying disorder. World Psychiatry 6:14–18

Black DW et al (1998) Family history and psychiatric comorbidity in persons with compulsive buying: Preliminary findings. American Journal of Psychiatry 155:960–963

Blackburn S (2004) Lust. The seven deadly sins. Oxford University Press, New York

Blanchard G, Tabachnik J (2002) The prevention of sexual abuse: Psychological and public health perspectives. Sexual Addiction & Compulsivity 9:1–13

Blank T, Schmidt P (1993) Verletzte oder verletzende Nation? Empirische Befunde zum Stolz auf Deutschland. Journal für Sozialforschung 33:391–415

Blank T, Schmidt P (2003) National identity in a united German: Nationalism or patriotism? An empirical test with representative data. Political Psychology 24:289–312

Blatt SJ, Quinlan P (1967) Punctual and procrastinating students: A study of temporal parameters. Journal of Consulting Psychology 31:169–174

Bleil ME et al (2004) Anger related personality traits and carotid artery atherosclerosis in untreated hypersensitive men. Psychosomatic Medicine 66:633–639

Blier MJ, Blier-Wilson LA (1989) Gender differences in self-rated emotional expressiveness. Sex Roles 21:287–417

Blomeyer D et al (2008) Interaction between CRHR1 gene and stressful life events predicts adolescent heavy alcohol use. Biological Psychiatry 63:146–151

Bloomfield MW (1952) The seven deadly sins: An introduction to the history of a religious concept. State College Press Michigan

Blumenthal JA et al (1999) Effects of exercise training on older patients with major depression. Archives of Internal Medicine 159:2349–2356

Blunt AK, Pychyl TA (2000) Task aversiveness and procrastination: A multidimensional approach to task aversiveness across stages of personal projects. Personality and Individual Differences 28:153–167

Bochierii LE, Meana M, Fisher BL (2002) A review of psychosocial outcomes of surgery for morbid obesity. Journal of Psychosomatic Research 52:155–165

Bodenmann G, Bodenmann C, Perrez M (1993) Eine Analyse des Zusammenhangs zwischen eigenschaftsorientier-ten Ärgermaßen des STAXI und situativen Ärgerreaktio-nen in einem Ärgerexperiment. Zeitschrift für Experimentelle und Angewandte Psychologie 40:349–367

Boezeman EJ, Ellemers N (2007) Volunteering for charity: Pride, respect, and the commitment of volunteers. Journal of Applied Psychology 92:771–785

Böhm A (2001) Adipositas bei Einschülern: Ausmaß, Entwicklung und Zusammenhänge zum Sozialstatus. Psychomedizin 13:235–241

Boice R (1989) Procrastination, busyness and bingeing. Behavior Research and Therapy 27:605–611

Bongers A (2000) Fallbeschreibung einer verhaltensthera-peutisch orientierten Behandlung von Kaufsucht. In: Poppelreuter S (Hg.) Nicht nur Drogen machen süchtig. Entstehung und Behandlung von stoffungebundenen Süchten. Beltz, Weinheim, S 165–180

Borkenau P, Ostendorf F (1993) NEO-Fünf-Faktoren-Inventar (NEO-FFI) nach Costa und McCrae. Hogrefe:Göttingen

Borneman E (1973) (Hg.) Psychoanalyse des Geldes. Eine kritische Untersuchung psychoanalytischer Geldtheorien. Suhrkamp, Frankfurt

Borsari B, Carey KB (2001) Peer influences on college drinking: A review of the research. Journal of Substance Abuse 13:391–424

Borteyrou X, Bruchon-Schweitzer M, Spielberger CD (2007) The French adaption of the STAXI-2, C.D. Spielberger's State-trait anger expression inventory. Encephale 34:249–255

Bosacki SL, Moore CC (2004) Preschoolers understanding of simple and complex emotions. Links with gender and language. Sex Roles 50:659–675

Bostwich JM, Bucci JA (2008) Internet sex addiction treated with naltroxene. Mayo Clinic Proceedings 83:226–230

Bouchard C (1993) Genetics of obesity and its prevention. World Review of Nutrition and Dietetis 7:68–77

Bouchard C (1995) The genetics of obesity: From genetic epidemiology to molecular markers. Molecular Medicine Today 1:45–50

Boyle DJ, Vivian D (1996) Generalized versus spouse-specific anger/hostility and men's violence against intimates. Violence and Victims 11:293–317

Bradford JM (2001) The neurobiology, neuropharmacology, and pharmalogical treatment of the paraphilias and compulsive sexual behavior. Canadian Journal of Psychiatry 46:26–34

Bradford JM, Pawlak A (1993) Double-blind-placebo-crossover study of cyproterone-acetate in the treatment of paraphilias. Archive of Sexual Behavior 22:383–402

Breiter HC et al (2001) Functional imaging of neural responses to expectancy and experience of monetary gains and losses. Neuron 30:619–639

Brewer NT et al (2003) Definitions of binge drinking. Journal of the American Medical Association 289:1636

Brezina T et al (2001) Student anger and aggressive behavior in school: an initial test of agnew's macro-level strain theory. Journal of Research in Crime and Delinquency 38:362–386

Bridges KR, Roig M (1997) Academic procrastation and irrational thinking: a re-examination with context controlled. Personality and Individual Differences 22:941–944

Briken P, Hill A, Berner W (2006) Sexualstörungen – Störungen der Sexualpräferenz, Paraphilien. In: Förstl H, Hautzinger M, Roth G (Hrsg) Neurobiologie psychischer Störungen. Springer, Berlin, S 827–851

Brinkmann E, Hoffmann S (2003) (Hg.) Handbuch sexuelle Gewalt, Brendow, Moers

Britton R (2004) Narcisstic disorders in clinical practice. Journal of Analytical Psychology 49:477–490

Brockhaus U, Kolshorn M (1993) Sexuelle Gewalt gegen Mädchen und Jungen. Mythen, Fakten, Theorien. Campus, Frankfurt/M.

Brody S (2006) Blood pressure reactivity to stress is better for people who recently had penile – vaginal intercourse than for people who had other or no sexual activity. Biological Psychology 71:214–222

Brody S, Krüger T (2006) The post-orgasmic prolactin increase following intercourse is greater than following masturbation and suggests greater satiety. Biological Psychology 71:312–315

Brokmann A (1996) Macht und Erotik. Sexologisches Institut (SEIN), Hamburg

Brosch T et al (2008) Behold the voice of wrath: Cross-model modulation of visual attention by anger prosody. Cognition 106:1497–1503

Brown A, Siapush M (2007) Risk factors for overweight and obesity: results from the 2001 National Health Survey. Public Health 121:603–613

Brown SA, Christiansen BA, Goldman MS (1987) The Alcohol Expectancy Questionnaire: An instrument for the assessment of adolescent and adult expectancies. Journal of Studies on Alcohol 48:483–491 Auch in: http://pubs. niaaa.nih.gov/publications/assesing%20alcohol/InstrumentPDFs/12_AEQ-A.pdf (zugegriffen: 15.4.2011)

Brown I et al (2007) Management of obesity in primary care: Nurses' practices, beliefs, and attitudes. Journal of Advanced Nursing 59:329–341

Brown DJ et al (2007a) Antecedents and consequence of upward and downward social comparison at work. Organizational Behavior and Human Decision Processes 102:59–75

Brown SL et al (2003) Providing social support may be more beneficial than receiving it: Results from a prospective study of mortality. Psychological Science 14:320–327

Brownell KD (1991) Personal responsibility and control over your bodies: When expectation exceeds reality. Health Psychology 10:303–310

Bruch H (1991) Eßstörungen. Zur Psychologie und Therapie von Übergewicht und Magersucht. Fischer, Frankfurt/M.

Bruehl S et al (2002) Anger and pain sensitivity in chronic low back pain patients and pain-free controls: the role of endogenous opioids. Pain 99:223–233

Bucher A (1997) Braucht Mutter Kirche brave Kinder? Religiöse Reifung contra kirchliche Infantilisierung. Kösel, München

Bucher A (2007) Psychologie der Spiritualität. Handbuch. Psychologie Verlagsunion, Weinheim

Bucher A (2008) Was Kinder glücklich macht. Ein Ratgeber für Eltern. Ariston, München

Bucher A (2009) Psychologie des Glücks. Handbuch. Psychologie Verlagsunion, Weinheim

Bucher A (2010) Die dunkle Seite der Kirche. Galila, Etsdorf

Bucher C (1955) Sonntagschristenlehren, Band I: Der Glaube. Martinus-Verlag, Hochdorf

Bueb B (2007) Lob der Disziplin. Eine Streitschrift. List, Berlin

Büsser M (2000) Lustmord – Mordlust: Das Sexualverbrechen als ästhetisches Sujet im 20. Jahrhundert. Ventil Verlag, Mainz

Buggle F (1992) Denn sie wissen nicht, was sie glauben. Warum man redlicherweise nicht mehr Christ sein kann. Rowohlt, Reinbek

Bulick CM, Prescott CA, Kendler KS (2001) Features of childhood sexual abuse and the development of psychiatric and substance use disorders. British Journal of Psychiatry 179:444–449

Bullock K, Koran LM (2003) Psychopharmacology of compulsive buying. Drugs Today 39:695–700

Bullock NL et al (2002) A large randomized placebo control-led study of auricular acupuncture for alcohol depen-dence. Journal of Substance Abuse Treatment 22:71–77

Buntaine RL, Costenbader VK (1997) Self-reported differen-ces in the experience and expression of anger between boys and girls. Sex Roles 36:625–637

Burka J, Yuen L (1982) Mind games procrastinators play. Psychology Today (January), 32–34

Burke N (1998) Gender and envy. Routledge, London

Burns DM (1994)Buddhist meditation and depth psycho-logy. The Wheel Publication 88/89 New York, Sri Lanka Buddhist Publication Society Auch: http://www.budd-hanet.net/pdf_file/meditdepthpsych6.pdf (zugegriffen: 4.5.2011)

Busch FN (2009) Anger and depression. Advances in Psychia-tric Treatment 15, 271–278

Bushman BJ (2002) Does venting anger feed or extinguish the flame? Catharsis, rumination, distraction, anger, and aggressive responding. Personality and Social Psycholo-gy Bulletin 28:724–731

Buss DM (2001) Human nature and culture: An evolutio-nary psychological perspective. Journal of Personality 69:955–978

Buss DM (2003) Wo warst du? Der Sinn der Eifersucht. Rowohlt, Reinbek

Buss DM (2004) Evolutionäre Psychologie, Pearson, Mün-chen

Buss DM, Dedden LA (1990) Derogation of competitors. Journal of Social and Personal Relationships 7:395–422

Buss AH, Durkee A (1957) An inventory for assessing diffe-rent kinds of hostility. Journal of Consulting Psychology 21:343–349

Buunk BP (1997) Personality, birth order and attachment styles as related to various types of jealousy. Personality and Individual Differences 23:997–1006

Buunk BP et al (1996) Sex differences in jealousy in evolutio-nary and cultural perspective: Tests from the Nether-lands, Germany, and the United States. Psychological Science 7:359–363

Caitlin A et al (2008) Schadenfreude caused by en envied person's pain. In: Smith RH (Ed.) Envy. Theory and research. Oxford University Press, Oxford / New York, S 148–164

Cameron KA et al (2004) Adolescents' experiences with sex on the web: results from online focus groups. Journal of Adolescence 28:535–540

Capps D (1987) Deadly sins and saving virtues. Fortress Press, Philadelphia

Capps D (1989) The deadly sins and saving virtues: How they are viewed by laity. Pastoral Psychology 37:229–253

Capps D (1992) The deadly sins and saving virtues: How they are viewed by clergy. Pastoral Psychology 40:209–233

Capps D (1993) The depleted self. Sin in a narcisstic age Fortress Press, Minneapolis

Capps D, Cole A (2006) The deadly sins and saving virtues: How they are viewed today by clergy. Pastoral Psycho-logy 54:517–534

Capps D, Cole H jr. (2000) The deadly sins and saving virtues: How they are viewed today by laity. Pastoral Psychology 48:359–376

Carey KB (1995) Alcohol-related expectancies predict quan-tity and frequence of heavy drinking college students. Psychology of Addictive Behaviors 9:236–241

Carlson KS, Gjerde PF (2009) Preschool personality antece-dents of narcissism in adolescence and young adult-hood: A 20-year longitudinal study. Journal of Research in Personality 43:570–578

Carnes PJ (1987) Zerstörerische Lust. Sex als Sucht. Heyne, München

Carnes PJ (1992) Wenn Sex zur Sucht wird. Kösel, München

Carnes PJ (1998) The presidential diagnosis. Sexual Addic-tion and Compulsivity 5:153–158

Carnes PJ, Adams KM (2002) (Eds.) Clinical management and sex addiction. Brunner-Routledge, London

Carnes PJ, Schneider JP (2000) Recognition and manage-ment of addictive sexual disorders: Guide for the prima-ry care clinician. Primary Care Practice 4:302–318

Carnes PJ, Nonemaker D, Skilling N (1991) Gender differen-ces in normal and sexually addicted populations. Ame-rican Journal of Preventive Psychiatry and Neurology 3:16–23

Carnes PJ, Delmonico DL, Griffin E (2004) In the shadows of the net: Breaking free of compulsive online sexual behavior. PES, Hazelden

Carnes PJ, Murray PT, Charpentier L (2005) Bargain with chaos: Sex addicts and addiction interaction disorder. Sexual Addiction and Compulsivity 12:79–120

Carr D, Friedman MA (2006) Weight and the quality of inter-personal relationships. Social Psychological Quarterly 69:127–149

Carr D, Friedman MA, Jaffe K (2007) Understanding the relationship between obesity and positive and negative affect: the role of psychosocial mechanisms. Body Image 4:165–177

Carus FA (1823) Nachgelassene Werke. Erster Theil. Der Psy-chologie erster Band. Johann Ambrosius Barth, Leipzig

Carver CS, Sinclair S, Johnson SL (2010) Authentic and hubristic pride: Differential relations to aspects of goal regulation, affect, and self-control. Journal of Research in Personality 44:698–703

Casper B (2009) Übergewicht und Adipositas bei Kindern und Jugendlichen in Deutschland: Eine Sekundäranaly-se aktueller empirischer Studien. Grin-Verlag, München

Cassian (1879) Sämmtliche Schriften des ehrwürdigen Johannes Cassianus: Erster Band: Vierundzwanzig Unterredungen mit den Vätern. Kempten

Catania JA, White CB (1982) Sexuality in an aged sample: Cognitive determinants of masturbation. Archives of Sexual Behavior 11:237–245

Chang LC, Arkin RM (2002) Materialism as an attempt to cope with uncertainty. Psychology & Marketing 19:389–406

Chaplin LN, John DR (2005) Materialism in children and adolescents: The role of the developing self-concept. Advances in Consumer Research 32:219–220

Cheasty M, Clare AW, Collins C (1998) Relation between sexual abuse in childhood and adult depression: Case control study. British Medical Journal 316:198–201

Chen EY, Brown M (2005) Obesity stigma in sexual relationships. Obesity Research 13, 1393–1397

Cheng JT, Tracy JL, Henrich J (2010) Pride, personality, and the evolutionary foundations of human social status. Evolution and Human Behavior 31:334–347

Chernov A (2006) Weight discrimination: The effects of obesity on employment. Hohonu. A Journal of Academic Writing 4: Volume 1

Chevalier J, Gheerbrant A (1982) Dictionnaire des symboles. Éditions Robert Laffont, Paris

Chrichton et al. (2007) Die 7 Todsünden. Audiobook. Dhv der Hörverlag, München

Chida Y, Steptoe A (2009) The association of anger and hostility with future coronary heart disease. Journal of the American College of Cardiology 53:936–946

Christenson GA et al (1994) Compulsive buying: descriptive characteristics and psychiatric comorbidity. Journal of Clinical Psychiatry 55:5–11

Christie R, Geis F (1976) Studies in Macchiavellianism. Academic Press, New York.

Chu J et al (1999) Memories of childhood abuse: Dissociation, amnesia, and corroboration. American Journal of Psychiatry 156:749–755

Chughtai B (2010) Etiology, diagnosis and management of hypersexuality: a review. The Internet Journal of Urology 6: Number 2, www.ispub.com/journal/…internet_journal_of_urology/…6_number_2…/etiology-diagnosis-amp-management-of-hy (zugegriffen: 3.5.2011)

Clarke JW (1998) The lineaments of wrath. Race, violent crime, and American Culture. Transaction Publishers, New Cew Brunswick, London

Clausen EI (2007) (Ed.) Psychology of anger. Nova Science Publishers, New York

Clément K (2006) Genetics of human obesity. Biologies 329:608–622

Cline VB (2000) Treatment and healing of pornographic and sexual addictions. ce.byu.edu/cw/fuf/archives/2000/VictorCline.pdf

Coblentz SA (1965) Avarice. A history. Public Affairs Press, Washington

Cohrs JC et al (2004) Ist patriotischer Nationalstolz wünschenswert? Eine differenzierte Analyse seiner psychologischen Bedeutung. Zeitschrift für Sozialpsychologie 34:201–215

Colditz GA et al (1995) Weight gain as a risk factor for clinical diabetes mellitus in women. Annual Interne Medicine 122:481–486

Coleman E (1991) Competive sexual behavior: New concepts and treatments. Journal of Psychology and Human Sexuality 4:37–52

Coleman E (1992) Is your patient suffering from compulsive sexual behaviour. Psychiatric Annuals 22:320–325

Coleman E, Bockting WO (2002) Masturbation as a means of achieving sexual health. Haworth Press, New York

Coleman E, Raymond NC, McBean A (2003) Assessment and treatment of compulsive sexual behaviour. Minnesota Medicine 86:42–47

Collins R (1996) For better or worse: The impact of upward social comparison on self-evaluations. Psychological Bulletin 119:51–69

Comuzzie AG, Allison DB (1998) The Search for Human Obesity Genes. Science 280:1374–1377

Conzen P (1996) E.H. Erikson. Leben und Werk. Kohlhammer, Stuttgart

Cook DR (1994) Internalized Shame Scale: Professional Manual. Channel Press, Menomonie

Cooley RC (2006) Correlational relationship between jealousy, self-esteem, and locus of control in undergraduate population, Eastern Michigan University. In: https://dspace.emich.edu:8443/dspace/bitstream/1970/631/2/thes_hon_06_CooleyRC.pdf

Cooper A (1998) Sexuality and the internet: Surfing in a new millennium. Cyberpsychology and Behavior 1:181–187

Cooper A (2002) (Ed.) Sex and the Internet: A guidebook for clinicians. Brunner-Routledge, New York

Cooper A, Griffin-Shelley E (2002) Introduction. The Internet: the next sexual revolution. In: Cooper A (Ed.) Sex and the Internet: A guidebook for clinicians, Brunner-Routledge, New York, S 1–15

Cooper A et al (1999) Online sexual compulsivity: Getting tangled in the net. Sexual Addiction & Compulsivity 6:79–104

Cooper A, Delmonico D, Burg R (2000) Cybersex users, ab-users, and compulsives: New findings and implications. In: Cooper A (Ed.) Cybersex: the dark side of the force. Brunner & Routledge, Philadelphia, S 5–29

Cordain L, Gotshall RW, Eaton SB (1997) Evolutionary aspects of exercice. World Review of Nutrition and Dietics 81:49–60

Cornu F (1973) Katamnesen bei kastrierten Sittlichkeitsdelinquenten aus forensisch-psychiatrischer Sicht Karger, Basel

Cox DL, Stabb SD, Bruckner KH (1999) Women's anger. Clinical and developmental perspectives. Brunner/Mazel, Philadelphia

Cozzolino PJ et al (2004) Greed, death, and values: From terror management to transcendence management theory. Personality and Social Psychology Bulletin 30:278–292

Crabb PB (2000) The material culture of homicidal fantasies. Aggressive Behavior 26:225–234

Crandall CS (1994) Prejudice against fat people: Ideology and self interest. Journal of Personality and Social Psychology 66:882–894

Crandall CS, Schiffhauer KL (1998) Anti-fat prejudice. Beliefs, values, and American culture. Obesity Research 6:458–460

Crandall CS et al (2001) An attribution-value model pf prejudice: Anti-fat attitudes in six nations. Personality and Social Psychology Bulletin 27:30– 37

Crichton M u.a. (2007) Die 7 Todsünden, Hörverlag München

Crislip A (2005) The sin of sloth or the illness of the demons? The demon of Acedia in early Christian monasticisms. Harvard Theological Review 98:149–169

Crowe M (1995) Management of jealousy in couples. Advances in Psychiatric Treatment 4:71–77

Crundall IA (1995) Perceptions of alcohol by student drinkers at university. Drug and Alcohol Review 14:363–368

Cutler DM, Glaeser EL, Shapiro JM (2003) Why have Americans become more obese? Harvard Institute of Economic Research, Discussion Paper 1994

D'Arms J, Kerr AD (2008) Envy in the philosophical tradition. In: Smith RH (Ed.) Envy. Theory and research. Oxford University Press, New York, S 39–59

Daniel B, Tonn HP (2008) Sexueller Kindesmissbrauch: Folgeschäden und Therapiemöglichkeiten. Grin, München

Danielzik M et al (2004) Parental overweight, socioeconomic status and high birth weight are the major determinants of overweight and obesity in 5–7 y-old children. International Journal of Obesity 28:1494–1502

Dante Aligheri (2007) Die göttliche Komödie. Anakonda, Köln

Dalai Lama (2006) Audienz bei Seiner Heiligkeit. In: http://www.phathue.de/news/2006-12-07-audienz-sh-dalai-lama/ (zugegriffen: 3.5.2011)

Dalle Grave R et al (2010) Weight management, psychological distress and binge eating in obesity. A reappraisal of the problem. Appetit 54:269–273

Daly RW (2007) Before depression: The Medieval vice of acedia. Psychiatry: Interpersonal & Biological Processes 70:30–51

Damasio A (1994) Descartes' Irrtum – Fühlen, Denken und das menschliche Gehirn, List, München

Danielzik S et al (2002) Impact of parental BMI on the manifestation of overweight 5 – 7 year old children. European Journal of Nutrition 41:132–138

Daneback K, Cooper A., Månsson SA (2005) An internet study of cybersex participants. Archives of Sexual Behavior 34, 321–328

Darke JL (1990) Sexual aggression: Achieving power through humiliation. In: Marshall WLet al (Eds.) Handbook of sexual assault. Plenum, New York, S 55–72

Darwin C (2000) Der Ausdruck der Gemütsbewegungen bei den Menschen und den Tieren, Eichborn, Frankfurt/M.

Daschek E, Konrad A (2004) Untersuchung über den Zusammenhang zwischen ausgewählten Faktoren und inklinierendem sexuellen Sadomasochismus, Diplomarbeit, Universität Heidelberg

Davey Smith G et al (1997) Sex and death: Are they related? Findings from the Caerphilly cohort study. British Medieval Journal 315:1641–1644

Davidson J et al (2004) Improvement of anger at one week predicts the effects of sertraline and placebo in PTSD. Journal of Psychiatric Research 38:497–502

Davis RA (2001) A cognitive-behavioral model of pathological internet use. Computers in Human Behavior 17:187–195

De Zavala A et al (2009) Collective narcissism and its social consequences. Journal of Personality and Social Psychology 97:1074–1096

Decher W (2006) Die giftige Kröte Neid. Diagnosen, Analysen, Strategien. E-Journal Philosophie der Psychologie. In: http://www.jp.philo.at/texte/DecherF1.pdf (zugegriffen: 3.5.2011)

Decy EL, Ryan RM (1985) Intrinsic motivation and self-determination in human behavior, Plenum, New York

Deegener G (2005) Kindesmissbrauch: Erkennen, Helfen, Vorbeugen. Beltz, Weinheim

Deffenbacher JL (1993) General anger: Characteristics and clinical implications. Psycologia Conductal 1:49–67

Deffenbacher JL (1996) Cognitive-behavioural approaches to anger reduction. In: Dobson KS, Craig KD (Eds.) Advances in Cognitive-Behavioral Therapy. Sage Publications, Thousand Oaks

Deffenbacher JL, Stark RS (1992) Relaxation and cognitive-relaxation treatment of general anger. Journal of Counseling Psychology 39:158–167

Deffenbacher JL, Demm PM, Brandon AD (1986) High general anger: Correlates and treatment. Behavior Research and Therapy 24:481–489

Deffenbacher JL et al (1996) State trait anger theory and the utility of the trait anger scale. Journal of Counselling Psychology 43:131–148

Deffenbacher JL et al (2002) Cognitive-behavioral treatment of high anger drivers. In. Behaviour Research and Therapy 40:895–910

Deffenbacher JL et al (2002a) The Driving Anger Expression Inventory: a measure of how people express their anger on the road. Behaviour Research and Therapy 40:717–737

Dehner K (1998) Lust auf Moral. Die natürliche Sehnsucht nach Werten. Wissenschaftliche Buchgesellschaft, Darmstadt

De Jong-Meyer R (2005) Depressive Störungen: Klassifikation und Diagnostik. In: Perrez M, Baumann U (Hg.) Klinische Psychologie – Psychotherapie. Hans Huber, Bern, S 852–861

Deling W (2004) Der sexte Sinn. Brunnen Verlag, Gießen

Delius F (2009) Die Frau, für die ich den Computer erfand. Rowohlt, Berlin

Delmonico D, Bubenzer DL, West JD (1998) Assessing sexual addiction with the sexual dependency inventory revised. Sexual Addiction & Compulsivity 5:179–187

Dels A (2008) Für unser Hirn gilt: Geld = Sex = Drogen = Gier. In: http://www.blicklog.com/2008/12/02/fur-unser-hirn-gilt-geld-sex-drogen-gier/ (zugegriffen: 3.5.2011)

Delumeau J (1985) Angst im Abendland. Rowohlt, Berlin

Del Vecchio T, Leary KD (2004) Effectiveness of anger treatments for specific anger problems: a meta-analytic review. Clinical Psychological Review 24:15–34

Demandt A (2001) Die Kelten. C.H. Beck, München

Denecke FW, Hilgenstock B (1989) Das Narzissmusinventar Hogrefe, Göttingen

Denollet J, Van Heck GL (2001) Psychological risk factors in heart disease. What type D personality is (not) about. Journal of Psychosomatic Research 51:465–468

Denzinger H (1991) Kompendium der Glaubensbekenntnisse und kirchlichen Lehrentscheidungen. Herder, Freiburg i.Br.

Denzler G (1991) Die verbotene Lust. 2000 Jahre christliche Sexualmoral. Piper, München

Derckx L (2003) The deadly sins as an indicator of actual discontent. In: Roebben B, Turin L van der (Eds.) Practical Theology and the interpretation of crossing boundaries, Lit, Münster, S 19–37

DeRidder R, Tripathi RC (1992) (Eds.) Norm violations and intergroup relations, Oxford University Press, New York

Derogatis LR (1983) Manual for the SCL-90-R: Clinical Psychometric Research, Towson

De Sade DAF (2006) Die 120 Tage von Sodom. Anaconda, Köln

Deyling EA (2008) The effect of priming death anxiety on future time orientation and procrastination, Cleveland State University. In: http://etd.ohiolink.edu/send-pdf.cgi/Deyling%20Elizabeth%20A.pdf?acc_num=csu1210694650

Deschner KH (1994) Das Kreuz mit der Kirche. Eine Sexualgeschichte des Christentums. Econ, München

De Silva P (1997) Jealousy in couple relationships: Nature, assessment and therapy. Behavioral Research Therapy 35:973–985

DeSimone J (2007) Fraternity membership and binge drinking. Journal of Health Economics 26:950–967

Deutsch H (2000) Psychologie der Frau. Klotz, Magdeburg

Dew B, Chaney M (2004) Sexual addiction and the Internet: implications for gay man. Journal of Addictions and Offender Counseling 24:101–114

Dhawan N et al (2010) Prevalence and treatment of narcisstic personality disorder in the community: a systematic review. Comprehensive Psychiatry 51:333–339

Diamond S (2009) Is greed ever good? The psychology of selfishness. www.psychologytoday.com/…/is-greed-ever-good-the-psychology-selfishness (zugegriffen: 3.5.2011)

Díaz-Morales JF, Cohen JR, Ferrari JR (2008) An integrated view of personality styles related to avoidant procrastination. Personality and Individual Differences 45:554–558

Dickens C (2002) Eine Weihnachtsgeschichte. Dressler, Hamburg

Dickmann SJ (1990) Functional and dysfunctional impulsivity: Personality and cognitive correlates. Journal of Personality and Social Psychology 58:95–102

Dierk JM et al (2006) What determines well-being in obesity? Association with BMI, social skills, and social support. Journal of Psychosomatic Research 60:219–227

Dietz WH (1998) Health consequences of obesity in youth: Childhood predictors of adult disease. Pediatrics 101:518–525

Dingemans A, van Hanswijck de Jonge P, van Furth E (2005) The empirical status of binge eating disorder. In: Norring C, Palmer RL (Eds) EDNOS: Eating disorders not otherwise specified. Scientific and clinical perspectives on the other eating disorders. Routledge, Hove, East Sussex, S 63–82

Dingemans A et al (2009) The effect of suppressing negative emotions on eating behaviour in Binge Eating Disorder. Appetite 52:51–57

Dittmar H, Drury J (2000) Self-image – is it in the bag? A qualitative comparison between 'ordinary' and 'excessive' consumers. Journal of Economic Psychology 21:109–142

Dittmar H, Beattie J, Friese S (1995) Gender identity and material symbols: Objects and decision considerations in impulsive purchase. Journal of Economic Psychology 16:491–511

Dodge B (2004) Sexual compulsivity among heterosexual college students. Journal of Sex Research 41:343–351

Dollard J et al (1939) Frustration and Aggression. Yale University-Press, New Haven

Donovan JM (1995) Relating psychological measures to anthropological observations: Procrastination as a field proxy for death anxiety? Journal of Social Behavior and Personality 10:465–472

Donovan RJ, Leivers S (1993) Using paid advertising to modify racial stereotyp beliefs. Public Opinion Quarterly 57:205–218

Dornes M (1993) Der kompetente Säugling. Fischer, Frankfurt/M.

Doyle T (2003) Roman Catholic clericalism, religious duress, and clergy sexual abuse. Pastoral Psychology 51:189–231

Doyle T (2008) Clergy Sexual Abuse Bibliography, Revised October 29. http://www.bishop-accountability.org/news2008/11_12/2008_11_05_VoiceFromTheDesert_ClergySexual.htm (zugrgriffen: 15.4.2011)

Draijer N (1990) Die Rolle von sexuellem Missbrauch und körperlicher Misshandlung in der Ätiologie psychischer Störungen bei Frauen. In: Martinius J, Franc R (Hrsg) Vernachlässigung Missbrauch und Misshandlung von Kindern. Huber, Bern, S 128–142

Drewermann E (1993) Glauben in Freiheit. Tiefenpsychologie und Dogmatik. Walter, Freiburg i.Br.

Drewermann E (2001) Ein Mensch braucht mehr als nur Moral. Über Tugenden und Laster. Patmos, Düsseldorf

DSM-IV (2001) Diagnostisches und Statistisches Manual Psychischer Störungen, deutsche Bearbeitung und Einleitung von H. Saß, H.U. Wittchen, M. Zaudig. Hogrefe, Göttingen

Duckro PN et al (1995) Anger, depression, ad disability: a path analysis of relationships in a sample of chronic posttraumatic headache patients. Headache 35:7–9

Düring S (2008) Verführungen im Netz. Junge Frauen zwischen msm-messenger und sadomasochistischen Eskapaden. http://www.profamilia-mannheim.de/pdfs/2008-Verfuehrungen.pdf (zugegriffen: 3.5.2011)

Duerr HP (2002) Der Mythos vom Zivilisationsprozess. Nacktheit und Scham. Suhrkamp, Frankfurt/M.

Dunn C, Deroo L, Rivara FP (2001) The use of brief interventions adapted from motivational interviewing across behavioural domains: A systematic review. Addiction 96:1725–1742

Dunn JR, Schweitzer ME (2006) Green and mean: Envy and social undermining in organizations. Research on Managing Groups and Teams 8:177–197

Dyson ME (2006) Pride. The Seven Deadly Sins. Oxford University Press, New York

Easton JA, Shackelford TK (2009) Morbid jealousy and sex differences in partner directed violence. Human Nature 20:342–350

Easton JA, Schipper LD, Shackelford TK (2007) Morbid jealousy from an evolutionary psychological perspective. Evolution and Human Behavior 28:399–402

Eaton SB, Konner M, Shostak M (1988) The paleolithic prescription. Harper & Row, New York

Eccles S (2002) The lived experiences of women as addictive consumers. Journal of research for Consumers 4, www.jrconsumers.com/academic_ articles/issue _4?f=5785 (zugrgriffen: 15.4.2011)

Eckhart Meister (1979) Deutsche Predigten und Traktate. Diogenes, Zürich

Eckel RH (1997) Obesity and heart disease. A statement for healthcare professionals from the nutrition committee, American Heart Association. Circulation 96:3248–3250

Eckey R, Agarwal DP, Goedde HW (1990) Genetisch bedingte Variabilität des Alkholstoffwechsels und ihr Einfluss auf Trinkverhalten und Neigung zum Alkoholismus. Zeitschrift für Rechtsmedizin 103:169–190

Eckhardt CI, Kassinove H (1998) Articulated cognitive distortions and cognitive deficiences in maritally violent men. Journal of Cognitive Psychotherapy 12:231–250

Edmondson CB, Conger JC (1996) A review of treatment efficacy for individuals with anger problems: Conceptual, assessment, and methodological issues. Clinical Psychology Review 16:251–275

Edmondson CB, Conger JC, Tescher B (2000) The assessment of anger behavioral competence. Behavior Therapy, 31:463–478

Edlund JE (2006) Sex differences in jealousy to actual infidelity. Evolutionary Psychology 4:462–470

Egan V, McCorkindale C (2007) Narcissism, vanity, personality and mating effort. Personality and Individual Differences 43:2105–2115

Egg R (1998) Zur Rückfälligkeit von Sexualstraftätern. In: Kröber HL, Dahle KP (Hrsg) Sexualstraftaten und Gewaltdelinquenz – Verlauf – Behandlung- Opferschutz. Kriminalistik Verlag, Heidelberg

Eid M, Diener E (2001) Norms for experiencing emotions in different cultures: Inter- and international differences. Journal of Personality and Social Psychology 81:869–885

Eisenberg D et al (2007) Prevalence and correlates of depression, anxiety, and suicidality among university students. American Journal of Orthopsychiatry 77:534–542

Ekman P (1988) Gesichtsausdruck und Gefühl. Jungfermann, Paderborn

Ekman P (1992) An argument for basic emotions. Cognition and Emotion 6:169–200

Ekman P (1993) Facial expression and emotion. American Psychologist 48:384–392

Elfenbein HA, Ambady N (2002) On the university and cultural specificity of emotion and recognition: A meta-analysis. Psychological Bulletin 128:203–235

Ell K et al (2005) Depression, correlates of depression, and receipt of depression care among low-income women with breast or gynaecological cancer. Journal of Clinical Oncology 23:3052–3060

Ellermann CR, Reed P (2001) Self-transcendence and depression in middle-age adults. Western Journal of Nursing Research 23:698–713

Elliott L, Brantley C (1997) Sex on campus. Random House, New York

Elliott R (1994) Addictive consumption, Function and fragmentation in postmodernity. Journal of Consumer Policy 12:159–179

Ellis A, Hoellen B (2004) Die rational-emotive Verhaltenstherapie. Reflexionen und Neubestimmungen. Klett-Cotta, Stuttgart

Ellis HH (1897 ff.) Studies in the psychology of sex. Random House, New York

Ellison CR (2000) Women's sexualities. New Harbinger Publications, Oakland

Emmerich B (2004) Geiz und Gerechtigkeit. Ökonomisches Denken im frühen Mittelalter. Franz Steiner, Wiesbaden

Emmons A, McCullough ME (2004) (Eds) The psychology of gratitude. Oxford University Press, New York

Emmons RA (1984) Factor analysis and construct validity of the Narcisstic Personality Inventory. Journal of Personality Assessment 48:291–300

Eng PM et al (2003) Anger expression and risk for stroke and coronary disease among male health professionals. Psychosomatic Medicine 65:100–110

Enright RD, Fitzgibbons RP (2000) Helping Clients Forgive: An Empirical Guide for Resolving Anger and Restoring Hope. American Psychological Association, Washington DC

Epstein E et al (1995) An empirical classification of drinking patterns among alcoholics: Binge, episodic, sporadic, and steady. Addictive Behaviors 20:23–41

Erikson E (2008) Identität und Lebenszyklus (Neuauflage), Frankfurt/M.

Ernst H (2006) Wie uns der Teufel reitet. Von der Aktualität der 7 Todsünden. Ullstein, Berlin

Esposito K et al (2004) Effects of lifestyle changes on erectile dysfunction in obese men: A randomized controlled trial. Journal of American Medical Association 291:2978–2984

Etchegoyen RH (2003) Salieri's dilemma: A counterpoint between envy and appreciation. The International Journal of Psychoanalysis 84:45–58

Evagrios Pontikos (1972) The Praktikos. Chapters on Prayer. Cistercian Publications, Kalamazoo

Evagrios Pontikos (2007) Über die acht Gedanken. Beuroner Kunstverlag, Beuron

Evans RW, Couch JR (2001) Orgasm and migraine. Headache 41:512–514

Everson SA et al (1999) Anger expression and incident stroke: Prospective evidence from the Kuopio ischemic heart study. Stroke 30:523–528

Eysenck HJ, Wilson GD (Hrsg) Experimentelle Studien zur Psychoanalyse Sigmund Freuds. Europaverlag, Wien

Eysenck SBG (1997) Psychoticism as a dimension of personality. In: Nyborg H (Ed) The scientific study of human nature. Elsevier, Oxford, S 109–121

Exline JJ, Zell AL (2008) Antidotes to envy: A conceptual framework. In: Smith RH (Ed) Envy. Theory and Research. Oxford University Press, Oxford/New York

Exline JJ et al (2004) Too proud to let go: Narcissistic entitlement as a barrier to forgiveness. Journal of Personality and Social Psychology, 87:894–912

Faber RJ, O'Guinn TC (1992) A clinical screener for compulsive buying. Journal of Consumer research 19:459–469

Fairburn C (2006) Ess-Attacken stoppen. Ein Selbsthilfeprogramm. Huber, Bern (am. Original: Overcoming binge eating. Guilford Press, New York 1995)

Fairlie H (2006) The seven deadly sins today. New Republic Books, Washington

Falkner NH et al (1999) Mistreatment due to weight: Prevalence and sources of mistreated women and men. Obesity Research 7:572–576

Fater K, Mullaney J (2000) The lived experiences of adults male survivors who allege childhood sexual abuse by clergy. Issues in Mental Health Nursing 21:281–295

Faulstich W (1994) Die Geschichte der Pornographie. Kleine Einführung in Geschichte, Medien, Ästhetik, Markt und Bedeutung. Wissenschaftler Verlag, Bardowick

Fava M (2004) Daytime sleepiness and insomnia as correlates of depression. Journal of Clinical Psychiatry 65 Supplement 16:27–32

Fava M et al (1993) Anger attacks in unipolar depression, Part 1: Clinical correlates and response to fluoxetine treatment. American Journal of Psychiatry 150:1158–1163

Fava M et al (1997) A preliminary study on the efficacy of sertraline and imipramine on anger attacks in atypical depression and dysthymia. Psychopharmalogical Bulletin 33:101–103

Feather NT, Sherman R (2002) Envy, resentment, Schadenfreude, and sympathy: Reactions to deserved and undeserved achievement and subsequent failure. Personality and Social Psychology Bulletin 28:953–961

Fee RL, Tangney JP (2000) Procrastination: A means of avoiding shame or guilt? Journal of Social Behavior and Personality 15:167–184

Fehr E, Schmidt K (1999) A theory of fairness, competition, and cooperation. The Quarterly Journal of Economics 114:817–868

Feldman E, De Paola H (1994) An investigation into the psychoanalytic concept of envy. International Journal of Psychoanalysis 75:217–234

Feldmann H, Westenhöfer J (1992) Vergewaltigung und ihre psychischen Folgen. Ein Beitrag zur posttraumatischen Bewältigungsreaktion. Enke, Stuttgart

Fellner R (2008) »Ich kann einfach nicht genug bekommen« – die Droge Sex. http://www.psychotherapiepraxis.at/artikel/sexualtherapie/sexsucht_hypersexualitaet.phtml (zugegriffen: 3.5.2011)

Fenichel O (1985) Der Bereicherungs-Trieb. In: Ders. Aufsätze, Band 2. Fischer, Frankfurt/M., S 100–121

Ferguson TJ, Crowley SL (1997) Measure for measure: A multitrait-multimethod analysis of guilt and shame. Journal of Personality Assessment 69:425–441

Ferrari JR (1992) Psychometric validation of two procrastination inventories for adults: Arousal and avoidance measures. Journal of Psychopathology and Behavioral Assessment 14:97–110

Ferrari JR (1992a) Procrastinators and perfect behaviour: An exploratory factor analysis oft self-presentation, self-awareness, and self handicapping components. Journal of Research in Personality 26:75–84

Ferrari JR, Díaz-Morales JF (2007) Procrastination: Different time orientations reflect different motives. Journal of Research in Personality 41:707–714

Ferrari JR, Olivette ML (1994) Parental authority influences on the development of female dysfunctional procrastination. Journal of Research on Personality 28:87–100

Ferrari JR, Sanders SE (2006) Procrastination rates among adults with and without AD/HD: A pilot study. Counseling and Clinical Psychology 3:2–9

Ferrari JR, Johnson JL, McCown WG (1995) Procrastination and task avoidance: Theory, research, and treatment. Springer, Berlin

Ferrari JR, O'Callaghan J, Newbegin I (2005) Prevalence of procrastination in the United States, United Kingdom, and Australia. Arousal and avoidance delays among adults. North American Journal of Psychology 7:1–6

Ferrari JR et al (2007) Frequent behavioural delay tendencies by adults. Journal of Cross Cultural Psychology 38:458–464

Ferree MC (2001) Females and sex addiction: Myths and diagnostic implications. Sexual Addiction & Compulsivity 8:287–300

Festinger L (1978) Theorie der kognitiven Dissonanz. Huber, Bern

Fiedler P (2004) Sexuelle Orientierung und sexuelle Abweichung. Beltz, Weinheim

Fiedler P (2006) Stalking: Opfer, Täter, Prävention, Behandlung. Beltz, Weinheim

Fichter M (2009) Magersucht und Bulimie. Mut für Betroffene, Angehörige und Freunde. Karger, Basel

Figueiredo RJ, Elkins Z (2003) Are patriots bigots? An inquiry into the vices of in-group pride. American Journal of Political Science 47:171–188

Finkelhor D et al (1990) Sexual abuse in a national survey of adult men and women: Prevalence characteristics, and risk factors. Child Abuse & Neglect 14:19–28

Fiore N, Beeck K (2007) Warum nicht gleich?! Soforthilfe bei »Aufschieberitis«. Vak Verlag, Kirchzarten

Fischler J (2008) Gier frisst Hirn. http://www.conserio.at/gier-frisst-hirn (zugegriffen: 3.5.2011)

Fisher H (2004) Why we love: The nature and chemistry of romantic love. Henry Holt, New York

Fisher M et al (2008) Sex differences in feelings of guilt arising from infidelity. Evolutionary Psychology 6:436–446

Fisher S, Greenberg RP (1977) The scientific credibility of Freud's theories and therapy. Basic Books, New York

Fitzgerald HE, Davies HD (2007) (Eds) Obesity in childhood and adolescence. Praeger Fredericke, New York

Fitzgibbon ML et al (1998) Correlates of binge eating in Hispanic, black, and white women. International Journal of Eating Disorder 24:43–42

Fitzgibbons RP (1986) The cognitive and emotive uses of forgiveness in the treatment of anger. Psychotherapy 23:629–633

Flam H (2007) Missgunst als Lebenshaltung: Neid. In: Bellebaum A, Herbers D (Hrsg) Die sieben Todsünden. Über Laster und Tugenden in der modernen Gesellschaft. Aschendorff, Münster, S 105–134

Flammer A (1990) Erfahrung der eigenen Wirksamkeit. Einführung in die Psychologie der Kontrollüberzeugung. Huber, Bern

Flegal KM et al (2002) Prevalence and trends in obesity among US adulty, 1999–2000. Journal of the American Medical Association 288:1723–1727

Flegal KM et al (2005) Excess deaths associated with underweight, overweight, and obesity. Journal of the American Medical Association 293:1861–1867

Flett GL, Hewitt PL, Martin TR (1995) Dimensions of perfectionism and procrastination. In: Ferrari JR, Johnson JL, WG McCrown (Eds) Procrastination and task avoidance: Theory, research, and treatment. Springer, Berlin, S 113–136

Flouri E, Joshi H (2005) Anger irritability and hostility in children and adults. In: Economic & Social Research Council (Ed) Seven deadly sins. A new look at society through an old lens, S 12–15

Ford ES, Giles WH, Dietz WH (2002) Prevalence of the metabolic syndrome among US adulty: Findings from the third National and Nutrition Examination Survey. Journal of American Medical Association 287: 356–359

Foreyt J, Goodrick K (1995) The ultimate triumph of obesity. Lancet 346:134–135

Forgays DG, Forgays DK, Spielberger CD (1997) Factor structure of the State-Trait Anger Expression Inventory. Journal of Personal Assessment 69:497–507

Forgays DK et al (1998) Factor structure of the State-Trait Anger Expression Inventory for middle-aged men and women. Assessment 5:141–155

Foster GM (1972) The anatomy of envy: A study in symbolic behaviour. Current Anthropology 13:165–202

Foster GD et al (2003) Primary care physician's attitudes about obesity and its treatment. Obesity Research 11:1168–1177

Foster JD, Campbell WK, Twenge JM (2003) Individual differences in narcissism: Inflated self-views across the lifespan and around the world. Journal of Research in Personality 37:469–486

Foucault M (1977) Der Wille zum Wissen. Sexualität und Wahrheit 1. Suhrkamp, Frankfurt am Main

Frank A (1993) Futility and avoidance: medical professionals in the treatment of obesity. The Journal of the American Medical Association 269:2132 f.

Frankel S, Sherik I (1977) Observations on the development of normal envy. The Psychoanalytic Study of the Child 32:257–281

Freedman JL, Edwards DR (1988) Time pressure, time allocation, and enjoyment. In: McGrath JE (Ed) The social psychology of time: New perspectives. Sage, Newbury Park, S 113–133

Freeman-Longo RE, Blanchard GT (1998) Sexual abuse in America. Epidemic of the 21st century. Safer Society Press, Brandon

Freud S (1969) Vorlesungen zur Einführung in die Psychoanalyse. Und neue Folge, Studienausgabe Band I. Fischer, Frankfurt/M.

Freud S (1970) Schriften zur Behandlungstechnik, Studienausgabe Band XI. Fischer, Frankfurt/M.

Freud S (1971) Hysterie und Angst, Studienausgabe Band VI. Fischer, Frankfurt/M.

Freud S (1972) Sexualleben, Studienausgabe Band V. Fischer, Frankfurt/M.

Freud S (1973) Zwang, Paranoia und Perversion, Studienausgabe Band VII. Fischer, Frankfurt/M.

Friedrich W et al (1998) Normative sexual behavior in children: A contemporary sample. Pediatrics 101 p e 9. http://pediatrics.aappublications.org/cgi/ content/full/101/4/e9#T1

Froese P, Bader C, Smith B (2008) Political tolerance and God's wrath in the United States. Sociology of Religion 69:29–44

Fromberger P u.a. (2007) Neurobiologie der pädophilen Störung – eine methodenkritische Darstellung bisheriger Forschungsergebnisse. Forensische Psychiatrie, Psychologie, Kriminologie 1:249–258

Fromm E (1989) Gesamtausgabe. Herausgegegen von Rainer Funk. dtv, München

Frost R, Gross R (1993) The hoarding of possessions. Behavior Research and Therapy 31:367–382

Frost RO, Steketee G (1998) Hoarding: Clinical aspects and treatment strategies. In: Jenika MA et al (Eds) Obsessive compulse disorder: Practical management. Mosby Yearbook Medical, St. Louis, S 533–554

Frost RO et al (1990) The dimensions of perfectionism. Cognitive Therapy and Research 14:449–468

Frost RO, Lahart CM, Rosenblate R (1991) The development of perfectionism: A study of daughters and their parents. Cognitive Therapy & Research 15:469–490

Frost RO et al (2000) Mood, disability, and personality disorder symptoms in hoarding, obsessive compulsive disorder, and control subjects. Behavior Research and Therapy 38:1071–1082

Frost RO, Steketee G, Grisham J (2004) Measurement of compulsive hoarding: Saving inventory-revised. Behavior Research and Therapy 42:1163–1182

Fumento M (1997) The fat of the land. The obesity epidemic and how overweight Americans can help themselves. Penguin Putnam, New York

Funkenstein DH, King SH, Drolette ME (1954) The direction of anger during a laboratory stress inducing situation. Psychosomatic Medicine 16:404

Fydrich T (2009) Arbeitsstörungen und Prokrastination. Psychotherapeut 54:318–325

Gaab J, Ehlert U (2005) Chronische Erschöpfung und Chronisches Erschöpfungssyndrom. Hogrefe, Göttingen

Gallup (2009) Galup-Studie: Unengagiertes Arbeiten durch schlechtes Menagement – Milliardenverluste http://pdf.berkemeyer.net/Gallup-Studie.pdf

Gallup GG et al (2002) Does semen have antidepressant properties? Archives of Sexual Behavior 31:289–293

Gard M, Wright J (1996) The obesity epidemic: Science, morality and ideology. Routledge Chapman & Hall, London

Geisen R (2007) Avaritia. Bedrohung der sozialen Ordnung durch Habgier und Geiz. In: Bellebaum A, Herbers D (Hrsg) Die sieben Todsünden. Über Laster und Tugenden in der modernen Gesellschaft. Aschendorff, Münster, S 135–168

Geller B et al (2002) DSM-IV mania symptoms in a prepubertal and early adolescent bipolar disorder. Journal of Children and Adolescence Psychopharmacology 12:11–25

Gensichen J et al (2006) Die »Depressions-Monitoring-Liste (DeMoL)« mit integriertem PHQ-D-Rational und Entwicklung eines Instrumentzs für das hausärztliche Case Management bei Depression. Zeitschrift für ärztliche Fortbildung und Qualitatives Gesundheitswesen 100:375–382

Gerressu M et al (2008) Prevalence of masturbation and associated factors in a British National Probability Survey. Archiv of Sexual Behavior 37:266–278

Gladstone GL et al (2004) Implications of childhood trauma for depressed women: An analysis of pathways from childhood sexual abuse to deliberate self-harm and revictimization. American Journal of Psychiatry 161:1417–1425

Glauser EC, Bondt R (1999) Wie verpflichtet man Manager auf Qualität. In: http://deming-network.org/glauser_manager.pdf (zugegriffen: 15.4.2011)

Glick P (2002) Sacrificial lambs dressed in wolves clothing: Envious prejudice, ideology, and the scapegoating of Jews. In: Newman LS, Erber R (Eds) What social psychology can tell us about the Holocaust. Oxford University Press, Oxford, S 130–134

Godenzi A (1989) Bieder, brutal. Frauen und Männer sprechen über sexuelle Gewalt. Unionsverlag, Zürich

Gönner S et al (2009) Identifikation der Hauptsymptome von Zwangspatienten anhand von Symptomsskalen. Kriteriumsvalidität und diagnostische Genauigkeit des OCI-R. Verhaltenstherapie 19:251–258

Goethe JW (1977) Sämtliche Werke, Artemis-Ausgabe. Artemis, Zürich

Goetz JL, Keltner D (2007) Shifting meanings of self-conscious emotions across cultures. A social-functional approach. In: Tracy JL, Robins RW, Tangney JP (Eds) The self-conscious emotions. Theory and research. Guilford, New York, S 153–173

Goffine L (1921) Christkatholische Handpostille. Herder, Freiburg i.Br.

Gold BT (1996) Enviousness and its relationship to maladjustment and psychopathology. Personality and Individual Differences 21:311–321

Gold SN, Heffner CL (1998) Sexual addiction: many conceptions, minimal data. Clinical Psychology Review 18:367–381

Goldberg LR (1990) An alternative description of personality: The Big-Five factor structure. Journal of Personality and Social Psychology 59:1216–1229

Goldfein JA et al (2000) Cognitive Behavioral Therapy for the treatment of binge eating disorder: What constitutes success? American Journal of Psychiatry 157:1051–1056

Goldman JD, Padayachi U (2000) Some methodological problems in estimating incidence and prevalence in child sexual abuse research. Journal of Sex Research 37:305–315

Gondim FA, Thomas FP (2001) Episodic hyperlibidinism in multiple sclerosis: Multiple Sclerose 7:67–70

Gontscharow I (2009) Oblomow. Fischer, Frankfurt/M

Goodman A (1993) Diagnosis and treatment of sexual addiction. Journal of Sex and Marital Therapy 19:225–251

Goodman WK et al (1989) The Yale-Brown Obsessive Compulsive Scale: Development, use, and reliability. Archives of General Psychiatry 46:1006–1011

Gormally J et al (1982) The assessment of binge eating severity among obese persons. Addictive Behavior 7:47–55

Gortmaker SL, Dietz WH, Cheung LW (1990) Inactivity, diet, and the fattening of America. Journal of America Diet Association 90:1247–1252

Gosh A (1983) The relations of envy in an Egyptian village. Ethnology 22:211–223

Gould RA et al (1996) Prevalence and correlates of anger attacks: A two site study. Journal of Affective Disorder 39:31–38

Gräbner M (2009) »Neiden tut weh« und die finstere Schwester Schadenfreude. www.heise.de/tp/r4/artikel/29/29728/1.html (zugegriffen: 3.5.2011)

Gräßlin Y (2004) Validierung der deutschen Version des Inventory of Depressive Symptoms (IDS) in einem Selbstbeurteilungsverfahren, Diss med. Universität Freiburg i.Br. http://www.freidok.uni-freiburg.de/volltexte/1322/pdf/FinalDocBib.pdf (zugegriffen: 3.5.2011)

Graham JR (2005) MMPI-2: Assessing personality and psychopathology. Oxford University Press, New York

Graham S (1988) Children's developing understanding of the motivational role of affect: An attributional analysis. Cognitive Development 3:71–88

Grandjean D et al (2005) The voices of wrath: Brain responses to angry prosody in meaningless speech. Nature Neuroscience 8:145–146

Grandjean D et al (2008) The wrath of the gods: Appraising the meaning of disaster. Social Science Information 47:187–204

Graney DJ, Arrigo BA (2002) The power serial rapist: A criminology-victimology typology of female victim selection. Charles C. Thomas, Springfield

Granic I (1997) The emergent relation between anger and antisocial beliefs in young offenders. Thesis in Human Development and Applied Psychology, University of Toronto. Auch: https://tspace.library.utoronto.ca/bitstream/ 1807/11678/ 1/MQ28709.pdf

Granzow S (1994) Das autobiographische Gedächtnis. Kognitionspsychologische und psychoanalytische Perspektiven. Psychologie-Verlagsunion, Weinheim

Graßmugg J (2005) (Hg.) Neid und andere Todsünden. WebSite-Verlag, Ebersdorf

Gratch A (2005) Die 7 Todsünden der Liebe und wie man sie vermeidet. Scherz, München

Gratzke P (2003) Die AMS-Skala nach Heinemann. Validierter Fragebogen für den aging male. Uro-News 3:52–54

Gray NS et al (2003) Behavioral indicators of sadistic sexual murder predict the presence of sadistic sexual fantasy in a normative sample. Journal of Interpersonal Violence 18:1018–1034

Greenwood KA et al (2003) Anger and persistent pain: Current status and future directions. Pain 103:1–5

Gregor der Große (1998) Evangelienhomoloien. Herder, Freiburg i.Br.

Grey DB, Ashmore RD (1975) Comparing the effects of informational, role-playing, and value discrepancy treatments on racial attitude. Journal of Applied Social Psychology 5:262–280

Griffion-Shelley E (2003) The internet and sexuality: A literature review. Sexual and relationship Therapy 18:355–370

Griffiths M (2000) Excessive Internet use: implications for sexual behaviour. Cyberpsychology & Behavior 7:537–552

Griffiths M (2004) Sex addiction on the Internet. Jamus Head 7:188–217

Grilo CM, Masheb RU, Wilson GC (2005) Efficacy of cognitive behavioral therapy and Fluoxetine for the treatment of binge eating disorder: A randomized double-blind placebo-controlled comparison. Biological Psychiatry 57:301–309

Grimm J, Grimm W (1984) Deutsches Wörterbuch. deutscher taschenbuch verlag, München

Groenendijk LF (1997) Masturbation and neurasthenia. Freud and Stekel in debate on the harmful effects of autoerotism. Journal of Psychology and Human Sexuality 9:71–94

Gröpel P, Steel P (2008) A mega-trial investigation of goal setting, interest enhancement, end energy on procrastination. Personality and Individual Differences 45:406–411

Gronemeyer R (1991) (Hrsg) Der faule Neger. Vom weißen Kreuzzug gegen den schwarzen Müßiggang. Rowohlt, Reinbek

Gross G (2002) Der Neid der Mutter auf die Tochter: Ein weibliches Konfliktfeld bei Fontane, Schnitzler, Keyserling und Thomas Mann. Peter Lang, Bern

Gruenewald TL, Dickerson SS, Kemeny ME (2007) A social function for self-conscious emotions. The social self preservation theory. In: Tracy JL, Robins RW, Tangney JP (Eds) The self-conscious emotions. Theory and research. Guilford, New York, S 68–87

Grüsser SM, Thalemann CN (2006) Verhaltenssucht. Diagnostik, Therapie, Forschung. Huber, Bern

Gutjahr E, Gmel G (2001) Die sozialen Kosten des Alkoholkonsums in der Schweiz: Epidemiologische Grundlagen 1995–1998. Forschungsbericht 36 der Schweizerischen Fachstelle für Alkohol- und andere Drogenprobleme

Haag H, Elliger K (1986) «Stört nicht die Liebe«. Die Diskriminierung der Sexualität – ein Verrat an der Bibel. Walter, Olten

Habima E, Massé L (2000) Envy manifestations and personality disorders. European Psychiatry 15, Supplement 1:15–21

Haidt J (2003) The moral emotions. In: Davidson RJ et al (Eds) Handbook of affective sciences. Oxford University Press, New York, S 852–870

Hall C, Van de Castle R (1973) Eine empirische Untersuchung des Kastrationskomplexes in Träumen. In: Eysenck HJ, Wilson GD (Hrsg) Experimentelle Studien zur Psychoanalyse Sigmund Freuds. Europa Verlag, Wien, S 191–206

Hall JH, Fincham FD (2005) Self-forgiveness: The stepchild of forgiveness research. Journal of Social and Clinical Psychology 24:621–637

Ham LS, Hope DA (2003) College students and problematic drinking: A review of the literature. Clinical Psychology Review 23:719–759

Hampton AE (2005) Locus of control and procrastination. Epistimi 2:3–5. Auch: http://www.capital.edu/23769.pdf (zugegriffen: 3.5.2011)

Hank P, Schwenkmezger P (2003) Das Minnesota Personality Inventory 2 (MMPI). Testbesprechung im Auftrag des Testkuratoriums. Report Psychologie 28:294–303

Hanley A, Wilhelm MS (1992) Compulsive buying: An exploration into self-esteem and money attitudes. Journal of Economic Psychology 13:5–18

Haran M, Malsch E (2006) Mein Mann ist eine Sünde wert. Blanvalet, Berlin

Harbort S (2002) Mörderisches Profil. Phänomen Serientäter. Militzke, Leipzig

Harbort S (2003) Die morbide Vorstellungs- und Erlebniswelt sadistischer Serienmörder. In: Robertz F, Thomas A (Hrsg) Serienmord. Kriminologische und kulturwissenschaftliche Skizzierungen eines ungeheuerlichen Phänomens. Belleville, München

Harburg E et al (1973) Socio-ecological stress, suppressed hostility, skin colour, and black-white male blood pressure. Detroit Psychosomatic Medicine 35:276–296

Hare SW et al (2000) Attitudes and perceptions of fitness professionals regarding obesity. Journal of Community Health 25:5–21

Hareli S, Weiner B (2002) Dislike and envy as antecedents of pleasure at another's misfortune. Motivation and Emotion 26:257–277

Harper C (2009) The neuropathology of alcohol-related brain damage. Alcohol & Alcoholism 44:136–140

Harriott J, Ferrari JR (1996) Prevalence of procrastination among samples of adults. Psychological Reports 78:611–616

Harris CR (2003) A review of the sex differences in sexual jealousy, including self report data, psychophysiological responses, interpersonal violence, and morbid jealousy. Personality and Social Psychology Review 7:102–128

Harris ID, Howard KI (1984) Parental criticism and the adolescent experience. Journal of Youth and Adolescence 13:113–121

Harris PL et al (1987) Children's knowledge of the situations that provoke emotions. International Journal of Behavioral Development 10:319–343

Hart D, Matsuba MK (2007) The development of pride and moral life. In: Tracy JL, Robins RW, Tangney JP (Eds) The self-conscious emotions. Theory and research. Guilford, New York, S 114–133

Harter SL, Taylor TL (2000) Parental alcoholism, child abuse, and adult adjustement. Journal of Substance Abuse 11:131–144

Hartley LP (1987) Facial justice. Oxford University Press, Oxford

Haslam DW, James WP (2005) Obesity. The Lancet 366:1197–1209

Haslam N, Bornstein BH (1996) Envy and jealousy as discrete emotions: A taxometric analysis. Motivation and Emotion 20:255–272

Hathaway SR, McKinley JC, Engel RR (2000) (Hrsg) Manual zum Deutschen MMPI-2™. Huber, Göttingen

Haubl R (2001) Neidisch sind immer nur die anderen. Über die Unfähigkeit, zufrieden zu sein. Beck, München

Haubl R (2006) Nur kein Neid. Apotheken Umschau vom 28.6.2006

Hautzinger M (1998) Depression. Hogrefe, Göttingen

Hautzinger M, Bailer M (1994) Allgemeine Depressionsskala (ADS). Beltz, Weinheim

Haycock LA, McCarthy P, Skay CL (1998) Procrastination in college students: The role of self efficacy and anxiety. Journal of Counselling and Development 76:317–324

Haymann LA et al (1998) Kluver-Bucy syndrome after bilateral selective damage of amygdala and its cortical connections. Journal of Neuropsychiatry and Clinical Neuroscience 10:354–358

Hebl MR, Mannix LM (2003) The weight of obesity in evaluating others: A mere proximity effect. Personal Social Psychology Bulletin 29:28–38

Heckhausen H (1984) Emergent achievement behaviour: Some early developments. In: Nicholls J (Ed) Advances in motivation and achievement: Vol. 3: The development of achievement motivation. JAI Press, Greenwich, S 1–32

Hedayat-Diba Z (1999) Psychotherapy with Muslims. In: Richards PS, Bergin AE (Eds) Handbook of psychotherapy and religious diversity. American Psychological Association, Washington DC, S 289–314

Hehrmann R, Ploner O (2006) (Hrsg) Schilddrüse 2005: Henning-Symposium, 17 – Konferenz. Über die menschliche Schilddrüse. de Gruyter, Berlin

Heinemann LA et al (2001) The aging males symptoms (AMS) rating scale. Cultural and linguistic validation into English. Aging Male 4:14–22

Heinberg LJ, Thompson JK, Stormer S (1995) Development and validation of the Sociocultural Attitudes Towards Appearance Questionnaire (SATAQ). Journal of Eating Disorders 17:81–89

Heine SJ et al (1999) Is there a universal need for positive self-regard? Psychological Review 106:766–794

Heiliger A (2000) Zur Therapie von Sexualstraftätern – eine kritische Perspektive. Kofra 91:4–18

Helmke A, Schrader FW (2001) Procrastination im Studium – Erscheinungsformen und motivationale Bedingungen. In: Schiefele U, Qwild KP (Hrsg) Interesse und Lernmotivation. Untersuchungen zu Entwicklung, Förderung und Wirkung. Waxmann, Münster, S 207–225

Helmstetter R (2002) Austreibung der Faulheit, Regulierung des Müßiggangs, In: Bröckling U, Horn E (Hrsg) Anthropologie der Arbeit. Narr, Tübingen, S 54–65

Hemström O, Leifman H, Ramstadt M (2002) The ECAS-survey on drinking and alcohol related problems. In: Norström T (Ed) Alcohol in Postwar Europe. Almqvist & Wiksell International, Stockholm, S 115–136

Henning HJ, Six B (1977) Konstruktion einer Machiavellismus-Skala. Zeitschrift für Sozialpsychologie 8:185–198

Henriques G (2000) Depression: Disease or behavioral shutdown mechanism? Journal of Science and Health Policy 1:152–165

Herpertz S, de Zwaan M, Zipfel S (2008) Eßstörungen und Adipositas. Springer, Berlin

Herrmann H (1976) Die sieben Todsünden der Kirche. Bertelsmann, München

Hertenstein MJ, Butts A, Hile S (2007) The communication of anger: Beyond the face. On: Clausen El (Ed) Psychology of anger. Nova Science Publishers, New York, S 7–11

Hertlein KM (2006) Internet infidelity. A critical review of the literature. The Family Journal 14:366–371

Hesiod (1970) Sämtliche Gedichte. Artemis, Zürich

Hess U (2009) Face gender and emotion expression: Are angry women more like men? Journal of Vision 9 (12):1–8

Hewitt JK (1997) The genetics of obesity: What have genetic studies told us about the environment? Behavioral Genetics 27:353–358

Heyder A, Schmidt P (2002) Deutscher Stolz. Patriotismus wäre besser. In: Heitmeyer W (Hrsg) Deutsche Zustände. Folge 1. Suhrkamp, Frankfurt/M, S 71–82

Hickey E (2005) Sex crimes and paraphilia. Prentice Hall, Upper Saddle River

Hill A (2008) Sind Sadomasochisten anders? Eine quantitative Untersuchung in einem schwulen Internet-Kontaktportal. In: Ders. et al (Hrsg) Lust-voller Schmerz. Sadomasochistische Perspektiven. Psychosozial-Verlag, Gießen, S 103–111

Hill A et al (2003) Differential pharmalogical treatment of paraphilias and sex offenders. International Journal of Offender Therapy and Comparative Criminology 47:407–421

Hill A, Briken P, Berner W (2008) (Hrsg) Lust-voller Schmerz. Sadomasochistische Perspektiven. Psychosozial, Gießen

Hill JO, Peters JC (1998) Environmental contributions to the obesity epidemic. Science 280:1371–1374

Hill M et al (1978) A survey of college faculty and student procrastination. College Student Journal 12:256–262

Hill SE, Buss DM (2008) The evolutionary psychology of envy. In: Smith RH (Ed) Envy: Theory and research. Oxford University Press, Oxford, S 60–70

Hirsch G (1931) Die Faulheit. Charakterologische Studien. Carl Marhold, Halle

Hirschfeld M (1988) Geschlechtliche Verwirrungen. Stephenson, Flensburg

Hoek W (2006) Incidence. Prevalence and mortality of anorexia nervosa and other eating disorders. Current Opinion Psychiatry 19:389–393

Hoffmann A (2003) SM Lexikon. Schwarzkopf & Schwarzkopf, Berlin

Hoffmann J (2008) Stalking: Obsessive Belästigung und Verfolgung, Prominente und Normalbürger als Stalking-Opfer, Täter-Typologien, Psychologische Hintergründe. Springer, Berlin

Hoffmann J, Voss HG (2006) Psychologie des Stalking. Grundlagenforschung, Anwendung. Verlag für Polizeiwissenschaft, Frankfurt/M.

Hofmeister K, Bauerochse L (2004) (Hrsg) Geil & geizig. Die Todsünden als Gebote der Stunde. Echter, Würzburg

Hoggan BL, Dollard MF (2007) Effort-reward imbalance at work and driving anger in an Australien community sample: Is there a link between work stress and road rage? Accident Analysis and Prevention 39:1286–1295

Holmes RM, Holmes ST (2002) Sex crimes: Patterns and offenders. Sage, Thousand Oaks

Holtzman NS, Vazire S, Mehl MR (2010) Sounds like narcissist: Behavioral manifestations of narcissism in everyday life. Journal of Research in Personality 44:478–484

Hood R (1992) Sin and guilt in faith traditions: Issues for self-esteem. In: Schumaker JF (Ed) Religion and mental health. Oxford University Press, New York & Oxford, S 110–121

Hood RW, Hill PC, Spilka B (2009) Psychology of religion. An empirical approach. Guilford, New York

Hopfensitz A (2005) Eifersucht: Eine Leidenschaft, die Leiden schafft. In: Blümle G (Hrsg) Kulturelle Ökonomik, Münster

Hotchkiss S (2003) Why is it always about you? The seven deadly sins of narcissism. Free Press, New York & London

Hoyer J (2008) Sadomasochismus – Kognitiv-behaviorale Perspektiven. In: Hill A, Briken P, Berner W (Hrsg) Lust-voller Schmerz. Beiträge zur Sexualforschung. Psychosozial, Gießen

Huber S (2003) Zentralität und Inhalt. Ein neues multidimensionales Messmodell der Religiosität. Leske & Budrich, Opladen

Hubert HB et al (1983) Obesity as an independent risk factor for cardiovascular disease. Circulation 67:968–977

Hucker SJ (1997) Sexual Sadism: Psychopathology and Theory. In: Laws R, O'Donohue W (Eds) Sexual Deviance: Theory, Assessment and Treatment. Guilford Press, New York, S 175–192

Hucker SJ (2004) Sexual sadism. http://www.forensicpsychiatry.ca/paraphilia/sadism.htm (zugegriffen: 3.5.2011)

Hudson JI et al (2007) The prevalence and correlates of eating disorders in the National Comorbity Survey Replication. Biological Psychiatry 61:348–358

Hüssler J (1950) Handbuch zu Katechismus des Bistums Basel. Dritter Band: Von den Geboten. Räber, Luzern

Hufenbecher F et al (2007) Können Narzissten vergeben. wwwde.uni.lu/content/download/8776/139660/file/Poster5.pdf (zugegriffen: 3.5.2011)

Huizinga J (2006) Homo ludens. Vom Ursprung der Kultur im Spiel. Rowohlt, Reinbek

Hurlbert DF, Whittaker KE (1991) The role of masturbation in marital and sexual satisfaction: A comparative study of females masturbators and nonmasturbators. Journal of Sex Education & Therapy 17:272–284

Hupka RB et al (1986) Romantic jealousy and romantic envy. Journal of Cross Cultural Psychology 14:423–446

ICD (2009) »Internationalen statistische Klassifikation der Krankheiten und verwandter Gesundheitsprobleme« der Weltgesundheitsorganisation. Deutscher Ärzte Verlag, Köln. Auch: http://www.dimdi.de/dynamic/de/klassi/diagnosen/icd10/htmlamtl2006/fr-icd.htm (zugegriffen: 3.5.2011)

Immenroth M, Joest K (2004) Psychologie des Ärgers. Ursachen und Folgen für Gesundheit und Leistung. Kohlhammer, Stuttgart

Inglehart R (1989) Kultureller Umbruch: Wertewandel in der westlichen Welt. Campus, Frankfurt

Irons R, Schneider JP (1994) Sexual addiction: Significant factor in sexual exploitation by health care professionals. Sexual Addiction & Compulsivity 1:198–214

Ishak W.W. et al (2005) Sexual dysfunction. In: FOCUS. The Journal of Lifelong Learning in Psychiatry 3, 520–525

Izard CE (1994) Die Emotionen des Menschen. Psychologie Verlagsunion, Weinheim

Jacob-Friesen H (2007) Von der Psychomachie zum Psychothriller. In: Bellebaum A, Herbers D (Hrsg) Die sieben Todsünden. Über Laster und Tugenden in der modernen Gesellschaft. Aschendorff, Münster, S 29–86

Jacobi C et al (2004) Coming to terms with risk factors for eating disorders: application of risk terminology and suggestion for a general taxonomy. Psychological Bulletin 130:19–65

Jahrbuch Sucht (2010), hg. von der Deutschen Hauptstelle für Suchtfragen. Neuland-Verlag, Geesthacht

James WP et al (2004) Overweight and obesity (high body mass index). In: Ezzati M et al (Hrsg) Comparative quantification of wealth risks. WHO, Genf, S 497–596

Jeffcoate W (1998) Obesity is a disease: Food for Thought. Lancet 351:903–904

Jerez SJ, Coviello A (1998) Alcohol drinking and blood pressure among adolescents. Alcohol 16:1–5

Jones RL (1994) An empirical study of Freud's penis-baby equation. The Journal of Nervous and Mental Disease 182:127–135

Jones WH (2000) The Guilt Inventory. In: Maltby J, Lewis CA, Hill A (Eds) A handbook of psychological tests. Edwin Mellen Press, Lampeter, S 723–724

Judge TA, Bono JE (2001) Relationship of core self-evaluations traits – self-esteem, generalized self-efficacy, locus of control, and emotional stability – with job satisfaction and job performance: A meta-analysis. Journal of Applied Psychology 86:80–92

Juslin PN, Laukka P (2003) Communication of emotions in vocal expression and music performance: Different channels, same code. Psychological Bulletin 129:770–814

Jutel A (2006) The emergence of overweight as disease entity. Measuring up normality. Social Science and Medicine 63:2268–2276

Kafka MP (1997) Hypersexual desires in males: An operational definition and clinical implications for males with paraphilias and paraphilic related disorder. Archiv for Sexual Behavior 26:505–526

Kafka MP, Hennen JA (2002) DSM-IV Axis I comorbidity study of males (n = 120) with paraphilias and paraphilia related disorders. Sex Abuse 14:349–366

Kafka MP, Prentky R (1994) Preliminary observations of the DSM III-R axis I comorbidity in men with paraphilias and paraphilia-related disorders: a comorbidity study. Journal of Clinical Psychiatry 55:481–487

Kalichman SC, Rompa D (2001) The Sexual Compulsivity Scale: Further development and use with HIV-positive persons. Journal of Personality Assessment 76:379–395

Kant I (1960) Sämtliche Werke in sechs Bänden, hg. von W. Weischedel. Insel, Frankfurt/M.

Kapp F (2001) Zorn in Partnerschaften. Ein Vergleich des Ärger- und Konfliktverhaltens bei zufriedenen und unzufriedenen Paaren unter Berücksichtigung Subjektiver Theorien, Diss phil. Universität Heidelberg. http://archiv.ub.uni-heidelberg.de/volltextserver/volltexte/2002/2220/pdf/Gesamtwerk.pdf

Kasl C (1989) Women, Sex, and Addiction: A search for love and power. Ticknor & Fields, New York

Kasser T, Kanner AD (2003) Psychology and consumer culture: The struggle for a good life in a materialistic world. American Psychological Association, Washington DC

Kasser T, Ryan RM (1996) Further examining the American dream: Well being correlates of intrinsic and extrinsic goals. Personality and Social Psychology Bulletin 22:281–288

Kasser T, Sheldon KM (2000) Of wealth and death: Materialism, mortality salience, and consumption behavior. Psychological Science 11:348–351

Kast V (1996) Neid und Eifersucht. Die Herausforderung durch unangenehme Gefühle. Walter, Zürich & Düsseldorf

Kaube J (2006) Kann denn Sünde Sünde sein? Gerhard Schulzes Soziologie des schönen Lebens. FAZ 15.03.06.

Kelly World at Work Survey (2005) Deutsche Raucher sind die Faulsten. Europäische Studie zum Drogenkonsum am Arbeitsplatz. http://www.aktiv-rauchfrei.de/aktuell/898 (zugegriffen: 3.5.2011)

Keltner D, Lerner JS (2010) Emotion. In: Gilbert T et al (Eds) The handbook of social psychology. McGraw Hill, New York, S 312–347

Kendall-Tackett KA, Williams LM, Finkelhor D (1993) Impact of sexual abuse on children: Review and synthesis of recent empirical studies. Psychological Bulletin 113:164–180

Kernberg Bardenstein K (2005) Rorschach-Merkmale der Narzisstischen Persönlichkeitsstörung bei Kindern. In: Kernberg OF, Hartmann HP (Hrsg) Narzissmus: Grundlagen – Störungsbilder – Therapie. Schattauer, Stuttgart, S 437–450

Kernberg OF (2001) (Hrsg) Narzisstische Persönlichkeitsstörungen. Schattauer Verlag, Stuttgart

Kernberg OF (2005) Der nahezu unbehandelbare narzisstische Patient. In: Ders., Hartmann HP (Hrsg) Narzissmus: Grundlagen – Störungsbilder – Therapie. Schattauer, Stuttgart, S 705–727

Kernberg OF, Hartmann HP (2005) (Hrsg) Narzissmus: Grundlagen – Störungsbilder – Therapie. Schattauer, Stuttgart

Kernberg PF (2005 a) Narzisstische Persönlichkeitstörungen in der Kindheit. In: Kernberg OF, Hartmann HP (Hrsg) Narzissmus: Grundlagen – Störungsbilder – Therapie. Schattauer, Stuttgart, S 570–601

Kerr MA, Schneider BH (2008) Anger expression in children and adolescents: A review of the empirical literature. Clinical Psychology Review 28:559–577

Kets de Vries M (1992) The motivating role of envy. A forgotten factor in management theory. Administration & Society 24:41–60

Kienast T et al (2007) Alkoholabhängigkeit. Ein Leitfaden zur Gruppentherapie. Kohlhammer, Stuttgart

Kilpatrick D et al (1992) Rape in America. National Victim Center, Airlington

Kingston DA et al (2008) Pornography use and sexual aggression: The impact of frequency and type of pornography use on recidivism among sexual offenders. Aggressive Behavior 34:1–11

Kirchenväter (1963) Texte der Kirchenväter, Hg. von A. Heilmann, Fünf Bände. Kösel, München

Kirsch LG, Becker JV (2007) Emotional deficits in psychopathy and sexual sadism: Implications for violent and sadistic behaviour. Clinical Psychologiy Review 27:904–922

Kisac I (2009) Anger provoking reason on high school and university students. Procedia Social and Behavioral Sciences 1:2002–2006

KKK (1992) Katechismus der Katholischen Kirche. Oldenbourg, München

Klaczysnki PA, Goold KW, Mudry JJ (2004) Culture, obesity stereotypes, self esteem, and the »thin ideal«: A social identity perspective. Journal of Youth and Adolescence 33:307–317

Klein M (1985) Frühstadien des Ödipuskomplexes. Frühe Schriften 1928–1945. Fischer, Frankfurt/M.

Klein M (2000) Neid und Dankbarkeit. Eine Untersuchung unbewusster Quellen. In: Dies: Gesammelte Schriften, Band 3. frommann-holzboog 2000, Stuttgart, S 281–367

Kleinberg A (2008) 7 deadly sins. A very partial list. Harvard University Press, Cambridge

Kleinplatz PJ (2007) Sadomasochism: Powerful pleasures. Harrington Park, New York

Klerman GL, Weissman MM (1989) Increasing rates of depression. Journal of the American Medical Association 261:2229–2235

Kline P (1973) Zwanghafte Eigenschaften, Zwangssymptome und Analerotik. In: Eysenck HJ, Wilson GD (Hrsg) Experimentelle Studien zur Psychoanalyse Sigmund Freuds. Europaverlag, Wien, S 111–128

Knight RA, Prentky RA (1990) Classifying sexual offenders: The development and corroboration of taxonomy models. In: Marshall WL et al (Eds) Handbook of sexual assault. Plenum Press, New York, S 23–52

Knight RA, Rosenberg R, Schneider B (1985) Classification of sexual offenders: Perspectives, methods and validation. In: Burgess A (Ed) Rape and sexual assault: A research handbook. Garland, New York, S 222–293

Knutson B et al (2005) Distributed neural representations of expected value. Journal of the Neuroscience 25:4806–4812

König CJ, Kleinmann M (2004) Business before pleasure. No strategy for procrastinators? Personality and Individual Differences 37:1045–1057

Körkel J (2002) Kontrolliertes Trinken als neue Behandlungsoption. Neurotransmitter 13:63–68

Körkel J (2005) Pro und Kontra: Kontrolliertes Trinken als sinnvolle und notwendige Behandlungsoption. Psychiatrische Praxis 32:324–326

Kohut H (2007) Narzißmus. Eine Theorie der psychoanalytischen Behandlung narzißtischer Persönlichkeitsstörungen. Suhrkamp, Frankfurt/M.

Kollmann K (2004) Kaufsucht in Österreich. Kurzbericht zur ersten österreichischen Studie über Kaufsuchtgefährdung. Arbeiterkammer, Wien http://www.praevention.at/upload/documentbox/Studie_Kaufsuchtgefaehr-dung.Dez04.pdf (zugegriffen: 3.5.2011)

Kollmann K, Kautsch I (2008) Kaufsucht in Österreich. Erhebung 2008, Kammer für Arbeiter und Angestellte in Wien

Kolnai A (2007) Ekel, Hochmut, Hass. Zur Phänomenologie feindlicher Gefühle. Suhrkamp, Frankfurt/M.

Kopper BA, Epperson DL (1991) Women and anger. Sex and Sex-role comparison in the expression of anger. Psychology of Women Quarterly 15:7–14

Koran LM et al (2001) Citalopram treatment of compulsive shopping: An open-label pilot study. European Neuropsychopharmacology 11:340

Koran LM et al (2006) Estimated prevalence of compulsive buying in the United States. American Journal of Psychiatry 163:1806–1812

Kornilaki EN, Chlouverakis G (2004) The situational antecedents of pride and happiness: Development and domain differences. British Journal of Developmental Psychology 22:605–619

Kraepelin E (1909) Psychiatrie. Ein Lehrbuch für Ärzte und Studierende. Barth, Leipzig

Krafft-Ebing R (1912; wieder gedruckt 1984) Psychopathia sexualis. Seitz-Verlag, München

Kristeller JL (2006) Mindfulness-based approaches to eating disorders. In: Baer R (Ed) Mindfulness and acceptance-based interventions. Elsevier, San Diego, S 75–91

Kronberger H (2006) Die sieben Todsünden in der Klimadebatte. http://www.zukunft-ennstal.at/todsuenden.php (zugegriffen: 3.5.2011)

Krug I (2004) Environmental risk factors and therapeutical implications in eating disorders. Dissertation at the University of Barcelona. http://www.tesisenxarxa.net/TESIS_UB/AVAILABLE/TDX-0310109-100339//IK_THESIS.pdf (zugegriffen: 3.5.2011)

Kubarych TS, Deary IJ, Austin EJ (2004) The Narcisstic Personality Inventory: factor structure in a non-clinical sample. Personality and Individual Differences 36:857–872

Küken E (o.J.) Stalking – von Frauen und gegen Frauen: Psychologische Ursachen, Erscheinungsformen und Konsequenzen. http://www.femina.uni-bonn.de/gpgf/pdf/Kueken_Abstract.pdf (zugegriffen: 20.1.2009)

Kuhn F (2008) Is Anger an anxiety disorder? http://ezinearticles.com/?Is-Anger-an-Anxiety-Disorder?&id=57479 (zugrgriffen: 15.4.2011)

Kunert W, Kunert AH (2002) Handbuch der Onanie: Dieses Buch macht glücklich und schön. Schwarzkopf & Schwarzkopf, Berlin

Kuntsche E, Delgrande Jordan M, Sidler J (2005) Rauchen und trinken Lehrpersonen (täglich) mehr, wenn sie arbeitsüberfordert und unzufrieden sind. Abhängigkeiten 1:53–65

Kuntsche E, Rehm J, Gmel G (2004) Characteristics of binger drinkers in Europe. Social Science and Medicine 59:113–127

Kuntsche E et al (2002) Wird Cannabis von 15-jährigen in der Schweiz wie Tabak und Alkohol konsumiert. Ein faktorenanalytischer Ansatz. Wiener Zeitschrift für Suchtforschung 25:17–24

Kuntsche E et al (2005) Why do young people drink? A review of drinking motives. Clinical Psychology Review 25:841–861

Kushner MG, Abrams K, Borchardt C (2000) The relationship between anxiety disorders and alcohol use disorders: A review of major perspectives and findings. Clinical Psychology Review 20:14–171

Kutchinsky B (1992) The child sexual abuse panic. Nordisk Sexologie 10:30–42

Kuzma JM, Black DW (2008) Epidemiology, prevalence, and natural history of compulsive sexual behaviour. Psychiatric Clinics of North America 31:603–611

Lämmermann G (2006) Einführung in die Religionspsychologie. Grundfragen – Theorien – Themen. Neukirchener, Neukirchen

Lafargue P (2001) Recht auf Faulheit. Widerlegung des ‚Rechts auf Arbeit' von 1848. Trotzdem Verlagsgenossen, Frankfurt

Lagattuta KH, Thompson RA (2007) The development of self-conscious emotions: Cognitive processes and social influences. In: Tracy JL, Robins RW, Tangney JP (Eds) The self-conscious emotions. Theory and research. Guilford, New York, S 91–113

Lammers CH, Marwitz M (2010) Integrative Therapie von narzisstisch gestörten Patienten. Psychotherapeut 55:29–35

Lang B, McDannell C (1990) Der Himmel. Eine Kulturgeschichte des ewigen Lebens. Suhrkamp, Frankfurt/M.

Langbein WJ (2007) Brot und Wein. Gesund essen mit der Bibel. Herbig, München

Langelüddeke A (1953) Die Nachuntersuchung der Entmannten. In: Mezger E, Seelig E (Hrsg) Kriminalbiologische Gegenwartsfragen. Kohlhammer, Stuttgart, S 48–56

Langevin R et al (1988) Sexual sadism: Brain, blood, and behaviour. Annals of the New York Academy of Science 528:163–171

Langton CM, Marshall WL (2001) Cognition in rapists. Theoretical patterns by typological breakdown. Aggression and Violent Behavior 6:499–518

Larimer ME et al (1999) Relapse prevention, an overview of Marlatt's cognitive-behavioural model. Alcohol Research and Health 23:151–160

Larsen RJ, Diener E (1987) Affect intensity as an individual difference characteristic. A review. Journal of Research in Personality 21:1–39

Lasch C (1995) Das Zeitalter des Narzißmus. Hoffmann & Campe, Hamburg

Laumann E, Michael R, Gagnon J (1994) The social organization of sexuality. Chicago University Press, Chicago

Laura (2008) Frauen halten ihre Männer für zu geizig. http://www.welt.de/vermischtes/article2038687/Frauen_halten_ihre_Maenner_fuer_zu_geizig.html (zugegriffen: 15.4.2011)

Laverde-Rubio E (2004) Envy: one or many? International Journal of Psychoanalysis 85:401–418

Lawrence VJ, Kopleman PG (2004) Medical consequences of obesity. Clinics in Dermatology 22:296–302

Lay CH (1986) At last, my research article on procrastination. Journal of Research in Personality 20:474–495

Lay CH, Brokenshire R (1997) Conscientiousness, procrastination, and person-task characteristics in job searching by unemployed adults. Current Psychology: Developmental, Learning, Personality, Social 16:83–96

Lê MG et al (1989) Characteristics of reproductive life and risk of breast cancer in a case-control study of young nulliparous women. Journal of Clinical Epidemiology 42:1227–1233

Lea SE, Webley P (1997) Pride in economic psychology. Journal of Economic Psychology 18:323–340

Leach CW (2008) Envy, inferiority, and injustice: Three bases for anger about inequality. In: Smith RH (Ed) Envy. Theory and research. Oxford University Press, Oxford, S 94–116

Leavitt S (2002) Evidence for the efficacy of naltrexone in the treatment of alcohol dependence (Alcoholism). Addiction Treatment Forum http://www.dpt.samhsa.gov/pdf/NTXWPFinalPDF.pdf (zugegriffen: 3.5.2011)

LeDoux J (2001) Das Netz der Gefühle. Wie Emotionen entstehen. deutscher taschenbuch verlag, München

Lee D, Kelly KR, Edwards JK (2006) A closer look at the relationships among trait procrastination, neuroticism, and conscientiousness. Personality and Individual Differences 40:27–37

Lee K, Ashton MC (2005) Psychopathology, Machiavellianism, and narcissism in the Five-Factor Model and the HEXACO model of personality structure. Personality and Individual Differences 38:1571–1582

Lees SJ, Booth FW (2004) Sedentary death syndrome. Canadian Journal of Applied Physiology 29:447–460

Leiblum SR (2001) Women, sex and the internet. Sexual Relationship Therapy 16:389–405

Leibsohn MT, Oetting ER, Deffenbacher JL (1994) Effects of trait anger on alcohol consumption and consequences. Journal of Child and Adolescent Substance Abuse 3:17–32

Leitzmann MF et al (2004) Ejaculation frequency and subsequent risk of prostata cancer. Journal of the American Medical Association 291:1578–1586

Lejoyeux M, McLoughlin M, Adès J (2000) Epidemiology of behavioral dependence: Literature review and results of original studies. European Psychiatry 15:129–134

Lejoyeux M et al (2007) Prevalence of compulsive buying among customers of a Parisian general store. Comprehensive Psychiatry 48:42–36

Lemerise EA, Dodge KA (2000) The development of anger and hostile interactions. In: Lewis M, Haviland-Jones JM (Eds) Handbook of emotions. Guilford Press, New York, S 594–603

Lerner HG (1988) Women in Therapy. Jason Aronson, Northvale

Lersch P (1966) Aufbau der Person. Barth, München

Levine I (2002) Harmful to minors: The perils of protecting children from sex. University of Minnesota Press, Minnesota

Levitas E et al (2005) Relationship between the duration of sexual abstinence and semen quality: Analyses of 9'489 semen samples. Fertility and Sterility 83:1680–1686

Levitt E, Moser C, Jamison KV (1994) The prevalence and some attributes of females in the sadomasochistic subculture: a second report. Archives of Sexual Behavior 23:465-473

Levy KN, Kelly KM, Jack EL (2006) Sex differences in jealousy: A matter of evolution style or attachment history? In: Mikulincer M, Goodman G (Eds) Dynamics of romantic love: Attachment, caregiving, and sex. Guilford Press, New York, S 128–145

Lewis A, Snell M, Furnham A (1987) Lay explanations for the causes of unemployment in Britain. Political Psychology 8:427–439

Lewis BA, O`Neill HK (2000) Alcohol expectancies and social deficits relating to problem drinking among college students. Addictive Behaviors 25:295–299

Lewis M (2007) Self-conscious emotional development. In: Tracy JL (Ed) The self-conscious emotions: Theory and research. Guilford Press, New York, S 134–149

Li J, Wang KL, Fischer KW (2004) The organization of Chinese shame concepts. Cognition and Emotion 18:767–797

Liberty H (1993) The relationship between extraversion and time of data collection. Personality and Individual Differences 14:835–836

Lieblich A (2008) When 'sins' became 'needs'. http://www.haaretz.com/hasen/pages/ShArt.jhtml?itemNo=834951 (zugegriffen: 3.5.2011)

Lightspeed (2008) Deutschland ist die faulste Nation der Welt. www.lightspeedresearch.com/.../LSR_PR_Soklapptsnichtmitden Nachbarn.pdf (zugegriffen: 3.5.2011)

Lindholm C (2008) Culture and envy. In: Smith RH (Ed) Envy. Theory and Research. Oxford University Press, Oxford, S 227–244

Lindsley DH, Brass DJ, Thomas JB (1995) Efficacy-performance spirals: A multilevel perspective. The Academy of Management Review 20:645–678

Lishner DA (2008) Are sexual and emotional infidelity equally upsetting to men and women? Making sense of forced-choice responses. Evolutionary Psychology 6:667–675

Loeb KL et al (2000) Guided and unguided self-help for binge eating. Behaviour Research and Therapy 38:259–272

Löll C (2003) Freizeitpark in der Krise – Sind die Deutschen zu faul? Stern, 13. August

Logue AW (1998) Die Psychologie des Essens und Trinkens. Spektrum, Heidelberg

Longabaugh R et al (1998) Network support for drinking. Alcoholics Anonymous and long-term matching effects. Addiction 93:1313–1333

Lopez FG, Thurman CW (1986) A cognitive-behavioral investigation of anger among College students. Cognitive Therapy and Research 10:245–256

Lütkehaus L (1992) »O Wollust, of Hölle«. Die Onanie. Stationen einer Inquisition. Fischer, Frankfurt/M.

Lundqvist D, Esteves F, Öhman A (2004) The face of wrath: The role of features and configurations in conveying social threat. Cognition and Emotion 18:161–182

Luther M (1982) Ausgewählte Schriften, Band 1. Insel, Frankfurt/M.

Lyman SM (1989) The seven deadly sins. Society and evil. General Hall Incorporation, Dox Hill NY

Lynch FL et al (2010) Cost-effectiveness of guided self-help treatment for recurrent binge eating. Journal of Counsulting and Clinical Psychology 78:322–333

Mac Milton HL et al (1997) Prevalence of child physical and sexual abuse in the community. Journal of the American Medical Association 278:131–135

Maisch, A. (2009) Warum der Mensch zur Schadenfreude neigt? In: Welt online 1.12.2009. http://www.welt.de/gesundheit/psychologie/article5393400/Warum-der-Mensch-zur-Schadenfreude-neigt.html (zugegriffen 23.4.2011)

Mäulen B (2000) Süchtiges sexuelles Verhalten. http://www.sex-sos.net/m4.htm (zugegriffen: 10.1.2009)

Mäulen B, Irons R (1998) Süchtige Verhaltensweisen im Bereich der Sexualität. In: Gölz J (Hrsg) Moderne Suchtmedizin. Thieme, Stuttgart

Magirius G (2004) der Zorn. In: Hofmeister K, Bauerochse L (Hrsg) Geil & geizig. Die Todsünden als Gebote der Stunde. echter, Würzburg, S 54–67

Maguire A (1996) Die dunklen Begleiter der Seele. Die Sieben Todsünden psychologisch betrachtet. Walter, Zürich & Düsseldorf

Maisch A (2009) Warum der Mensch zur Schadenfreude neigt? Welt online 1.12.2009. http://www.welt.de/gesundheit/psychologie/article5393400/Warum-der-Mensch-zur-Schadenfreude-neigt.html (zugegriffen: 23.4.2011)

Mala M (2004) Cybersex. Lust und Frust im Internet. Atmosphären Verlag, München

Maletzky BM (1993) Factors associated with success and failure in the behavioral and cognitive treatment of sexual offenders. Annals of Sex Research 6:241–258

Maletzky MB, Steinhauser C (2002) A 25-year follow-up of cognitive behavioral therapy with 7.275 sexual offenders. Behavioral Modfication 26:123–146

Maloney C (Ed) (1976) The evil eye. Columbia University Press, New York

Malouff JM, Schutte NS (1986) Development and validation of a measure of irrational belief. Journal of Consulting and Clinical Psychology 54:860–862

Mann L et al (1998) Cross-cultural differences in self-reported decision-making style and confidence. International Journal of Psychology 33:325–335

Manolis C, Roberts JA (2008) Compulsive buying: Does it matter how it's measured? Journal of Economic Psychology 29:555–576

Marazziti D et al (2003) Normal and obsessional jealousy: a study if a population of young adults. European Psychiatry 18:106–111

Margolis J (2003) O: The intimate history of orgasm. Grove/Atlantic Inc, New York

Margraf J, Schneider S (2008) Lehrbuch der Verhaltenstherapie 2: Störungen des Erwachsenenalters. Springer, Heidelberg

Markowitsch HJ, Siefer W (2007) Tatort Gehirn. Auf der Suche nach dem Ursprung des Verbrechens. Campus, Frankfurt/M.

Marlatt GA (1999) Alcohol, the magic? In: Peele S, Grant M (Eds) Alcohol and pleasure: A health perspective. Brunner/Mazel, Philadelphia, S 233–248

Marschall D, Sanftner J, Tangney JP (1994) The State Shame and Guilt Scale. Fairfax, George Mason University

Marshall WL, Kennedy P (2003) Sexual sadism in sexual offenders. En elusive diagnosis. Aggression and Violent Behavior 8:1–22

Marshall WL et al (1995) Empathy in sex offenders. Clinical psychological Review 15:99–113

Martin RC, Dahlen ER (2004) Irrational beliefs and the experience and expression of anger. Journal of Rational-Emotive & Cognitive Behavior Therapy 22:3–20

Masciuch S, Kienapple K (1993) The emergence of jealousy in children 4 months to 7 years of age. Journal of Social and Personal Relationships 10:421–435

Masters RA (2000) Compassionate wrath: Transpersonal approaches to anger. The Journal of Transpersonal Psychology 32:31– 51

Mataix-Cols D et al (2002) Obsessive-compulsive symptom dimensions as predictors of compliance with and response to behaviour therapy: Results from a controlled trial. Psychotherapy and Psychosomatics 71:255–262

Mathes EW et al (1982) Behavioral correlates of the interpersonal jealousy scale. Educational and Psychological Measurement 42:1227–1231

Mathes EW et al (1985) Jealousy: Loss of relationships rewards, loss of self esteem, depression, anxiety, and anger. Journal of Personality and Social Psychology 48:1552–1561

Mathes WF et al (2009) The biology of binge eating. Appetite 52:545–553

Mauch T (2010) Prokrastination: Beichte eines Aufschiebers. http://imgriff.com/ 2010/09/23/prokrastination-beichte-eines-aufschiebers/

Maxeiner D (2000) Ein Lob der Faulheit. Vom Segen des Nichtstuns und der zerstörerischen Wirkung falschen Fleißes. http://www.novo-magazin.de/48/novo4836.htm (zugegriffen: 3.5.2011)

Maxwell S, Nye P, Maxwell N (2003) The wrath of the fairness-primed negotiator when the reciprocity norm is violated. Journal of Business Research 56:399–409

McClure SM et al (2007) Time discounting for primary rewards. Journal of Neuroscience 27:5796–5804

McConaghy MJ (1979) Gender permanence and the genital basis of genders: Stages in the development of constancy of gender identity. Child Development 50:1223–1226

McCullough ME, Pargament KI, Thoresen CE (2000) (Eds) Forgiveness. Theory, research, and practice. Guilford, New York

McCown WG, Johnson JL, Petzel T (1989) Procrastination, a principal components analysis. Personality and Individual Differences 10:197–201

McCrady BS, Epstein EE, Hirsch LS (1999) Maintaining change after conjoint behavioural alcohol treatment for men: Outcomes at six months. Addiction 94:1381–1396

McCrae R, Costa P (1987) Validation of the Five-Factor model of personality across instruments and observers. Journal of Personality and Social Psychology 52:81–90

McCullough JP, Huntsinger GM, Nay WR (1977) Self-control treatment of aggression in a 16-year old male. Journal of Consulting and Clinical Psychology 55:322–331

McCullough ME, Emmons RA, Tsang JA (2002) The grateful disposition: A conceptual and empirical topography. Journal of Personality and Social Psychology 82:112–127

McElroy SL et al (1994) Compulsive buying: a report of 20 cases. Journal of Clinical Psychiatry 55:242–248

McElroy SL et al (2003) Topiramate on the treatment of binge eating disorder associated with obesity: A randomized, placebo-controlled trial. American Journal of Psychiatry 160:255–261

McHoskey J (1995) Narcissism and Machiavellianism. Psychological Reports 77:755–759

McKenzie C (1995) A study of serial murder. International Journal of Offender Therapy and Comparative Criminology 39:3–10

McKibbin WF et al (2008) Why do men rape? An evolutionary psychological perspective. Review of General Psychology 12:86–97

McMurray RG et al (1995) Childhood obesity elevates blood pressure and total cholesterol independent of physical activity. International Journal of Obesity 19:881–886

Mead M (1987) Jugend und Sexualität in primitiven Gesellschaften. Verlag Dietmar Klotz, Frankfurt/M.

Medina J (2000) The genetic inferno. Inside the seven deadly sins. Cambridge University Press, Cambridge

Meerkerk GJ, Van den Eijnden R, Garretsen HF (2006) Predicting compulsive internet use: It's all about sex! CyberPsychology & Behavior 9:95–103

Mees U (1992) (Hrsg) Psychologie des Ärgers. Hogrefe, Göttingen

Meloy JR (2000) The nature and dynamics of sexual homicide. An integrative review. Aggression and Violent Behavior 5:1–22

Meloy JR, Gacono CB, Kennedy L (1994) A Rorschach investigation of sexual homicide. Journal of Personality Assessment 62:58–67

Menninger K (1973) Whatever became a sin. Hawthorn Books, New York

Merkle R (2003) Eifersucht: Woher sie kommt und wie wir sie überwinden können. Pal-Verlag, Mannheim

Meyer G, Bachmann M (2000) Spielsucht: Ursachen und Therapie. Springer, Berlin

Mick T, Hollander E (2006) Impulsive-compulsive sexual behaviour. The International Journal of Neuropsychiatric Medicine 11:944–955

Milfont TL, Gouveia V (2009) A capital sin: Dispositional envy and its relations to wellbeing. Interamerican Journal of Psychology 43:547–551

Milgram N, Tenne R (2000) Personality correlates of decisional and task avoidant procrastination. European Journal of Personality 14:141–156

Milgram N, Marshevsky S, Sadeh C (1995) Correlates of academic procrastination: Discomfort, task aversiveness, and task capability. Journal of Psychology 129:145–155

Milgram N, Mey-Tal G, Levison Y (1998) Procrastination, generalized or specific, in college students and their parents. Personality and Individual Differences 25:297–316

Miller GA (1956) The magical number seven, plus or minus two. Some limits on our capacity for processing information. Psychological Review 63:81–97

Miller JW et al (2004) Prevalence of adult binge drinking. A comparison of two national surveys. American Journal of Preventive Medicine 27:197–204

Miller PM, Smith GT, Goldman MS (1990) Emergence of alcohol expectancies in childhood: A possible critical period. Journal of Studies on Alcohol 51:343–349

Miller WR, Rollnick S (2002) Motivational Interviewing: Preparing people for change. Guilford Press, New York

Milovchevich D et al (2001) Sex and gender role differences in anger: An Australian community study. Personality and Individual Differences 31:117–127

Miltenberger RG et al (2003) Direct and retrospective assessment of factors contributing to compulsive buying. Journal of Behavior Therapy and Experimental Psychiatry 34:1–9

Mischoulon D et al (2002) An open pilot study of nefazodone in depression with anger attacks: Relationship between clinical response and receptor binding. Psychiatry Research: Neuroimaging 116:151–161

Missildine W et al (2005) S/he loves me, s/he loves me not: Questioning heterosexist assumption of gender differences for romantic and sexually motivated behaviors. Sexual Addiction and Compulsivity 12:65–74

Mitchell JE et al (2006) Cognitive behaviour therapy for compulsive buying disorder. Behavior Research and Therapy 44:1859–1865

Mizes JS, Morgan GD, Buder J (1990) The relationship of cognition, assertion, and anger arousal. Journal of Cognitive Psychotherapy: An International Quarterly 4:369–376

Modi D, Thingujam N (2007) Role of anger and irrational thinking on minor physical health problems among married couples. Journal of the Indian Academy of Applied Psychology 33:119–128

Modigliani A (1968) Embarrassment and embarrassability. Sociometry 31:313–326

Moheb N, Ram U (2010) Cross-cultural study of stress and anger. Procedia Social and Behavioral Sciences 5:1765–1769

Mokdad AH et al (2004) Actual causes of death in the United States 2000. Journal of the American Medical Association 291:1238–1245

Money J (1990) Forensic sexology: Paraphilic serial rape (biastophilia) and lust murder (erotophonophilia). American Journal of Psychotherapy 64:26–36

Montada L (1995) Ein Modell der Eifersucht, Trier: Fachbereich für Psychologie. http://www.gerechtigkeitsforschung.de/berichte/beri092.pdf (zugegriffen: 3.5.2011)

Montague CT et al (1997) Congenital leptin deficiency is associated with severe early-onset obesity in humans. Nature 387:903–908

Moon SM, Illingworth AJ (2005) Exploring the dynamic nature of procrastination: A latent growth curve analysis of academic procrastination. Personality and Individual Differences 38:297–309

Morgenthaler F (1987) Homosexualität, Heterosexualität, Perversion. Fischer, Frankfurt/M.

Moritz KP (1986) Anton Reiser. Ein psychologischer Roman. Harenberg, Dortmund

Morris S (2006) Body mass index and occupational attainment. Journal of Health Economics 25:347–364

Morrison C (2008) Interaction between exercise and leptin in the treatment of obesity. Diabetes 57:534–535

Mortimer D, Gross MD (1991) Treatment of pathological jealousy by Fluoxetine. American Journal of Psychiatry 148:683–684

Moser C, Levitt EE (1987) An exploratory-descriptive study of sadomasochistically oriented sample. Journal of Sex Research 23:322–337

Moser P (1988) Die Psychologie des Sadomasochismus. http://www.datenschlag.org/txt/pdf/moser.pdf (zugrgriffen: 15.4.2011)

Mosquera PM, Manstead AS, Fischer AH (2000) The role of honor-related values in the elicitation, experience, and communication of pride, shame, and anger: Spain and the Netherlands compared. Personality and Social Psychology Bulletin 26:833–844

Mossberg HO (1989) 40-year follow-up of overweight children. The Lancet 334:491–493

Moyer A et al (2002) Brief interventions for alcohol problems. A meta-analytic review of controlled investigations in treatment-seeking and non-treatment seeking populations. Addiction 97:279–292

Mraz R (2005) Sexsucht. http://www.mraz.de/Qualitatszirkel/ Sexssuchtiges_Verhalten.pdf (zugegriffen: 3.5.2011)

Müller A, de Zwaan M (2004) Aktueller Stand der Therapie- forschung bei pathologischem Kaufen. Verhaltensthera- pie 14:112–119

Müller A et al (2004) Pathologisches Kaufen: Deskriptive Charakteristika, sozio-demographische Daten und psychiatrische Komorbidität bei 22 Partientinnen. Psy- chotherapie, Psychosomatik, Medizinische Psychologie 54:104

Mueller A et al (2009) The prevalence of compulsive hoar- ding and its association with compulsive buying in a German population-based sample. Behaviour Research and Therapy 47:705–709

Müller MM (1993) Machen negative Emotionen krank? Psychophysiologische Determinanten von Ärger und Ärgerverarbeitung und deren Einfluss auf die Ent- stehung von essentieller Hypertonie. In: Ders. (Hrsg) Psychophysiologische Risikofaktoren bei Herz- /Kreis- lauferkrankungen. Hogrefe, Göttingen, S 13–36

Mühlhaus M (2004) Stolz und Demut. http://daswundervon- haar.de/daten/ geistliche_ betrachtungen/stolz_und_ demut.pdf

Müller-Peters A (1998) The significance of national pride and national identity to the attitude toward the single Euro- pean currency_ A Europe-wide comparison. Journal of Economic Psychology 19:701–719

Münch P (1984) (Hrsg) Ordnung, Fleiß und Sparsamkeit. Texte und Dokumente zur Entstehung der ,bürgerlichen Tugenden'. Beck, München

Muench F, Parsons JT (2004) Sexual compulsivity and HIV: Identification and treatment. FOCUS. A Guide to AIDS Research and Counseling 19/6:1–4

Mullen P, Fleming J (1998) Long-term effects of child sexual abuse. Issues in child abuse prevention 9. National Child Protection Clearing House, Australia

Mumford DB (1996) Somatic symptoms and psychological distress in the Iliad of Homer. Journal of Psychosomatic Research 41:139–148

Mummendey A, Schreiber HJ (1983) Neid und Eifersucht. In: Euler HA, Mandl H (Hrsg) Emotionspsychologie. Ein Handbuch in Schlüsselbegriffen. Urban & Schwarzen- berg, München, S 195–200

Mundt C et al (1998) Zeiterleben und Zeitschätzung depres- siver Patienten. Der Nervenarzt 69:38–45

Munsch S (2007) Das Leben verschlingen. Hilfe für Betrof- fene mit Binge Eating Disorder (Essanfallen) und deren Angehörige. Psychologie Verlagsunion, Weinheim

Murmann U (2007) Auf Teufel komm raus. Von Wollust, Geiz und anderen Todsünden. Gütersloher Verlagshaus, Gütersloh

Mussweiler T (2003) Comparison processes in social jud- gment: Mechanisms and consequences. Psychological Review 110:472–489

Muszynski SY, Akamatsu TJ (1991) Delay in completion of doctoral dissertations in clinical psychology. Professio- nal Psychology: Research and Practice 22:119–123

NCSAC (2000) National Council on Sexual Addiction and Compulsivity: Consequences of sex addiction and com- pulsivity. Position paper. http://www.ncsac.org/addicts/ papers_main.aspx (zugegriffen: 3.5.2011)

Naimi TS et al (2010) The intensity of binge alcohol consumption among U.S. adults. American Journal of Preventive Medicine 38:201–207

Nataraajan R, Goff BG (1991) Compulsive buying: Towards a reconceptualization. Journal of Social Behavior and Personality 6:307–328

Nauta R (2008) Self, sin, and the sacred: Some elements of a select psychology for the care of souls. Pastoral Psycho- logy 56:585–592

Nauta R, Derckx L (2007) Why sin? – A test and an explorati- on of the social and psychological context of resent- ment and desire. Pastoral Psychology 56:177–188

Nesse RM, Williams GC (1994) Why we get sick? The new science of Darwinian medicine. Time Books, New York

Nesslage F (2006) Invitation to the sin. Borgmeier Publi- shing, Delmenhorst

Neu J (1980) Jealous thoughts. In: Rorty AO (Ed) Explaining emotions. University of California Press, London, S 425–464

Neudecker S (2006) Morgen. Versprochen! http://www.zeit. de/zeit-wissen2006/03/Aufschieberitis.xml (zugegriffen: 3.5.2011)

Neumann A (2005) «Ich bin stolz darauf, ein Deutscher zu sein.« Eine interdisziplinäre Analyse des Nationalstolzes. www.emotionspsychologie.uni-hd.de/emotio2005/es- says/neumann_nationalstolz.pdf (zugegriffen: 3.5.2011)

Neuner M, Raab G, Reisch LA (2005) Compulsive buying in maturing consumer societies: An empirical reinquiriy. Journal of Economic Psychology 26:509–522

Nevill AM et al (2006) Relationship between adiposity and body size reveals limitations of BMI. Journal of Physical Anthropology 129:151–156

Nhat Hanh T (2001) Anger – wisdom for cooling the flames. Berkeley Publishing Group, Berkeley

Nickel C et al (2005) Topiramate in treatment of depressive and anger symptoms in female depressive patients: A randomized, double-blind, placebo-controlled study. Journal of Affective Disorders 87:243–252

Nickel MK et al (2005) Treatment of aggression with Topira- mate in male borderline patients: A double-blind, place- bo-controlled study. Biological Psychiatry 57:495–499

Nickelly A (2006) The pathogenesis of greed. International Journal of Applied Psychoanalytic Studies 3:65–78

Niederwieser S (2006) Machs dir! Mehr Spaß mit dir selbst. Bruno Gmünder Verlag, Berlin

Nietzsche F (1955) Werke in drei Bänden, hg. von Karl Schlechta. Hanser, München

Ninan PT et al (2000) Placebo-controlled study of Fluvoxami- ne in the treatment of patients with compulsive buying. Journal of Clinical Psychopharmacology 20:362–366

Nitzsche R (2003) Das große Buch vom Geiz. Transit, Berlin

Nolen-Hoeksema S (1990) Sex differences in depression. Stanford University Press, Stanford

Nolen-Hoeksema S, Hilt L (2006) Possible contributors to the gender differences in alcohol use and problems. The Journal of General Psychology 133:357–374

Nolen-Hoeksema S, Wisco BE, Lyubomirsky S (2008) Rethinking rumination. Perspectives on Psychological Science 3:402–426

Nolting HP (1993) Lernfall Aggression. Wie sie entsteht – Wie sie zu vermindern ist. Rowohlt, Reinbek

Nordlander B, Eckhardt C (2005) Anger, hostility, and male perpetrators of intimate partner violence: A meta-analytic review. Clinical Psychological Review 25:119–152

Novaco RW (1975) Anger control. The development and evaluation of an experimental treatment. D.C. Heath and Company, Lexington

Novaco RW (1976) The functions and regulation of the arousal of anger. American Journal of Psychiatry 133:1124–1128

Nusser KH (2006) Vom Neid der Götter zum globalen Neid. Die politische Meinung 434:35–40

O'Doherty J et al (2002) Neural responses during anticipation of a primary taste reward. Neuron 33:815–826

Oei T, Morawska A (2004) A cognitive model of binge drinking: The influence of alcohol expectancies and drinking refusal self-efficacy. Addictive Behaviors 29:159–179

Oerter R, Montada L (2006) Entwicklungspsychologie. Ein Lehrbuch. Psychologie Verlagsunion, Weinheim

Östman J, Britton M, Jonsson E (2004) (Eds) Treating and preventing obesity. Wiley, New York

O'Farrell TJ (1993) (Ed) Treating alcohol problems: Marital and family interventions. Guilford Press, New York

O'Grady TJ (1988) Community psychiatry: A changing locus of rejection? Perspectives in Biology and Medicine 31:324–340

Ohayon MM (2007) Epidemiology of depression and its treatment in the general population. Journal of Psychiatric Research 41:207–213

Okifuji A, Turk DC, Curran SL (1999) Anger in chronic pain: Investigation of anger targets and intensity. Journal of Psychosomatic Research 47:1–12

Okoro CA et al (2004) Binge drinking and health-related quality of life. Do popular perceptions match reality. American Journal of Preventive Medicine 26:230–233

Olias G (2007) Dick oder dünn – das Gehirn entscheidet mit. idw-online.de/pages/de/news226185

Olson LG, Ambrogetti A, Sutherland DC (2003) A pilot randomized controlled trial of Dexamphetamine in patients with chronic fatigue syndrome. Psychosomatics 44:38–45

Ong E et al (2011) Narcissism, extraversion and adolescents' self-presentation on Facebook. Personality and Individual Differences 50:180–185

Opum M (1967) Sex differences in sin preferences. Psychological Reports 21:752

Ortiz MA, del Barrio Gandara V (2006) Study on the relations between temperament, aggression, and anger in children. Aggressive Behavior 32:207–215

Otway LJ, Vignoles VL (2006) Narcissism and childhood recollections: A quantitative test of psychoanalytic predictions. Personality and Social Psychology Bulletin 32:104–116

Panksepp J (1998) Affective neuroscience. The foundations of human and animal emotions. Oxford University Press, New York

Panksepp J, Panksepp JB (2000) The seven sins of evolutionary psychology. Evolution and Cognition 6:108–131

Paradisi (2010) Die Deutschen verspüren laut eigenen Angaben kaum Neid. http://www.paradisi.de/Freizeit_und_Erholung/Gesellschaft/Neid/News/31703.php?PHPSESSID=e5deb8a713d642f228a10407f3718f12 (zugegriffen: 3.5.2011)

Parker JG et al (2005) Friendship jealousy in young adolescents: Individual differences and links to self-esteem, aggression, and social adjustment. Developmental Psychology 41:235–250

Parrott WG (1991) The emotional experience of envy and jealousy. In: Salovey P (Ed) The psychology of jealousy and envy. Guilford, New York, S 3–30

Parrott WG, Rodriguez Mosquera PM (2008) On the pleasures and displeasures of being envied. In: Smith RH (Ed) Envy. Theory and Research. Oxford University Press, Oxford, S 117–132

Parrott WG, Smith RH (1993) Distinguishing the experience of envy and jealousy. Journal of Personality and Social Psychology 64:906–920

Parsons JT et al (2008) Explanations for the origins of sexual compulsivity among gay and bisexual man. Archiv of Sexual Behavior 37:817–826

Passig K (2008) Sadomasochismus in Zahlen: Ein Überblick über die empirische Forschungslage. In: Hill A et al (Hrsg) Lust-voller Schmerz. Sadomasochistische Perspektiven. Psychosozial-Verlag, Gießen, S 81–102

Patrick L (2002) Eating disorders: A review of the literature with emphasis on medical complication and clinical nutrition. Alternative Medicine Review 7:184–202

Paulhus DL, Williams KM (2002) The dark side of personality: Narcissism, Machiavellianism, and psychopathology. Journal of Research in Personality 36:556–563

Peele S, Brodsky A (2000) Exploring psychological benefits associated with moderat alcohol use: a necessary corrective to assessment of drinking outcomes? Drug and Alcohol Dependence 60:221–247

Peeters A et al (2003) Obesity in adulthood and its consequences for life expectancy. A life-table analysis. Annals of Internal Medicine 138:24–32

Penny H, Haddock G (2007) Anti-fat prejudice among children: The »mere proximity« effect in 5-10 year olds. Journal of Experimental Social Psychology 43:678–683

Pereira MA et al (2005) Fast food habits, weight gain, and insulin resistance (the CARDIAC – study). 15 year prospective analysis. Lancet 365:36–42

Perkins HW (2002) Surveying the damage: A review on research on consequences of alcohol misuse in college population. Journal of Studies on Alcohol S14:91–100

Perkins HW, Wechsler H (1996) Variation in perceived college drinking norms and its impact on alcohol abuse: A nationwide study. Journal of Drug Issues 26:961–974

Perkins D et al (1998) Review of sex offender treatment programmes. http://www.ramas.co.uk/report4.pdf (zugegriffen: 3.5.2011)

Peters UH (1997) Wörterbuch der Psychiatrie und medizinischen Psychologie. Weltbild Verlag, Ausgburg

Petersen S (2008) Internetsucht und ihre Korrelate – eine empirische Studie. Diplomarbeit Psychologie, Universität Bremen

Petronius Arbiter (1960) Das Gastmahl des Trimalchio. Goldmann, München

Pfeffer A (2008) Einsatz bei Erschöpfung. Physiotherapie 10:42–43

Pfeifer S (1993) Glaubensvergiftung – Ein Mythos? Analyse und Therapie religiöser Lebenskonflikte. Brendow, Moers

Pfeiffer SM, Wong PT (1989) Multidimensional jealousy. Journal of Social and Personal Relationships 6:181–196

Philipps LH et al (2006) Age, anger regulation and well-being. Aging and Mental Health 10:250–256

Piaget J (1992) Das Weltbild des Kindes. dtv, München

Pike KM et al (2006) Antecedent life events of binge-eating disorder. Psychiatric Research 142:19–29

Pingitore R et al (1994) Bias against overweight job applicants in a simulated employment interview. Journal of Applied Psychology 79:909–917

Pi-Sunyer FX (1993) Medical hazards of obesity. Annual Interne Medicine 119:655–660

Plante TG, Daniels C (2004) The sexual abuse crisis in the Roman Catholic church: What psychologist and counselors should know. Pastoral Psychology 52:381–393

Plutarch (1972) Die Zähmung des Zorns. In: Ders. Von der Ruhe des Gemütes und andere philosophische Schriften. Exlibris, Zürich, S 28–45

Poppelreuter S, Gross W (2000) Nicht nur Drogen machen süchtig: Entstehung und Behandlung von stoffungebundenen Süchten. Beltz, Weinheim

Poston WS, Foreyt JP (1999) Obesity is an environmental issue. Atherosclerosis 146:201–209

Pourhassan M, Najafabadi T (2009) Survey prevalence and prevention of childhood obesity. Shiraz E-Medical Journal 10:126–137

Powell CA, Smith RH, Schurtz DR (2007) Schadenfreude caused by an envied persons's pain. In: Smith RH (Ed) Envy. Theory and research. Oxford University Press, Oxford, S 148–164

Prandstetter J (2009) Der Messie immer schon in uns – Kreuz/Quer zur Kultur oder jenseits des Gegenstandes. In: Pritz A et al (Hrsg) Das Messie-Syndrom. Springer, Wien/New York

Prentice AM, Jebb SA (1995) Obesity in Britain: gluttony or sloth. British Medical Journal 311:437–439

Prentky RA et al (1989) The presumtive role of fantasy in serial homicide. American Journal of Psychiatry 146:887–891

Prisching M (2006) Die zweidimensional Gesellschaft. Ein Essay zur neokonsumistischen Geisteshaltung. Verlag für Sozialwissenschaften, Wiesbaden

Prisching M (2007) Die tugendhaften Laster. Über Ideale der postmodernen Gesellschaft. In: Bellebaum A, Herbers D (Hrsg) Die sieben Todsünden. Über Laster und Tugenden in der modernen Gesellschaft. Aschendorff, Münster, S 271–291

Pritz A u.a. (2009) (Hrsg) Das Messie-Syndrom. Phänomen, Diagnostik, Therapie, Kulturgeschichte des pathologischen Sammelns. Springer, Wien/New York

Procrastination Research Group (2005) PRG quick poll. Retrieved March 14, 2006. http://pollwizard.com/poll. cgi?action=results&poll=390

Projetto J (2004) Obesity, not a sin, but still deadly. The Lancet 364:1029–1030

Prose F (2003) Gluttony. The Seven Deadly Sins. Oxford University Press, New York

Proulx J, Cusson M, Beauregard E (2007) Sexual murder: definitions, epidemiology and theories. In: Proulx J et al (Eds) Sexual murderers: A comparative analysis and new perspectives. John Wiley & Sons, New York, S 9–28

Puhl RM, Heuer CA (2009) The stigma of obesity: A review and update. Obesity Research 17:941–964

Puhl RM, Schwartz MB, Brownell KD (2005) Impact of perceived consensus on stereotypes about obese people: A new approach for reducing bias. Health Psychology 24:517–525

Purcell CE, Arrigo BA (2006) The psychology of lust murder: paraphilia, sexual, killing, and serial homicide. CA: Elsevier/Academic Press, San Diego, S 67–85

Purshouse L (2004) Jealousy in relation to envy. Erkenntnis 60:179–204

Rabin BA, Boehmer TK, Brownson RC (2006) Cross-national comparison of environmental and policy correlates of obesity in Europe. European Journal of Public Health 17:53–61

Radonic L (2003) Psychoanalyse und Geschlechterverhältnis. http://www.cafecritique.priv.at/pdf/PAgeschlechterverhaeltnis.pdf (zugegriffen: 3.5.2011)

Raistrick D, Heather N, Godfrey C (2006) Review of the effectiveness of treatment for alcohol problems. The National Treatment Agency for Substance Misuse, London

Rajkowska G (2000) Postmortem studies in mood disorders indicate alteres numbers of neurons and glial cells. Biological Psychiatry 48:766–777

Ramirez JM, Andreu JM (2006) Aggression and some related psychological constructs anger, hostility, and impulsivity. Some comments from a research project. Neuroscience and Biobehavioral Reviews 30:276–291

Raskin R, Hall CS (1979) A narcisstic personality inventory. Psychological Reports 45:590

Raskin R, Terry H (1988) A principal-components analysis of the Narcisstic Personality Inventory and further evidence of its construct validity. Journal of Personality and Social Psychology 54:890–902

Raskin R, Novacek J, Hogan RT (1991) Narcissism, self-esteem, and defensive self-enhancement. Journal of Personality 59:19–38

Rathbone J (2008) Bindung und Sadomasochismus. In: Hill A et al (Hrsg) Lust-voller Schmerz. Sadomasochistische Perspektiven. Psychosozial-Verlag, Gießen, S 143–157

Rathvon N, Holmstrom R (1996) An MMPI-2 portrait of narcissism. Journal of Personality and Assessment 66:1–19

Rauh H (2002) Vorgeburtliche Entwicklung und frühe Kindheit. In: Oerter R, Montada L (Hrsg) Entwicklungspsychologie, 5. überarbeitete Auflage. Beltz, Weinheim, S 131–208

Ravenscroft A (2004) Polyamory: Roadmaps for the clueless and hopeful. Fenris Brothers, Santa Fe

Ravussin E, Bouchard C (2000) Human genomics and obesity: Finding appropriate drug targets. European Journal of Pharmacology 419:131–145

Ravussin E et al (1994) Effects of traditional lifestyle on obesity in Pima Indians. Diabetes Care 17:1067–1074

Raymond NC, Coleman E, Miner MH (2003) Psychiatric comorbidity and compulsive / impulsive traits in compulsive sexual behaviour. Comprehensive Psychiatry 44:370–380

Reich W (2000) Die Funktionen des Orgasmus. Sexualökonomische Grundprobleme der biologischen Energie. Kiepenheuer & Witsch, Köln

Reichel R, Topper K (2003) »Prostitution: der verkannte Wirtschaftsfaktor«. Aufklärung und Kritik 10:142–168

Reis J, Riley WL (2000) Predictors of college student's alcohol consumption. Journal of Genetic Psychology 16:282–291

Reisch LA, Neuner M, Raab G (2004) Ein Jahrzehnt verhaltenswissenschaftlicher Kaufsuchtforschung in Deutschland. Verhaltenstherapie 14:120–125

Reischies FM (2007) Religion als Auslöser und Inhalt psychischer Symptome. In: Mönter N (Hrsg) Seelische Erkrankung, Religion und Sinndeutung. Psychiatrie-Verlag, Bonn, S 47–64

Reissland N (1994) The socialisation of pride in young children. International Journal of Behavioral Development 17:541–552

Remplein H (1971) Die seelische Entwicklung des Menschen im Kindes- und Jugendalter. Reinhardt, München

Reuster T (2006) Effektivität der Ergotherapie im psychiatrischen Krankenhaus. Steinkopff, Heidelberg

Revitch E, Schlesinger LB (1989) Sex murder and sex aggression: Phenomenology, psychopathology, psychodynamics and prognosis. Charles Thomas Publication, Springfield

Ricca V et al (2010) Comparison of individual and group cognitive behavioral therapy for binge eating disorder. A randomized, three-year follow-up study. Appetite 55:656–665

Richins ML, Dawson E (1992) A consumer values orientation for materialism and its measurement: Scale development and validation. Journal of Consumer Research 19:303–316

Richter D (1984) Schlaraffenland. Geschichte einer populären Phantasie. Diederichs, München

Rickards S, Laaser M (1999) Sexual acting-out in borderline women: Impulsive destructiveness or sexual addiction/compulsivity. Sexual Addiction & Compulsivity 6:31–45

Ridgeway D, Waters E, Kuczaj SA (1985) Acquisition of emotion-descriptive language: Receptive and productivity vocabulary norms for ages 18 months to 6 years. Developmental Psychology 21:901–908

Riessler P (1984) Altjüdisches Schrifttum außerhalb der Bibel. Kerle-Verlag, Freiburg i.Br.

Rind B, Tromovitch P, Bauserman R (2003) A meta-analytic examination of assumed properties of child sexual abuse using college samples: http://www.ipce.info/library_3/rbt/metaana.pdf (zugegriffen: 3.3.2009)

Ring K, Elsaesser-Valarino E (2007) Was wir aus Nahtoderfahrungen für das Leben gewinnen. Der Lebensrückblick als ultimatives Lerninstrument. Santiago-Verlag, Goch

Rinpoche L (1999) Warum machen wir Verbeugungen. Buddhismus heute 28. http://www.buddhismus-heute.de/archive.issue__28.position__3.de.html (zugrgriffen: 15.4.2011)

Rist F et al (2006) »Aber morgen fange ich richtig an!«. Prokrastination als verbreitete Arbeitsstörung. Personalführung 6:64–78

Roberts BW et al (2005) The structure of conscientiousness: An empirical investigation based on seven major personality questionnaires. Personnel Psychology 58:103–139

Roberts JA, Tanner JF (2000) Compulsive buying and risky behavior among adolescents. Psychological Reports 86:763–770

Robins RW, Noftle EE, Tracy JL (2007) Assessing self-conscious emotions: A review of self-report and nonverbal measures. In: Tracy JL, Robins RW, Tangney JP (Eds) The self-conscious emotions. Theory and research. Guilford, New York, S 443–467

Robinson KM (2003) Understanding hypersexuality: A behavioral disorder of dementia. Home Healthcare Nurse 21:43–47

Robson PJ (1988) Self-esteem – a psychiatric view. British Journal of Psychiatry 153:6–15

Rodriguez C-M, Green AJ (1997) Parenting stress and anger expression as predictors of child abuse potential. Child Abuse and Neglect 21:367–377

Roehling MV (1999) Weight-based discrimination in employment: Psychological and legal aspects. Personnel Psychology 52:969–1016

Roehling MV, Roehling PV, Pichler S (2007) The relationship between body weight and perceived weight-related employment discrimination: The role of sex and race. Journal of Vocational Behavior 71:300–318

Röhrich TW (1832) Geschichte der Reformation im Elsaß. Schulbuchhandlung Friedrich Carl Heiß, Straßburg

Rösler A, Witztum E (1998) Treatment of men with paraphilia with a long-acting analogue of gonadotropin-releasing hormone. New England Journal of Medicine 338:416–422

Roessler TA, Weissmann-Wind TA (1994) Telling the secret: Adult women describe their disclosure of incest. Journal of Interpersonal Violence 9:327–338

Romero JJ, Williams ML (1983) Group psychotherapy and intensive probation supervision with sex offenders: A comparative study. Federal Probation 47:36–42

Room R, Mäkelä K (2000) Typologies of the cultural position of drinking. Journal of Studies on Alcohol 61:475–483

Ropelato J (2006) Ropo internet pornography statistics. Internet filters review top ten reviews. www.internet-filter-review.toptenreviews.com/internet-pornography-statistics.html (zugegriffen: 3.5.2011)

Rosário P et al (2009) Academic procrastination: Associations with personal, school, and family variables. The Spanish Journal of Psychology 12:118–127

Rose P (2002) The happy and unhappy faces of narcissism. Personality and Individual Differences 33:379–391

Rosenberg M (1989) Society and the adolescent self image. Wesleyan University Press, Middletown

Rosenblatt AD (1988) Envy, identification, and pride. Psychoanalytic Quarterly 57:56–71

Rosman R (2010) Deutsch-Sein – Ein neuer Stolz auf die Nation im Einklang mit dem Herzen Eine repräsentative Studie zur Identität der Deutschen und ihre integrale Verortung. Integral Leadership Review 10, Nr. 4

Ross CJ (1996) A qualitative study of sexually addicted women. Sexual Addiction and Compulsivity 3:43–53

Rost WD (2009) Psychoanalyse des Alkoholismus: Theorie, Diagnostik, Behandlung. Psychosozial Verlag, Gießen

Rostosky S, Danner F, Riggle E (2007) Is religiosity a protective factor against substance abuse in young adulthood? Only if you're straight. Journal of Adolescent Health 40:440–447

Rousseau JJ (1978) Die Bekenntnisse. Winkler, München

Roth HJ (1990) Narzissmus. Selbstwerdung zwischen Destruktion und Produktivität. Juventa, Weinheim

Roth K (2007) Sexsucht. Krankheit und Trauma im Verborgenen. Christian Links, Berlin

Rowson J (2003) Die sieben Todsünden des Schachspielers. Gambit Publications, London

Rudisch B, Nemeroff CB (2003) Epidemiology of comorbid coronary artery disease and depression. Biological Psychiatry 54:227–240

Rückert HW (1999) Schluß mit dem ewigen Aufschieben. Campus, Frankfurt/M.

Ruitenbeek H (1966) Psychoanalysis and male sexuality. Rowman & Littlefield, Lanham

Russell B (1980) Lob des Müßiggangs. Coron-Verlag, Stuttgart

Rutledge PC, Sher KJ (2001) Heavy drinking from the freshman year into early young adulthood: The roles of stress, tension-reduction drinking motives, gender and personality. Journal of Studies on Alcohol 62:457–466

Rutschky K (1997) Schwarze Pädagogik. Quellen zur Naturgeschichte der bürgerlichen Erziehung. Ullstein, Frankfurt/M.

Ryan L, Dziurawiec S (2001) Materialism and its relationship to life satisfaction. Social Indicators Research 55:185–197

Saad G (2009) The triggers of envy are different for men and women. Psychology today. http://www.psychologytoday.com/blog/homo-consumericus/200906/the-triggers-envy-are-different-men-and-women (zugegriffen: 3.5.2011)

Sabini J, Green MC (2004) Emotional responses to sexual and emotional infidelity: Constants and differences across genders, samples, and methods. Personality and Social Psychology Bulletin 30:1375–1388

Sachs H (o.J.) Das Schlaraffenland. http://www.lehrerweb.at/materials/teaching_materials/GS/Klasse_4/su/sonst/schokolade/schlaraffenland.pdf (zugegriffen: 3.5.2011)

Sadowski P (2007) Der mündige Trinker. dgvt-Verlag, Tübingen

Sagarin BJ, Guadagno RE (2004) Sex differences in the contexts of extreme jealousy. Personal Relationships 11:319–328

Sagarin BJ et al (2003) Sex differences (and similiarities) in jealousy. The moderating influence of infidelity experience and sexual orientation of the infidelity. Evolution and Human Behavior 24:17–23

Sagarin BJ et al (2008) Hormonal changes and couple bonding in consensual sadomasochistic activity. Archive of Sexual Behavior 38 (2):186-200 http://www.springerlink.com/content/t3hrx7ug71783t23/ (zugegriffen: 3.5.2011)

Salili F (1987) Orthography differences and reading disability in Chinese. Bulletin of the Hong Kong Psychological Society 18:7–14

Salovey P (1991) Social comparison processes in envy and jealousy. In: Suls J (Ed) Social comparison: Contemporary theory and research. Erlbaum, Hillsdale, S 261–285

Salovey P (1991) (Ed) Psychological perspectives on jealousy and envy. Guilford Press, New York

Salovey P, Rodin J (1988) Coping with envy and jealousy. Journal of Social and Clinical Psychology 7:15–33

Samuels J et al (2002) Hoarding in obsessive compulsive disorders: results from a case-control study. Behaviour Research and Therapy 40:517–528

Samuels J et al (2008) Prevalence and correlates of hoarding in a community-based sample. Behavioral Research Therapy 46:836–844

Sanchez-Craig M et al (1989) Superior outcome of females over males after brief treatment for the reduction of heavy drinking. British Journal of Addiction 84:395–404

Sanci L et al (2008) Childhood sexual abuse and eating disorders in females. Archiv of Pediatrics and Adolescence Medicine 162:261–267

Sandnabba NK, Santtila P, Nordling N (1999) Sexual behaviour and social adaptation among sadomasochistically-oriented males – Statistical data included. Journal of Sex Research 36:273–282

Santtila P et al (2002) Investigating the underlying structure in sadomasochistically oriented behavior. Archives of Sexual Behaviour 31:185–196

Sappington AA (1998) Wrath: relationships between sinful anger, blaming cognitions, and altruism. Journal of Psychology and Christianity 17:25–32

Sappington AA, Goodwin S, Palmatier A (1996) An experimental investigation of the relationship between anger and altruism. International Forum for Logotherapy 19:97–114

Sariola H, Utuela A (1996) The prevalence and context of incest abuse in Finland. Child Abuse 6 Neglect 20:843–850

Sartre JP (2002) Der Ekel. Rowohlt, Reinbek

Sauty TL, Ozdemir MS (2003) Why the magic number seven plus or minus two. Mathematical & Computer Modelling 38:233–244

Savage D (2002) Skipping towards Gomorrah. The seven deadly sins and the pursuit of happiness in America. Dutton, New York

Saxena S (2008) Neurobiology and treatment of compulsive hoarding. CNS Spectrums 13:29–36

Saxena S, Maidment K (2004) Treatment of compulsive hoarding. Journal of Clinical Psychology 60:1143–1154

Scalora MJ, Garbin C (2003) A multivatiate analysis of sex offender recidivism. International Journal of Offender Therapy and Comparative Criminology 47:309–323

Schaetzing E (1955) Die ekklesiogenen Neurosen. Wege zum Menschen. Monatsschrift für Seelsorge, Psychotherapie und Erziehung 7:97–108

Schaubroeck J, Lam S (2004) Comparing lots before and after: Promotion rejectees' invidious reactions to promotees. Organizational Behavior and Human Decision Processes 94, 33–47

Schaupp W (2006) Grundkurs Moraltheologie1 Ws 09/10, 5. Sünde und Schuld. http://oeh-fv-theo.uni-graz.at/_pdf/4cb425076bf4b.pdf (zugegriffen: 3.5.2011)

Scheier MF et al (2006) The life engagement test: Assessing purpose in life. Journal of Behavioral Medicine 29:291–298

Scher SJ, Osterman NM (2002) Procrastination, conscientiousness, anxiety, and goals: exploring the measurement and correlates of procrastination among school-aged children. Psychology in the Schools 39:385–398

Scherer KR (1986) Vocal affect expression: A review and a model for future research. Psychological Bulletin 99:143–165

Scherer KR, Bänziger T (2004) Emotional expression in prosody: A review and an agenda for future research. http://www.isca-speech.org/archive/sp2004/sp04_359.pdf (zugegriffen: 3.5.2011)

Scherer KR, Wallbott HG (1994) Evidence for universality and cultural variation of differential emotion response pattering. Journal of Personality and Social Psychology 66:310–332

Scherhorn G (1990) The addictive trait in buying behaviour. Journal of Consumer Policy 13:33–51

Scherhorn G, Reisch LA, Raab G (1990) Addictive buying in West Germany. An empirical study. Journal of Consumer Policy 13:355–387

Scherhorn G, Reisch LA, Raab G (1995) Kaufsucht. Bericht über eine empirische Untersuchung. Institut für Haushalts- und Konsumökonomik. Arbeitspapier 50, Universität Hohenheim

Scheule R (2001) Beichten. Autobiographische Zeugnisse zur katholischen Bußpraxis im 20. Jhd. Böhlau, Wien u.a.

Schieman S (1999) Age and anger. Journal of Health and Social Behavior 40:273–289

Schimmel S (1979) Anger and its control in Graeco-Roman and modern psychology. Psychiatry 42:320–337

Schimmel S (1997) The Seven Deadly Sins. Jewish, Christian, and classical reflections on human psychology. Oxford University Press, New York/Oxford

Schlagmann K (2008) Narzissmus: Sprachverwirrung von babylonischem Ausmaß. Integrative Therapie – Zeitschrift für vergleichende Psychotherapie und Methodenintegration 34:443–464

Schlesinger LB (2003) Sexual murder: Catathymic and compulsive homicides. CRC Press, Boca Raton

Schlosser S et al (1994) Compulsive buying: demography, phenomenology, and comorbidity in 46 subjects. General Hospital Psychiatry 16:205–212

Schmidbauer W (1992) Hilflose Helfer. Über die seelische Problematik der helfenden Berufe. Rowohlt, Reinbek

Schmidt-Atzert L (1996) Lehrbuch der Emotionspsychologie. Kohlhammer, Stuttgart

Schmitthenner F (1834) Deutsches Wörterbuch für Etymologie, Synonymik und Orthographie. Verlag Friedrich von Metz, Darmstadt

Schmidt-Salomon M (2009) Jenseits von Gut und Böse. Warum wir ohne Moral die besseren Menschen sind. Piper, München

Schmitz H (1973) System der Philosophie. Der Rechtsraum. Praktische Philosophie Band 3. Bouvier, Bonn

Schmölzer H (2005) Die abgeschaffte Mutter. Der männliche Gebärneid und seine Folgen. Promedia, Wien

Schneider JP (2000) A qualitative study off Cybersex participants: Gender differences, recovery issues, and implications for therapists. Sexual Addiction & Compulsivity 7:249–278

Schneider JP (2000a) Effects of cybersex on addiction on the family: Results of a survey. Sexual Addiction & Compulsivity 7:31–58

Schneider JP (2002) The new 'elephant in the living room': Effects of compulsive behaviours on the spouse. In: Cooper A (Ed) Sex and the internet. A Guidebook for clinicians. Brunner-Routledge, London

Schneider JP, Irons R (1996) Differential diagnosis of addictive sexual disorders using the DSM-IV. Sexual Addiction & Compulsivity 3:7–21

Schneider JP, Irons R (1998) Addictive sexual disorders: Differential diagnosis and treatment. Primary Psychiatry 4:65–70

Schneider JP, Burton H, Schneider MA (1996) Couple recovery from sexual addiction/coaddiction: Results of a survey of 88 marriages. Sexual Addiction & Compulsivity 3:111–126

Schneider W (2003) Die Enzyklopädie der Faulheit. Ein Anleitungsbuch. Eichborn, Berlin

Schockenhoff E (1992) Die biblischen und historischen Wurzeln der Lehre von den Todsünden. Herrenalber Protokolle 86:28–42

Schoeck H (1966) Der Neid. Eine Theorie der Gesellschaft. Alber, Freiburg i.Br.

Schopenhauer A (1919) Sämtliche Werke, hg. von J. Frauenstädt, Sechs Bände. Brockhaus, Leipzig

Schorsch E, Becker N (2000) Angst, Lust, Zerstörungen. Psychosozial-Verlag, Gießen

Schouwenburg HC (1992) Procrastinators and fear of failure: An exploration of reasons for procrastination. European Journal of Personality 6:225–236

Schouwenburg HC et al (2004) (Eds) Counseling the procrastinator in academic settings. American Psychological Association, Washington DC

Schrupp A (2006) Neid und Konkurrenz unter Frauen. Vortrag in Band Honnef. http://www.antjeschrupp.de/neid_und_konkurrenz.htm (zugegriffen: 3.5.2011)

Schuckit MA, Rayses V (1979) Ethanol ingestion: Differences in blood acetaldeyde concentrations in relatives of alcoholics and controls. Science 203:54–55

Schütte G (2008) Neue Therapie hilft Narzissmus-Patienten. Weltonline 27.7.2008

Schütz A, Marcus B, Sellin I (2004) Die Messung von Narzissmus als Persönlichkeitskonstrukt: Psychometrische Eigenschaften einer Lang- und Kurzform des Deutschen NPI (Narcisstic Personality Inventory). Diagnostica 4:202–218

Schulenberg JE, Maggs J (2002) A developmental perspective on alcohol use and heavy drinking during adolescence and the transition to young adulthood. Journal of Studies on Alcohol / Supplement 14:54–70

Schulze G (2008) Die Sünde. Das schöne Leben und seine Feinde. Fischer, Frankfurt/M.

Schum JL et al (2003) Trait anger, anger expression, and ambulatory blood pressure. A meta-analytic review. Journal of Behavioral Medicine 26:395–415

Schwabe A (2005) Gott gießt seinen Zorn über Amerika. Spiegel vom 7.9.2005

Schwartz B (1995) The sex offender: Corrections, treatment and legal practice. Civic Research Institute, New Jersey

Schwartz MF, Southern S (2000) Compulsive cybersex: The new tea room. In: Cooper A (Ed) Cybersex: The dark side of the force. Brunner & Routledge, Philadelphia, S 127–144

Schwenkmezger P, Hodapp V (1989) Das State-Trait Anger Expression Inventory (STAXI), Trierer Psychologische Berichte 16, Nr. 1

Schwenkmezger P, Hodapp V, Spielberger CD (1992) Das State-Trait-Ärgerausdrucks-Inventar (STAXI). Huber, Bern

Scully D, Marolla J (1984) Convicted rapists' vocabulary of motive: Excuses and justifications. Social Problems 31:530–544

Seckinger S (2006) Durch Hölle, Fegefeuer und Paradies. Dantes Göttliche Komödie als Roman. Rhombos-Verlag, Berlin

Seehuber D (2007) Erscheinungsformen sexueller Süchtigkeit. Bulletin: Nachrichten aus dem Deutschen Institut für Jugend und Gesellschaft 7/2:4–14

Seidell JC (2000) The current epidemic of obesity. In: Bouchard C (Ed) Physical activity and obesity. Human Kinetcy Publishers, Champaign, S 21–30

Seidner LB, Stipek D, Feshbach ND (1988) A developmental analysis of elementary school-aged children's concepts of pride and embarrassment. Child Development 59:367–377

Seligman EP (2005) Der Glücks-Fator. Warum Optimisten länger leben. Bastei, München

Sellman JD et al (2001) A randomised controlled trial of motivational enhancement therapy (MET) for mild to moderate alcohol dependence. Journal of Studies on Alcohol 62:389–396

Seneca (2007) De Ira. Über die Wut, Lateinisch/Deutsch. Reclam, Stuttgart

Senécal C, Koestner R, Vallerand RJ (1995) Self-regulation and academic procrastination. The Journal of Social Psychology 135:607–619

Serdula MK et al (2004) Trends in alcohol use and binge drinking, 1985–1999. Results of a multi-state survey. American Journal of Preventive Research 26:294–298

Seven deadly sins (2009) http://atheism.about.com/library/polls/blpoll_rel0002.htm (zugrgriffen: 15.4.2011)

Shackford TK, Buss DM (1997) Anticipation of marital dissolution as a consequence of spousal infidelity. Journal of Social and Personal Relationships 14:793–808

Shafran R, Mansell W (2001) Perfectionism and psychopathology: A review of research and treatment. Clinical Psychological Review 21:879–906

Shakeshaft C (2004) Educator sexual misconduct: A synthesis of the existing literature. US. Department of Education, Huntington

Sharkin BS (1993) Anger and gender: Theory, research, and implications. Journal of Counselling and Development 71:386–389

Shaver P et al (1987) Emotion knowledge: Further exploration of a prototype approach. Journal of Personality and Social Psychology 52:1061–1086

Sheldon KM, Lyubomirsky S (2006) How to increase and sustain positive emotion: The effects of expressing gratitude and visualizing the best possible selves. The Journal of Positive Psychology 1:73–82

Shields I, Simourd KJ (1991) Predicting predatory behaviour in a population of incarcerated young offenders. Criminal Justice and Behaviour 18:180–194

Shipley SL, Arrigo BA (2004) The female homicide offender: Serial murder and the case of Aileen Wuornos. Prentice Hall, Upper Saddle River

Siegel JM (1986) The multidimensional anger inventory. Journal of Personality and Social Psychology 51:191–200

Siggelkow B, Büscher W (2008) Deutschlands sexuelle Tragödie. Wenn Kinder nicht mehr lernen, was Liebe ist. Gerth Medien, Aßlar

Silver M, Sabini J (1978) The perception of envy. Social Psychology 41:105–117

Silverberg C (2008) What is sex addiction. http://sexuality.about.com/od/sexualscience/ a/sex_ addiction_.htm

Sims EA et al (1973) Endocrine and metabolic effects of experimental obesity in men. Recent Progress Hormon Research 29:457–496

Simpson C, Papageorgio C (2003) Metacognitive beliefs about rumination in anger. Cognitive and Behavioral Practice 10:91–94

Sinkovics RR, Holzmüller HH (2001) National differences in materialism – Using alternative research strategies to explore the construct. Journal of International Consumer Marketing 13:103–134

Sipe R (1992) Sexualität und Zölibat. Schöningh, Paderborn

Sirois FM (2007) «I'll look after my health, later«: A replication and extension of the procrastination-health model with community-dwelling adulty. Personality and Individual Differences 43:15–26

Sitton S, Blanchard S (1995) Men's preferences in romantic partners: obesity vs. addiction. Psychological Reports 77:1185–1186

Skrapec CA (2001) Defining serial murder: A call for a return to the original Lustmord. Journal of Police and Criminal Psychology 16:10–24

Sloterdijk P (2008) Zorn und Zeit: Politisch-psychologischer Versuch. Suhrkamp, Frankfurt/M.

Smith CA et al (2007) Carrying weight for the world: Influence of weight descriptors on judgment of large sized women. Journal of Applied Social Psychology 37:989–1006

Smith DC et al (1998) Development of the multidimensional school anger inventory for males. Psychology in Schools 35:1–15

Smith JC (2004) The current epidemic of childhood obesity and its implications for future coronary heart disease. Pediatric Clinics of North America 51:1679–1695

Smith RH (2004a) Envy and its transmutations. In: Tiedens LZ, Leach CW (Eds) The social life of emotions. Cambridge University Press, New York, S 43–63

Smith RH (2008) (Ed) Envy. Theory and Research. Oxford University Press, Oxford / New York

Smith RH, Kim SH (2006) Comprehending envy. Psychological Bulletin 133:46–64

Smith RH, Kim SH, Parrott WG (1988) Envy and jealousy. Semantic problems and experiential distinctions. Personality and Social Psychology Bulletin 14:401–409

Smith RH et al (1994) Subjective injustice and inferiority as predictors of hostile and depressive feelings in envy. Personality and Social Psychology Bulletin 20:705–711

Smith RH et al (1996) Envy and Schadenfreude. Personality and Social Psychology Bulletin 22:158–168

Smith RH et al (1999) Dispositional envy. Personality and Social Psychology Bulletin 25, 1007–1020

Smith TW, Kim S (2006) National pride in comparative perspective: 1995/96 and 2003/04. International Journal of Public Opinion Research 18:127–136

Smith TW et al (2004) Hostility, anger, aggressiveness, and coronary heart disease: An interpersonal perspective on personality, emotion, and health. Journal of Personality 72:1217–1270

Snyder CR, Lopez SJ (2005) (Eds) Handbook of positive psychology. Oxford University Press, Oxford

Snyder J et al (2003) Child anger regulation, parental responses to children's anger displays, and early child antisocial behaviour. Social Development 12:335–360

Sobal J, Stunkard AL (1989) Socioeconomic status and obesity: A review of the literature. Psychological Bulletin 105:260–275

Sobanski E et al (2008) Subtype differences in adults with attention-deficit/hyperactivity disorder (ADHD) with regard to ADHD-symptoms, psychiatric comorbidity and psychosocial adjustment. European Psychiatry 23:142–149

Sobell MB, Sobell LC (1978) Behavioral treatment of alcohol problems: Individualized therapy and controlled drinking. Plenum, New York

Sömnez S Et al (2006) Binge drinking and casual sex on spring break. Annals of Tourism Research 33:895–917

Solomon J, George C (1978) (Eds) Attachment disorganization. Guilford Press, New York

Solomon CG, Manson JE (1997) Obesity and mortality: A review of the epidemiological data. American Journal of Nutrition 66, Suppl, 1044–1050

Spielberger CD (1989) State-trait-anger expression inventory. Professional Manual. Psychological Assessment Resources, Odessa FL

Spielberger CD (1995) Test anxiety: Theory, assessment, and treatment. Taylor & Francis, London

Spielberger CD (1999) State-trait anger expression inventory. Revised research edition. Professional Manual. Psychological Assessment Ressources, Odessa FL

Spielberger CD, Peters RA, Frain FS (1981) Curiosity and anxiety. In: Voss HG, Keller H (Eds) Curiosity research: Basic concepts and results. Beltz, Weinheim, S 197–225

Spielberger CD et al (1995) Assessment of emotional states and personality traits: Measuring psychological vital signs. In: Butcher JN (Ed) Clinical Personality Assessment. Practical Approaches. Oxford University Press, New York, S 42–58

Spitzer RL, Kroenke K, Williams JB (1999) Validation and utility of a self-report version of PRIME-MD: The PHQ Primary Care Study. Journal of the American Medical Associaten 282:1737–1744

Sprenger R (2005) Mythos Motivation: Wege aus einer Sackgasse. Campus, Frankfurt/M.

Stahlberg D et al (1985) Die Theorie des Selbstwertschutzes und der Selbstwerterhöhung. In: Frey D, Irle M (Hrsg) Theorien der Sozialpsychologie 3. Huber, Bern, S 79–124

Stafford WS (1994) Disordered loves: Healing the seven deadly sins. Cowley Publications, Boston

Standard (2010) http://derstandard.at/1287099748275/ Studie-Jeder-zweite-Oesterreicher-ist-stolz-auf-sein-Land?seite=2

Stanley JW (1986) Melancholy and depression from Hippocratic times to modern times. Yale University Press, New Haven

Statista (2009) Häufigkeit sexueller Selbstbefriedigung von Männern. http://de.statista.org/statistik/daten/studie/275/umfrage/selbstbefriedigung-bei-maennern/

Statista (2009a) Häufigkeit sexueller Selbstbefriedigung von Frauen: http://de.statista.com/statistik/daten/studie/276/umfrage/selbstbefriedigung-bei-frauen/

Steel P (2007) The nature of procrastination: A meta-analytic and theoretical review of quintessential self-regulatory failure. Psychological Bulletin 133:65–94

Steel P (2010) Arousal, avoidant and decisional procrastinators: Do they exist. Personality and Individual Differences 48:926–934

Steel P, Brothen T, Wambach C (2001) Procrastination and personality, performance, and mood. Personality and Individual Differences 30:95–106

Stefano SC et al (2008) Antidepressants in short-term treatment of binge eating disorder: Systematic review and meta-analysis. Eating Behaviors 9:129–136

Stein DJ et al (2001) Hypersexual disorder and preoccupation with internet pornography. American Journal of Psychiatry 158:1590–1594

Steinhausen HC (2002) The outcome of anorexia nervosa in the 20th century. American Journal of Psychiatry 159:1284–1293

Stekel W (1965) Die Onanie. Vierzehn Beiträge zu einer Diskussion der »Wiener Psychoanalytische Vereinigung«, Nachdruck der Ausgabe Wiesbaden 1910–1912, Amsterdam, S 29–39

Steketee G, Frost R (2000) Group and individual treatment of compulsive hoarding: A pilot study. Behavioural and Cognitive Psychotherapy 28:259–268

Steketee G, Frost R (2003) Compulsive hoarding: Current status of the research. Clinical Psychology Review 23:905–927

Stelzenberger J (1933) Die Beziehungen der frühchristlichen Sittenlehre zur Ethik der Stoa. Eine moralgeschichtliche Studie. Max Hueber, München

Stenberg C, Campos JJ, Emde R (1983) The facial expression of anger in seven months old infants. Child Development 54:178–184

Stern W (1927) Psychologie der frühen Kindheit. Bis zum sechsten Lebensjahre. Quelle & Meyer, Leipzig

Stettler N (2004) Comment: The global epidemic of childhood obesity: Is there a role for the Paediatrician? Obesity Reviews 5:1–3

Stickney MI, Miltenberger RG, Wolff G (1999) A descriptive analysis of factors contributing to binge eating. Journal of Behavioral Therapy and Experimental Psychiatry 30:177–189

Stipek DJ (1983) A developmental analysis of pride and shame. Human Development 26:42–54

Stipek D (1995) The development of pride and shame in toddlers. In: Tangnay JP, Fischer KW (Eds) Self-conscious emotions: The psychology of shame, guilt, embarrassment, and pride. Guilford, New York, S 237–252

Stipek D (1998) Differences between American and Chinese in the circumstances evoking pride, shame, and guilt. Journal of Cross-Cultural Psychology 5:616–629

Stipek D, Rechia S, McClintic S (1992) Self-evaluation in young children. Monographs for the Society for Research in Child Development 57

Stoller RJ (1991) Pain and passion. A psychoanalyst explores the world of S & M. Plenum Press, New York

Stoppe G, Bramesfeld A, Schwartz FW (2006) (Hrsg) Volkskrankheit Depression? Bestandesaufnahmen und Perspektiven. Springer, Berlin

Strasser P (2005) Verbrechermenschen. Zur kriminalwissenschaftlichen Erzeugung des Bösen. Campus, Frankfurt/M.

Striegel-Moore RH, Franko DL (2003) Epidemiology of binge-eating disorder. International Journal of Eating Disorder 34, Suppl 19–23

Stucke TS, Sporer SL (2002) A grandiose self-image is threatened: Narcissism and self-concept clarity as predictors of negative emotions and aggression following ego-threat. Journal of Personality 70:509–532

Stunkard AJ (1959) Eating patterns and obesity. Psychiatric Quarterly 35:284–292

Stunkard AJ (1996) Current views of obesity. The American Journal of Medicine 100:230–236

Sturm R (2008) Stemming the global obesity epidemic: What can we learn from data about social and economic trends. Public Health 122:739–746

Sue E (1929) Die sieben Todsünden. Karl Boegels Verlag, Berlin

Sukhodolsky DG, Golub A, Cromwell EN (2001) Development and validation of the anger rumination scale. Personality and Social Differences 31:689–700

Sukhodolsky DG, Kassinove H, Gorman BS (2004) Cognitive-behavioral therapy for anger in children and adolescents: A meta-analysis. Aggression and Violent Behavior 9:247–269

Sullivan HS (1983) Die interpersonale Theorie der Psychiatrie. Fischer, Frankfurt/M.

Suls J, Wheeler L (2000) Handbook of social comparison. Theory and research. Springer, New York

Sun T, Wu G, Youn S (2004) Psychological antecedents of impulsive and compulsive buying: A hierarchical perspective. In: Cheema A, Srivastava J (Eds) The Proceedings of the Society for Consumer Psychology 2004 Winter Conference. Society of Consumer Psychology, San Francisco, S 168–174

Swift RM (1999) Drug therapy for alcohol dependence. The New England Journal of Medicine 340:1482–1490

Swinbourne JM, Touyz SW (2007) The comorbity of eating disorders and anxiety disorders. European Eating Disorders Review 15:253–274

Szondi L (1978) Kain: Gestalten des Bösen. Hans Huber, Bern

Tafrate RC (1995) Evaluation of treatment of strategies for adult anger disorders. In: Kassinove H (Ed) Anger disorders: Definition, diagnosis, and treatment. Taylor & Francis, Washington, S 109–129

Tafrate RC, Kassinove H, Dundin L (2002) Anger episodes in high- and low trait-anger community adults. Journal of Clinical Psychology 59:1573–1590

Takahasi H et al (2007) Brain activation during judgments of positive self-conscious emotion and positive basic emotion: Pride and joy. Cerebral Cortex Advance Acess published. http://cercor.oxfordjournals.org/content/early/2007/07/17/cercor.bhm120.short

Takahashi G et al (2009) When Your Gain Is My Pain and Your Pain Is My Gain: Neural Correlates of Envy and Schadenfreude. Science 323:935–937

Talmud (1980) Ausgewählt, übersetzt und erklärt von Reinhold Mayer. Goldmann, München

Tamerin JS, Neumann CP (1974) The alcoholic stereotype: Clinical reappraisal and implications for treatment. American Journal of Psychoanalysis 34:315–323

Tangney JP (1990) Assessing individual differences in proneness to shame and guilt. Development of the self-conscious affect and attribution inventory. Journal of Personality and Social Psychology 59:102–111

Tangney JP (2000) Humility: Theoretical perspectives, empirical findings and directions for future research. Journal of Social and Clinical Psychology 19:70–82

Tangney JP (2005) Humility. In: Snyder CR, Lopez SJ (2005) (Eds) Handbook of positive psychology. Oxford University Press, Oxford, S 411–419

Tangney JP, Dearing RL (2002) Shame and guilt. Guilford, New York

Tarpley H (1993) Vagina envy in men. Journal of the American Academy of Psychoanalysis 21:457–464

Taylor G (1989) Jealousy and envy: Emotions and vices. Midwest Studies in Philosophy 13:233–249

Taylor MC, Hall JA (1981) Psychological androgyny: Theories, methods, and conclusions. Psychological Bulletin 92:347–366

Tavris C (1992) Wut. Das mißverstandene Gefühl. deutscher taschenbuch verlag, München

Teicher MA et al (1993) Early childhood abuse and limbic system ratings in adult psychiatric outpatients. Journal of Neuropsychiatry and Clinical Neuroscience 5:301–306

Templeton JW (1979) Worldwide laws of life. Tepleton Foundation Press, Philadelmhia

Templin DP, Martin MJ (1999) The relationship between religious orientation, gender, and drinking patterns among Catholic college students. College Students Journal 33:488–495

Terry KJ (2008) Stained glass: the nature and scope of child sexual abuse in the Catholic church. Criminal Justice and Behavior 35:549–569

Terry KJ, Tallon J (2008) Child sexual abuse. A review of the literature. www.usccb.org/nrb/johnjaystudy/litreview.pdf (zugegriffen: 3.5.2011)

Tesser A (1991) Emotion and social comparison and reflection processes. In: Suls JM, Wills TA (Eds) Social comparison. Contemporary theory and research. Erlbaum, Hillsdale

Testa M, Major B (1990) The impact of social comparisons after failure: The moderating effects of perceived control. Basic and Applied Social Psychology 11:205–218

Thalemann CN, Lehmann A, Grüsser SM (2005) Sexsucht – eine psychometrische Erhebung. Suchtmedizin in Forschung und Praxis 7:153

Thomas von Aquin (1985) Summe der Theologie, Band 2: Die sittliche Weltordnung. Kröner, Stuttgart

Thomas K (1964) Handbuch der Selbstmordverhütung. Psychopthologie, Psychologie und Religionspsychologie einschließlich der Eheberatung und Telefonseelsorge. Enke, Stuttgart

Thurman RA (2006) Anger. Oxford University Press, New York

Tickle PH (2004) Greed. Oxford University Press, New York

Tiedemann H (2008) Das verfolgte Selbst – Zur christlichen Vorgeschichte des Sadomasochism. In: Hill A et al (Hrsg) Lust-voller Schmerz. Sadomasochistische Perspektiven. Psychosozial-Verlag, Gießen, S 13–29

Tissot AS (1771) Versuch von denen Krankheiten, welche aus der Selbstbefleckung entstehen. Fleischerische Buchhandlung, Frankfurt, Leipzig. Auch: http://de.wikisource.org/wiki/Versuch_von_denen_Krankheiten,_welche_aus_der_Selbstbeflekung_entstehen (zugegriffen: 3.2.2009)

Tonigan JS, Toscova R, Miller RW (1996) Meta-analysis of the literature on Alcoholics Anonymous: Sample and study characteristics moderate findings. Journal of Studies on Alcohol 57:65–72

Torgerson S et al (2000) A twin study of personality disorders. Comprehensive Psychiatry 41:416–425

Tracy JL, Matsumoto D (2008) The spontaneous expression of pride and shame: Evidence for biologically innate nonverbal displays. Proceedings of the National Academy of Sciences, 105 (33):11655–11660

Tracy JL, Robins RW (2003) Does pride have a recognizable expression? Annual New York Academy Science 1000:313–315

Tracy JL, Robins RW (2004) Show your pride. Evidence for a discrete emotion expression. Psychological Science 15:194–197

Tracy JL, Robins RW (2007) The nature of pride. In: Tracy JL, Robins RW, Tangney JP (Eds) The self-conscious emotions. Theory and research. Guilford, New York, S 263–282

Tracy JL, Robins RW (2007a) Emerging insights into the nature and function of pride. Current Directions in Psychological Science 16:147–150

Tracy JL, Robins RW (2007b) The psychological structure of pride: A tale of two facets. Journal of Personality and Social Psychology 92:506–525

Tracy JL, Robins RW (2007c) The prototypical pride expression: Development of a nonverbal behavior coding system. Emotion 7:789–801

Tracy JL, Robins RW (2007d) The self in self-conscious emotions: A cognitive appraisal approach. In: Tracy JL, Robins RW, Tangney JP (Eds.) The self-conscious emotions. Theory and research. Guilford, New York, S 3–20

Tracy JL, Robins RW (2008) The nonverbal expression of pride: Evidence for cross-cultural recognition. Journal of Personality and Social Psychology 94:516–530

Tracy JL, Robins RW, Lagattuta KH (2005) Can children recognize the pride expression? Emotion 5:251–257

Tracy JL, Shariff AF, Cheng JT (2010) A naturalist's view of pride. Emotion Review 2:163–177

Tracy JL et al (2009) Authentic and hubristic pride: The affective core of self-esteem and narcissism. Self and Identity 8:196–213

Trautner HM (1991) Lehrbuch der Entwicklungspsychologie, Band 2: Theorien und Befunde. Hogrefe, Göttingen

Tritt SM (2010) Pathological narcissism and the depressive temperament. Journal of Affective Disorders 122:280–284

Trzesniewski KH, Donnellan MB, Robins RW (2008) Do today's young people really think they are so extraordinary? An examination of secular trends in narcissism and self-enhancement. Psychological Science 19:181–188

Tucker JS, Orlando M, Ellickson PL (2003) Patterns and correlates of binge drinkind trajectories from early adolescence to young adulthood. Health Psychology 22:79–87

Tuli KC (2006) Well-being and greed. Psychological Studies 51:126–128

Twenge JM (2009) The Narcissism Epidemic Narcissism is on the rise among individuals and in American culture. In: Psychology Today 8. May. http://www.psychologytoday.com/print/4415 (zugegriffen: 3.5.2011)

Twenge JM, Campbell WK (2009) The narcissism epidemic. Living in the age of entitlement. Free Press, GeIncoe

Twenge JM, Foster JD (2008) Mapping the scale of the narcissism epidemic: Increases in narcissism 2002-2007 within ethnic groups. Journal of Research in Personality 42:1619–1622

Twohig MP, Crosby JM (2010) Acceptance and commitment therapy as a treatment for problematic internet pornography viewing. Behavior Therapy 41:285–295

Uhl M, Voland E (2002) Angeber haben mehr vom Leben. Spektrum, Heidelberg

Ullman SE, Karabatsos G, Koss MP (1998) Alcohol and sexual assault in a national sample of college women. Journal of Interpersonal Violence 14:603–625

UNIFEM (2007) Violence against women – facts and figures. http://www.unifem.org/attachments/gender_issues/violence_against_women/facts_figures_violence_against_women_2007.pdf (zugegriffen: 28.2.2009)

Ureta IG (2007) Addictive buying: Causes, processes, and symbolic meanings. Thematic analysis of a buying addict's diary. The Spanish Journal of Psychology 10:408–422

Vainio H, Bianchini F (2002) (Eds) IARC handbook for cancer prevention 6: Weight control and physical activity. IARC Press, Lyon

Valsiner J (2007) Personal culture and conduct of value. Journal of Social, Evolutionary, and Cultural Psychology 1:59–65

Van de Ven N (2009) The bright side of a deadly sin. The psychology of envy. Dissertation at the University of Tilburg

Van Dijk W et al (2006) When people fall from grace: Recondisdering the role of envy in Schadenfreude. Emotion 6:156–160

Van Eerde W (2003) A meta-analytically derived nomological network of procrastination. Personality and Individual Differences 35:1401–1418

Van Veen H, Van Eeden R (1995) Wie werde ich ein echter Geizhals? So knausern Sie sich reich. mvg-Verlag, München

Vargas PT, Yoon S (2006) On the psychology of materialism: Wanting things, having things, and being happy. Advertising & Society Review 7. http://muse.jhu.edu/journals/asr/v007/7.1vargas.html

Vaskovics L (2007) Beschädigung des Körpers. Völlerei und Unkeuschheit. In: Bellebaum A, Herbers D (Hrsg) Die sieben Todsünden. Über Laster und Tugenden in der modernen Gesellschaft. Aschendorff, Münster, S 87–104

Vaughn M et al (2009) Dopamine D4 receptor gene exon III polymorphism associated with binge drinking: Attitudinal phenotype. Alcohol 43:179–184

Vazire S, Funder DC (2006) Impulsivity and the self-defeating behavior of narcissists. Personality and Social Psychology Review 10:154–165

Vazire S et al (2008) Portrait of a narcissist: Manifestations of narcissism in physical appearance. Journal of Research in Personality 42:1439–1447

Vecchio RP (1995) It's not easy beeing green. Jealousy and envy in the workplace. In: Ferris GR (Ed) Research in Personnel and Human Resources Management 13. JAI Press, Greenwich, S 201–244

Vecchio RP (2000) Negative emotion in the workplace: Employee jealousy and envy. International Journal of Stress Management 7:161–179

Vella EJ, Friedman BH (2009) Hostility and anger: Cardiovascular reactivity and recovers to mental arithmetic stress. International Journal of Psychophysiology 72:253–259

Vidaillet B (2008) Psychoanalytic contributions to understanding envy: Classic and contemporary perspectives. In: Smith RH (Ed) Envy. Theory and research. Oxford University Press, New York, S 267–289

Vigil-Colet A, Morales-Vives F, Tous J (2008) The relationships between functional and dysfunctional impulsivity with aggression across different samples. Spanish Journal of Psychology, 11(2):480–487

Vollrath M, Torgerson S (2002) Who takes health risks? A probe into eight personality types. Personality and Individual Differences 32:1185–1197

Volpicelli JR et al (1997) Naltrexone in the treatment of alcohol dependence. Archive of General Psychiatry 54:737–742

Wachtel PL (2003) Full pockets, empty lives: A psychoanalytic exploration of the contemporary culture of greed. The American Journal of Psychoanalysis 63:103–122

Wainberg ML et al (2006) A double-blind study of citalopram versus placebo in the treatment of compulsive sexual behaviors in gay and bisexual men. Journal of Clinical Psychiatry 67:1968–1973

Walker R (2007) Baby Love: Choosing motherhood after a lifetime of ambivalence. Souvenir Press, London

Wallbott HG (1998) Bodily expression of emotion. European Journal of Social Psychology 28:879–896

Wannamethee SG, Shaper AG (1999) Weight change and duration of overweight and obesity in the incidence of type 2 diabetes. Diabetes Care 22:1266–1272

Wappis B (2005) Darüber spricht man nicht … ! Magersucht und Bulimie bei Männern, Book on demand.

Waska R (2003) Greed, idealization, and the paranoid-schizoid experience of insatiability. Scandinavian Psychoanalytic Review 26:41–50

Washton AM (1998) Cocaine abuse and compulsive sexuality. Medical Aspects of Human Sexuality 23:32–39

Watson D, Clark L, Tellegen A (1988) Development and validation of brief measures of positive and negative affect: The PANAS scales. Journal of Personality and Social Psychology 54:1063–1070

Watson DC (2001) Procrastination and the five-factor model: A facet level analysis. Personality and Individual Differences 30:149–158

Watson PJ, Andrews PW (2002) Toward a revised evolutionary adaptationist analysis of depression: the social navigation hypothesis. Journal of Affective Disorders 72:1–14

Wawrzyniak E (2009) Ist das Persönlichkeitskonstrukt «Experience Seeking« bei Sadomasochisten stärker ausgeprägt als bei Nicht-Sadomasochisten? Diplomarbeit an der Fakultät für Psychologie, Ruhr-Universität Bochum. http://benecke.com/pdf-files/Diplomarbeit_Sadomasochismus_2009_Wawrzyniak.pdf

Weber H, Piontek R (1995) Geschlechtsunterschiede in der Bewältigung von Ärger – ein Mythos? Zeitschrift für Gesundheitspsychologie 3:59–83

Weber M (2006) Die protestantische Ethik und der Geist des Kapitalismus. Beck, München

Webster GD, Kirkpatrick LA (2006) Behavioral and self-reported aggression as a function of domain-specific self-esteem. Aggressive Behavior 32:17–27

Wechsler H et al (2000) College binge drinking in the 19990s: A continuing problem. Journal of American College Health 48:199–210

Weeks D, James J (1998) Secrets of the superyoung. Berkley Books, New York

Weinberger LE et al (2005) The impact of surgical castration on sexual recidivism risk among sexually violent predatory offenders. The Journal of the American Academy of Psychiatry and the Law 33:16–36

Weinsier RL (1999) Genes and obesity. Is there reason to change our behaviors. Annal of Internal Medicine 130:938–939

Weischedel W (1975) Die philosophische Hintertreppe. 34 große Philosophen in Alltag und Denken. Ex Libris, Zürich

Weise KL, Tuber A (2004) The self and object representations of narcisstically disturbed children. Psychoanalytic Psychology 21:244–258

Weiss E (1980) Perceived self-infliction and evaluation of obese and handicapped persons. Perceptual and Motor Skills 50:1268

Weitzman E, Nelson TF, Wechsler H (2003) Taking up binge drinking in college: The influences of person, social group, and environment. Journal of Adolescence Health 32:26–35

Werner J (1999) Die sieben Todsünden. Einblicke in die Abgründe menschlicher Leidenschaft. Deutsche Verlagsanstalt, Stuttgart

Wert SR, Salovey P (2004) A social comparison account of gossip. Review of General Psychology 8:122–137

Wessely SC (1996) Cognitive-behavioral therapy for patients with chronic fatigue syndrome: Why? In: Demitrack MA, Abbey SE (Eds) Chronic fatigue syndrome. Guilford Press, New York, S 212–239

Westen D (1990) The relation among narcissism, egocentrism, self-concept and self-esteem. Psychoanalysis and Contemporary Thought 13:183–239

Westerhoff N (2008) Internetsexsucht: In der Ferne – so nah. Gehirn & Geist 10:56–61

Wheaton M et al (2008) Characterizing the hoarding phenotype in individuals with OCD: associations with comorbidity, severity, and gender. Journal of Anxiety Disorders 22:243–252

Whipple B, Knowles J, Davis J (2007) The health benefits of sexual expression. www.plannedparenthood.org/files/PPFA/fact-sexual-expression (zugegriffen: 5.2.2009)

White GL (1980) Inducing jealousy: A power perspective. Personality and Social Psychology Bulletin 6:222–227

White VM, Hill DJ, Segan CJ (1997) Alcohol use among Australian secondary students in 1993. Drug and Alcohol Review 16:113–122

WHO (1998) Obesity: Preventing and managing the global epidemic. World Health Organization, Genf

Widom CS (1999) Post traumatic stress disorder in abused and neglected children grown up. American Journal of Psychiatry 156:1223–1229

Widom CS, Sturmhöfel S (2002) Alcohol abuse as a risk factor for and consequence of child abuse. American Journal of Orthopsychiatry, 72:383–391

Wiedermann MW, Kendall E (1999) Evolution, sex, and jealousy: Investigation with a sample from Sweden. Evolution and Human Behavior 20:121–128

Wienberg G (2001) Die «vergessene Mehrheit». In: Wienberg G, Driessen M (Hrsg) Auf dem Weg zur vergessenen Mehrheit. Psychiatrie-Verlag, Bonn, S 272–291

Wiers RW, Gunning WB, Sergeant J (1998) Do young children of alcoholics hold more positive or negative alcohol-related expectancies than controls? Alcoholism: Clinical and Experimental Research 22:1855–1863

Wiesbeck G (2007) Alkoholismus-Forschung: Aktuelle Befunde, künftige Perspektiven. Dustri-Verlag, Oberaching

Wilfley DE et al (2002) A randomized comparison of group cognitive-behavioral therapy and group interpersonal psychotherapy for the treatment of overweight individuals with binge eating disorder. Archive of General Psychiatry 59:713–721

Wilhelm K et al (2003) Prevalence and correlates of DSM-IV major depression in an Australian national sample. Journal of Affective Disorders 75:155–162

Wille R, Beier KM (1989) Castration in Germany. Annals of Sex Research 2:103–133

Williams JE et al (2000) Anger proneness predicts coronary heart disease risk: Prospective analysis from the atherosclerosis risk in communities (ARIC) suty. Circulation 191:2034–2039

Williams JE et al (2002) The association between trait anger and incident stroke risk. The Atherosclerosis risk in communities (ARIC) study. Stroke 33:13–20

Williams LA, DeSteno D (2008) Pride and perseverance: The motivational role of pride. Journal of Personality and Social Psychology 94:1007–1017

Williams LA, DeSteno D (2009) Pride: Adaptive social emotion or Seventh sin? Psychological Science 20:284–288

Wills TA (1981) Downward comparison principles in social psychology. Psychological Bulletin 90:245–271

Wilson DS, Near D, Miller RR (1996) Machiavellianism: A synthesis of the evolutionary and psychological literatures. Psychological Bulletin 119:285–299

Wilson GD (1986) Eating style, obesity, and health. Personal and Individual Differences 7:215–224

Wink P (1991) Two faces of narcissism. Journal of Personality and Social Psychology 61:590–597

Winsberg ME, Cassic KS, Koran LM (1999) Hoarding in obsessive-compulsion disorder: A report of 20 cases. Journal of Clinical Psychiatry 60:591–597

Wittchen HU (2006) Epidemiologie der Depression. In: Stoppe G, Bramesfeld A, Schwartz FW (Hrsg) Volkskrankheit Depression? Bestandesaufnahmen und Perspektiven. Springer, Berlin

Witte E, Poser B, Strohmeier C (2007) Konsensueller Sadomasochismus. Eine empirische Prüfung von Bindungsstil und Sozialisationseinfluss. Hamburger Forschungsberichte zur Sozialpsychologie 76. Auch: http://www.uni-hamburg.de/fachbereiche-einrichtungen/fb16/absozpsy/HAFOS_76.pdf (zugegriffen: 13.2.2009)

Wohl MJ, Pychyl TA, Bennett SH (2010) I forgive myself, now I can study: How self-forgiveness for procrastinating can reduce future procrastination. Personality and Individual Differences 48:803–808

Wolf HK et al (1997) Blood pressure levels in the 41 populations oft the WHO MONICA project. Journal of Human Hypertension 11:733–742

Wolf W (2005) Bahnprivatisierung ohne Netz. Sieben Todsünden wider die Interessen von Fahrgästen und Bahnbeschäftigten. http://www.labournet.de/branchen/dienstleistung/tw/bahn/wwolf2.html (zugegriffen: 3.5.2011)

Wonderlich SA et al (1997) Relationship of childhood sexual abuse and eating disorder. Journal of American Academy of Child and Adolescent Psychiatry, 36:1107–1115

Wong Y, Tsai J (2007) Cultural models of shame and guilt. In: Tracy JL, Robins RW, Tangney JP (Eds) The self-conscious emotions. Theory and research. Guilford, New York, S 209–223

Wood M et al (1992) Alcohol norms and expectations as predictors of alcohol use and problems in a college student sample. American Journal of Drug and Alcohol Abuse 18:461–476

Worthington EL, Sandage SJ, Berry JW (2000) Group interventions to promote forgiveness: What researchers and clinicians ought to know. In: McCullough ME, Pargament KI, Thoresen CE (Eds) Forgiveness: Theory, research, and practice. Guilford Press, New York, S 228–251

Wrosch C et al (2007) Giving up on unattainable goals: Benefits for health? Personality and Social Psychology Bulletin 33:251–265

Wu Q, Suzuki M (2006) Parental obesity and overweight affect the body-fat accumulation in offspring. Obesity Reviews 7:201–208

Würselen N (2007) Procrastination und Planung – Eine Untersuchung zum Einfluss von Aufschiebeverhalten und Depressivität auf unterschiedliche Planungskompetenzen. Inaugural-Dissertation zur Erlangung des Doktorgrades der Philosophischen Fakultät der Westfälischen Wilhelms-Universität zu Münster (Westfalen). http://miami.uni-muenster.de/servlets/DerivateServlet/Derivate-4322/diss_schulz.pdf

Yang W, Kelly T, He J (2007) Genetic epidemiology of obesity. Epidemiology Reviews 29:49–61

Yellowlees PM, Marks S (2007) Problematic internet use or internet addiction. Computers and Human Behavior 23:14447–1453

Yoo S et al (2007) The human emotional brain without sleep – a prefrontal amygdala disconnect. Current Biology 17:R877–R878

Young KS (2008) Internet sex addiction: Risk factors, stages of development, and treatment. American Behavioral Scientist 52:21–37

Young T et al (1993) The occurrence of sleep-disordered breathing among middle-aged adults. The New England Journal of Medicine 328:1230–1235

Yu Y, Williams DR (1999) Socioeconomic status and mental health. In: Aneshensel CS, Phelan JC (Eds) Handbook of the sociology of mental health. Plenum Publishers, New York, S 151–166

Yumbul C et al (2010) The effect of childhood trauma on adult attachment styles, infidelity tendency, romantic jealousy and self-esteem. Procedia Social and Behavioral Sciences 5:1741–1745

Zabranski S (2005) Hypothyreose. Bei dringendem Verdacht: Therapie sofort beginnen. Pädiatrie hautnah S2:31–33

Zamboni BD, Crawford I (2002) Using masturbation in sex therapy: relationships between masturbation, sexual desire, and sexual fantasy. Journal of Psychology and Human Sexuality 14:123–141

Zeigler-Hill V et al (2011) Trouble ahead, trouble behind: Narcissism and early maladaptive schemas. Journal of Behavior Therapy and Experimental Psychiatry 42:96–103

Zhang H et al (2002) Genomwide scan of hoarding in sib pairs in which both sibs have Gilles de la Tourette Syndrom. American Journal of Genetic 70:896–904

Zimbardo PG, Boyd N (1999) Putting time in perspective: A valid, reliable, individual-differences metric. Journal of Personality and Social Psychology 17:1271–1288

Zimbardo PG, Gerrig RJ (2008) Psychologie. Pearson Studium, München

Zöckler O (1893) Das Lehrstück von den sieben Hauptsünden. Beitrag zur Dogmen- und Sittengeschichte insbesondere der vorreformatorischen Zeit. Becker, München

Zuckerman M (1994) Behavioral expression and biosocial bases of sensation seeking. Cambridge University Press, New York

Zuckerman M, Kuhlman DM (2000) Personality and risk-taking: Common biosocial factors. Journal of Personality Psychology 68:999–1020

Zweig J (2007) Gier. Neuroökonomie. Wie wir ticken, wenn es ums Geld geht. Hanser, München

Stichwortverzeichnis

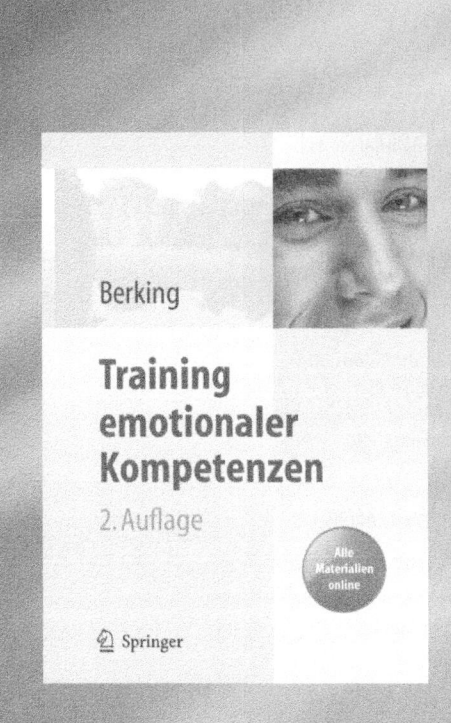
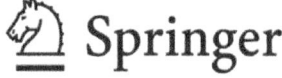

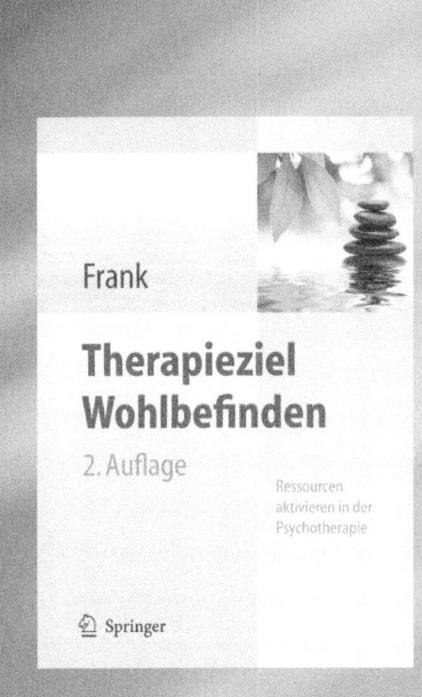
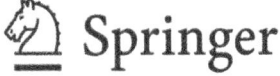

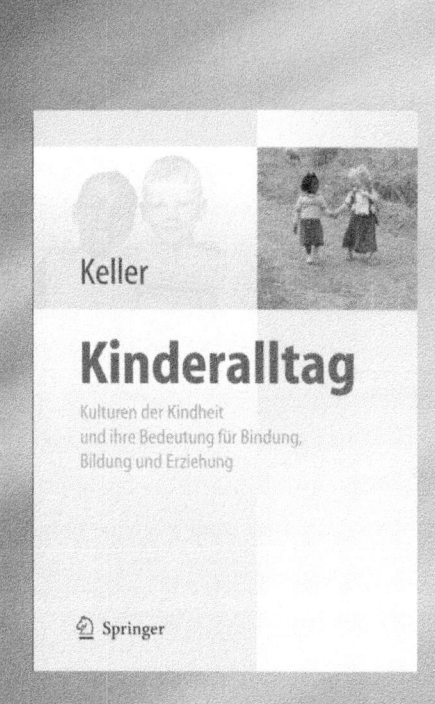
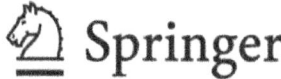

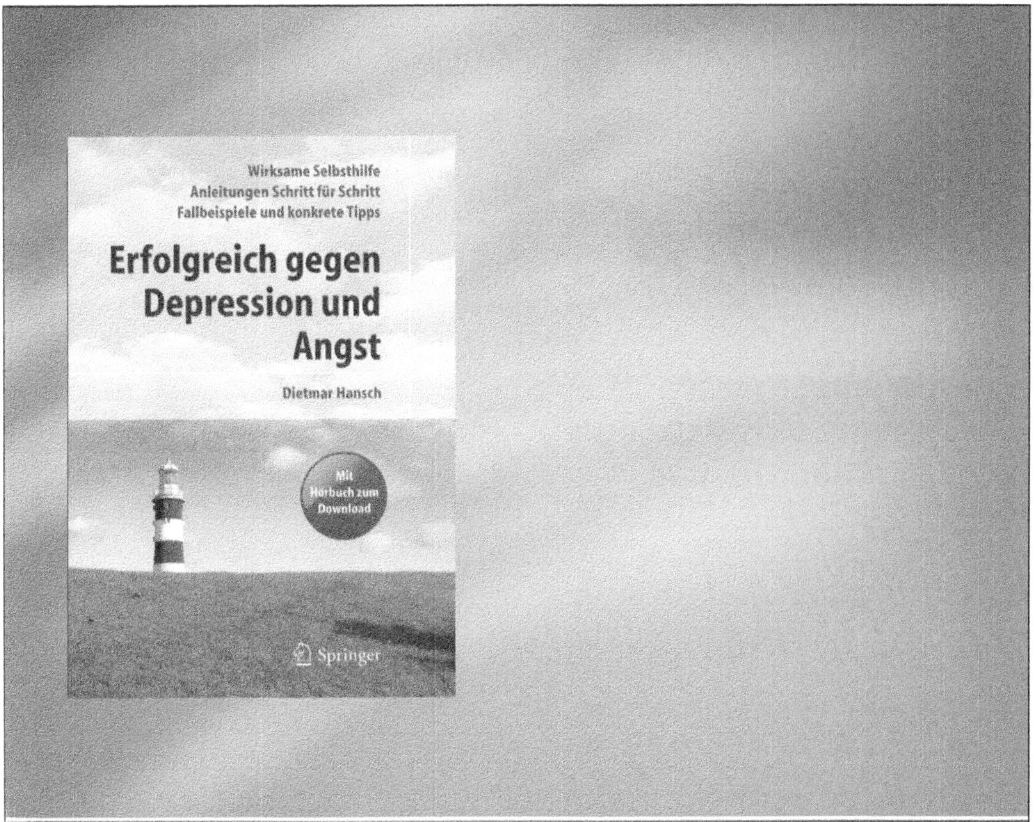

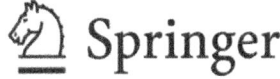

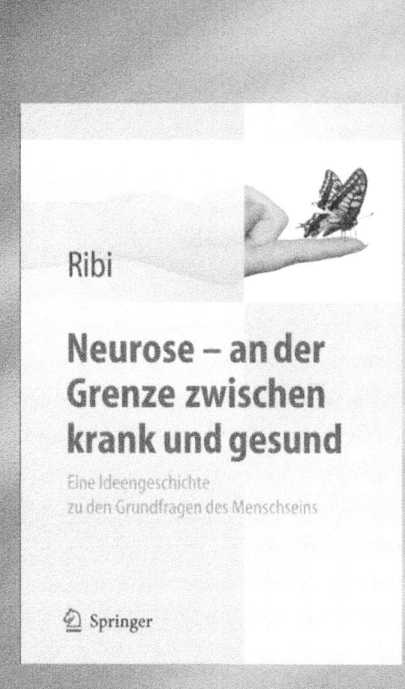
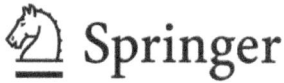

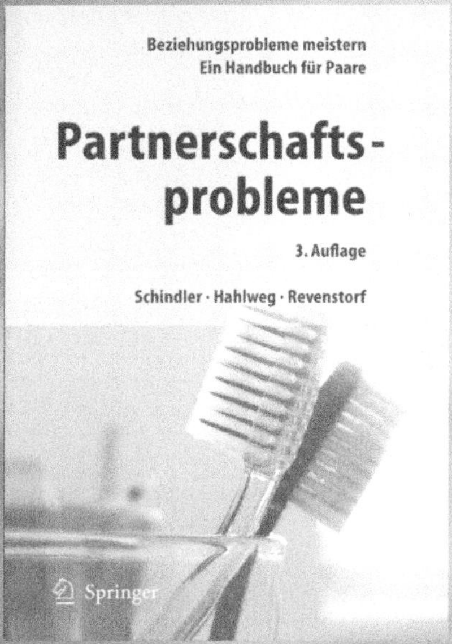

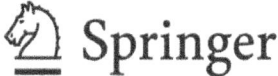

The manufacturer's authorised representative in the EU is Springer
Nature Customer Service Centre GmbH, Europaplatz 3, 69115 Heidelberg,
Germany. If you have any concerns regarding our products, please
contact ProductSafety@springernature.com

Printed and bound by CPI Group (UK) Ltd, Croydon, CR0 4YY

28/04/2026

02098466-0009